彭小芳◎主编

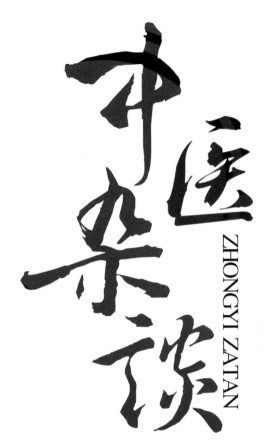

ZHONGYI ZATAN

U0208298

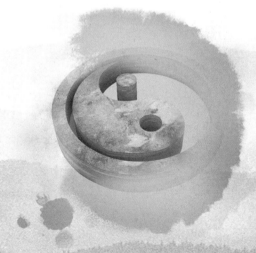

甘肃科学技术出版社

图书在版编目（CIP）数据

中医杂谈 / 彭小芳主编． -- 兰州 ：甘肃科学技术
出版社，2016.5（2021.8重印）
ISBN 978-7-5424-2324-5

Ⅰ.①中… Ⅱ.①彭… Ⅲ.①中国医药学－基本知识
Ⅳ.①R2

中国版本图书馆CIP数据核字（2016）第107437号

中医杂谈

彭小芳　主编

责任编辑　陈学祥
封面设计　黄　伟

出　　版　甘肃科学技术出版社
社　　址　兰州市读者大道568号　　730030
网　　址　www.gskejipress.com
电　　话　0931-8125103（编辑部）　0931-8773237（发行部）
京东官方旗舰店　https://mall.jd.com/index-655807.html

发　　行　甘肃科学技术出版社　　印　　刷　三河市华东印刷有限公司
开　　本　787毫米×1092毫米 1/16　印　张　20.75　插　页　1　字　数　550千
版　　次　2016年5月第1版
印　　次　2021年8月第2次印刷
印　　数　2001~2750
书　　号　ISBN 978-7-5424-2324-5　定　价　138.00元

编 委 会

中医杂谈

裘沛然书

学岐黄师承最关键

做中医高手在民间

刘维忠

二〇一三年十一月

祝贺我们的

中医杂谈

越办越好

郭实章

二〇一六·四·一

序　一

　　"中医杂谈微博是针对大众的透明平台、群众的导医平台、卫生人员学习的平台。在这里办中医杂谈微博是为了让更多的人学习中医知识、了解中医文化,让医务人员互相学习、互相交流,使祖国的中医文化继续发扬光大,期待有更多的中医人来维护。"这是 2010 年发起中医杂谈话题时我写的一段期望之语,正如我所言,中医杂谈经过五年多的奋斗与拼搏,已经初具规模,形成了一支具有高素质的中医文化团队,内容丰富多彩,在甘肃省内有很大的影响力。中医杂谈微博栏目聘请甘肃省肿瘤医院裴正学教授和兰州大学第一医院刘东汉教授为微博专家高级顾问,聘请魏清琳、马鸿斌、王世彪、王海东、王福林等为微博专家团,微博志愿者编辑部拥有彭家大小姐、展文国、张若楠、陈光艳、李玉霞这样一批精湛的中医团队,在甘肃省卫计委的指导下,由彭家大小姐负责该团队的整体发展工作。设立了六大版块栏目,如中医文化、国医养生、中医趣话、验方药膳与集锦、甘肃中医村医小技术(杏苑小技)、微博讲座等。尤其是验方药膳栏目里面每期中医验案分享、中医适宜技术分享、微课堂讲座和村医适宜技术的宣传讲座颇受广大医务工作者和老百姓的欢迎。

　　甘肃省是一个经济条件欠发达地区,农民看病就医困难,在中医杂谈微博的直接影响下,一部分村医从中学习到了中医知识,提高了中医辨证论治的水平,大大地提高了临床治愈率,受益的是广大农民群众。在全省各地州市范围内建立了中医杂谈公共微信平台,每个地区设立一个微信群,目前在全省共设立微信群 80 多个,有 6000 人参与学习,微博拥有听众 22681 人,每个群内设立了专家微讲堂,其中以郭宪章老先生为代表的甘肃省名中医专家团队在群内进行临床指导,对于疑难病例可以发到微信群进行互动交流学习,经过激烈地讨论和分析,提出了可行的中医辨证和适合的方剂,在群内公开发布,让专家评议,做到立法方药,准确辨证施治之后,就可以在网上发布方子让患者服用,临床疗效非常显著。这种通过微信看病的方式在全省范围内得到了大力提倡,收到了良好的发展中医的作用。同时,广东、安徽、北京、天津、河北等地几十位外省中医专家每周在甘肃各地县村医微信群讲座辅导咨询,非常投入,在此表示感谢!

　　我相信在甘肃省卫计委的大力支持下,在这么多的中医爱好者和中医精英团队的带动下,中医杂谈栏目会发展的越来越好,更进一步提升品牌效应,更好地服务于广大的乡村农民群众,为更多的患者造福,少花钱,小病不出门在村上治,以及科普预防疾病知识。而此书的问世,以书面文字形式将《中医杂谈》的全部内容向全社会公开面世,更符合甘肃省医改的发展之路,对全省中医事业的发展起到了很好的宣传作用。

　　谨以此为序。

刘维忠

2015 年 11 月

序　二

　　2011 年上半年,我响应刘维忠主任的号召,率先建立个人微博网站,以期沟通医患联络,加强学术讨论。在此过程中,我有幸通过微博结识了彭小芳同志,该同志毕业于甘肃中医药大学中西医结合系,就职于陇南市西和县姜席镇卫生院,从事临床工作。她酷爱中医,并为中医事业的传承和发扬光大东奔西走,早已成为气候,此前我已耳有所闻。后来得知她创建中医杂谈公众平台,我的研究生陈光艳同志一向与其友好,并积极参与了这一平台的讨论,陈光艳同志虽然早已分配到甘肃省人民医院工作,但她和彭小芳同志的合作持续不断,使这一平台搞的风风火火,在陇原大地有很高的知名度。它为广大医务工作者搭建起便捷的交流和沟通,使地方医务工作者和名老中医的业务对话形成了绿色通道, 从而使我省的中医学术活动掀起了一个又一个新高潮。陈光艳多次领着彭小芳同志来我的办公室做客,彭小芳不仅勤奋好学,善于思考,而且有很强的组织才能,谈起话来有板有眼,丝丝入扣。陈光艳则是在近几年来我带出的研究生中数一数二的佼佼者。两人的结合可以称作是强强联合,别看她们都是年轻人,年轻人才能干出大事业。小小的中医杂谈,在萌芽阶段已经搞得如火如荼,我期望两人精诚合作,让陇原大地上的这株杏林奇葩愈开愈旺,芳香遍及神州大地。

　　2015 年年中,由彭小芳、陈光艳、王福林、展文国等将中医杂谈四年多来所积累的资料进行了总结和整理,编纂成《中医杂谈》一书,初稿 50 万字,行将付梓出版,求我作序。我因门诊有增无减,教学整理留稿,一个年届耄耋之人,精力渐有不支,写序之类的事我均婉言谢绝。鉴于彭小芳、陈光艳等同志的献身事业,锲而不舍的精神使我感动,我便慨然答应为其作序。

　　我大致地翻阅了该书的条目,包括中医文化、国医养生、验方药膳、中医趣话、杏苑小技、微博讲座六部分。涉及了中医经典、临床实践、杏林文化、医坛往事诸方面,简单扼要,适合不同阶层的中医人士及中医爱好者阅读。其中杏苑小技是她们拜读了刘维忠主任的微信微博,将其收集整理而成。我们的维忠主任不仅领导全省医疗卫生工作井井有条,尤其对中医药的发展更加独具匠心,在中医单方、验方的收集传播方面更是脍炙人口。我详读了中医杂谈的这部分内容,既感主任在这方面的知识丰富,又感彭小芳等同志收集之慧眼。这是一本值得推广的好书,我相信该书的出版一定能为广大人民群众带来裨益。

裴正学

2015 年 12 月于甘肃省医学科学研究院

序　三

　　读完《中医杂谈》,深感这是一本难得的好书。不仅是中医杂谈发展史上的一座新的里程碑, 也是振兴中医大业进程中的一大盛事, 不由为这本书的问世感到欣慰。

　　中医杂谈作为一份网络媒体,经过六个年头的不断进步,逐步发展成一个传播广泛、影响广大、深受欢迎的媒体,也成为一个培训乡村医生、研讨学术心得、会诊疑难杂症、传播中医文化的大平台。六年来,不少乡村医生在这里长大、提升,不少专家学者在这里传道授业解惑,不少民众从这里知晓养生常识,学会食疗保健,提高了健康素养。中医杂谈为普及中医养生文化、培养乡村医生、诊治疑难杂病发挥了重要作用,做出了积极贡献。经过两年多的辛苦努力,中医杂谈一班人将中医杂谈微博内容进行了归纳整理,将非常实用但相对零散的中医知识系统化、体系化,并以传统形式呈现出来,编印成纸质图书,以飨读者,达到了传承、创新、提高和交流的目的,为更大范围、更多群体的阅览学习提供了便利。

　　纵览全书,内容充实,条理清晰,将中医杂谈微博内容归纳整理为六个部分,其中:《中医文化》部分主要收集了与中医药文化相关的历史及现代医学对中医文化的认识;《中医养生》部分主要收集了黄帝内经中关于二十四节气、春夏秋冬等养生知识,同时也整理了部分甘肃省名专家的养生经验;《中医趣话》部分主要收集了一些有趣的中医药小故事及古人治病的经验趣谈;《验方药膳》部分主要收集了一些日常生活中最简单常用的小妙方,以及名中医研究的药膳食疗方,对亚健康人群及部分慢性病患者食疗养生有很好的参考价值;《杏园小技》部分主要收集了刘维忠主任微信微博内容中简单实用的技术;《微博讲座》部分主要收集了全国各地名专家总结的中医预防与保健知识。可以说,这本书凝结了各方名医大家的智慧,囊括了各个中医流派的学术造诣,是一部知识含金量很高,但又与老百姓贴得很近的中医典籍。在此,我们向各位为本书提供了中医技术的名医大家致敬,向支持中医杂谈的社会各界表示感谢,向为编辑本书付出努力的同志说一声"辛苦了"。

中医是祖上先民们长期同疾病做斗争过程中积累的智慧结晶,是在几千年医疗实践中逐步形成并发展成的医学理论体系。中医是华夏文明的瑰宝,是打开几千年中华文明大门的钥匙。在人类历史的长河中,正是中医保障了几千年人类的健康和繁衍,使人们战胜了无数次大范围的瘟疫和恶疾,不断走向健康,发展壮大。在治病救人的过程中,中医也将几千年的文化传承延续了下来,成为当前人们的精神支柱。在人类进步和文化传承史上,中医功勋卓著、彪炳史册!进入近代,随着西医的引进,中医受到重创,逐渐衰落了下来。近年来,随着医疗卫生新问题、新矛盾的日益凸现,人们又把突破卫生难题的希望转移到中医身上。党和国家高度重视中医药发展,积极推动中医事业快速发展,引导人民群众学中医、用中医,使中医不断发扬光大,在保障群众健康中发挥了重要作用。当前,我国进入全面建成小康社会决胜阶段,满足人民群众对简便验廉的中医药服务需求,迫切需要大力发展健康服务业,拓宽中医药服务领域。去年,国务院办公厅印发了《中医药健康服务发展规划(2015—2020年)》,今年,国务院又出台了《中医药发展战略规划纲要(2016—2030年)》,这为我们进一步发展中医事业指明了方向、给足了政策、创造了空间。我们坚信,优秀的中医杂谈一班人,一定能够乘势而上,以创新、协调、绿色、开放、共享为发展理念,以提高中医药发展水平为中心,以增进和维护人民群众健康为目标,进一步加强技术交流与合作,积极拓展中医药服务领域,全力推进中医事业振兴发展,为推进健康中国建设、全面建成小康社会做出积极贡献。

在品尝这一精神佳肴的时刻,我们不要忘了,中医杂谈一班人走过的六年是充满荆棘与坎坷的历程。在没有任何经费、分文报酬的情况下,他们自掏腰包,牺牲休息节假日,挤出一切业余时间,全凭一腔热血和对中医的热爱,从无到有,从小到大,用心血和汗水,把《中医杂谈》这棵幼苗培育成了参天大树。今天这本书的出版费用还是他们省吃俭用、自己集攒凑起来的。我们真为彭小芳开启了这一广阔天地而自豪,为张若楠、王红明等地州市的群主们这一班热血青年默默无闻的无偿奉献而感动至深!你们功德无量,你们名垂青史!

衷心祝愿中医杂谈越办越好。

李生发

2015 年 12 月

前 言

2010 年我正式参加工作，在乡镇卫生院做健康管理、中医适宜技术的培训等。闲暇之余上上网，有一天无意间在 QQ 的右上角突然发现有个新鲜的图标，点开一看，就是所谓的微博，一时好奇顺手完成了简单的注册，发现这里就可以浏览到好多明星名人的博文以及头像，心想：原来与这些名人就隔一个手机屏幕，还可以对话。太神奇了，资料填写的是实名，玩着玩着觉得玩微博也要个性一点。微博小秘书提示想玩好微博，得设置一个话题，有一个个性的微博名，时常换头像，让大家感觉到真实的自己，才能吸引更多的粉丝关注。

我想了半天给自己取了个比较霸气的微博名——彭家大小姐，也因这个名而成为草根微博红人，因写中医养生科普知识是自己的优势，正好可以推广中医，在当时中医被黑，天天因中医而吵架的微博，我的立场站在中医粉的角度，因此也吸引了更多爱中医、关注自己健康的粉丝，由一开始的几个粉丝到后来逐渐上百、上千、上万粉丝时，我更加勤快的写微博，主要写中医养生健康知识的科普。140 字也是锻炼了我的写作水平，改了又改，有时候用一个句号和逗号都感到很奢侈。微博秘书看到了我的微博内容，对我有很多的帮助，比如有了一枚小小的黄对号标志，感觉也是有身份的人了。再比如给我赠送企鹅洋娃娃，微博转发还可以偶尔有幸运奖，从此爱上了微博，微博让我开眼界，微博让我长知识，微博让我交好友，微博让我做起了一个自媒体人，表达自己的观点，被人认可与支持，更重要的可以宣传中医，后来和几位省级专家做免费的微讲堂，受到了粉丝们的喜爱。专家挤出休息时间做好 140 字一条一条博文的课件，大概做五十多条，然后以文字形式转播推送，互动参与的人除了一些关注身体健康的大众,还有专业的基层医务人员,他们也是通过微博问诊。我们联系省级专家指导基层医生解答疑难问题,通过这点,甘肃省卫生计生委刘维忠主任也是微博达人,他在微博推广中医、宣传中医很火,看到我们做的这些,他很支持,同我们一起推广宣传中医。发起中医杂谈与更多的专家及中医医务人员在闲暇空余时,做交流。慢慢地,网络养生文章越来越多,各种科普知识都有,但是我们为了把关,专家发每一篇博文都会仔细审核,刘主任也是侧重选择转播推广。有一天,有人咨询问刘主任发的单验方,结果微博里翻了半天没找到,博友们建议让我们收集整理这些好的讲座内容及单验方,如果能出一本书供大家学习收藏多好。我们的志愿者很快的干起了这个琐碎的活,也是无偿的奉献时间与精力。

这几年,工作之余把这个微博也用到了实处,时常听到有同行说,你们办的这个微课堂真好,我们的诊疗技术因此提高了不少。听到最多的都是感谢与感恩的声音,我们的愿望是乡村医生不出门就可以能接受省级大专家的技术指导。也做到了一部分,为此,这几年所付出的时间与精力都感到很值,如今我们在甘肃生卫生计生委的大力推动下,刘维忠主任的支持下,建立了甘肃省的微信群方阵,八十多个微信群覆盖了全省各市州县及乡村。坚持每周做微课堂对群员微培训,同时吸引了省外及海外同仁的大力支持,我们的微课堂继续着,专家们无偿的奉献着,志愿者们继续忙碌着,基层医务人员及乡村医生的疑难案例群内讨论着,他们的技术提高了,我们开心了。

这本书由甘肃省名中医王福林、马鸿斌主任把关编写,我作为一个组织编辑者感到无比的荣幸。本书总共分六个板块,包括中医文化、国医养生、验方药膳、中医趣话、甘肃村医中医小技术、微博讲座。中医文化主要收集整理了中医药文化的相关历史及现代医学对中医文化的认识;国医养生收集整理了黄帝内经中关于二十四节气,春夏秋冬养生知识,同时也整理了部分甘肃省名专家的的养生经验及妙招,为大家提供可用的养生小常识。验方药膳这一版块非常有收藏价值,它收纳了一些日常生活中最简单常用的小妙方,以及名中医研究的药膳食疗方,对亚健康人群及部分慢性病患者食疗养生有很好的参考价值;中医趣话是通过官方微信编辑整理,里面介绍了一些有趣的中医药小故事及古人治病的经验趣谈,值得大家欣赏阅读;甘肃村医中医小技术这块是通过刘维忠主任微信微博里收集整理,内容丰富,简单实用的小技术,值得大家学习备用;微博讲座这部分是中医杂谈的主旨,我们根据大众需求,有针对性的邀请了来自于全国各地的名专家为大家做经典知识科普,尤其对一些常见病、慢性病的预防与治疗做了简单易懂易操作的推广。这本电子书在大家的共同努力下,经过各位专家的反复指导修改,终于要出版了,希望对大家有帮助。

志愿者团队把这几年专家在微博所发的验方、讲座整理在一起,与博友们共享,这本书是有意义的,而我只是一个组织者,发起人,这本书有各位群主和编委的心血,有各位专家老师的心血,是广大博友的心血,也是中医杂谈志愿者团队的心血,我在这里写下了自己的心声就权当作本书的前言吧。我感谢大家,特别感谢张晓龙、张逸轩、魏奇、王璞子等各位志愿者及专家老师帮助收集整理、编辑相关资料,还要感谢为本书提出宝贵意见的博友及专家老师。更感谢甘肃省卫生计生委刘维忠主任,甘肃省名老中医郭宪章老先生、裴正学老先生、刘东汉老先生,平凉市副市长李生发先生为此书写序、题字、写后记。

彭小芳

2016 年 3 月

目 录
CONTENTS

第一篇　中医文化

第二篇　中医养生

第三篇　中医趣话

✑ 第四篇　验方药膳 ✑

❧ 第五篇　甘肃村医中医小技术 ❧

第六篇 微博讲座

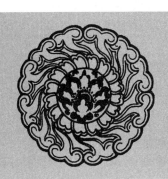

中医文化

一、《大医精诚》——唐·孙思邈

张湛曰："夫经方之难精，由来尚矣。"今病有内同而外异，亦有内异而外同，故五藏六腑之盈虚，血脉荣卫之通塞，固非耳目之所察，必先诊候以审之。而寸口关尺，有浮沉弦紧之乱；俞穴流注，有高下浅深之差；肌肤筋骨，有厚薄刚柔之异。唯用心精微者，始可与言于兹矣。今以至精至微之事，求之于至粗至浅之思，其不殆哉！若盈而益之，虚而损之，通而彻之，塞而壅之，寒而冷之，热而温之，是重加其疾，而望其生，吾见其死矣。故医方卜筮，艺能之难精者也，既非神授，何以得其幽微？世有愚者，读方三年，便谓天下无病不可治；及治病三年，乃知天下无方可用。故学者必须博极医源，精勤不倦，不得道听途说，而言医道已了，深自误哉！

凡大医治病，必当安神定志，无欲无求，先发大慈恻隐之心，誓愿普救含灵之苦。若有疾厄来求救者，不得问其贵贱贫富，长幼妍媸，怨亲善友，华夷愚智，普同一等，皆如至亲之想，亦不得瞻前顾后，自虑吉凶，护惜身命。见彼苦恼，若己有之，深心凄怆，勿避崄巇、昼夜、寒暑、饥渴、疲劳，一心赴救，无作功夫形迹之心。如此可为苍生大医，反此则是含灵巨贼。自古名贤治病，多用生命以济危急，虽曰贱畜贵人，至于爱命，人畜一也。损彼益己，物情同患，况于人乎。夫杀生求生，去生更远。吾今此方，所以不用生命为药者，良由此也。其虻虫、水蛭之属，市有先死者，则市而用之，不在此例。只如鸡卵一物，以其混沌未分，必有大段要急之处，不得已隐忍而用之。能不用者，斯为大哲，亦所不及也。其有患疮痍、下痢、臭秽不可瞻视，人所恶见者，但发惭愧凄怜忧恤之意，不得起一念芥蒂之心，是吾之志也。

夫大医之体，欲得澄神内视，望之俨然。宽裕汪汪，不皎不昧。省病诊疾，至意深心。详察形候，纤毫勿失，处判针药，无得参差。虽曰病宜速救，要须临事不惑，唯当审谛覃思，不得于性命之上，率尔自逞俊快，邀射名誉，甚不仁矣！又到病家，纵绮罗满目，勿左右顾盼，丝竹凑耳，无得似有所娱，珍馐迭荐，食如无味，醽醁兼陈，看有若无。所以尔者，夫一人向隅，满堂不乐，而况病人苦楚，不离斯须，而医者安然欢娱，傲然自得，兹乃人神之所共耻，至人之所不为，斯盖医之本意也。

夫为医之法，不得多语调笑，谈谑喧哗，道说是非，议论人物，衒耀声名，訾毁诸医，自矜己德，偶然治差一病，则昂头戴面，而有自许之貌，谓天下无双，此医人之膏肓也。

所以医人不得恃己所长，专心经略财物，但作救苦之心，于冥运道中，自感多福者耳。又不得以彼富贵，处以珍贵之药，令彼难求，自衒功能，谅非忠恕之道。志存救济，故亦曲碎论之，学者不可耻言之鄙俚也。

译文：张湛（可能就是《列子》的注家，晋代人）："以经络治疗（指针灸术等）和方剂为主的医术难以达到精妙的高度，由来已久，都是这样。"现在的病，有实质相同而表征不同，有实质不同而表征相同，故而，五脏六腑是实症还是虚症，血脉和营气卫气是通畅还是阻塞,本来不是耳朵眼睛等感觉器官一下子能够查明的,一定要诊明征候然后加以审视。而把脉寸关尺,有浮脉、沉脉、弦脉、紧脉等纷乱难辨的脉象;按俞穴、子午流注来针灸,有高下浅深的差别;按摩肌肤筋骨,有肌体厚薄、手法刚柔的差异。只有用心精微的人,才可以和他说到这一层。现在,对最精微的事情,要求用最粗浅的思维方法去把握,这还不危险吗?如果是实症还要用补法,虚症还要用泻法;本来通畅的再彻底撤去防卫,本来阻塞的再去筑坝断流;寒症再给冷药,热症再给温药,这是加重他的疾病,而希望他生还,我看是死路一条。故而医家、方术、卜卦、占筮,是难以臻于精妙的技艺,既然不是得自神仙教授,那么凭什么深入堂奥,得到最深最微妙的秘密?世间有自以为聪明的蠢人,读了三年方剂书,就说世界上没有病不能治;等到行医治病三年,才知道世界上的病没有现成的方剂可用。故而学医的人必须广博深入地探究各种医学的来源,精心、勤勉,孜孜不倦,不可以根据道听途说,而宣称对医道已了然于胸,深深地贻误自己。

凡是得大道的医生治病,必须要安定心神和情志,没有其他的欲望、追求的干扰,首先生发大慈大悲的同情心,发誓愿意普遍地救度含有灵魂的个体的痛苦。如果患有疾病来求救治的,不论他地位高低、家境贫富、年龄大小、相貌美丑、民族异同、资质贤愚,都应一视同仁,像至亲一样看待。也不可以瞻前顾后,考虑医病下药对自己是吉是凶,维护、爱惜自己的身家性命。看到病家的痛苦、烦恼,就好像自己感同身受,心底里深深地凄切悲怆,不避艰难险阻,不怕月黑夜深,不顾严寒、酷暑、饥渴、疲劳,一个念头就是赶去救治,没有显示功夫、事迹的心思。如此便可成为百姓的大医,反此则是百姓的大害。从古到今,著名的有德能人治病,大多用生命活体来救病家的危急,虽然说,牲畜的生命低贱,人的生命贵重,但从爱惜生命的高度说,人和牲畜的生命是一样的。损害他体,利益自己,生物尚且以此作为祸患,何况是人。用杀害某生命体,来延长另一生命体的寿命,这离开生命的本义更加远了。我现在的方剂中之所以不用生命活体做药材,就是出于这样的理念。但像虻虫、水蛭之类,市场上有已经死去的卖,就买来入药,不在这个规定范围之内。只有鸡蛋,也可以说是生命,但混沌未分,还没有表现出生命活性,一定要在重要、危急的当口,万不得已,才忍受住对生命的同情之心,而用到方剂里。能够完全不用虻虫、水蛭、鸡蛋等生命活体,是大智慧人,是我所够不上的。有患疮痍、下痢的,恶臭污秽,不堪入目,人们见到了都心生厌恶,对这样的人,只是生发惭愧(想到这是过去世罪业的恶报,生起自己对现世罪业的忏悔之心)、怜悯、忧愁、照顾之心,不可以存有一丝一毫厌离之心,这是我的意愿。

大医的风度,应该是思想纯净,随时内省,一望就使人感觉到态度庄重,器量宽宏,不卑不亢。所以,别人看他,庄严肃静,待人宽容,予人充裕,博大深广,不炫耀,也不故作神秘。看顾病人,诊断疾患,用最大的心思,寄予很深的关心,详细考察表征迹象,一丝一毫不能有过失,开药下针,不能有偏差。虽然说救病人越快越好,但是,最重要的是事到临头不迷惑,所以,只应当慎重地分析症结所在,周密地思考对策,不能在病家的性命安危之上,草率地表现自己的才能和处理敏捷,来沽名钓誉,这是非常没有爱心的行为!又要注意,到病人家里,纵然满目都是身穿绫罗绸缎的女眷,也不左顾右盼;哪怕动听的音乐凑上耳来,也不要表现出欢娱的神色;山珍海味不断端上来,食用时好像辨不出味道;美酒摆满,视若无睹。之所以这样,因为有一个人躲在角落发呆,满堂的人都快乐不起来,何况病人的痛苦,片刻不能脱离,而医生安然欢娱,傲然自得,这是人和神都认为是无耻的行为,至性至善的人是不肯这样做的,这也是"医"的本意。

那做医生的准则是,不可以多教训人,也不可以与病人调笑,道听途说,搬弄是非,背后议论他人和物事,炫耀自己的声名,诋毁其他的医生,沾沾自喜于自己的水平。偶然经过治疗,使病情减轻,就昂头扬脸,自以为了不起,说是世间找不到第二个人了,这对医生来说是最危险的膏肓之病。

所以医生不可以凭着自己的特长技能,一门心思谋取财物。应该发起救济苦难的心愿,在冥冥的轮回中,自己感应,增多福报。还不可以因为那个病人有钱,就开出用珍贵药材的处方,让他难以办到,以显示自己的功夫技能,这可不是负责、宽厚的态度。因为我一心想救苦济世,故而来说这些琐屑的事,希望学医的人不要因为言语的下里巴人而瞧不起。

二、传统中医疗法简介

《灵枢·经脉》"人始生,先成精,精成而脑髓生,骨为干,脉为营,筋为刚,肉为墙,皮肤坚而毛发长。谷入于胃,脉道以通,血气乃行。"这一句话概括了中医对人体的基本认识。

"精"(精气)是最基本的东西(基因),从人体的生成顺序来看,先有精,后有脑髓,然后是骨骼的出现。骨骼是一个支撑人体的主干,脉络是输送气血,营养全身通道。筋起到加固的作用,肉是墙体,皮肤毛发形成藩篱保护机体。饮食物进入胃肠,化生血气,通过"脉道"而运行周身,机体得以正常运行。

"脏腑居其内,筋骨皮肉裹其外,经络内属外连,气血运行其中。"

由中医的基本生理学("脏腑居其内,筋骨皮肉裹其外,经络内属外连,气血运行其中")可知人体疾病发生的机理(脏腑功能紊乱、经络不通、骨错筋伤),进而形成了中医诊疗的三大方法:中药、针灸、推拿。

1. 中药

中药主要来源于自然界的植物、动物、矿物及少量的加工品等,中药是研究中药基本理论和各种中药的来源,产地、采集、炮制、性能、功效及临床应用规律等知识,在辨证的基础上(八纲、气血津液、脏腑、六经、三焦辨证)应用中药的药性:四气五味(寒、热、温、凉、辛、甘、酸、苦、咸)、升降浮沉、归经、毒性,通过君臣佐使的配伍,应用内服(丸、散、膏、丹等)、外用(贴敷、熏洗等)的方式,祛除病邪,消除病因;恢复脏腑功能的协调,纠正阴阳偏胜偏衰的病理现象,使机体在最大程度上恢复到正常状态。"调之以气,补之以味"。

其中中药外用讲究"外治之理,即内治之理;外治之药,即内治之药;所异者法耳",实际多以验方形式为主,并不很讲究辨证。

2. 针灸

针法、灸法,临床多针与灸并用,合称"针灸"。

经络是内属外连,输送气血,营养全身通道。针是指"针刺",是一种利用各种针具刺激位于经络上的穴位以达到"通"的方法;灸,灼烧的意思,灸法是指利用某些燃烧材料,熏灼或温熨体表一定部位的方法,灸法具有以温热为主的温经散寒、扶阳固脱、消瘀散结等作用,因此临床以治疗虚寒性疾病为宜。如寒湿痹痛和寒邪为患之胃脘痛、腹痛、泄泻、痢疾等，脱证和中气不足、阳气下陷而引起的遗尿、脱肛、阴挺、崩漏、带下等。

施灸的禁忌：面部穴位、乳头、大血管等处均不宜使用直接灸，以免烫伤形成瘢痕。关节活动部位亦不适宜用化脓灸，以免化脓溃破，不易愈合，甚至影响功能活动。孕妇的腹部和腰骶部也不宜施灸。施灸应注意在通风环境中进行。

3. 推拿

推拿属于中医外治法范畴，它是祖国医学的一个重要组成部分。不但能治疗多种疾病，更是康复医疗、保健养生的理想疗法。一般南方各地多称推拿，北方各地多称按摩。

治病原理：推拿是通过手法作用于人体，以调节机体的生理、病理状况，达到治疗效果的。力是推拿的基本要素，也是区别于其他疗法的最显著的特点。

(1)纠正解剖位置的异常，理筋整复、松解粘连：人体是由脏腑、经络、皮肉、筋骨、气血等共同组成的一个整体。骨为主干，筋附于骨上，皮肉盖于其上，构成躯干肢体；脏腑处于其中，经络、气血循行于筋肉脏腑之间。骨缝的开错（即解剖位置的异常）既可造成局部的疼痛，也可牵动筋肉、经络，引动气血，使脏腑功能失调而发病。凡关节错位、肌腱滑脱，均可通过推拿手法直接加以整复纠正，骨正筋舒则经气顺畅，脏腑气机升降有序。对关节及软组织粘连，也可通过外力松解剥离、滑利关节，加大关节的活动范围。需要专业医师操作！

(2)疏通经络、调整气血及脏腑功能：人体的经络"内属于脏腑，外络于肢节"。十二经脉的分布，阳经在四肢之表，属于六腑；阴经在四肢之里，属于五脏。并通过十五络脉的联系，沟通表里，组成了气血循环的通路，它们"内溉脏腑，外濡腠理"，维持着正常的生理功能。推拿治病，就是根据经络与脏腑在生理病理上相互影响的机理，在经筋、皮部、腧穴、关节等部位实施各种手法，取得"通其经脉，调其气血"的作用，从而排除病理因素，治愈疾病。

可概括为两大方面：整复、调整。由整复而纠正解剖位置的异常，从而治疗局部的疼痛、功能受限，并治疗由骨错缝、筋跳槽所致的脏腑功能失调；在选择的部位或穴位实施不同性质的手法通过经络系统而达到调整各个系统、各个器官的功能而治疗疾病。

推拿的禁忌证：开放性软组织损伤、出血或有出血倾向的疾病、各种良性和恶性肿瘤、各种类型的骨折及骨质疏松、严重的心、肝、肺、肾等脏器疾病、孕妇、经期不宜在腹部及腰骶部推拿。

药、针、推三法互相补充，综合应用。

4. 中医民间疗法

"中医民间疗法"也称"中医适宜技术"，也称"中医药适宜技术"或"中医传统疗法"，也称"中医保健技术"或"中医特色疗法"。包括火罐、刮痧、放血、足浴、拍打、气功等。

(1)拔罐：

是用罐状器具扣在患处或一定的穴位上，用烧火、温热等方法排去其中的空气产生负压，使罐具紧吸在皮肤上，通过其负压效应并造成局部组织瘀血，从而起到治疗作用的一种常用的外治疗法。拔罐是以杯罐做工具，用加热或抽吸的办法，排除罐内的空气，使罐内出现负压，促使其吸着于皮肤，引引导局瘀血，以达到治病目的一种方法。

拔罐作用：

机械作用——吸引、松解。

负压效应——身体局部充血(生理性瘀血)，在机体自我调整中增强局部耐受性和机体的抵抗力，产生行气活血、舒筋活络、消肿止痛、祛风除湿等功效，起到一种良性刺激，促其恢复正常功能的作用。建立在负压基础之上的整体调节作用——负压作用在人体表面的特定部位或穴位，通过经络的传导功能，促进人体脏腑与气血等的协调，调整人体阴阳平衡，提高机体抗邪能力，最后达到扶正祛邪、防治疾病的目的。其治疗机理离不开中医的脏腑经络理论。

在火罐共性的基础上，选用部位的不同，可有不同的治疗作用；不同的拔罐法也各有其特殊的作用。如留罐主吸拔阴寒痼冷，故治疗风湿痹痛，可在局部留罐，以出现紫痕最为对症，可隔二三日连续拔罐，至不出现紫痕为止；闪罐主祛风疏筋，故治疗面瘫，可在面部闪罐，以宣通气血；走罐具有与按摩疗法、刮痧疗法相似的效应，循经走罐还能分别改善各经功能，有利于经络整体功能的调整。故治疗偏瘫，可在患侧背俞、夹脊及肢体，留罐或走罐，以通经活络。治疗神经麻痹，可在神经循行部位排罐、走罐、闪罐，以振奋神经、宣通气血……

火罐吸拔的时间，应按病情、局部软组织的厚薄等实际情况而定，一般为5~15分钟。

拔罐的适应证和禁忌证：拔罐的适应证：早期的疮疡、发展到用于内、外、妇、儿等各种病症，已经能治疗一般常见病、多发病达百种之多。尤其适用于中医所说的风湿痹证疼痛。拔罐的禁忌证：有出血倾向的疾病，如血友病、血小板减少性紫癜和白血病患者不宜拔罐。全身高度浮肿者不宜拔罐。五官部位、肛门及心尖搏动处、孕妇的腹部、腰骶部不宜拔罐。

(2)捏脊疗法

捏脊疗法是通过捏拿脊背所产生的良性刺激，来调理机体、治疗疾病的一种古老而实用的治疗方法。

具体手法：三指捏(拇指桡侧缘顶住皮肤，食中指前按，三指同时用力提拿皮肤，双手交替捻动向前)、二指捏(食指屈曲，用食指中节桡侧缘顶住皮肤，拇指前按，二指同时用力提拿皮肤，双手交替捻动向前)从长强处起依次向上拿捏提走至大椎，不可有间断、滑脱现象；五指捏(大拇指或掌跟与其余四指相对用力，提捏肌肉。由轻而重、缓和有力)顺序向下提拿、牵抖足太阳膀胱经两侧线。

捏脊疗法是通过整体调理督脉及背俞穴而起治疗作用的，因此对很多疾病的康复都有帮助。尤其以消化功能紊乱、营养不良、厌食症、睡眠障碍等的治疗效佳。但多应用于小儿疳积的治疗，故也称"捏积"疗法。

(3)刮痧

传统的刮痧主要治疗痧证，所用方法除刮法外，还用挤、拧、提、撮、焠、放等法治疗。痧证不是一种独立的疾病，而是许多疾病在发展过程中出现的共同证候。痧证的临床表现是头昏重胀，胸烦郁闷，发热，全身酸胀，倦怠乏力，四肢麻木，肌肉酸痛，重者可见胸闷烦躁，胸腹剧痛，上吐下泻，甚则猝然昏倒，面唇苍白，口噤不语，手足厥冷，或头额汗出如珠,唇舌青黑等。刮痧是将出血变成排出血性的痧疹,并以出疹为泻邪的手段,从皮肤络脉引导病邪排出体外。

刮痧疗法不仅能治病,而且还可以起保健作用。刮痧的保健作用主要应用于疏通经络。

现代刮痧疗法则是以中医脏腑经络学说为理论指导,吸收针灸、按摩、点穴、拔罐等中医非药物疗法之所长,所用工具是水牛角为材料制作的刮痧板,对人体具有活血化瘀、调整阴阳、舒筋通络、调整信息、排除毒素、自家溶血等作用,是既可保健又可治疗的一种自然疗法。刮治疗法在所有治法中,因刮法简捷、疗效好、副作用少,在民间及家庭最为常用,广为流传。

刮痧疗法的禁忌证:有严重心脑血管疾病、肝肾功能不全、全身浮肿者;孕妇的腹部、腰骶部禁用刮痧;有出血倾向者。需要指出的是,有的疾病容易出痧,有的疾病则不容易出痧,在刮痧时绝不能为了片面地追求出痧而加大刮痧的力度。

(4)足浴

古人曾经有过许多对足浴的经典记载和描述:"春天洗脚,升阳固脱;夏天洗脚,暑湿可祛;秋天洗脚,肺润肠濡;冬天洗脚,丹田温灼。"有句流行的俗语:"富人吃药,穷人洗脚"。

脚离人体的心脏最远,而负担最重,因此,这个地方最容易导致血液循环不好,医学典籍记载:"人之有脚,犹似树之有根,树枯根先竭,人老脚先衰。"

足浴疗法又分为普通热水足浴疗法和足药浴疗法。热水足浴可加速血液微循环,舒筋通络,和气活血。具有调整血压、促进足部和全身血液循环、促进新陈代谢、消除疲劳、改善睡眠、养生美容、养脑护脑、活血通络、增加机体抵抗力等一系列保健治疗作用。坚持每天热水足浴,可有效防治风湿关节炎、静脉曲张、下肢水肿、麻木、四肢不温等症状。

(5)放血疗法

《灵枢·经脉》说:"诸刺络脉者,必刺其结上,甚血者虽无结,急取之,以泻其邪,而出其血。"因此各种刺络方法主要是一种泻出邪气的方法,而且是"泻邪"伴随着"出血","出血"是"泻邪"的手段。

选用针具:三棱针(穴位:十宣、十二井或头面部的太阳、印堂、攒竹、上星等)、七星针(放血面积大)。

适应范围:放血具有通经活络、开窍泻热、调和气血、消肿止痛等作用,各种实证、热证、瘀血、疼痛等均可应用。目前较常用于某些急症和慢性病,如昏厥、高热、中暑、中风闭证、急性咽喉肿痛、目赤红肿、顽癣、疔痈初起、扭挫伤、疳积、久痹、头痛、丹毒、指(趾)麻木等。

注意事项:对患者要做必要的解释工作,以消除其思想上的顾虑。操作时手法宜轻、宜稳、宜准、宜快,不可用力过猛,防止刺入过深,创伤过大,损害其他组织,更不可伤及动脉。注意严格消毒,防止感染。对体弱、贫血、低血压、妇女怀孕和产后等,均要慎重使用。凡有出血倾向和血管瘤的患者,不宜使用本法。

(6)脐疗

脐疗是中医学的一种外治法,这一疗法是运用中西医理论,将药物填、敷、贴、灸、熨、薰、洗、蒸于脐部,达到防治疾病的目的。神阙穴位于脐眼中央,故又名脐中穴;《针灸穴名解》曰:"本穴在脐,脐为先天之结蒂,又为后天之气舍,此间元气尚存。在内最接近大小两肠,大肠为传导之官,变化出焉;小肠为受盛之官,化物出焉,两肠俱关于化。即大而化之谓神也。"《东医宝鉴》在论脐时讲:"夫人之脐也,受生之初,父精母血相受,凝结以成胞,胎在母腹中,母呼儿呼,母吸儿吸,是胎儿之脐带如花果在枝而通蒂也。既生之后,从口呼吸,脐门自闭。既长之后,外耗精神,内伤生冷,真气不得调畅。所以,蒸脐固蒂,如水灌土培,草木自茂壮也。"鉴于足三阴经和阴维、冲脉都有分支直接会合于任脉,故任脉起着调节全身阴气的作用,有"阴脉之海"之称。《类经图翼》曰:脐,足阳明下挟脐;足太阴之筋,结于脐;手少阴之筋,下系于脐;冲脉者,其于气街,并足少阴之经,挟脐上行,至胸中而散。督脉少腹直上者,贯脐中央。神阙穴居脐中,是任脉的一个重要穴位,当任脉及诸阴脉有病时,在神阙穴施治,就能起到疏通经络、调理阴阳气血、强身健体及防治疾病的作用。

从现代医学的观点来看,脐部的皮肤比较薄嫩,这里的神经、血管比较丰富。脐部有肋间神经前皮支、腹壁上下动脉分支。从解剖部位来看,脐部靠近腹腔和盆腔,腹腔和盆腔内有植物神经的主要神经丛存在,如腹腔丛、肠系膜间丛、腹下丛及盆腔丛等,还有最主要的神经节,如腹腔节、肠系膜节、主动脉肾节、肠系膜下节。其中以腹腔丛及盆腔丛最为重要。它们支配所有腹腔和盆腔的脏器和血管,包括膈肌、肝、脾、胃、肠、肾、肾上腺、输尿管、膀胱、卵巢及子宫(或输精管)等及其所属的全部血管。因此,脐部有较强而迅速的吸收能力,有良好的感受功能及传导能力。当用各种适宜病情的方法或药物施治于脐部时,均能刺激局部的神经末梢,再通过神经系统的反射和传导,从而调整了机体植物神经的机能、改善了内脏及组织的生理活动和病理变化,增强了机体的免疫力和抗病能力,达到了强身健体、防病治病的目的。

如单味乾坤散:吴茱萸研粉敷脐,主治下焦虚寒如泄泻、阳痿、遗精、不育、女性宫寒不孕、痛经等。注意事项:一般两天换药一次,两次用药要间隔一天,以免长期用药,刺激脐部皮肤过久,引起皮肤发痒等不良反应。

所有这些方法需要正确合理的应用,才能发挥应有的效力。中西两种医学发生、发展在完全不同的社会基础上。一般来说,西医偏重于微观的、局部的认识,偏重于病原致病观,长于"查病原"(究竟是什么引起疾病);中医则偏重于宏观的、整体的认识,偏重于机体反应观,长于"查病因"(为什么患者发病,其他健康)。西医采用了实验研究的方法,中医则采用了逻辑推理的方法。中医和西医对人体系统的描述有很大的差异,西医——细胞是人体生命活动的基本结构和功能单位。将人体分为各个器官,并将一些相关的器官组成系统,例如循环系统、消化系统、呼吸系统、运动系统、内分泌系统、生殖系统、免疫系统等七大系统。在各个系统之间并没有太大的相关性,各个脏器之间也没有太多的联系,好像每个脏器或系统都是独立的。中医就完全不同了——气血是构成人体的最基本物质,也是维持生命的最基本物质。以阴阳五行分类的脏腑居其内,筋骨皮肉裹其外,经络内属外连,气血运行其中。因此,中西医相互补充、相互印证,以便更好为大众健康服务。

三、关于中医自古至今"名字"的由来

中医第一个名字叫"岐黄"。这个名字来自《黄帝内经》。《黄帝内经》是黄帝与岐伯讨论医学的书,于是后世的人们就称《黄帝内经》中的医学为岐黄之术。因为《黄帝内经》是中国早期医学中的经典,所以"岐黄"就成了中医的代名词。

中医第二个名字叫"青囊"。它因三国时期名医华佗的医学著作《青囊书》而得名。据传,三国时魏王曹操患有头风,招来当时的名医华佗为他看病。华佗建议做开颅手术,曹操疑心华佗要谋害自己,就把他杀了。华佗临死前把自己毕生所学著成《青囊书》,赠给狱吏。

中医第三个名字叫"杏林"。三国时期,吴国有一位隐居在江西庐山的名医叫董奉,他为人看病从不收取钱财,只要求被治愈者在他屋后种杏树。因他医术远近闻名,附近百姓都来找他看病。没几年,他屋后就变成一望无际的杏林。从此,人们开始称中医为"杏林"。

中医第四个名字叫"悬壶"。东汉时有一个叫费长房的人,是个管市场的官吏,常常看到一个老者用长杆挑壶行医。每到散集的时候,老者就跳到壶里消失不见了。一次他随老者同入壶中,发现壶里竟别有天地,于是拜其为师。数年后,他学成出山,从此悬壶行医。

中医还叫"橘井"。说的是西汉道士苏耽的故事。苏耽事母至孝,成仙之前告诉母亲将有瘟疫流行,用井中泉水泡橘叶可以治病。第二年过年疫病暴发,他母亲用这个办法医治了无数病人。后来人们就用"橘井泉香"来称赞中医。

四、民族的烙印——从五行角度谈木氏土司与木府

历史题材电视剧《木府风云》,围绕历史上木氏家族的风云变幻,以木府为背景,充分展现丽江的优美风光、历史及丰富多彩的民族文化,而深受广大观众喜爱。殊不知,地处丽江的土司王府,为何却以五行之"木"而命名?

明王朝于公元1381年派出30万大军征讨云南,滇西大理段氏地方政权被明军一举击破,远在滇西北的丽江纳西族土司阿甲阿得审时度势,于公元1382年"率从归顺",举人臣之礼。此举大获朱元璋赏识,钦赐其"木"姓,从此纳西传统的父子连名制得以改从汉姓名字。

西南的川、滇、黔地区,自古便为少数民族汇聚之所,《易经·说卦传》言:"帝出乎震,齐乎巽,相见乎离,致役乎坤,说言乎兑,战乎乾,劳乎坎,成言乎艮"。按后天八卦的方位而定,西南为"坤"卦之所在。众所周知,坤为地、其属性为五行之"土",《黄帝内经·宝命全形论篇》曰:"土得木而达"。

明帝国的最高统治集团为西南长治久安计,故而赐姓纳西土司"木"姓,取意木能克土、木土合德。让纳西家族为其镇守丽江,永保西南边陲之安定。而此后木府的历史也毋庸置疑地证明了这一点:从明代洪武十五年(1382年)至清朝雍正元年(1723年)改土归流,木氏土司家族坐镇丽江古城,历经元、明、清三个朝代,一共因袭相传二十二代,为国家的统一、边疆的安定、纳西族的繁衍兴盛以及西南各少数民族的和谐共处与交流融合

做出了巨大的贡献。

《左传》曰："天生五材,民并用之,废一不可"。五行,又称做"五材"、"五德",是上古先民用来高度概括世间万物的凝练与总结, 同时也是用以阐释说明事物之间相互关系的有效工具。五行学说在中医学的应用,主要是以五行的特性来分析研究机体的脏腑、经络、生理功能的五行属性和相互关系,以及阐释它们在病理情况下的相互影响。五行生克制化的思想不仅在中医学上广泛应用,在国家政治、军事、经济、建筑、民俗等各个文化层面均有体现,正如《易经·系辞》所言："百姓咸日用而不知"。

木氏在建造自己的宫殿式土司衙门时,座向并未按"坐北朝南"的中原传统,而是采取"坐西朝东"的方位。究其原因有二:其一,五行的配属上,东方属木,东向可得"木"之气而盛。其二,纳西族东巴教以太阳为其崇拜,东方亦为太阳初升之位。就方位而言,木府可谓将中华传统文化内涵与本民族的特色完美地结合在了一起。

《尚书·洪范》曰："木曰曲直"。木府建筑宏伟、宫殿辉煌、雕刻精致、构件玲珑、绘画璀璨,可谓美轮美奂,无与伦比。史称其建筑"称甲滇西"。木府居于丽江古城之中,但古城周围并不筑城墙以顺应木"喜条达而恶抑郁"的特性。木府将自身的小格局与丽江的大格局自然地融为一体,以自由开放的超然姿态展现于世。

当前,我们将文化强国作为国家战略的重要内容突出强调,文化作为一个民族的精神记忆、灵魂与血脉,用来表征这个民族共有的归属感、认同感和凝聚力。而五行就是自我确认、自我阐释、自我表达的重要符号系统。

五行学说曾经被打上了封建迷信的标签而加以批判并力主扬弃。时至今日,回头再看时,我们曾主张扬弃的五行,正是我们民族文化精髓的重要组成。五行学说也并不仅仅停留在书面,其几千年来所赋予的印记远比我们所想象的要深刻得多。至今,坐西朝东的"木府"仍在丽江古城敞开胸怀迎接前来参观游览的八方来宾,这便是最好的明证。

所以,"五行"它有着我们中华文化的重大发明与我们中华文化重要承载工具的双重身份。它不仅只是我们中原文化或汉文化所独享的,业已成为我们华夏各民族共同认同的文化现象与特征。

五、中医龙药集锦

龙骨　出自《神农本草经》,为古代多种大型哺乳动物的骨骼化石。性味甘、涩、平,归心、肝、肾经。生用镇静安神、平肝潜阳;煅用收敛固涩。临床常与牡蛎相须为用。

龙齿　为古代多种大型哺乳动物的牙齿骨骼化石。性味甘、涩、凉,归心、肝经。功能镇静安神,主要适用于惊痫癫狂、心悸怔忡、失眠多梦等症。用法、用量同龙骨。

天龙　即壁虎,亦称"守宫",为守宫科动物壁虎的干燥全体。性寒味咸,有小毒。功能祛风,活络,散结。《本草纲目》载："治中风瘫痪,手足不举,或历节风痛,及风痉惊痫。"现代临床上常用于食道癌、肠癌、原发性肝癌、肺癌等多种癌症的治疗。

地龙　首载《神农本草经》,俗称蚯蚓。性味咸、寒,归肝、脾、膀胱经。功能清热定惊,通络、平喘、利尿;用于高热神昏惊痫抽搐,关节痹痛,肢体麻木,半身不遂,肺热喘咳,尿少水肿。因产于广东、广西、福建等地的品质较优,故又有"广地龙"之称。

龙胆草　《神农本草经》言其："续绝伤、定五脏、杀蛊毒"。龙胆草性苦味寒,归肝、胆经。功能清热燥湿、泻肝胆火、定惊。临床应用广泛,如龙胆泻肝汤即以其为君药。另外,龙胆草在中兽医中也广为使用。

龙眼肉 亦出自《神农本草经》,别名桂圆肉。因其种圆黑光泽,种脐突起呈白色,似传说中"龙"的眼睛,所以得名。性温味甘,归心、脾经。功能补益心脾,养血安神。临床不仅用于治疗因思虑过度、劳伤心脾所致的惊悸怔忡、失眠健忘之症,也是食疗之佳品。

伏龙肝 见于《名医别录》,又名灶心土。本品性温味辛,归脾、胃经。功能温中止血、止呕、止泻。为温经止血之要药,临床广泛用于出血诸症。如:《金匮要略》之黄土汤。

穿山龙 为薯蓣科植物穿龙薯蓣的全草。味苦性微寒,归肝、肺经。具有祛风除湿、活血通络、清肺化痰的功效。临床主要用于风湿痹症及痰热咳喘的治疗,也可用于胸痹、跌打损伤、疮痈肿毒等症。

龙须草 又名蓑草或羊胡子草,为灯心草科植物拟灯心草的全草。功能清热解毒,利尿,止痛。利尿通淋,泄热安神。此外,龙须草也是制造胶版印纸、复印纸、钞票纸的优质原料。

龙葵草 又名天茄子。性寒,味苦、微甘;有小毒。功能清热解毒;活血祛瘀、利水消肿。据古代文献记载,服食本品可解劳少睡。临床上以本品作为避倦防睡药使用。现代药理研究表明,本品具有很好的抗癌作用。

龙血竭 为百合科剑叶龙血树的树脂,主要分布在我国云南及东南亚国家。本品微有清香,味淡微涩,具有活血散瘀,定痛止血,敛疮生肌的功效。适用于跌打损伤,瘀血作痛,外伤出血等症。

龙芽草 为仙鹤草的冬芽,故又称鹤草芽。本品有杀虫之功,且有泻下作用,有助于驱除虫体,为驱绦虫的要药。单用本品研粉冲服,即可取效。

龙涎香 在诸多"龙药"中,最名贵的要数"龙涎香",它是抹香鲸肠胃病态的分泌物,故又名龙腹香。其主要成分为龙涎香素,具有持久的香气,入药功同麝香,能够开窍醒神、行气活血、散结止痛、利水通淋。另外,龙涎香也是诸多名贵香水的主要原料之一。

除上述诸药,以"龙"命名的中药还有:以香料植物龙脑香树脂的加工而成的龙脑香、龙虱科昆虫东方潜龙虱的全虫龙虱等。

六、古方今用——看洞穴养生法的独特

中医养生历史悠久,古代人就非常重视日常的养生,古代的养生方法有很多,现为大家介绍一种奇特的养生方法——洞穴养生法,那么什么是洞穴养生法呢? 洞穴养生法有哪些优势呢? 我们来了解一下吧。

以前人类,居洞穴以避寒暑,躲猛兽,图生存,繁子孙,历尽沧桑。随着社会的进步,天然洞穴虽不再是常住的居处,但它的特殊环境,对人类防病治病、益寿延年、促进身心健康的意义,一直未被忘却。

据文献记载,早在商周时期,人们就发现居住洞穴对人的身心健康有着积极的养护作用,并积累了丰富的实践经验。当时一些炼丹道士和养生家,常居住洞穴烧丹炼汞、铸剑、导引练功,以享天年。秦代名医扁鹊,曾"隐居岩岳,静心敛神,精修医道"。人们称他为神医。隋唐医家孙思邈,曾攀登山岩,遍尝药草,捣炼药石,隐洞独修,从事医药的研究,

后人尊之为药王。其后,他又久居洞穴(即后世称之药王山真人洞)。并以此洞穴为人治病、养神、练体,研究医药文献,探求长寿之道,著书立说。写下了《千金翼方》《千金要方》《摄养枕中方》《存神炼气铭》等著述。总结出自汉至唐的医学成就。到了北魏,由于宣武帝及其家人患"斑烂皮肤病",长期不愈。为求皮肤病治愈,乃凿石为洞,居穴治疗。由此,以洞穴疗疾者日众,求奇穴异洞养生者蔚然成风,凿石造洞达 2000 余个。举世闻名之龙门石窟即成于此时。若无天然洞穴,古人则采用人工造土室的办法来代替。如"魏王召置土室中闭试之……颜色悦泽,气力自若,精神盈足,智慧通彻"。迄至清代,洞穴养生治病,有了进一步发展。李时珍《本草纲目·木部》引葛洪《抱朴子》说:"上党赵瞿病癞历年,垂死,其家弃之。医置山穴中,配以松脂等药物治疗。瞿服百余日,其疮都愈,颜色都悦,肌肤玉泽"。

洞穴养生法深受人们的重视,尤其是环境好的洞窟,更易促进疾病的康复。明·李诩《戒庵老人漫记·游月岩记》载:"岩形如园廪,中可容斛,东西两门通道,当洞之中而虚其顶,自东望之,如月之上弦;自西望之,如月之下弦。徒倚四顾,奇石森列,满壁而是,眉睫之间,变幻纷沓。当此之时,不知胸中有何物,亦不知天地间更有何事。一日游此处,以故目若为之明,耳若为之聪,心若为之爽"。描述了洞穴疗法对人精神、心理的良好影响。

近年来,洞穴疗法的康复价值,已引起国内外学者的重视和应用,杭州附近的瑶林山洞,已设立了疗养病床。实践证明,洞穴疗法对多种伤情疾病,具有治疗康复和养生防病的作用。

洞穴疗法之所以有治疗作用,主要是环境良好,使人精神宁静、情绪安定、心志怡悦,对精神损伤患者尤为适宜。洞中多为恒温,冬暖夏凉,寒暑变化较小,有利于正气虚衰、适应能力差的患者康复;而且洞中尘埃和微生物少,空气清新,对隔离治疗是比较理想的环境。如此洞穴,不能不说是防病治疾、益寿延年的好地方。

以上介绍了洞穴养生法,洞穴养生已经得到了古今人们的重视,现在很多地方也在开展洞穴养生,大家有机会可以体验一下。(注:以前陕西北部人住的窑洞就是这样的,冬暖夏凉)

七、中医学派形成的三要素

一是有一个或几个有威望的学术领头人或宗师,如伤寒学派的宗师是张仲景、河间学派的宗师是刘河间等;二是有一部或数部反映这派观点的传世之作,并保持该学派的研究方法和学术风格;三是有一大批跟随宗师的弟子,他们本身也必须是具有一定学术水平的中医将才。

八、陇派中医应分几个派系

1. 伏羲文化派系,以《易经》为基源。

2. 岐黄派系,以《黄帝内经》为基源。

3. 皇甫谧派系,以《针灸甲乙经》为基源。

4. 敦煌医学派系,以"敦煌医学"为基源。

5. 武威汉简派系,以"武威汉简"为基源。

九、中医之最

活血之最——丹参;补气之最——人参;补血之最——当归;补脾之最——山药;消食之最——神曲;清痰之最——贝母;退黄之最——茵陈;祛风之最——独活;安神之最——枣仁;温里之最——附子。

十、中医称谓典故之春脚

喻指医者。五代王仁《开元天宝遗事·有脚阳春》云:"宋璟爱民恤物,朝野归美,时人咸谓璟为有脚阳春。言所至之处,如阳春煦物也。"此以医者喻以有脚之春,可予病者以春阳也。以此命名者,如清代孟文瑞《春脚集》。

十一、中医称谓典故之折肱

喻指良医。《左传·定公三十年》曰:"三折肱知为良医。"《楚辞·九章》曰:"九折臂而成医兮,吾至今乃知其信然。"《左传》曰:"三折肱为良医。亦此意也。"后遂以"三折肱"、"九折臂"以喻良医。以此命名者,如明代吴承昊《折肱漫录》。

十二、中医称谓典故之仁术、仁寿

喻指医术。《孟子·梁惠王上》云:"无伤也,是乃仁术。"后世遂以医术比之仁术。《论语·雍也》:"知者乐,仁者寿。"《汉书·董仲舒传》:"尧舜行德则民仁寿。"此故将仁寿比之医术。以此命名者,如明代张洁的《仁术便览》、清代孟葑的《仁寿镜》。

十三、中医称谓典故之青囊

为古代医家的书囊,喻指医书。唐·刘禹锡《闲坐忆乐天经诗问酒熟未》云:"案头开缥帙,肘后检青囊。唯有达生理,应无治老方。"后遂将青囊喻医书。以此命名者有明代邵以正的《青囊杂纂》、清代赵濂的《青囊秘效方》。

十四、中医"治未病"

中医"治未病"不只是说说而已,要平常就注意调节身体的各种不善的感觉。中医的学习过程,是让医家对人体和大环境以及个体的不同有个确切的了解。从而增益人体的不足;削减人体的过剩;抵抗外界的伤害。

十五、中医是个慢郎中吗?

这种说法不够全面。有许多中医方剂在急病中疗效很好,应当出版中医急诊学方面的权威专著。比如说,《伤寒论》中的"大陷胸丸"和"大陷胸汤"就是治疗水热互结大结胸证的主方。现代可用于胸膜炎、胸腔积液、急性胰腺炎、肠梗阻的治疗。

十六、中医典籍——《大平惠民和剂局方》

《太平惠民和剂局方》为宋代太平惠民合剂局编写。全书 10 卷,附指南总论 3 卷。分伤风、伤寒、一切气、痰饮、诸虚等 14 门,载方 788 首。所收方剂均系民间常用的有效中药方剂,记述了其主治、配伍及具体修制法,是一部流传较广、影响较大的临床方书。书中许多方剂至今仍广泛用于临床。《金匮要略》是中医经典古籍之一,撰于 3 世纪初,张仲景原撰《伤寒杂病论》十六卷中的"杂病"部分。经晋王叔和整理后,其古传本之一名《金匮玉函要略方》,共 3 卷,上卷为辨伤寒,中卷则论杂病,下卷记在药方。是中国现存最早的一部诊治杂病的专著,是仲景创造辨证理论的代表作。

十七、趣话药引子

何谓"药引子":中药的药引又称引药,中医处方是以"君、臣、佐、使"的原则来配伍的,药引就是"使药"。有引经、增强疗效、解毒、缓和药效、保护脾胃、矫味等作用。这正是中医学"君臣佐使"的高明之处。

清代尤怡《医学读书记》说:"药无引使,则不通病所。"清代末年太康人龙子章在其所著《蠢子意》一书中写了一节文字,名为"大药引子甚是得力",读起来朗朗上口,通俗易懂,也颇实用,现择于下,供大家参考。

治病引子最为先,引子便是先行官。

先锋如硬实,它自打敌前。

我尝治伤寒,大葱一把煮水煎。

我尝治吐衄,茅根一握煮水煎。

我尝治腹痛,黑豆一碗煮水煎。

我尝治尿血,蓟根一束煮水煎。

我尝治疮肿,忍冬一掬煮水煎。

我尝治风症,艾叶一团煮水煎。

我尝治眼红,薄荷一襟煮水煎。

我尝治滑泻,五倍一两煮水煎。

我尝治虚热,童尿一罐煮水煎。

又尝姜汁一大盏,对药治顽痰。

又尝韭汁一大杯,入药治血鲜。

又尝酪馏一大壶,炒药治喉干。

又尝治半边,外用醋麸裹腿缠。

又尝治项强,外用热瓦枕藉眠。

又尝治瘰疬,外用神针把火燃。

诸如此类症,引子最为先。

好似乌骓马,全在霸王去著鞭。

又如青龙刀,全在关帝去传宣。

幸当用药时,不妨此笔添。

文中所说的药引,多是随手可以取来的,有的是药物,有的是食品;还有的是外用之物。药引子多是随内服汤药使用的,但文中还将外用的"醋麸"、"热瓦"、"火针"等作为药引子使用。"童便"现在虽然不大常用,但健康卫生的童便在一些山区、农村还在使用,它的清热凉血作用不容否定。"酪馏",即酪馏酒,就是黄酒,有活血通经、祛风散寒的作用,常作为治疗颈肩腰腿痛的药引。"醋麸",就是将麦麸用醋炒热,起到热敷温熨、散寒止痛的作用。"热瓦",即将盖房用的瓦烧热,外用毛巾包裹,以待温热适度而枕之,以达到温通经络、活血止痛的效果。火燃神针,即火针,是针灸的绝技,现在已很少人能掌握应用。国医大师贺普仁先生是掌握运用火针的高手,希望这份绝技不要失传。

十八、浅说中医四诊之脉诊

脉诊是中医的一部分,也是中医四诊之中最深奥的一个层面,这也是学习中医的一个难点,很多人学了一辈子的中医,对脉诊的运用却始终停留在原有的基础上没有新的突破,这是由于人的各种生理效应变化反馈都极其灵敏,脉诊揣度所得时而无常,师生授受时,难以揣度脉理。正所谓:"五色脉变,揣度奇恒,道在于一,神转不迴,迴则不转,乃失其机。"过去的不可得,现在的留不住,转瞬即逝的感觉,常常在师生间无奈地发生,《内经》强调悟而后通神明:"神乎神,耳不闻,目明心开而志先,慧然独悟,口弗能言,俱视独见。"古往今来有太多的中医爱好者对中医脉诊却只能"望洋兴叹"。

学会脉诊对我们来说并不是遥不可及,关键是如何灵活运用自己的逻辑思维去研究脉理,通过临床总结一套适合自己实用的诊疗方法,现总结以下几点体会。

1. 习脉者当先洗心,正所谓:"洗心诇悬解,悟道正迷津。"通过修身养性来提高自己的意识,方能慧然独悟、心领神会。这点是至关重要的,关乎你能否走进脉诊殿堂的关键。

2. 熟读经典,掌握方法,分别阴阳。阴阳是八纲辨证的总纲,也是脉诊的总纲。"善诊者,察色按脉,先别阴阳"(《素问·阴阳应象大论》);"问曰:脉有阴阳者,何谓也?答曰:凡脉大、浮、数、动、滑,此名阳也;脉沉、涩、弱、弦、微,此名阴也"。

3. 脉诊必须三部合参、脉证合参,脉理精微,在于分清浮、沉、迟、数、虚、实、寒、热,辨析七表八里。张景岳说:"万病之本,只此表、里、寒、热、虚、实六者而已。"

4. 持脉之道,虚静为保。医者在诊脉时,应平心静气,聚精会神,贯注指下,比类奇恒,明察微妙,善于分析,才能诊断准确。

5. 独立思考,反复实践才能触类旁通,正所谓:"熟读王叔和,不如临证多"。结合临床掌握规律,运用其规律才能总结提高。

十九、闻口气辨脏腑功能

中医认为,口味与五脏六腑功能状况息息相关,口腔异味大都是由于脾、胃、肝、胆、肺、肾等脏器病变所引起,而且往往又与发热、受寒、食积、湿热等病因诱发有关。因此,当出现不同的口味时,提示脏腑功能出现了状况,这时您就要提高警惕。下面总结了不同的口味及其所反映的疾病。

口臭:中医认为,口臭多为胃热所致。西医所见口臭多为牙周病、龋齿、口腔溃疡等疾病所致。另外,鼻咽部和鼻腔内有炎症或脓性分泌物时,也会有口臭,胃肠功能紊乱,消化不良等消化道疾病也可能出现口臭。

口苦:口腔内常有苦味出现,中医认为多属肝胆热症、肠胃热症等,《内经》上有"肝气热,则胆泄口苦"之说,肝气郁结化热或情志、脾胃湿热熏蒸肝胆所引起,病人往往有面红、头痛、耳鸣、目赤、口干、口苦、吐苦水、大便干燥、食纳差,或腹胀痛、四肢无力、尿黄等表现。口苦在西医上则多为急性炎症的表现,以肝胆疾病为最多,如肝炎、胆囊炎等,这可能是胆汁排泄失常所致。某些癌症患者的舌尖感受甜味的味蕾萎缩,加之舌微循环发生障碍,唾液内成分的改变,故常有口苦之感,即使吃甜东西也会感到舌头发苦。

口淡:指口内淡而无味,中国认为除因脾胃湿热之外,还有外感风寒和久病后脾胃虚弱的病人感觉口淡。西医认为,某些消化系统疾病、内分泌疾病及长期发热的消耗性疾病、营养不良、维生素及微量元素锌缺乏、蛋白质及热量不足等,均可使味蕾敏感度下降而产生口淡无味之感。也可见于炎症初期或消退期,以及外科大手术后病人食欲不振时,有些老年人由于味蕾退化、舌苔增厚,也可感到口淡无味。

口甜:口腔有甜味,中医认为是由于脾胃湿热郁阻,肝脾痰火内蕴所致,古人称之为"脾热口甘",病人常见胸闷腹胀、不思饮食、四肢无力、大便溏薄或泄泻等。西医认为,口甜与消化功能紊乱有关,由于消化功能紊乱,导致各种酶的分泌异常,唾液中淀粉酶含量增加,刺激舌上味蕾而感到口甜。糖尿病患者血糖增高,唾液内糖亦增高,所以也感到口甜。

口酸:中医认为"肝热则口酸","脾胃气弱,木乘土位而口酸",肝火犯胃使肝气郁结,气郁化火又侵犯脾胃,从而引起脘腹疼痛、恶心、呕吐、嗳气、反酸等症状。因饮食不调或脾胃气弱而引起食积,消化不良、胸闷饱胀、恶心、呕吐、嗳气、反酸等。西医则多见于胃炎及消化性溃疡,与胃酸分泌过多有关,实验也表明,口酸病人唾液中的磷酸酶、乳酸、碳酸酐酶含量均偏高,pH呈酸性。

口咸:中医认为咸为肾味,是脾虚湿盛、肾阴不足、虚火上浮的一种表现。病人常有耳鸣、眩晕、精神疲乏、腰膝酸软、遗精、尿多或尿少等症状。西医则多见于慢性咽炎、神经官能症、口腔溃疡、牙龈出血等病人,也可见于慢性肾炎、肾功能不全的病人。有人测定口咸病人的唾液,可见钠、钾、钙、镁含量增多,pH多呈碱性。

口辣:口中有辛辣味,中医辨证以肾阴不足,肝火偏旺为多,其次为肺虚痰热。西医可见于肺炎、支气管肺炎、高血压、神经官能症、更年期综合征、长期低热患者。此外,口辣还与舌温偏高,舌黏膜对厚味和痛觉过分敏感有关。

口涩:口干涩和枯涩无味,中医辨证是肝胆郁热伤阴或脾肾衰败的征象。西医则多见于严重的神经官能症或通宵不眠之后,唾液腺分泌减少,可感到口舌枯燥而涩。大量吸烟的人、癌症病人也可有口涩之感。

中医杂谈提醒,口味与五脏六腑功能状况息息相关,但需注意的是,味觉对人来说个体差别很大,因人而异,口腔异味还与食物构成、个人习惯、睡眠、周围环境、情绪、烟酒嗜好及某些药物反应有关。出现口腔异味时,应及时去医院就诊,以便早日找出原因,进行对症治疗。

二十、肝与身体的关系

中医认为,肝开窍于目,肝主筋。肝在体表的窗口是眼睛,通过观察眼睛可判断肝是否出现了问题。另外,肝主筋,肝脏功能好,肝血充足,筋就会强壮有力,关节则好。总之,肝好身体就好。

《黄帝内经》记载："肝开窍于目。"这是因为肝的经脉从足起始,沿下肢内侧上行到腹部,再由内在的脉络进一步和眼睛联系起来。深藏于身体内部的肝脏通过经络通道,将养分源源不断地提供给眼睛,这样,我们的眼睛才会顾盼生辉、灵活有神。如果肝血不足或是肝的功能不好,我们的双目就会失去濡养,出现视物不清、眼睛干涩、毫无神采甚至呆滞等疾患。反过来看,如果您的眼睛不好,您可能会问,俗话不是说"眼睛是心灵的窗户"吗?我们可以这样来理解:人体的精华都是由五脏共同产生和积聚的,都可以从自己在体表的窗口展现出来。《黄帝内经》里是这样说的:肝在体表的窗口是眼睛,心在体表的窗口是舌头,脾在体表的窗口是嘴,肺在体表的窗口是鼻子,肾在体表的窗口是耳朵。

中医认为,"肝主筋"。意思是说筋附于骨节,由于筋的弛张收缩,才使全身肌肉关节运动自如,但前提是筋必须得到了充分的营养才行。就是说,肝脏功能好,肝血充足,那么人体的筋腱组织才会得到濡养,这时候筋腱才会强壮有力,行动才会灵活自如。一般情况下,您的肝脏功能正常与否,身体状况固然是一个影响因素,但年龄更是一个衡量标准。古人早就指出:"年过四十,阴气自半","肝气衰,筋不能动"。这就是说,到了这个年龄以后,人的精血就因消耗而减少了,人体运动功能也逐渐下降,这是筋腱失去精血充足的濡养而造成的。四十岁以后,与人体筋腱所关联的疾病就逐渐多了起来,比如经常会关节疼痛、腰背僵滞、腿脚抽筋,还可能患颈椎病、肩周炎等。您如果出现这种情况,就要考虑是不是肝脏出了问题。

肝血足,您的筋腱就会得到充分濡养,反过来,我们如果经常锻炼筋腱,使它一直处于良性状态,这样是不是就可以对肝脏起到一种刺激和促进作用呢?是不是可以延缓筋腱及肝脏功能的衰退呢?回答当然是肯定的。

和肝有关的组织器官有很多,这些都关乎肝脏的疾病。哪些疾病与肝脏相关呢?概括来看,肝者,在脏为肝,在腑为胆,在体主筋,开窍于目。这样,中医所说的肝脏病,对照现代医学病名,主要包括了部分消化系统疾病,如肝炎、胆囊炎、胆道感染、胆结石等一系列肝胆疾病;部分精神神经系统疾病,如肋间神经痛、三叉神经痛、美尼尔氏综合征、肝阳上亢导致的头痛、高血压(这种高血压的主要症状是头痛头晕、面红耳赤、胸闷急躁、大便干结等等);手足拘挛、躯干及四肢筋腱损伤、肩周炎等软组织疾患;还包括甲亢、甲状腺炎、甲状腺瘤,以及近视、老化、青光眼、泪囊炎等眼部疾患。

二十一、咽喉哑引起的四大疾患

经常会听到很多人说话嗓子哑,不仅话说不清楚更叫自己苦不堪言。中医杂谈提醒,嗓子哑常见以下4种疾病。

1. 急、慢性喉炎:现代人社交频繁,K歌过度、吸烟、饮酒等习惯都可能使声带受损,诱发喉炎。有的人晨起时发声还正常,但说话多了后就出现声嘶,噤声一段时间后,声嘶缓解,但讲话多了又加重。这些症状都是喉炎的表现。急性喉炎如不及时治疗即会转变为慢性喉炎。因此,发现急性喉炎症状应尽量休声,多饮水,保持声带湿润,并远离有刺激因素的环境,严重者可去医院进行雾化及抗炎等综合治疗,以免转为慢性。

2. 声带小结和息肉：如果声音哑了半年还没好，就有可能是声带出现小结、息肉等疾病。教师、销售人员、业余歌唱演员等都是此病的高发人群。发现这种症状，可先咨询医生，进行药物治疗，若无效则必须到医院接受手术治疗，术后音质会明显改善。

3. 恶性肿瘤：常见的为喉癌。这类患者绝大多数有长期吸烟、酗酒病史。年龄超过 40 岁，有声嘶、咽喉异物感，并持续两周以上时，就需要到医院进行纤维喉镜检查，以免延误病情。

4. 先天性疾病：先天性喉蹼、先天性喉狭窄等会在婴幼儿时期表现出声嘶，部分孩子到了两三个月大时症状会更加明显。如果家长发现这些症状时应尽快带宝宝到医院进行检查。

二十二、针灸精华——补泻手法

《黄帝内经》有言：虚则补之，实则泄之。补泻思想渗透到中医治疗的各个方面，包括用药、针灸、刮痧等等。补法能鼓舞人体正气，泻法能疏泻病邪。针刺手法是产生补泻作用，促使机体内在因素转化的主要手段。我国古代针灸医家在长期的医疗实践中，总结和创造了很多针刺补泻手法。现介绍常用的几种基本单式补泻手法和个别复试补泻手法。

1. 单式补泻手法：①疾徐补泻：进针慢、退针快，少捻转为补；进针快、退针慢，多捻转为泻。②呼吸补泻：呼气时进针，吸气时退针为补；吸气时进针，呼气时退针为泻。③开合补泻：出针后迅速按压针孔为补；出针时摇大针孔为泻。④提插补泻：先浅后深，重插轻提，提插幅度小，频率慢为补；先深后浅，轻插重提，提插幅度大，频率快为泻。⑤迎随补泻：针尖随着经脉循行的方向，顺经斜刺为补；针尖迎着经脉循行的方向，迎经斜刺为泻。⑥捻转补泻：左转时角度小，用力轻为补；右转时角度大，用力重为泻。

2. 复式补泻手法：临床上常用的有烧山火和透天凉两种。

(1)烧山火因可使病人局部或全身出现温热感而得名，适用于治疗麻冷顽痹等寒证。操作方法是：将穴位纵向分为天、地、人三部，将针刺入天部(上 1/3)，得气后行捻转补法，再将针刺入人部(中 1/3)，得气后行捻转补法，然后再将针刺入地部(下 1/3)，得气后行捻转补法，即慢慢地将针提到天部。如此反复操作三次，即将针按至地部留针。

(2)透天凉因可以使病人在局部或全身出现寒凉感而得名，适用于热证。操作方法是：将针刺入应刺深度的地部(下 1/3)，得气后行捻转泻法，然后再将针紧提至人部(中 1/3)，得气后行捻转泻法，然后再将针紧提至天部(上 1/3)，得气后行捻转泻法，将针缓慢地按至地部。如此反复三次，将针紧提至天部即可留针。

此外，临床上对于虚实不明显的病症一般采用平补平泻的方法。本法介于补法和泻法之间，操作时应均匀地提插、捻转，力量速度中等，以得气为度，然后用中等速度出针。

"补泻不明，扎针不灵"是针灸学界的一句格言。在针灸的临床治疗中，只有针对素体症状配合相应的针灸补泻才能够取得良好的治疗效果，中医发展中几千年的精华也在于此。

二十三、中医传统疗法——火疗

火疗是中医治疗疾病的一种方法,历史悠久。火疗是利用酒精燃烧的热力和空气对流的物理原理,刺激体表穴位和病位,通过经络传导,激活人体脏腑经络的功能,调整机体阴阳气血运行(调气)的作用。火疗可以帮助患者驱寒,可以帮助患者塑身减肥,缓解疲劳等等,那么火疗的悠久历史的由来是什么呢?下面我们就来了解一下火疗的发展历史。

东晋时的王嘉写了一本《拾遗记》,记载了从上古庖牺氏、神农氏到东晋各代的历史异闻,其中关于古史的部分很多是荒唐怪诞的神话。其中关于对火的使用是这样说的:"遂明国有大树名遂,屈盘万顷。后有圣人,游至其国,有鸟啄树,粲然火出,圣人感焉,因用小枝钻火,号燧人氏。"看来人类"钻木取火"是跟小鸟学的。自从人类学会了用火,对于人类的健康起到了非常大的作用。《韩非子·五蠹》篇说:"上古之世,人民少而禽兽众,人民不胜禽兽虫蛇;……民食果蓏蚌蛤,腥臊恶臭而伤害腹胃,民多疾病。有圣人作,钻燧取火,以化腥臊,而民悦之,使王天下,号之曰燧人氏。"上古时代,由于不懂得使用火,人们只能吃生的食物,经常生病,寿命也很短。自从燧人氏发明用火以后,人民开始吃熟的食物,疾病少多了,人民拥戴他,就推举燧人氏做了首领。

在中医发展的过程中,也在不断摸索火在治病上的运用。《黄帝内经》说:"北方者……其民乐野处而乳食,脏寒生满病,其治宜灸焫。"我国北方气候寒冷,古时北方居民放牧,常常居住在野外,而且经常吃一些乳类食品,脾胃着凉容易发生腹部胀满的疾病,所以经常使用"灸焫"的方法治疗。古人发明"灸焫"治病,起初只取其温热以驱寒,并不限于什么特定的草。《说文》:"焫,烧也";《一切经义》:"焫,古文热";《通俗文》:"燃火曰焫,焫亦烧也"。中医的"火疗"就是在这种基础上发明的。火疗是火灸疗法的简称,简单地说就是通过在人体上燃烧熊熊大火对人的肌体进行理疗,从而达到祛病、健身、养生、美容、减肥的功效。其方法是用湿毛巾放在患处,然后均匀喷洒上酒精,将酒精点燃后几秒钟扑灭,当然也要根据病情选择一些配置好的中药药液涂在患处皮肤上。对于治疗风湿痛、肩周炎、腰痛等有一定的疗效。

中医还有一种"火针"疗法,古称"焠刺"、"烧针"等,是将针在火上烧红后,快速刺入人体,以治疗疾病的方法。这种方法听起来很可怕,实际上在治疗痈肿疮疡等疾病时,恰当使用火针排脓,疗效非常好。明代针灸名家高武《针灸聚英》说:"火针者,宜破痈毒发背,溃脓在内,外皮无头者,但按肿软不坚者以溃脓。"说明火针在明代已广泛应用于临床。西医治疗脓肿往往采取切开塞入纱条,用于引流。而中医用火针刺入后,因火烫形成一个瘘道,脓液可以从瘘道自然排出,而且很少感染,脓液排出后伤口愈合很好。近代又扩展了火针的治疗范围。对某些病证有其显著的功效,如扁平疣、痣、瘰疬等。

凡是有风湿痛、腰背肌肉劳损、头痛、哮喘、腹痛、外伤瘀血、一般风湿感冒及一切酸痛诸证的病人,都可以用"拔火罐"的方法治疗,许多人尤其是中老年人都不会对它陌生。用一个点着火的棉球在玻璃罐里来回晃动几圈,然后将罐迅速放在要治疗的部位;火还在燃烧时就要将罐口捂紧在患处,罐子就紧紧吸附在皮肤上了,很快被拔火罐拔住的部位出现紫红的瘀血,病人却感到身体很舒畅。拔火罐也应该属于"火疗"的一种方法,具有逐寒祛湿、疏通经络、祛除瘀滞、行气活血、消肿止痛、拔毒泻热,具有调整人体的阴阳平衡、解除疲劳、增强体质的功能。过去西医对这种方法不以为然,现在也逐步认识到拔罐治疗时罐内形成的负压作用,使局部毛细血管充血甚至破裂,红细胞破裂,表皮瘀血,出现自身溶血现象,随即产生一种组胺和类组胺的物质,随体液周流全身,刺激各个器官,增强其功能活动,能提高机体的抵抗力,不乏是一种简便易廉的方法。

通过介绍,我们知道了火疗是一种可以帮助患者驱寒,祛除疲劳的方法,可以帮助患者改善疾病,即使没有患病也可以强身健体。

火疗的禁忌证:孕妇、月经期的妇女;癌症、精神疾病;严重高血压、心脏病及肾功能不全者;严重皮肤病。

二十四、中医药调治高血压的注意事项

随着人们生活水平的提高,高血压逐渐成为常见病,下面看一看如何调治高血压。

1. 根据体质用药:中药的选择、用量都要根据每个患者的具体情况,必须根据医嘱,不能盲目而论,对具有平肝潜阳作用的降压药物,孕妇及体弱虚寒、大便稀溏者忌用;患有肝肾等严重慢性疾病者也应谨慎服用。

2. 中西药结合效果好:中药虽然能够很好地改善患者的高血压症状,具有一定的降压效果,但不能完全取代西药降压药。患者血压较高、症状比较明显或患病时间较长者,应中西药配合治疗。

3. 高血压进补好不好:有人认为,补药多数能使血压上升,尤其是温阳和益气的中药,对高血压患者不利,其实不尽然,要看体质情况决定。如果体质较好,又无明显体虚的症状,那就没有进补的必要,否则会补之不当而"满招损";如果高血压病人体质较差,又有体虚的症状,就应该考虑用补药,但进补还应辨明为气血阴阳何种之虚,不能盲目进补。

4. 食物要配合:在服用中药的同时,高血压患者应经常食用一些高钾低钠或无钠盐的食物,可起到协同降压的作用。如芹菜、冬菇、紫菜、冬瓜、木耳、花生、洋葱、苦瓜、荸荠、大蒜、海参、蜂蜜、莲菜、苹果等都是高钾低钠的食物。此外,含碘较多的海产品如海带、海苔、虾皮等,对高血压动脉硬化有一定改善作用,因为碘是防止动脉硬化的重要元素。

二十五、小儿脾胃调理

(一)饮食调节

如果孩子出现食欲下降等积食症状,但还没有外感症状时,可采取饮食调节。这时,一日三餐要稍微"欠"一点,选择清淡蔬菜、容易消化的米粥、面条等,不吃油炸食品,不吃肉类食物,可适当吃些鱼虾。此外,还要让孩子多喝水,保证睡眠充足、及时排泄,不去公共场合,积食情况就会逐渐缓解。

小儿健脾开胃食疗法:鸡内金粥:鸡内金 5g,大米 30g,将鸡内金研细,待粥煮熟后再撒入,再煮 5~10 分钟即可。此粥能增进食欲,促进消化。

小儿健脾开胃食疗法:山药鸡内金粥,山药 30g,鸡内金 5g,大米 50g,薏米仁10g,白扁豆 10g 煮粥。每天服一次,连服 15~20d。主要针对小儿脾胃虚弱,纳少之症有效。

薏仁粥:薏仁 30~60g,粳米 100g 共煮成粥。薏仁能清热,粳米甘淡利湿,又健脾,为清补之佳品。适用于夏季腹胀脘闷,不思饮食,大便稀薄患儿。

(二)药物消食

一旦症状没缓解或有低烧时,要考虑用消食药。

建议:①食欲下降者:适合保和丸等,消积、化滞。②内热者(表现为嘴唇红、睡觉烦躁、低热、大便干、舌苔厚等):适合健儿清解液、小儿豉翘清热颗粒等,消积、清热。③轻微咳嗽者:适用小儿消积止咳口服液等。④呕吐者:适合藿香正气液等。

药膳调理治疗小儿食积:①用大米 50g,白萝卜 100g,胡萝卜 100g 煲粥。②谷芽、山楂、槟榔、枳壳各等分碾末冲服,每次 1~2g,每日 3 次。③焦馒头粥或焦米粥。馒头切碎后炒焦加水煮粥,或将米炒黄煮粥。④鸡内金粥。鸡内金 15g,大米 15g 炒焦,共研成细末,拌入粥饭中。每次用细末 2g,每日 2 次。

孩子节后积食防治方法:由于婴幼儿消化功能发育不完善,一旦饮食不节,就容易积食,引发呕吐、肚子疼、发热、厌食、腹泻、便秘等不适反应。如果孩子早上有口臭、舌苔厚腻、口唇干红或晚上睡觉手脚心、腹部灼热等,很可能积食了。建议先饮食调节,再考虑用药,若发烧超过 38℃或病情不减,要及时去医院。

小儿积食的饮食疗法:①糖炒山楂:取红糖适量(如有发热,可改用白糖或冰糖),入锅用小火炒化(为防炒焦,可加少量水),加入去核的山楂适量,再炒 5~6 分钟,闻到酸甜味即可,每顿饭后让孩子吃少许。②白萝卜粥:白萝卜 1 个,大米 50g,糖适量。萝卜切片,先煮 30 分钟,再加米同煮,煮至米烂汤稠即可。

二十六、治病不妨先看中医

中西诊断方式不同,看病也各有所长。医疗界常这样比喻,如果把看病比作观察一棵大树,西医重视树木本身的变化,可不断切割、定格到最精细程度,但没办法处理不确定或看不到的东西。中医是整体性的归纳整合,看的是大树所处的周遭环境,包括泥土状态如何、这棵树在整片森林中占有的位置及气候变化对它的影响等,很注重动态平衡。目前,中医对下列疾病累积了不少治疗经验,看这些病时不妨先参考中医的意见。

1. 感冒、发烧:中药的效果很快,通常一两天就能改善不舒服的症状。

2. 自律神经问题。如肠易激综合征,中医的治疗效果不错,这份研究结果被刊登在 1998 年的《美国医学期刊》上。研究方法是将患者分三组,一组吃同样的中药,另一种依体质给予不同中药,最后一组则是给安慰剂,结果发现前两组病人的状况都比安慰剂效果好,且针对个人体质给药的治疗效果持续更久。

3. 不孕症:中、西医共治是全球治疗不孕的趋势。新近研究指出,针灸和中药可提升受孕率。2011 年澳洲的研究显示,以中药调理治疗不孕 4 个月,比起吃西药或做人工受孕,成功受孕率提高 3.5 倍。研究人员指出,中医长于精确掌握并分析月经周期变化,找出不孕的原因,并借由调整月经周期达到顺利排卵、怀孕目标。

4. 过敏性疾病:如哮喘、过敏性鼻炎、异位性皮炎等,中医可让过敏症状获得较好的控制。以过敏性鼻炎为例,吃中药可让鼻子畅通,而且不会产生昏昏欲睡的副作用。中、西医合作防治哮喘,比如运用刮痧、穴位按摩肺经(手上虎口的合谷穴),达到控制气喘效果,能减少患者住院和急诊次数。

5. 慢性病:如高血压、糖尿病调理。目前西医尚无法根治糖尿病和高血压,但中药可缓解慢性病患可能产生的副作用,如糖尿病患的手麻脚麻,以提升生活质量。中药可控制血压、血糖,防止疾病继续恶化、减少并发症,如果控制得当,可以减少西药用量,但难以完全停药。

6. 妇科问题:如子宫内膜异位、卵巢巧克力囊肿等,中医可调理改善,但要配合西医追踪检查。中医很擅长"调经理带",调理月经周期及处理分泌物问题也是治疗痛经、子宫肌瘤等妇科疾病的主要方法,但一定要配合检查,如肌瘤变得太大,就要考虑手术切除。

7. 产后乳房堵塞发炎:产后妇女常见乳腺不通、发炎,硬得像石头一样,或严重胀痛无法哺喂母乳,中医可用泌乳或通乳方来做改善,保持乳腺畅通、减轻疼痛。

8. 脑部和神经病变:如耳鸣、耳聋、视神经萎缩以及中风,都可通过针灸改善。针灸造成的局部刺激可以改善气血循环,让生理功能复原,不过还是要配合生活上的调整,像晚上 11 点前入睡、少吃辛辣物等,才能达到效果。

第二篇

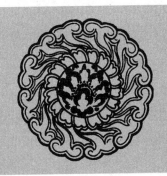

中医养生

中医杂谈

第一节　中医养生基本指导思想和治疗原则

中医最高境界就是就是致中和。寒者热之,热者寒之。致中和,寒就要让热,热就要寒,结就要散,逸就要劳,劳就要逸。天地就各得其所,万物便生长发育。中医保健就是通过各种方法达到这一理想状态就是致中和。中医用精气学说、阴阳学说和五行学说,这三大来自中国古典哲学的理论,来具体解释生命的秘密,使人体达到与周围环境相互适应,天人合一的境界!

一、精气学说

精气学说,是研究和探讨物质世界生成本原、相互关系及发展变化的古代哲学理论,是中医学认识事物生成变化的本原论和中介说。精气是物质世界的本原,宇宙万物皆由精气所构成,宇宙自然界是一个万物相通、天地一统的有机整体。人体亦由精气所构成。

(一)精气学说的概念

精,又称精气,在古代哲学中,指充塞于宇宙之中运动不息而且无形可见的精微物质,与"气"同义,亦是宇宙万物生成的原始物质,而在某些情况下,精气则又专指"气"中的精粹部分,是构成人类的本原。

气,在古代哲学中,指在宇宙之中不断运动且无形可见的极细微物质,是宇宙万物的共同构成本原。

精气学说,是研究和探讨物质世界生成本原、相互关系及发展变化的古代哲学理论,是中医学认识事物生成变化的本原论和中介说。精气是物质世界的本原,宇宙万物皆由精气所构成,宇宙自然界是一个万物相通、天地一统的有机整体。人体亦由精气所构成。

(二)精气学说的基本内容

1. 精气是构成宇宙万物的本原

精气学说认为,宇宙自然界中的一切事物都是由精气所构成,世界万物的生成皆为精气自身运动的结果,所以,精气乃是构成天地万物包括人类在内的共同的原始物质。精气的存在形式,有"无形"和"有形"两种状态,"太虚无形,气之本体"、"气合而有形"、"天地合气,万物自生",且"无形"与"有形"之间处于不断的转化运动之中。

2. 精气的运动变化

精气,是活动力很强,运行不息的精微物质,正是由于精气的运行不息,方使得由精气所构成的宇宙自然界处于不停的运动变化之中,而自然界一切事物的纷繁变化,亦都是精气运动的结果和反映。"气化"和"形气转化",即是精气运动变化的过程和体现,气化的形式,主要表现为气与形、形与形、气与气的转化,以及有形之体自身的更新变化。

3. 精气是天地万物相互联系的中介

精气分阴阳,以成天地。天地交感,以生万物。天地万物相互联系,相互作用,天地万物之间充斥着无形之精气,并相互作用,且这些无形之精气还能渗入于有形的实体,并与已构成有形实体的精气进行着各种形式的交换和感应,因而,精气又是天地万物之间相互联系、相互作用的中介性物质。其精气的中介作用,主要表现为维系着天地万物之联系,并使万物得以相互感应。

4. 天地精气化生为人

人类由天地阴阳精气交感化合而生,人类不仅有生命,还有精神活动,"人之生,气之聚也"。聚则为生,散则为死。人的生命过程,亦即是气的聚散过程。

(三)精气学说在中医学中的应用

精气学说渗透于中医学,对中医学理论体系的形成,尤其对中医学精气生命理论和整体观念的构建,产生深刻影响。

1. 对精气生命理论构建的影响

古代哲学精气学说关于精或气是宇宙万物本原的认识,对中医学理论体系中精是人体生命之本原,气是人体生命之维持,人体诸脏腑、形体、官窍,均由精所化生,人体的各种机能活动均由气所推动和调控等理论的产生,具有极为重要的影响。作为一种哲学思维,与中医学固有的精气理论和实践相融合,从而创立了独特的中医学精气生命理论。

2. 对中医学整体观念构建的影响

作为哲学思想的精气学说渗透于中医学,促使中医学形成了同源性思维和相互联系的观点,构建成了表达人体自身完整性及人与自然社会环境统一性的整体观念,强调其从宏观上,从自然与社会的不同角度,全方位地研究人体的生理、病理及疾病的防治。

二、阴阳学说

古人认识自然和改造自然现象的一种世界观和方法论,应用于医学领域后,成为指导预防、诊断和治疗疾病的依据,成为中医学领域的重要组成部分。

不是神秘的玄学,它是古人建立在客观事实基础上具有科学内涵的理论。

(一)阴阳学说的主要内容

阴阳五行学说是中国古代人民创造的朴素的辩证唯物的哲学思想。用以指导总结医学知识和临床经验,这就逐渐形成了以阴阳五行学说为基础的祖国医学理论体系。阴阳学说是以自然界运动变化的现象和规律来探讨人体的生理功能和病理的变化,从而说明人体的机能活动、组织结构及其相互关系的学说。阴阳学说认为世界是在阴阳二气的作用下不断发展变化的。

阴阳学说认为:自然界任何事物或现象都包含着既相互对立,又互根互用的阴阳两个方面。

1. 阴阳的基本概念:阴阳是对自然界相关事物或现象对立双方属性的概括。

2. 阴阳的基本特征:凡是运动着的、外向的、上升的、温热的、明亮的都属于阳;相对静止的、内守的、下降的、寒冷的、晦暗的都属于阴。对于人体具有推进、温煦、兴奋等作用的物质和功能统归于阳,对于人体具有凝聚、滋润、抑制等作用的物质和功能归于阴, 阴阳是相互关联的一种事物或是一个事物的两个方面。

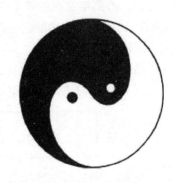

3. 阴阳的属性特征

(1)阴阳的普遍性:阴阳贯穿于 一切事物之中,可用于一切食物和现象的分类归纳。《素问·阴阳应象大论》云:"阴阳者,天地之道,万物之纲纪,变化之父母,生杀之本始,神明之府也,治病必求于本"

(2)阴阳的相关性:阴阳所分析的事物或现象,必须在同一范畴,同一层次,即相互关联的基础上。如天与地,是对宇宙而言;男与女,是对性别而言;上于下,是对方位而言。

(3)阴阳的相对性:阴阳的属性是通过自己的对立面比较而确立的。就人体部位而言:上部为阳,下部为阴;体表为阳,体内为阴;背腹而言:背部为阳,腹部为阴;四肢而言:四肢外侧为阳,内侧为阴;筋骨皮肤而言:筋骨在内故为阴,皮肤在外故为阳;内脏而言:六腑传化物而不藏为阳,五脏藏精气而不泻为阴;五脏本身而言:心、肺居于上焦故为阳,肝、脾、肾居于中焦故为阴;阴阳对立即指世间一切事物或现象都存在着相互对立的阴阳两个方面,如上与下、天与地、动与静、升与降等等,其中上属阳,下属阴;天为阳,地为阴;动为阳,静为阴,升属阳,降属阴。而对立的阴阳双方又是互相依存的,任何一方都不能脱离另一方而单独存在。如上为阳,下为阴,而没有上也就无所谓下;热为阳,冷为阴,而没有冷同样就无所谓热。

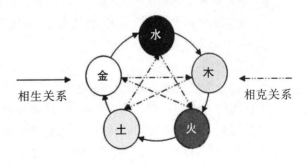

(4)阴阳的可分性:阴阳的每一方都可以再分为阴阳,以致无穷。阴中有阳,阳中有阴;阴中有阴,阳中有阳;阴阳之中再分阴阳。"阴阳者,有名而无形"(《灵枢·阴阳系日月》)。"一阴一阳之谓道。"《易传·系辞》"阴阳者,数之可十,推之可百,数之可千,推之可万,万之大,不可胜数,然其要一也。"

阴阳的普遍性、相关性、相对性、可分性的特点,对揭示客观事物现象和本质及其运动规律,具有普遍的指导意义。

(二)阴阳之间的相互关系

阴阳学说的基本内容包括阴阳的对立制约、阴阳的互根互用、阴阳的消长平衡和阴阳相互转化四个方面。在中医学理论体系中,处处体现着阴阳学说的思想。阴阳学说被用以说明人体的组织结构、生理功能及病理变化,并用于指导疾病的诊断和治疗。

(三)阴阳学说在中医学中的应用

1. 说明人与自然的统一性

人体的阴阳平衡是生命的根本,应与四时寒、热、温、凉的变化相适应。因此,人体与自然界的协调统一关系,是人体生存和健康的必备条件。

2. 用阴阳归属人体的组织结构

阳	表	上	左	外侧	腰背	胸	六腑	心肺
阴	内	下	右	内侧	胸腹	背	五脏	肝脾肾

3. 用阴阳概括生理功能

物质与功能的矛盾运动:阳气(阳)——促进物质的新陈代谢;阴精(阴)——功能活动的物质基础。人体正常的生命活动,就是阴阳保持协调平衡的结果。

4. 用阴阳说明病理变化

疾病发生是因"阴阳失调"。如"阴胜则寒"、"阳胜则热"、"阳虚则寒"、"阴虚则热"、"阳损及阴"、"阴损及阳"、"阴阳两虚"等病症,并且病证在一定条件下可以相互转化的。

5. 用阴阳来指导疾病的诊断

疾病的发生、发展及其变化的根本机理在于阴阳失调,因此,只有分清阴阳,抓住疾病的本质,才能有效地指导临床辨证。

6. 用阴阳来指导疾病的治疗

(1)确定治疗原则:调整阴阳,损其有余,补其不足。

(2)归纳药物性能。

①归纳药性:

将药物分为寒热温凉四性,又称四气。

寒凉属阴——一般寒性或凉性药物,能减轻或消除疾病的热象。

温热属阳——一般温性或热性药物,能减轻或消除疾病的寒象。

②分析五味:以药物之性纠正机体阴阳之偏。

五味是指药物的辛、甘、酸、苦、咸五种味道。辛、甘属阳;酸、苦、咸属阴。

滋味不同,药效不同。

三、五行学说

木、火、土、金、水五种最基本的条件是构成世界不可缺少的属性。这五种特性相互滋生、相互制约,处于不断的运动变化之中。因此,古人就是利用它们的特性来对自然界中的一切事物进行归类和说明,原始的五行概念被抽象发展为五行学说,形成了一种哲学概念,常常和阴阳学说一起构成了古代用以认识和分析事物的一种思想方法和理论工具,并贯穿到古代各种学术当中。

主要内容有:五行学说的基本概念,五行的特性,事物的五行归类,五行的生克关系。

(一)五行学说的基本概念

"五",指木、火、土、金、水五种基本物质。"行",指运动和变化。

五行,木、火、土、金、水五种基本物质的运动和变化以及它们之间的相互联系。

(二)五行的特性

1. 木曰曲直

木的特性:曲直,实际上是指树木的生长形态,都是枝干曲直,向上向外周舒展。因而引申为凡具有生长、升发、条畅、舒达等作用的事物,均属于木。

2. 火曰炎上

火的特性:炎上,是指燃烧之火,其性温热,其焰上升,因而引申为凡具有温热、升腾作用的事物,均属于火。

3. 土爰(Yuǎn)稼穑

土的特性:稼穑,是指土有播种和收获农作物的作用,因而引申为凡具有生化、养育、承载、受纳作用的事物,均归属于土。故祖国医学有"土载四行"、"万物土中生"、"万物土中灭"、"土为万物之母"的说法。

4. 金曰从革

金的特性:从革,其本义是指金的可熔铸变革特性。因而引申为凡具有清洁、肃降、收敛等作用的事物,均属于金。

5. 水曰润下。

水的特性:润下,指水性湿润,由上向下流行,因而引申为凡具有寒凉、滋润、向下运行等作用的事物,均属于水。

(三)事物的五行归类

事物五行属性归类表

自然界							五行	人体						
五音	五味	五色	五化	五气	五方	季节		五脏	五腑	五官	形体	五志	五声	变动
角	酸	青	生	风	东	春	木	肝	胆	目	筋	怒	呼	握
徵	苦	赤	长	暑	南	夏	火	心	小肠	舌	脉	喜	笑	忧
宫	甘	黄	化	湿	中	长夏	土	脾	胃	口	肉	思	歌	哕
商	辛	白	收	燥	西	秋	金	肺	大肠	鼻	皮	悲	哭	咳
羽	咸	黑	藏	寒	北	冬	水	肾	膀胱	耳	骨	恐	呻	栗

(四)五行的生克关系

五行的相生、相克是五行学说用以概括和说明事物之间相互联系和发展变化的基本观点。

1. 五行相生

相生,是指这一事物对另一事物具有促进、助长和滋生的作用。

五行相生的规律次序是木生火、火生土、土生金、金生水、水生木。

2. 五行相克

相克,是指这一事物对另一事物具有制约、克服和抑制的作用。五行相克的次序是木

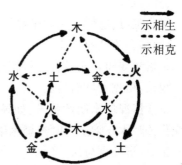

克土、土克水、水克火、火克金、金克木。

3. 五行制化

制，是制约、克制；化，是生化、变化。五行的制化调节指五行系统结构在正常状态下，通过其相生和相克的相互作用而产生的一种调节作用，又称之为"五行制化"或隔二隔三调节。

4. 相乘、相侮

相乘：是指五行之间相克太过的异常变化。

相乘的次序同相克：木乘土、土乘水、水乘火、火乘金、金乘木。

相侮：是指五行之间反向克制的异常变化。

相侮的次序与相克相反：木侮金、金侮火、火侮水、水侮土、土侮木。

(五)五行学说在中医学中的应用

1. 解释生理现象

(1)说明五脏的生理特性

肝属木：肝性喜条达，恶抑郁，有疏泄之功。

心属火：心居膈上，有温煦之功。

脾属土：脾居中焦，化生气血。

肺属金：肺性清肃，以降为顺。

肾属水：肾有藏精，主水之功。

(2)阐述五脏的相互关系

五脏的功能不是孤立的，而是相互滋生和制约关系，即相生和相克关系。

相生：

肝藏血以济心——木生火；

心之阳以温脾——火生土；

脾散精以充肺——土生金；

肺肃降以助肾——金生水；

肾藏精以养肝——水生木。

2. 解释病理传变

(1)相生关系的传变

母病及子(顺传)：指病变由母脏累及到子脏，如肾病及肝，肺病及肾，脾病及肺，心病及脾，肝病及心。

子病犯母(逆传)：又称子盗母气，指病变由子脏波及母脏，如心病及肝。

(2)相克关系的传变

是指病变顺着或逆着五行相克次序的传变。

相乘：相克太过而为病。

正常情况肝木制约脾土，如果肝木过强或脾土过虚时，可导致肝气横逆克脾胃的病理变化，即"木旺乘土"和"土虚木乘"。

相侮：指反克为病。

正常情况，肺可以制约肝，如果肺虚或肝旺，可表现为肝火犯肺的病例变化，即"木火刑金"。

3. 指导诊断疾病

确定五脏的本病部位：面见青色，喜食酸味，是肝病；面见赤色，口味苦，脉洪，心为病；脾虚病人，而面见青色，是肝病犯脾；心脏病人，而面见黑色，是肾水凌心。

4. 指导临床治疗

（1）指导疾病的传变规律

掌握疾病发展传变的生克乘侮规律，及早控制传变，防患于未然。

（2）确定治疗原则

根据相生规律确定的治疗原则：相生是母子关系；虚则补其母，实则泻其子。

四、中医养生五大基本原则

养生原则，是指实施养生活动时所必须遵循的总的法则。古人在长期的养生实践中，不断地研究人体生命活动现象和规律，探索衰老的机理，研究致病和导致早衰的原因和条件，并在中国古代哲学和传统文化的影响下，逐渐形成了一系列的养生原则。遵循这些原则，对于养生方法的制订、运用及其发展创新，都有重要的指导意义。

（一）顺应自然

在"天人合一"的整体观思想指导下，《素问·宝命全形论》提出："人以天地之气生，四时之法成。"人类生存于自然界中，人的生命活动与自然界息息相关。《灵枢·邪客》称之为"人与天地相应"。在自然界的变化中，存在着以四时、朔望、昼夜为标志的年月日周期性节律变化，并由此产生了气候变化和物候变化所呈现的生长化收藏规律等。人类在长期的进化过程中，形成了与之近乎同步的生理节律和适应外界变化并做出自我调适的能力。因此，人若能顺应自然而摄生，各种生理功能便可循其常性，节律有序而稳定，机体则处于阴阳和谐的健康状态；若违逆自然，则各种生理功能节律紊乱，适应外界变化和防御抗邪能力减弱，而易罹患疾病。诚如《素问·四气调神大论》所说："阴阳四时者，万物之终始也，死生之本也。逆之则灾害生，从之则苛疾不起，是谓得道。"所以，顺应自然是中医养生学的重要原则之一。养生顺应自然，旨在要求人们在掌握自然规律的基础上，主动采取各种综合措施来顺应其变化，使人体生理活动与自然变化节律同步，保持机体内外环境的协调统一，以避邪防病，保健延衰。对此，《素问·四气调神大论》提出了根据四季变化以调养形神的原则与方法，并强调指出："夫四时阴阳者，万物之根本也。所以圣人春夏养阳，秋冬养阴，以从其根，故与万物沉浮于生长之门。"

（二）形神共养

形，指形体，即脏腑身形；神，指以五神、五志为特征的心理活动。形神共养，是以形神统一的生命观为其理论基础。一方面，形体为生命的基础，形具而神生，五脏及其所藏的精气是产生"五神"活动的物质基础。《灵枢·天年》说："血气已和，荣卫已通，五藏已成，神气舍心，魂魄毕具，乃成为人。"葛洪《抱朴子·内篇·至理》以堤和水、烛和火的关系比喻人体形与神关系时说："形者，神之宅也。故譬之于堤，堤坏则水不留矣；方之于烛，烛糜则火不居矣。身劳则神散，气竭而命终。"强调神依赖于形。另一方面，神乃形之主，为生命的主宰。人体脏腑的功能活动、气血津液的运行，都受神的主宰和影响。张介宾《类经·

摄生类》说："虽神由精气而生,然所以统驭精气而为运用之主者,则又在吾心之神。"强调神可以反馈地作用于精和气,影响甚至调控整个生命过程。对于形神的辩证关系,明末医家绮石在《理虚元鉴》中曾精辟地归纳说："以先天生成之本体论,则精生气,气生神;以后天运用之主宰论,则神役气,气役精。"正由于形神统一是生命的基本特征,故中医养生强调形神共养,养形以全神,调神以全形,最终达到"形与神俱,而尽终其天年"(《素问·上古天真论》)的目的,正如《素问·病机气宜保命集·原道论》所言："全生之术,形气贵乎安,安则有伦而不乱;精神贵乎保,保则有要而不耗。故保而养之,初不离于形气精神。"

(三)惜精固本

精是构成人体和维持人体生命活动的有形精微物质,是生命之源,具有促进生长发育和生殖繁衍、化生血液、抗御邪气等多方面的作用,在人体生命活动中居于重要地位。《素问·金匮真言论》说："夫精者,身之本也。故藏于精者,春不病温。"后世医家将精、气、神合称为人身之三宝,故在养生中,中医学很重视保养精气以固先天之本。张介宾《类经·摄生类》即明确指出："善养生者,必宝其精,精盈则气盛,气盛则神全,神全则身健,身健则病少,神气坚强,老而益壮,皆本乎精也。"要达到惜精固本之目的,一方面对性欲要有所节制,做到既不禁欲,也不纵欲;若纵情泄欲,可使精液枯竭,真气耗散而致未老先衰,如《千金要方·养性》所言："精竭则身惫。故欲不节则精耗,精耗则气衰,气衰则病至,病至则身危。"另一方面,精禀于先天,有赖后天水谷精气以充养,若后天充盛,五脏安和,则精自然得养,故惜精固本也可通过养五脏以不使其过伤,调情志以不使其过极,忌劳伤以不使其过耗,药食调补以壮其精,来达到养精保精之目的。

(四)综合调养

中医养生方法众多,不同的方法作用于人体不同的系统、层次,具有不同的效能。如顺时摄养重在协调人体机能活动与外环境的关系;调摄精神主要是通过对神调养以保养精气;慎起居、防劳伤以养生,可使脏腑功能协调;运动锻炼、针灸、推拿,调节经络、脏腑、气血,可使经络通畅,气血周流,脏腑机能协调;药物保健则借助药物,以强壮身体,益寿延年。诚如李梴《医学入门·保养说》中所言:"避风寒以保其皮肤六腑","节劳逸以保其筋骨五脏","戒色欲以养精,正思虑以养神","薄滋味以养血,寡言语以养气"。所以,养生应综合各种方法,动静结合、劳逸结合、补泻结合、形神共养,从机体全局着眼,进行全面调理保养,使机体内外协调,适应自然变化,增强抗病能力。要避免出现过偏、失度,过偏、失度则失去了养生的意义,虽有延年益寿的愿望,也很难达到预期的目的,不但无益,反而有害。只有按照生命活动的自然规律,综合适度、持之以恒地进行调摄,才能真正达到"尽终其天年"(《素问·上古天真论》)的目的。诚如《太平御览·方术部·养生》所言:"凡养生者,欲令多闻而贵要,博闻而择善,偏修一事,不足必赖也。"

(五)因人施养

因人施养,是根据年龄、性别、体质、职业、生活习惯等不同特点,有针对性地选择相应的摄生保健方法。人类本身存在着较大的个体差异,这种差异不仅表现于不同的种族,而且存在于个体之间。不同的个体由于年龄、性别、体质、职业、生活习惯等因素的影响,可有生理和心理上的差异。所以,养生只有因人施养,方能有益于健康,达到养生之目的。如就年龄因素而言,少儿脏腑娇嫩,形气未充,但生机蓬勃,生活尚不能自理,故少儿养生应注意合理喂养、寒温适度、体格锻炼、免疫防病,并培养良好的生活习惯;40~60岁时,生命活动开始由盛转衰,工作繁忙,压力较大,养生应注意静神少虑、切勿过劳,并节制房事。《景岳全书·中兴论》说:"故人于中年左右当大为修理一番,则再振根基,尚余强半。"即强调了中年养生的重要性。进入60岁以后的老年期,脏腑机能衰退,生理与心理适应能力减退,养生应注意知足谦和、老而不怠,加强饮食调养,生活起居有节,运动锻炼动静结合。就性别而言,女性有月经、胎孕、产育、哺乳等特点,养生自当有所区别。人的体质又有偏于气虚、血虚、阴虚、阳虚、血瘀、痰湿、气郁之异,养生方法亦各有特点。另外,人的体质、生活习惯又受所处地域环境的影响,故养生尚需考虑不同区域的地理特点,采取相应的保健措施,充分利用有利于健康的各种因素,努力克服不良地理条件对人体的影响,使人类与自然的关系和谐统一,以达到防治疾病、益寿延年的目的。

五、中医养生的预防保健措施

中医学从《黄帝内经》开始就把养生防病作为主导思想,讲"上医治未病"。强调"防患于未然"。对疾病的预防和治疗具有现实意义,包括未病先防和既病防变两方面的内容。"养生"最早见于《庄子·内篇》,所谓"生",生命、生存、生长之意;所谓"养",保养、调养、补养、护养之意。"养生"的内涵,一是如何延长生命的时限,二是如何提高生活的质量。

《素问·上古天真论》:"恬淡虚无,真气从之,精神内守,病安从来"。

《素问·四气调神大论》:"圣人不治已病治未病,不治已乱治未乱,……夫病已成而后药之,乱已成而后治疗之,譬犹渴而穿井,斗而铸锥,不亦晚乎"。

(一)未病先防

未病先防:在疾病发生之前,做好各种预防工作,以防止疾病的发生。因此,治未病,必须从两个方面入手,一方面调养身体,增强体质,提高正气抗邪能力,另一方面适应客观环境,避免病邪侵袭,做好各种预防工作,以防止疾病的发生。

未病先防包括:增强人体正气,正气存内,邪不可干。防止病邪侵袭,邪之所凑,其气必虚。

未病先防的对于养生和防止病邪侵袭具有很重要的临床意义。

养生的方法有,调畅情志,坚持锻炼,顺应自然,注意饮食起居,药物预防及人工免疫。

(二)既病防变

既病防变:是指疾病已经发生,应早起诊断,早期治疗,以防止疾病的发展和传变。治则是指疾病的治疗法则。它是在整体观念和辨证论治精神指导下制定的,对临床治疗立法、处方、用药,具有普遍的指导意义

既病防变包括:早期治疗和控制传变,二者均是注重疾病的传变规律。

《素问·阴阳应象大论》:"故邪风之至,疾如风雨,善治者治皮毛,其次治肌肤,其次治疗筋脉,其次治六腑,其次治五脏。治五脏者半死半生也。"

《难经·七十七难》:"上工治未病,中工治已病……见肝之病,知肝传脾,故先实其脾气,无令得受肝之邪"。

六、辨证论治

(一)辨证论治的概念

辨证论治是中医认识疾病和治疗疾病的基本原则，是中医学对疾病一种特殊的研究和处理方法。证，是机体在疾病发展过程中的某一阶段的病理概括。由于它包括了病变的部位、原因、性质，以及邪正关系，反映出疾病发展过程中某一阶段的病理变化的本质，因而它比症状更全面、更深刻、更正确地揭示了疾病的本质。

(二)四诊合参

"辨证"就是把四诊(望诊、闻诊、问诊、切诊)所收集的资料、症状和体征，通过分析、综合，辨清疾病的病因、性质、部位，以及邪正之间的关系，概括、判断为某种性质的证。论治，又称为"施治"，即根据辨证的结果，确定相应的治疗方法。辨证是决定治疗的前提和依据，论治是治疗疾病的手段和方法。通过辨证论治的效果可以检验辨证论治的正确与否。

(四)辨证论治

辨证论治的过程，就是认识疾病和解决疾病的过程。辨证和论治，是诊治疾病过程中相互联系、不可分割的两个方面，是理论和实践相结合的体现，是理法方药在临床上的具体运用，是指导中医临床的基本原则。中医临床认识和治疗疾病，既辨病又辨证，但主要不是着眼于"病"的异同，而是将重点放在"证"的区别上，通过辨证而进一步认识疾病。例如，感冒是一种疾病，临床可见恶寒、发热、头身疼痛等症状，但由于引发疾病的原因和机体反应性有所不同，又表现为风寒感冒、风热感冒、暑湿感冒等不同的证型。只有辨清了感冒属于何种证型，才能正确选择不同的治疗原则，分别采用辛温解表、辛凉解表或清暑祛湿解表等治疗方法给予适当的治疗。辨证与那种对于头痛给予止痛药、对于发热给予退烧药、仅针对某一症状采取具体对策的对症治疗完全不同，也根本不同于用同样的方药治疗所有患同一疾病的患者的单纯辨病治疗。

(五)异病同治和同病异治

中医认为，同一疾病在不同的发展阶段，可以出现不同的证型；而不同的疾病在其发展过程中又可能出现同样的证型。因此在治疗疾病时就可以分别采取"同病异治"或"异病同治"的原则。"同病异治"即对同一疾病不同阶段出现的不同证型，采用不同的治法。例如，麻疹初期，疹未出透时，应当用发表透疹的治疗方法；麻疹中期通常肺热明显，治疗则须清解肺热；而至麻疹后期，多有余热未尽，伤及肺阴胃阴，此时治疗则应以养阴清热为主。"异病同治"是指不同的疾病在发展过程中出现性质相同的证型，因而可以采用同样的治疗方法。比如，心律失常与闭经是两种完全不同的疾病，但均可出现血瘀的证型，治疗都可用血府逐瘀汤进行活血化瘀。这种针对疾病发展过程中不同质的矛盾用不同的方法去解决的原则，正是辨证论治实质的体现。

七、治疗与护理原则

(一)治病求本

治病求本：就是寻求并针对疾病的各根本原因进行治疗，它是辨证论治的一个基本原则。

1. 治标与治本

遵循原则:急则治其标,缓则治其本,标本兼治。

2. 正治与反治

(1)正治(逆治疗)

是逆其症候性质而治疗的一种常用治疗法则。"逆"是指采用方药的性质与疾病的性质相反。适用于疾病的征象与本质一致的病证。

"寒者热之"、"热者寒之"、"虚则补之"、"实则泻之"。

(2)反治(从治)

反治是顺从疾病的假象而治的一种治疗法则。"从"采用方药的性质顺从疾病的假象而施治。适用于疾病的征象与本质不一致,甚至相反的病证。"热因热用"、"寒因寒用""塞因塞用"、"通因通用"。

病治异同,举例如下:

感冒:风寒感冒——发散风寒;风热感冒——疏散风热;暑湿感冒——清热解暑;气虚感冒——补气解表。

久泻脱肛、崩漏出血、子宫脱垂 、胃下垂,均为中气下陷——补中益气治疗。

(二)扶正祛邪

扶正,即辅助正气,增强体质,提高疾病的抗邪能力。

扶正多用补虚方法,包括用药、针灸、气功、身体锻炼、精神调摄、饮食调养等。

祛邪,即是祛除病邪,减轻或消除邪气的毒害作用,使邪去正安。

祛邪多用泻实的方法,用于邪气不同,部位有异,其治法亦不一样。

(三)相因制宜

因时制宜,根据季节气候特点,使用治疗方法和用药原则。因地制宜,根据地理环境特点,选择治疗方法和用药原则。因人制宜,根据患者的年龄、性别、体质、生活习惯等的不同特点,进行适当的治疗。

(四)调整阴阳

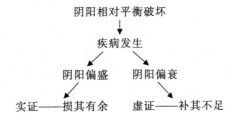

第二节　中医养生方法

养生,古时又称摄生、道生,是中国传统文化的瑰宝,是在中医理论指导下研究增强生命活力和防病益寿原理,并应用各种手段强身健体的传统保健方法。

平衡阴阳,调理气血,强壮脏腑,保养真气,扶正固本,从而达到减少疾病或避免疾病的发生,维系机体身心健康,延缓人体衰老进程的目的。

从环境、饮食、情志、药物和运动等多个方面进行探讨养身的临床意义。

一、生活起居与养生

(一)顺应自然

"天人相应",人与自然是和谐统一的,人体的生理活动与自然界变化的周期完全同步。如四时气候的不同、昼夜晨昏的交替、地理环境的改变等都会直接或间接的影响人体。 从而使之产生相应的病理或生理反应。人以天地之气生,四时法成。人生于天地之间,依赖于自然而生存,也就必须受自然规律的支配和制约,即人与天地相参,与日月相应。这种天人相应或称天人合一学说,是中医效法自然、顺时养生的理论依据。顺应自然养生包括顺应四时调摄和昼夜晨昏调养。昼夜变化,比之于四时,所谓朝则为春,日中为夏,日入为秋,夜半为冬。白昼阳气主事,入夜阴气主事。四时与昼夜的阴阳变化,人亦应之。所以,生活起居,要顺应四时昼夜的变化,动静和宜,衣着适当,饮食调配合理,体现春夏养阳,秋冬养阴的原则。春防风,夏防暑热,长夏防湿,秋防燥,冬防寒。《素问·四气调神大论》云:"夫四十阴阳者,万物之根本也,所以圣人春夏养阳,秋冬养阴,以从其根,故与万物浮沉于生长之门。逆其根则伐其本,坏其真矣。故阴阳四时者,万物之始终也,死生之本也,逆之则灾害生,从之则苛疾不起,是谓得道……""故智者之养生也,必顺四时而避寒暑,和喜怒而安居处,节阴阳而调刚柔,如是则避邪不至,长生久视"。(《灵枢·本神》)

(二)形神共养

养形——对人体的五脏六腑,气血津液,四肢百骸,五官九窍等形体的摄养。

养神——精神调养。形是神的物质基础,神是形的外在表现。

(三)平衡阴阳

《内经》云:"阴平阳秘,精神乃治;阴阳离绝,精气乃绝"。

(四)起居有常

《素问·上古天真论》:黄帝问于天师曰:"余问上古之人,春秋皆度百岁,而动作不衰;今时之人,年半百而动作皆衰者,时世异耶? 将人失之耶?"

岐伯对曰:"上古之人,其知道者,法于阴阳,和于术数,食饮有节,起居有常,不妄作劳,故能形与神俱,而尽终其天年,度百岁乃去。今时之人不然也,以酒为浆,以妄为常,醉以入房,以欲竭其精,以耗散其真,不知持满,不时御神,务快其心,逆于生乐,起居无节,故半百而衰也"。

1. 休息定时

春季——睡眠早起;夏季——睡眠早起,中午适当休息;秋季——早睡早期;冬季——早睡晚起。

2. 睡眠充足

每日睡眠时间不小于 8 小时。睡眠不足以耗伤正气。"服药前朝,不如独眠一宿"。忌:以昼作夜,阴阳颠倒。睡眠过长,精神倦怠,气血瘀滞。

(五)劳逸适度

合理安排各种活动。

体力活动、脑力活动、性生活活动，太过——久立伤骨，久行伤筋；不及——久卧伤气，久坐伤肉。

精神活动亦如此。

性生活——必须适中、有度，"惜精"、"节欲"。

(六) 慎避外邪

《黄帝内经·素问·阴阳应象大论》："正气存内，邪不可干"；"邪之所凑，其气必虚"、"虚邪贼风，避之有时"。

二、情志与养生

情志是指意识、思维、情感等精神活动。七情——喜、怒、忧、思、悲、恐、惊七种情志变化，是人体对外界客观事物的不同情绪反映。

七情与脏腑气血的关系：不同的情志变化对人体内脏有不同的影响；

各脏腑气血的变化也会影响情志活动。《内经》："悲哀忧愁则心动，心动则五脏六腑皆摇"。历代养生家强调："养生莫若养性"。"善医者先医其心，而后医其身，而后医其未病"。

(一)清静养神

淡泊宁静——不为七情六欲所干扰；七情致病可以损伤五脏。《内经》记载："怒伤肝"——木，以情胜情。"喜伤心"——火。"思伤脾"——土。"忧(悲)伤肺"——金。"恐(惊)伤肾"——水。精神内守——神气清静，五脏安和，健康长寿。

"恬淡虚无，真气从之，精神内守，病安从来"；"静者寿，躁者夭"。七情致病可以影响人体脏腑气机，气机逆乱则疾病丛生。

"百病皆生于气也"。怒则气上，喜则气缓，悲则气消，恐则气下，惊则气乱，思则气结。

另外，气功疗法也可以调摄精神，用意念"调神"、"养静"，从而达到养生之目的。

(二)修性养身

"仁者寿"——道德和性格修养为养生首务。养德——养气，养神使"形与神俱，精神乃治"。豁达乐观——五脏安和；气机条畅——疾病向愈；忧思郁怒——病情变化。道德低下，个性狭隘——用神不当。日久则耗伤精气，气血逆乱，阴阳失调，脏腑受损。

(三)调畅情志

积极、乐观、愉快、舒畅。平和七情：以理胜情，以耐养性，以静制动，以消宣郁，思虑有度，慎避惊恐。

三、饮食与养生

饮食是维持生命活动的物质基础；濡养五脏六腑，四肢百骸的源泉。饮食也是健康长寿的关键之一。《黄帝内经》："大毒治病十去其六……谷肉果菜，食养尽之"。就是按照中医理论，调整饮食，注意饮食宜忌，合理地摄取食物，以增进健康，益寿延年的护理方法。《汉书·郦食其传》所说："民以食为天"。中医饮食护理的目的在于通过合理而适度地补充营养,以补益精气,并通过饮食调配,纠正脏腑阴阳之偏颇,从而增进机体健康、抗衰延寿。由于饮食为人所必需,而饮食不当,又最易影响健康。

(一)饮食养生,强生防病

饮食为了补充营养,这是人所共知的常识。但具体说来还有许多讲究。首先,人体最重要的物质基础是精、气、神,统称"三宝"。机体营养充盛,则精、气充足,神自健旺。《寿亲养老新书》说:"主身者神,养气者精,益精者气,资气者食。食者生民之大,活人之本也",明确指出了饮食是"精、气、神"的营养基础。其次,由于食物的味道各有不同,对脏腑的营养作用也有所侧重。《素问·至真要大论》中说:"五味入胃,各归所喜,故酸先入肝,苦先入心,甘先入脾,辛先入肺,咸先入肾,久而增气,物化之常也"。此外,食物对人体的营养作用,还表现在其对人体脏腑、经络、部位的选择性上,即通常所说的"归经"问题。如:茶入肝经,梨入肺经,粳米入脾、胃经,黑豆入肾经等。

食物与中药同源,也具有四气五味和升降浮沉的特性,具有治病和补体的作用。饮食得当则可缩短疗程,提高疗效;饮食不当则可加重病情,延长疗程,疾病反复,产生后遗症。

饮食养生对人体的保健作用大约有以下两个方面:

1. 强身、防病

食物对人体的滋养作用是身体健康的重要保证。合理地安排饮食,保证机体有充足的营养供给,可以使气血充足,五脏六腑功能旺盛。因而,新陈代谢功能活跃,生命力强,适应自然界变化的应变能力大,抵御致病因素的力量就强。

饮食又可以调整人体的阴阳平衡,即《素问·阴阳应象大论》所说:"形不足者,温之以气,精不足者,补之以味"。根据食物的气、味特点,及人体阴阳盛衰的情况,予以适宜的饮食营养或以养精,或以补形,既是补充营养,又可调整阴阳平衡。不但保证机体健康,也是防止发生疾病的重要措施。例如:食用动物肝脏,既可养肝,又能预防夜盲症;食用海带,既可补充碘及维生素,又可预防甲状腺肿;食用水果和新鲜蔬菜,既可补充营养又可预防坏血病等等,均属此类。

此外,发挥某些食物的特异作用,可直接用于某些疾病的预防,例如:用大蒜预防外感和腹泻;用绿豆汤预防中暑;用葱白生姜预防伤风感冒等等,都是利用饮食来达到预防疾病的目的。

2. 益寿、防衰

饮食调摄是长寿之道的重要环节,利用饮食营养达到抗衰防老、益寿延年的目的,是历代医家十分重视的问题。中医认为:精生于先天,而养于后天,精藏于肾而养于五脏,精气足则胃气盛,肾气充则体健神旺,此乃益寿、抗衰的关键。因此,在进食时选用具有补精益气、滋肾强身作用的食品。同时,注意饮食的调配及保养,对防老抗衰是十分有意义的。特别是对于老年人,充分发挥饮食的防老抗衰作用尤其重要。《养老奉亲书》说:"高年之人真气耗竭,五脏衰弱,全仰饮食以资气血"。清代养生家曹廷栋认为,以粥调治颐养老人,可使其长寿。他指出:"老年有竟日食粥,不计顿,饥即食,亦能体强健,享大寿"。因之编制粥谱百余种,以示人食饮。

很多食物都具有防老抗衰作用,例如:芝麻、桑椹、枸杞子、龙眼肉、胡桃、蜂王浆、山药、人乳、牛奶、甲鱼等,都含有抗衰老物质成分,都有一定的抗衰延寿作用。经常选择适当食品服用,有利于健康、长寿。

(二)饮食有节,起居有常

合理的饮食,生活起居有规律,可使人精神愉快,情绪安定。古人养生,注重四道:

一是动养之道,就是适度锻炼,可活动筋骨,疏通气血;

二是静养之道,就是适当休息,可减少消耗,安神健体;

三是食养之道,就是均衡营养,可使饮食有节,大小便通畅;

四是居养之道,就是起居有常,可使精神愉快,情绪安定。

现代所谓健康的生活方式,在中医学的经典著作,《黄帝内经》中已经讲得非常清楚。"饮食自倍,肠胃乃伤"。《吕氏春秋·本生》篇说:"肥肉厚酒,务以相强,命之曰烂肠之食"。《吕氏春秋·重己》篇说:"不味众珍"。意思是说,善于养生的人不擅长服用大鱼大肉。众珍是指游鱼、飞禽、走兽之类的动物食品。这类食物吃多了会使人的脾胃消化功能减退,还会影响气血的运行。

(三)饮食有节,定时定量

1. 定时

定时是指进食要有较为固定的时间,早在《尚书》中就有"食哉惟时"之论。有规律地定时进食,可以保证消化、吸收机能有节奏地进行活动,脾胃则可协调配合,有张有弛。饮食物则可在机体内有条不紊地被消化、吸收,并输布全身。如果食无定时,或零食不离口,或忍饥不食,打乱胃肠消化的正常规律,都会使脾胃失调,消化能力减弱,食欲逐渐减退,有损健康。

我国传统的进食方法是一日三餐。若能经常按时进餐,养成良好的饮食习惯,则消化功能健旺,对身体是大有好处的。

定量、定时是保护消化功能的调养方法,也是中医饮食护理的一个重要原则,历代养生家都十分重视这个问题,例如:孙思邈在《千金要方》中指出:"食欲数而少,不欲顿而多",这即进食适度的意思。一日之内,人体阴阳气血的昼夜变化而盛衰各有不同。白天阳气盛,故新陈代谢旺盛,需要的营养供给也必然多,故饮食量可略大;夜晚阳衰而阴盛,多为静息入寝,故需要的营养供给也相对少些。因而,饮食量可略少,这也有利于胃肠的消化功能。所以,自古以来,就有"早饭宜好,午饭宜饱,晚饭宜少"之说。

《千金要方·道林养性》说:"须知一日之忌,暮无饱食";"饱食即卧乃生百病"。

饮食有方,细嚼慢咽,软硬恰当,冷热适宜,精力集中,食后活动,睡前拒食,饮食有节。谨和无味——合理搭配,不可偏食;注意气味。《素问》:"五谷为养,五果为助,五畜为益,五菜为充,气味合而服之,以补精益气"。

2. 定量

定量是指进食宜饥饱适中。人体对饮食的消化、吸收、输布,主要靠脾胃来完成。进食定量,饥饱适中,恰到好处,则脾胃足以承受。消化、吸收功能运转正常,人可及时得到营养供应,以保证各种生理功能活动。反之,过饥或过饱,都对人体健康不利。

过分饥饿,则机体营养来源不足,无以保证营养供给。消耗大于补充,就会使机体逐渐衰弱,势必影响健康。反之,饮食过量,在短时间内突然进食大量食物,势必加重胃肠负担,食物停滞于肠胃,不能及时消化,就影响营养的吸收和输布;脾胃功能因承受过重,亦会受到损伤。其结果都难以供给人体生命所需要的足够营养。气血化生之源不足,必然导致疾病的发生,无益于健康。《管子》说:"饮食节,……则身利而寿命益";"饮食不节……则形累而寿命损"。《千金要方·养性序》进而指出:"不欲极饥而食,食不可过饱;不欲极渴而饮,饮不可过多。饱食过多,则结积聚,渴饮过多,则成痰澼"。人在大饥大渴时,最容易过饮过食,急食暴饮。所以在饥渴难耐之时,亦应缓缓进食,避免身体受到伤害。当然,在没有食欲时,也不应勉强进食,过分强食,脾胃也会受伤。《素问·痹论》说:"饮食自倍,肠胃乃伤"。梁代陶弘景在《养性延命录》也指出:"不渴强饮则胃胀,不饥强食则脾劳",这些论述都说明了节制饮食的重要意义。

(四)合理饮食,健康长寿

人类生存质量的重要标志是健康,而影响健康长寿的因素很多,合理地饮食养生则可以长寿。营养不足、营养过剩或其比例不平衡,不仅影响生长发育,增智和健美,而且可导致多种疾病,如贫血、地方性甲状腺肿大、肥胖病,甚至癌症等。"民以食为天",养生注重的是健康,饮食营养尤为重要。因此合理地饮食,科学地安排膳食,才能科学养生,保持健康长寿。

古人早在2000年前的《黄帝内经》中就提出:"五谷为养,五果为助,五畜为益,五菜为充,气味合而服之,以补益精气。此五者有酸、苦、甘、辛、咸,各有所利"。其中五谷能够补养五脏之真气;五果能够佐助五谷,使营养平衡,以养民生;五畜能增进健康,弥补素食中蛋白质和脂肪的不足,生鲜制美;五菜能够补充人体所需的维生素,而丰富的膳食纤维能够疏通壅滞。

1. 五谷为养

所谓的"五谷"泛指谷类和豆类,如米、谷、麦、豆类等五谷杂粮,古代医家认为"五谷"能养五脏之真气。五谷是现代人们生活中的主食,五谷杂粮含有淀粉和蛋白质,豆类含有丰富的脂肪,为人体热量和蛋白质的主要来源。谷类蛋白质缺乏赖氨酸,而豆类蛋白质缺乏氨基酸,谷豆混合,蛋白互补,营养翻番,故豆类和谷类混合食用是符合营养原则的。

吃谷类食物要注意粗细搭配。吃粗粮可以使人的胃肠更健康,食欲更强。不同品种的粮食其营养价值也不尽相同,其中,粗粮含有丰富的营养素。如燕麦富含蛋白质,小米富含色氨酸、胡萝卜素,豆类富含优质蛋白,高粱富含脂肪酸及丰富的铁,薯类含有胡萝卜素和维生素C。

2. 五果为助

"五果"是一般水果,尤指桃、梨、杏、枣、李,不是水果、干果的统称。包含现在的西瓜、哈密瓜、黄河蜜等瓜果。水果富含丰富的维生素、无机盐和纤维素,可以生吃而获得更多的营养成分。常吃各种水果有利于身体健康。中国民间谚语"遍尝百果能成仙"。樱桃"甘为舌上露,暖作腹中香","闻道令人好颜色,神农本草应自知";民间谚语:"一日吃数枣,终身不显老";而西瓜则有"天生白虎汤"之誉。《本草》称西瓜味甘、寒,有清热解毒,除烦止渴,利小便之功。所以民间常说:"夏天吃西瓜,中药不用抓"。此外,还有"清热解毒哈密瓜,解渴利尿白兰瓜"之说。山楂可调节胃液,增强食欲,有降脂祛肥的作用。

3. 五畜为益

"五畜"是指牛、羊、猪、犬、鸡以及乳汁、畜蛋等各种动物性食品。"益"指增补之意,可补充增进主食的不足。中医认为,五畜为"血肉有情之品,最为补人",能够涵养人体精血。

动物食品含有大量人体最为需要的"第一营养素"——蛋白质。肉类的主要成分为蛋白质,由于动物蛋白质含有丰富的必需氨基酸,与主食相辅,更能够促进人体健康。在瘦肉中,蛋白质约为20%,其中以猪肉、牛肉、鸡肉等营养价值较高。肉类脂肪含量5%~50%不等,是热量的重要供给来源。蛋类的蛋白质含有各种必需的氨基酸,易为人体所利用,其营养价值接近100%。同时一个鸡蛋中含有30mg的钙和15mg的铁,是孕产妇以及少年儿童的好补品;在蛋黄中相当数量的维生素A、硫氨酸、烟酸和核黄素,都是人体生长发育与健康所不可缺少的。

4. 五菜为充

蔬菜在中国饮食文化中占有很重要的价值,食用的历史非常悠久。《礼记·曲礼》篇中说:"羹之有菜者用,其无菜者不用。

"五菜为充"绝非仅仅是填饱肚子,而是来自中华民族几千年养生保健"食疗"的体验。正如《本草纲目》所述:"谨和饮食五味,脏腑以通,血气以流,骨正筋柔,腠理以密,寿命可以长久……菜之于人,补非小也。"流传与民间的谚语:"食不可无绿","三天不吃青,两眼冒金星","青菜豆腐保平安","萝卜上市,郎中下乡","四季吃生姜,百病一扫光","早吃三片姜,胜过人参汤","冬吃萝卜夏吃姜,不劳医生开处方"等等。

5. 五味调和

所谓"谷肉果蔬,食养尽之"就是指人们的膳食不可偏颇,而"无使过之,伤其正也",很显然强调了各种食物摄入量上的平衡,否则就会给人带来危害。

饮食保健注重五味调和,饮食不宜太淡,更不应过咸,只有做到调味适中,才有利于防病长寿。《内经》认为:"味过于酸,伤脾;味过于苦,伤脾胃运化功能;味过于甘,易使水湿内停,致喘满或肾的功能失调;味过于辣,伤筋脉;味过于咸,伤肌骨,抑心气。因此五味太过、太偏,对健康都不利。

要注意改变不良的饮食习惯,尤其要防止偏食。儿童和青少年,要多食豆类、肉、蛋以及蔬菜,以保证蛋白质、维生素和矿物质的供给;老年人须控制荤食,则应适当增加乳食、鸡蛋等,并且要注意多食蔬菜。同时,饮食五味要调配适当。

饮食要讲究科学。应博取食物,混合饮食,营养互补,如果长期偏食或挑食,使人体的营养失去平衡,会导致疾病的产生。

我国居民膳食"金字塔":

油脂类:每天不超过25g;

奶制品:每天100g,豆制品每天约50g;

肉类禽蛋:每天125~200g;

水果类:每天100~200g;

蔬菜类:每天500~600g;

五谷类:每天300~500g。

(五)药食同源,性味有别

食物和药物均有气味,依其四气五味而用之,方能达到——食养正气,药攻邪气。"药食同源","源"在哪里?中医认为,任何一种药物或食物,都具有一定的气味,也即"四气五味"。它决定着某一种药物或者某一种食物的性能与功效。药物和食物都要依据四气五味理论分析它们的性能与功效。

食物与药物均有四气五味。四气指药物或饮食物所具有的寒、热、温、凉等四种性质。如果寒、热、温、凉都表现不明显,就叫作气平。平,即平和之意。许多食物,尤其是谷物类食物,大多是气平的。一些性质平和的食物或药物,比较适宜长期食用。五味指药物或饮食物所具有的酸、苦、甘、辛、咸等五种味道。还有淡、涩、滑等比较特殊的味道,由于这类味道的食物或药物都比较少见,所以通常就用五味来概括所有的味道。《内经》认为:"水为阴,火为阳。阳为气,阴为味。"水具有寒凉的性质,有润泽和向下流动的特点,属于阴;火具有炎热的性质,有蒸腾和向上燃烧的特点,属于阳。用阴阳区分药物和饮食物的气味,那么无形质的气为阳,有形质的味为阴。

药物和饮食物的味能够滋养形体,给身体提供必要的营养物质基础;药物和饮食物的气能够激发人体脏腑的功能活动,使身体各部分的功能活动维持正常。举个例子说,甜味或酸味的药食,多有滋补身体的作用,如米、面等谷物,各种水果等。温热的药食,可补充身体热能;寒凉性的药食,能降温清热。比如在受寒的时候喝点热姜汤、热辣汤、白酒等这些气属温热性的饮食物,就能有效祛除体内的寒气;夏季炎热,喝些绿豆粥、冰糖银耳汤、西瓜汁、冰红茶等气属寒凉性的饮品,就可散去体内郁热。

四气五味决定药食功效。《内经》认为:"阴味出下窍,阳气出上窍。""气味,辛甘发散为阳,酸苦涌泻为阴。"所说的阴阳气味,不仅指药物而言,同样也包括饮食物在内。一般而论,药食各自所具的功效,及其所能发挥的多种治疗作用,取决于其气味。

气味有厚薄之分、阴阳之别。五味表现鲜明、比较浓厚的,比如咖啡、酸枣、辣椒、海带等属于味厚之品;不太明显的,如微苦、微酸、微辣类就属于味薄之品。四气当中,温、热属于阳性,寒、凉属于阴性;热或寒属于气厚之品,气温或气凉属于气薄之品。

五味当中,辛、甘之味属于阳性,能够温补、升散;酸味、苦味和咸味,都是属于阴性,酸味能够上涌,苦味能够泻火,咸味能够软坚。在五味之外,还有淡味,具有渗湿利水的作用。

由此可知,薄荷(辛凉)、菊花(甘平)可以清利头目,荷叶(辛凉)可升清益胃,生姜(辛温)可温中养胃;而茗茶(微苦寒)可消食清热、祛痰利肠,白芍(酸寒)可养阴生津,莲子(苦寒)能清心降火,海带(咸寒)能够消痰散结,西瓜(甘淡寒)能够益气生津,清暑利尿。

《内经》中的药食气味理论是中国古代医家在长期的医疗和生活实践中总结出来的一般规律,它是中药学和食疗养生学的理论基础,也是"药食同源"理论的根本所在。中医治病,历来遵循两个重要原则:一是"食养正气",即在身体无病的情况下,或日常养生,或身体虚弱需要补养的时候,要尽量用调整饮食的方法来扶持正气。二是"药以攻邪",即在身体有病的时候,要用各种气味比较明显、功力比较大的药物来配伍组方,以祛除病邪。

1. 按食物的性质分类

热性食物——温里祛寒,益火助阳等。热证、阴虚者忌用。

白酒、生姜、葱、蒜、辣椒、花椒等。

温性食物——温中、补气、通阳、散寒、暖胃等。

热证、阴虚者忌用或慎用。

羊肉、狗肉、牛肉、鹿肉等。

寒性食物——清热、泻火、解毒。

阳气不足,脾胃虚弱者慎用。

苦瓜、黄瓜、绿豆、柿子、竹笋、藕节等。

凉性食物——清热、养阴等。脾胃虚弱,阳气虚衰者慎用。

梨子、柠檬、梨、杧果、油菜、菠菜、丝瓜等。

平性食物——寒热温凉补明显,日常习用为基本食物。

大豆、豆浆、玉米、粳米、鸡蛋、花生等。

发散性食物——性多腥、臊、膻、晕。

易于动风、生痰、发毒、助火、助邪,诱发旧病或加重新病。

①海腥类。②食用菌类。③禽畜累:猪头、鸡头、母猪、鹅肉、狗肉、驴肉、各类野味、各类病死的畜肉等。④蔬菜类:蘑菇、芫荽、香椿、葱、姜、蒜、辣椒等。⑤淡水产品:鲤鱼、虾、蟹等。⑥其他类:紫菜、胡椒、花椒、白酒等。

补益性食物——益气、养血、滋阴、壮阳等。

①清补类食物:性寒凉,有滋阴、清热作用——阴虚或热性病。寒证和素体阳虚者慎用或禁用。如鸭子、鱼、鹅、豆腐、莲子、冰糖等。

②温补类食物:性温热,有温中、散寒、助阳的作用——阳虚证、寒证或久病体虚,或禀赋不足者,热证或阴虚火旺者慎用。如羊肉、狗肉、核桃、桂圆等。

③平补类食物:无明显寒凉或温热偏性的食物——各类病症恢复期、正常人。

2. 按食物的味来分类

(1)辛味食物——发散、行气、通经脉、健胃等。葱、生姜、蒜、辣椒、花椒等。

(2)甘味食物——和中、缓急、补益、解痉、解毒。蜂蜜、饴糖、山药、大枣等。

(3)酸味食物——收敛、固涩等。食醋、山楂、杏子等。

(4)苦味食物——清热、泄降、燥湿等。苦瓜等。

(5)咸味食物——软坚、散结、润下等。海产品。

(六)饮食调护,抗衰延寿

1. 饮食护理原则

就是按照中医理论,调整饮食,注意饮食宜忌,合理地摄取食物,以增进健康,益寿延年的护理方法。《汉书·郦食其传》所说:"民以食为天"。中医饮食护理的目的在于通过合理而适度地补充营养,以补益精气,并通过饮食调配,纠正脏腑阴阳之偏颇,从而增进机体健康、抗衰延寿。由于饮食为人所必需,而饮食不当,又最易影响健康。

2. 饮食四要

并非是无限度地补充营养,而是必须遵循一定的原则和法度。概括地说,大要有四:

一要"和五味",即食不可偏,要合理配膳,全面营养;二要"有节制",即不可过饱,亦不可过饥,食量适中,方能收到养生的效果;三要注意饮食卫生,防止病从口入;四要因时因人而异,根据不同情况、不同体质,采取不同的配膳营养。这些原则对于指导饮食营养是十分重要的。

(1)合理调配

饮食物的种类多种多样,所含营养成分各不相同,只有做到合理搭配,才能使人得到各种不同的营养,以满足生命活动的需要。《素问·脏气法时论》中就指出:"五谷为养,五果为助,五畜为益,五菜为充,气味合而服之,以补精益气";《素问·五常政大论》也说:"谷、肉、果、菜、食养尽之",全面概述了饮食的主要组成内容。其中,以谷类为主食品,肉类为副食品,用蔬菜来充实,以水果为辅助。人们必须根据需要,兼而取之。这样调配饮食,才会供给人体需求的大部分营养,有益于人体健康。

从现代科学研究来看,谷类食品含有糖类和一定数量的蛋白质;肉类食品中含有蛋白质和脂肪;蔬菜、水果中含有丰富的维生素和矿物质。这些食物相互配合起来,才能满足人体对各种营养的需求。

中医将食物的味道归纳为:酸、苦、甘、辛、咸五种,统称"五味"。五味不同,对人体的作用也各有不同。五味调和,有利于健康。《素问·生气通天论》指出:"阴之所生,本在五味,用之五宫,伤在五味";"是以谨和五味,骨正筋柔,气血以流,腠理以密,如是则骨气以精,谨道如法,长有天命"。说明饮食调配得当,五味和谐,则有助于机体消化吸收,滋养脏腑、筋骨、气血,因而有利于健康长寿。《素问·五脏生成》指出:"多食咸,则脉凝泣而变色;多食苦,则皮槁而毛拔;多食辛,则筋急而爪枯;多食酸,则肉胝而唇揭;多食甘,则骨痛而发落,此五味之所伤也"。从食味太偏有损健康的角度,强调了五味调和的重要性。

饮食有节,就是饮食要有节制。这里所说的节制,包含两层意思,一是指进食的量,一是指进食的时间。所谓饮食有节,即进食要定量、定时。"早吃好,午吃饱,晚吃少"。

《吕氏春秋·季春纪》说,"食能以时,身必无灾,凡食之道,无饥无饱,是之谓五脏之葆"。

荤素搭配——以谷物、蔬菜、瓜果素食为主,辅以适当的肉、蛋、奶、鱼类等,忌食油腻厚味食物。

(2)饮食卫生

①饮食宜新鲜。新鲜、清洁的食品,可以补充机体所需的营养,饮食新鲜而不变质,其营养成分很容易被消化、吸收,对人体有益无害。食品清洁,可以防止病从口入,避免被细菌或毒素污染的食物进入机体而发病。因此,饮食物要保证新鲜、清洁。

②宜以熟食为主。大部分食品不宜生吃,需要经过烹调加热后变成熟食,方可食用,其目的在于使食物更容易被机体消化吸收。同时,也使食物在加工变热的过程中,得到清洁、消毒,除掉一些致病因素。

③注意饮食禁忌。在人类长期的实践过程中,人们逐渐认识到,有些动、植物于人体有害,吃入后会发生食物中毒,如海豚、发芽的土豆等,对人体有毒,误食会影响健康,危及生命。因而,在饮食中,应多加小心,仔细辨认。

④因时因人制宜。饮食调摄,随四时气候的变化而调节饮食,还要根据不同的年龄、

体质、个性、习惯等方面的差异,分别予以安排,不可一概而论。

3. 进食保健

(1)进食宜缓

是指吃饭时应该从容缓和,细嚼慢咽。《养病庸言》说:"不论粥饭点心,皆宜嚼得极细咽下"。这样进食,既有利于各种消化液的分泌,食物易被消化吸收;又能稳定情绪,避免急食暴食,保护肠胃。

急食则食下易化,暴食则会骤然加重肠胃负担,还容易发生噎、呛、咳等意外,是应当予以重视的。

(2)食宜专致

《论语·乡党》中说:"食不语"。进食时,应该将头脑中的各种琐事尽量抛开,把注意力集中到饮食上来。进食专心致志,既可品尝食物的味道,又有助于消化吸收,更可以有意识地使主食、蔬菜、肉、蛋等食品杂合进食,做到"合理调配"。同时,也可增进食欲。

(3)进食宜乐

安静愉快的情绪有利于胃的消化,乐观的情绪和高兴的心情都可使食欲大增,这就是中医学中所说的肝疏泄畅达则胸胃健旺。反之,情绪不好,恼怒嗔恚,则肝失条达,抑郁不舒,致使脾胃受其制约,影响食欲,妨碍消化功能。古有"食后不可便怒,怒后不可便食"之说。故于进食前后,均应注意保持乐观情绪,力戒忧愁恼怒,不使其危害健康。

①进食的环境要宁静、整洁。这对稳定人的情绪是很重要的。喧闹、嘈杂及脏乱不堪的环境,往往影响人的情绪和食欲。

②进食的气氛要轻松愉快。进食过程中,不回忆、不谈论令人不愉快的事情,不急躁、不争吵,保持轻松愉快的气氛。

③轻松、柔和的乐曲有助于消化吸收。《寿世保元》中说:"脾好音声,闻声即动而磨食"。故在进食时,放一些轻柔松快的乐曲,有利于增进食欲及加强消化功能。

(七)禀赋不同,饮食宜忌

如人的禀赋体质不同;疾病有寒热虚实及阴阳表里之分;药物和食物也各有偏性;有的食物于病所宜;有的食物于病所忌;有的食物克诱发或加重病情;有的食物有药物拮抗作用。

1. 辨证施食

热证——宜食寒凉或平性食物,忌辛辣或温热之品。

寒证——宜食温热性食物,忌寒凉、生冷之品。

虚证——宜补虚益损,食补益类食物。阳虚者,宜温补,忌用寒凉;阴虚者,宜清补,忌用温热;气血虚者,宜随病症不同,辨证施食;虚证多脾胃虚弱,宜清淡而富于营养,忌滋腻固硬之品。

实证——宜疏利、消导,忌施补。

外感病证——宜食清淡,可食葱姜等辛温发散之品,忌油腻厚味。

其他——各类血证,阴虚阳亢证,目疾、皮肤病、痔瘘、疮疖、痈疽等忌辛热发散食物。

2. 辨药施食

特殊忌口。

3. 因人施食

体胖之人——多痰湿,宜清淡,忌肥甘厚腻。

体瘦之人——多阴虚,宜滋阴生津,养血补血,忌辛辣动火。

老年人——脾胃虚弱,宜清淡,忌油腻。

妇女妊娠期或哺乳期——忌辛辣温燥,以免助阳生火。

小儿——气血未充,脏腑娇嫩。

4. 因时施食

春季——宜清润平淡,如百合、甘蔗、香椿、藕节、萝卜、黑木耳、莲子等。忌辛辣温燥之品。夏季——宜甘寒,白扁豆、绿豆、苦瓜、西瓜、甜瓜。忌温热、生火、助阳之品。防过食生冷或不洁食物。秋季——宜滋润收敛,如梨、百合、莲子、藕节、胡桃、银耳、芝麻等。忌辛燥温热之品。冬季——宜温补,如牛肉、羊肉、狗肉、胡桃、桂圆、荔枝、栗子,适量黄酒、白酒等。忌食生冷寒凉等食物。

(八)饮食调护,食用六法

1. 汗法(解表法):辛温解表——常用食物葱、姜、蒜等。辛凉解表——常用食物西瓜、薄荷、芦根等。

2. 下法(泻下法):常用食物香蕉、蜂蜜、桑葚子、植物果仁、各种常用蔬菜等。

3. 温法(温里法):常用食物辣椒、黄酒、白酒、花椒、姜、蒜、羊肉等。

4. 清法(清热法):常用食物西瓜、梨、藕节、黄瓜、苦瓜、绿豆、茶等。

5. 消食法(消导法):常用食物山楂、萝卜、醋、大蒜等。

6. 补法(补益法):

(1)温补——适用于阳虚证。羊肉、狗肉、鹿茸、荔枝、核桃、干姜、小茴香、胡椒等。

(2)清补——适用于阴虚证。甲鱼、银耳、鸭肉、豆腐、梨、桑葚子、西瓜、百合等。

(3)平补——适用于气虚血虚证及常人饮食保健进补。粳米、鸡肉、鸡蛋、牛肉、黄鱼、大枣、桂圆肉、山药、花生、海参、木耳、黑芝麻等。

四、运动养生

运动养生是指:用活动身体的方式维护健康、增强体质、延长寿命、延缓衰老的养生方法。运动养生如气功、五禽戏、太极拳等传统运动方式以及现代健身操、广场舞、瑜伽等在内的一些运动养生方法。

养生运动大致归纳为7个字——动、氧、适、趣、健、乐、寿。动——流水不腐,户枢不蠹。氧——有氧运动。适——"适劳逸"。运动量要合适。当天劳动强度大就要及时休息。趣——寻找自己感兴趣的运动项目。健、乐、寿——通过运动使自己体魄健硕、心情快乐,自然也就达到了养生长寿的目的。

基本原则:

(一)劳逸结合,运动养生

生命在于运动。适度的劳动运动,可以增强体质,延缓衰老,健身益寿。《三国志·华佗传》记载:华佗认为"人体欲得劳动,但不但使极尔。动摇则谷气得消,血脉流通,病不得生,譬犹户枢不朽是也"。《吕氏春秋》:"流水不腐,户枢不蠹,动也,形气亦然,形不动则精不流,精不流则气郁"。

孙思邈是我国唐代著名的医学家,对于养生保健,他常以"流水不腐,户枢不蠹"来比喻,提出"养性之道,常欲小劳,但莫大疲极,强所不能堪耳"的观点。指出:经常适当的劳作运动,而不要使身体过度疲劳,不要强做力所不能及的运动,这是运动养生的道理。

民间谚语:"运动好比灵芝草,何必苦把仙方找"。运动是增强体质的重要途径,也是健康长寿的灵丹妙药。陶渊明诗句"采菊东篱下,悠然见南山",写出了诗人劳动后的喜悦心情。宋代大文学家苏东坡先生说:"是以善养生者,使之能逸而能劳,步趋动作,使其四肢狃于寒暑之变,然后可以刚健强力涉险而不伤"。

劳动为什么有助于健康长寿呢?

第一,劳动能运动形体,流畅气血,锻炼筋骨,起到调节精神、气血的作用。经常劳动可以促进饮食的消化,增加冠状动脉的血流量,改善心肌的营养和新陈代谢,增强神经、肌肉的弹性和张力。

第二,体力劳动是防止早衰的重要手段之一。人到中年之后,人随着年龄的增长,组织器官都会出现老化。经常劳动运动的人,可增加肌肉的新陈代谢,减慢生理性萎缩,从而有效地防止或延迟关节僵直、骨质疏松等衰老现象的发生,并为健康长寿打下良好的基础。

第三,劳动可以增长知识,积累经验,开启智慧。当劳动后辛勤的汗水变成累累硕果时,更能使人心情舒畅,增加生活的情趣。

(二)动静结合,身心并重

动以养形,静以养神,动静结合,身心并重。动——强筋壮骨,滑利关节,行气活血,疏通经络,以状形体。静——收心纳意,以养精神。养生有道,益寿延年。

(三)相因相宜,补妄作劳

根据不同体质病证,个人爱好以及客观环境等选择适宜的运动时间,运动方式和运动量。

劳动有助于健康长寿,但要注意量力而行,劳逸结合。当外界条件恶劣时,应暂时避开,长时间的劳动时,要适当休息。对于中老年人来说,因为年龄的增长而体力逐渐衰减,要适当减低劳动强度,适可而止。运动养生的尺度是"形劳而不倦"、"不妄作劳"(《素问·上古天真论》)。

量力而行,且勿久劳。"体欲少劳,但莫大疲"(《太平御览·老子养生要诀》)。人的体质有强有弱,不能做力所不胜的事。人的精力也有一定的限度,所以不能做经久不息的劳动,更不能做猛力劳作,以防跌仆闪挫,伤筋动骨。尤其老年人精力已衰,筋骨萎软,更不宜做过重、过久的体力劳动。重者可内伤五脏,形成虚劳之候。

勿食过逸,劳逸结合。在日常生活中有许多人喜欢安逸,厌恶劳动,从表面上看,逸者似乎很舒适,劳者似乎很辛苦。其实,结果适得其反,过度的休闲好逸,就会减低生命的活力,导致气血瘀滞,经脉不畅,脏腑功能减退,四肢倦怠无力,其结果必体弱多病。我国自古就有"日出而作,日落而息"的生活习惯。适度的劳动锻炼和合理的休息,是保持人体精力充沛、健康长寿的重要条件,若劳逸失常、起居无节,则可影响健康导致早衰。养生之术无须远求,在起居、住行、坐卧之间,时时刻刻留意调摄,就会受益无穷。过劳过逸,均对人体不利。《素问·宣明五气篇》云:"久视伤血,久立伤骨,久行伤筋"属于过劳,而"久卧伤气,久坐伤肉"属于过逸。《宝生养录》指出:"养生者,形要小劳,无至大疲。故水流则清,滞则浊。养生之人,欲血脉常行,坐不欲至倦,行不欲至劳。频行不已,然其稍缓,即是小劳之术也"。如此知劳逸,慎起居,增寿延年,妙不可言。

五禽戏、八段锦、气功疗法等也是很好的健身方法,大家可以参考养生专业书籍修炼。

五、四时养生

(一)四时养生概述

日月星辰,四季更替,花开花落,气象万千。一年之中,四时阴阳,变化无穷,形成了自然界的规律,春生、夏长、秋收、冬藏。中医学认为,天人合一,人生活在大自然中,就应该顺应大自然的规律,比如,春天的时候,要有一种生发之气,被发缓形,夜卧早起。冬天不能太张扬、太发散,万物处于秘藏。《灵枢·本神》说:"智者之养生也,必顺四时而适寒暑"。唐代著名医学家王冰说:"养生者必谨奉天时也"。只有人和大自然和谐同步,生命的节律才能有序,才能达到养生延寿的目的。故而《黄帝内经》云:"逆之则在灾害生,从之则疴疾不起"。四时养生,顺应自然才能求得平安。

中医养生主张因时、因地、因人而异。中医养生包括形神共养、协调阴阳、顺应自然、饮食调养、谨慎起居、和调脏腑、通畅经络、节欲保精、益气调息、动静适宜等一系列养生原则,而协调平衡是其核心思想。

春天,气候温暖,万物萌生,草木开始发芽,动物也从蛰伏状态逐渐开始出来活动。自然界阳气生发,呈现出一派生机勃勃、欣欣向荣的景象。此时,人体也禀从春阳生发之机,气血从脏腑内部更多地趋向体表,毛孔开始逐渐张开,脏腑内部气血相对减少,这时候供应脑部的气血就显得相对不足,往往会出现昏昏欲睡的"春困"。

中医认为,"肝气旺于春",春季养生要顺应肝之生理特性,在精神调养上宣畅开朗,生机盎然,不应抑制和肃杀,要力戒暴怒,做到胸心开阔舒畅。精神情志与自然环境和谐地融为一体,可体现出"天人合一"的局面。

夏天,烈日炎炎,雨水充沛,万物茂盛,动物活跃,植物葱茏。此时自然界阳气旺盛,呈现出一派繁荣茂盛的景象。人体的气血也由脏腑更多地输布到体表,使得脏腑气血相对亏虚,脏腑气血的濡养不足,功能也随之减弱。就容易受到寒邪侵袭,出现腹泻、恶心、呕吐等消化道症状。心脏功能减弱,则摄血力减少,血压偏低,人会出现头晕头昏的症状。

中医认为,"心气旺于夏"。因此夏季要重视心肺的调养。首先要保持愉快的心情,对事要有浓厚的兴趣,培养乐观的性格,以利于体内阳气的通泄,神清气和,心静自然凉,以适应夏天炎热的气候变化。

秋天,气候凉爽,万物萧杀,草枯叶落,人体的气血也开始收敛。即由体表更多的回归脏腑,毛孔也由张开逐渐转为闭合。俗话说:"春捂秋冻"。秋天不能过早地穿上厚衣服,否则不有利于气血从体表转向内里,对身体健康不利。

中医认为,肺气与秋季相应,此时易出现秋燥的症状,如口干、口渴咽痛等。应注意养阴润肺。肺在志为忧,此时容易产生忧郁、悲愁等消极的情绪变化,应以喜悦心情保持心志安宁。郊游赏景,静心养神等方法以排解烦恼,忧愁不良情绪,保持心态平和,以适应秋季容平之气。

冬天,气候严寒,植物枯萎,蛰虫潜伏,万物生机一派潜藏景象。此时,人体的气血也更多地潜藏到了身体内部,这时不要过度的活动,出太多的汗,以免伤及阳气。由于气血潜藏于身体内部,人体的防御功能相对不足,就容易感受寒邪,出现感冒。因为脏腑内部气血充盈,人体的脾胃消化功能健旺,人们常吃一些补品,更好的补养体内的气血,为来年的春生、夏长打好物质基础。

中医认为,肾气与冬季相应,肾藏精,因此冬季是养精藏精的良好时机。精神调养也要以"宁静为本",固密心志,遇事含而不露,秘而不宣,让内心世界充满一种如有所获的满足感,这样才能使精神情志调整到安静自如的状态。

从以上可以看出,春夏两季是自然界阳气逐渐生发并达到鼎盛的季节,此时应顺应自然规律,保护和助长体内阳气的生发和长养。而秋冬两季阳气逐渐潜藏,阴气逐渐增加,人体也要顺应这一特点,保护和滋养人体的阴精,以养阴为主。这也就是"春夏养阳,秋冬养阴"的养生观点。

(二)春季养生,防风固表

春为四时之首,万象更新之始。《素问·四气调神大论》中谈到春季养生时说:"春三月,此谓发陈,天地俱生,万物以荣,夜卧早起,广步于庭,被发缓形,以使志生,生而勿杀,予而勿夺,赏而勿罚,此春气之应,养生之道也。逆之则伤肝,夏为寒变,奉长者少。"春季的三个月谓之发陈,是推陈出新生命萌发的时令。天地自然都富有生气,万物显得欣欣向荣。此时,人们应该入夜即睡眠,早些起身,披散开头发,解开衣带,使形体舒缓,放宽步子,在庭院中漫步,使精神愉悦,胸怀开畅,保持万物的生机。不要滥兴杀伐,多施与,少敛夺,多奖励,少惩罚,这是适应春季的时令,保养生发之气的方法。如果违逆了春生之气,便会损伤肝脏,使提供给夏长之气的条件不足,到夏季就会发生寒性病变。春天是生发的季节,自然界阳气开始生发,天气由寒转暖,东风解冻,万物复苏,世界出现一派欣欣向荣的景象。"人与天地相应",此时人体的阳气也顺应自然,向上、向外宣发。"春种一颗粒,秋收万颗籽",春季养生得法,显得尤为重要。

(1)精神调摄:春应于肝,肝喜疏泄条达,恶抑郁,动怒、生气导致肝气郁结,血瘀致病。应克制怒气,顺应春光,踏青光景,游山戏水,加强户外活动,使心情愉悦,气血调畅。

(2)起居调养:春回大地,人的阳气开始运行于体表,皮肤毛孔舒展,肌表气血供应增多,机体因此困倦,宜早睡早起,广步于庭,舒展形体,信步慢行,呼吸户外新鲜空气,欣赏外面的景色,使情志愉悦,而充满生机。

(3)饮食调养:《备急千金要方》说:"春九十二日,省酸增甘,以养脾气"。春天阳气初生,宜食辛甘发散之品,以甘甜少酸为佳,这样可以健脾养气以防肝气乘脾。

(4)防病保健:春日温暖,温热邪毒开始滋生,感冒、肺炎、支气管炎、过敏性疾病多发,应加强防御。春季气候刚刚转暖,天气寒温不一,乍暖还寒,人体阳气还未充盛,此季节衣着增减要因时制宜,不可过早减衣服以防感受风寒。享受春天的新鲜空气,开窗使空气流通,但应注意少接触有害动植物、花粉、少量饮酒,加强自我保健措施。

(三)夏季养生,谨防暑湿

夏季养生重在防暑湿。《素问·四气调神大论》:"夏三月,此谓蕃秀,天地气交,万物华实,夜卧早起,无厌于日,使志无怒,使华英成秀,使气得泄,若所爱在外,此夏气之应,养长之道也。逆之则伤心,秋为痎疟,奉收者少,冬至重病。"意思是说,在夏天的三个月,天阳下济,地热上蒸,天地之气上下交合,各种植物大都开花结果了,所以是万物繁荣秀丽的季节。

在一年四季中,夏季是一年里阳气最盛的季节,气候炎热而生机旺盛,对于人来说,此时是新陈代谢旺盛的时期,人体阳气外发,伏阴在内,气血运行亦相应地旺盛起来,并且活跃于机体表面。为适应炎热的气候,皮肤毛孔开泄,而使汗液排出,通过出汗,以调节体温,适应暑热的气候。在谈到夏天如何养生时,汪绮石在《理虚元鉴》里指出:"夏防暑热,又防因暑取凉,长夏防湿",这里再清楚不过地指明了夏季养生的基本原则:在盛夏防暑邪;在长夏防湿邪;同时又要注意保护人体阳气,防止因避暑而过分贪凉,从而伤害了体内的阳气,即《黄帝内经》里所指出的"春夏养阳",也就是说,即使是在炎热的夏天,仍然要注意保护体内的阳气。

夏季炎热酷暑,雨水较多,万物茂盛,闷热难熬,昼长夜短,赤日炎炎,盛夏应于心,须防暑热,要顺应阳盛于外,注意保护阳气。中医认为,暑为阳邪,其性升散,容易耗气伤津。这是它的病理特点。暑邪侵入人体,常见腠理开而多汗,汗出过多导致体液减少,此为伤津的关键,津伤时,即见口渴引饮、唇干口燥、大便干结、尿黄心烦、闷乱等症。如果不及时救治,开泄太过,则伤津可以进一步发展,超过生理代偿的限度必然将耗伤元气,此时可出现身倦乏力、短气懒言等一系列阳气外越的症状,甚至猝然昏倒,不省人事、而导致死亡,由此观之,夏季防暑不可等闲视之。

湿为长夏之主气,涉水淋雨,或因居处潮湿,以至感受湿邪而发病者最多。常见如湿疹性皮炎、黄水疮等。湿为阴邪,易伤人体阳气。因其性重浊黏滞,故易阻遏气机,病多缠绵难愈,这是湿邪的病理特征。湿邪重浊,故外感湿邪后多有身重倦困,头重如裹等症状。又因湿邪黏滞,病损往往着而难易,若其侵犯肌肤筋骨,每每既重且酸,固定一处,故有"著痹"之称。如风湿性关节炎、类风湿性关节炎、强直性脊柱炎等均与湿邪有关。不仅如此,湿邪亦好伤脾阳,因为脾性喜燥而恶湿,一旦脾阳为湿邪所遏,则可能导致脾气不能正常运化而气机不畅,临床可见脘腹胀满,食欲不振,大便稀溏,四肢不温。尤其是脾气升降失合后,水液随之滞留,常见水肿形成,目下呈卧蚕状。

(1)精神调养:夏季炎热,切勿烦躁,保持情绪稳定,神清气和,使气机宣畅,通泄自如。

(2)起居调养:应晚睡早起,加强自我防护,避免在烈日下裸晒,气温过高,应午休以消除疲劳。夏日衣服宜单薄,勤洗衣服勤换衣服,防暑防病,不宜过于贪凉饮冷,不可露宿,以免风湿之邪侵犯。游泳是夏季最好的运动锻炼方式。

(3)饮食调养:《养生论》认为:"夏天炎热,宜食菽以寒之,不可一于热也"。夏季认得消化功能减弱,饮食宜少食油腻之品,以味苦、清淡为宜。适当苦味酸性食物,以增进食欲,米粥、红绿豆汤、乌梅赤小豆汤苦瓜汤、豆腐汤、黄瓜、豆芽、蘑菇、白菜、西红柿等,搭配瘦肉鱼虾,都比较适宜。

（4）防病保健：夏季蚊虫滋生，肠道传染病流行，因此注意居住环境于食品卫生，可适当使用大蒜以预防肠道传染病。

（四）秋季养生，润燥养肺

秋季，是指阴历七月到九月。《素问·四气调神大论》云："秋三月，此谓容平。天气以急，地气以明，早卧早起，与鸡俱兴，使志安宁，以缓秋刑，收敛神气，使秋气平，无外其志，使肺气清，此秋气之应，养收之道也；逆之则伤肺，冬为飧泄，奉藏者少。"意思是：立秋后阴气开始占上风，阳气开始衰落，气候由热转凉，出现天气清凉劲急、万物肃杀的自然状态。此时，万物都已经成熟，人体阳气也开始收敛，此时在精神方面，要使神气内敛，志意安宁，不使志意外露，阳气外泄，避免秋天肃杀之气的伤害，即"以缓秋刑"。这就能使情志与"秋收"之气相适应。

秋应于肺，秋季要顺应"收"的养生之道，否则就会损伤阳气，还容易在冬天患肠道疾病。这是因为人体经络中的肺经与大肠经紧密相关，互为表里，所以肺经的病会累及大肠。秋天不注意养生，肺气受损，就会影响冬天人体精气的储存。秋季天高气爽，五谷丰登之际，气候由热转凉，万木日渐萧条，秋应干燥，也要谨防秋日之燥邪伤阴。

（1）精神调养：秋风萧瑟，草木凋零，自然界的景象容易使人产生"秋风秋雨愁煞人"的感觉。许多人往往触景生情而产生悲秋的情感，轻则情绪忧郁低落，重则引发疾病。中医学认为，秋季精神养生的重点是避免悲伤情绪，让自己的精神状态始终保持乐观愉快。用无忧无愁的心情来迎接秋天，去登高望远，去收获果实，借景抒怀，这样既锻炼了身体又调节了情绪，对健康有益。

（2）起居调养：早睡以顺应阳气的收藏，早起以顺应阳气的舒展。"七月流火，九月授衣"，但入秋后加衣不要过早、过多，让机体经受凉气的锻炼，增强耐寒能力。

（3）饮食调养：饮食以滋阴润肺为主，不宜燥热之物。预防秋燥，水是生命之源。因此，饮水润肺是秋季养肺的重要环节。每天应保持饮水 1200ml 左右。适量食用黄瓜、西瓜、西红柿、百合、白萝卜、胡萝卜、梨、苹果、葡萄、甘蔗、柑橘、柿子、罗汉果、大枣。少食葱姜蒜、辣椒等辛辣食品。

（4）防病保健：秋高气爽，是运动的好时节，适宜散步、慢跑、太极拳等体育锻炼。农历九月九日是重阳节，传统上有赏菊登高的习俗。此时，结伴同行，回归自然，饱览秋果累累、红叶似火的美景，定会心旷神怡。秋天也是痢疾、肠炎、疟疾等多发病流行的季节，应注意饮食卫生。

（五）冬季养生，藏精养形

《孝经纬》说："冬者终也，万物皆收藏也"。关于冬季养生，《素问·四气调神大论》云："冬三月，此为闭藏。水冰地坼，勿扰乎阳，早卧晚起，必待日光，使志若伏若匿，若有私意，若已有得，去寒就温，无泄皮肤，使气极夺。此冬气之应，养藏之道也；逆之则伤肾，春为痿厥，奉生者少。"本句意为：冬天的三个月，阳气都藏匿起来，阴气最盛，大地千里冰封，万里雪飘，一派阴盛寒冷之景象。此时，在精神方面，要使志意内藏不宜外露，这样才能使情志与"冬藏"之气相应，符合冬季保养"藏"之机的道理。

四气调神是建立在中医"天人合一"的整体观念上的养生观。人必须适应四时生长收藏的规律，适时调整自己的思想状态和衣食起居，否则就会受到疾病的侵袭。但是，我们现在的很多做法已经严重违背了这种最基本的养生法则,我们冬天有暖气,在房间里就可以吃冷饮,夏天有空调,不用出一点汗,但是这也滋生了很多的"富贵病",这是现代生活的尴尬。

冬季养生要领如下:

(1)精神调养:精神上要固密心志,情绪安宁,不使七情过极,保证冬季阳气潜藏。

(2)起居调养:冬令寒之应,注意避寒保温,减少房事,不骤暖大寒,以免积热于内,或阳气外泄。宜早卧晚起,安详宁静,情志收敛,深藏阳气阴精。

(3)饮食调养:肾之应在冬。饮食宜辛热、具有滋阴壮阳的食品。以血肉有情之品养阳,如牛羊肉、鸡肉等食品。健脾滋阴也是很重要,宜食山药、蜂蜜、银耳、木耳、鸡蛋等。

(4)肺部保健:冬季因坚持锻炼身体,但是应避免在大风、大雪、大寒、大雾中锻炼,不宜大汗淋漓,出汗太过损伤阳气。冬季是进食的好时机,采取保健措施,促进新陈代谢,强身健体。"冬令进补,来年打虎"。药酒、膏方、食补都可因人制宜,合理选择。冬季是老年病高发季节,如哮喘、支气管炎、高血压、冠心病等,要时刻注意防寒保暖。

六、房事养生

男女居室,人之大伦。孤阴不生,独阳不长,人道不可废者。成年之男女,若长期没有性生活,对身体也是不利的。但是也要防止另一个极端,这就是纵欲。《黄庭经》曰:"长生至慎房中急,何为死作令神泣?"这方面历代养生家论述极多,毋用赘言。至于有的人淫乐成性,嗜欲无度,说什么"宁可花下死,做鬼也风流",那是咎由自取。汉代枚乘《七发》云"明眸皓齿,命曰伐性之斧,如戏猛兽之爪牙"。吕纯阳诗云:"二八佳人体如酥,腰间代剑斩愚夫,虽然不见人头落,暗里教君髓骨枯。"这些绝非耸人听闻之语,而应永为警戒的。

(一)杏林多高寿,帝王中路夭

中医学认为,肾藏精,主生殖,肾中精气主宰着人的生长壮老和寿夭康泰。凡节欲固元,才能享以高寿,这是基础。凡违此理就会导致肾亏,使人过早地衰老。《黄帝内经》主张"不妄作劳",以"集精全神";春秋《左传》倡导"爱欲静之",明代的《图书编》强调"欲固寿命之源,莫先于色欲之戒"。

唐代送思邈93岁犹能"视听不衰,神采甚茂","白首之年,未尝释卷"。他在养生研究中尤为重视节欲,摄精,养神。在《备急千金要方·道林养性》中曾指出:"若夫人之所以多病,当由不能阳性,平康之日,恣情纵欲,心随欲得,则便为主,不拘禁忌,其冈幽明,无所不作,自言适性,不知过后,一一皆为病体"。现代医学也证明,过度的性生活能导致腺垂体、甲状腺、肾上腺皮质、睾丸及卵巢等腺体明显的萎缩衰退,相应的激素水平偏低,多种疾病由此接踵而至,有损人的生命。

历代帝王中的短命者,大都与它们不能节制性欲望、保精固元有着密切的关系。在漫长的封建社会里,"王侯之官,美女数千;卿士之家,待妾数百。昼则以醇酒沐其骨髓,夜则于房室输其气血"。气根本原因是沉溺于酒色,荒淫无度,以致肾精匮乏,形体衰惫,故而虽为"真龙天子",却难逃早夭之厄。

(二)夫妻和谐,交合有益

正常和谐的性生活对身体有利,可以颐养天年,但不能纵欲过度,更不能强制性生活。清代著名医家徐灵胎说："精之为物,欲动则生,不动则不生;故自然不动者有益,强制者有害"。既要强调性欲有度,又不能忽视正常的性生活。如对性生活采取强行克制,会影响身心健康。只有夫妻和谐同心,张弛有度,节制房事,才可以过上美好的生活。如果夫妻双方性生活不和谐,可能是女方性冷淡或男方阳痿早泄等疾病的干扰,应及早就医,给她们的帮助越快,效果越好。《素女经》云:"阴阳不交,则生痈瘀"。《备急千金要方》云:"男不可以无女……无女则意动,意动则神劳,神劳则损寿,强抑闭之,难持易失,使人精漏尿浊,以致鬼交之病,损一而百当也"。

同样,女不可以无男,女子无男亦可以产生一系列心理、生理变异。宋·齐仲甫《女科百问》云:"女人无癸既至,逾十年无男子合,则不调。"明·龚延贤《寿世保元》有云:"羸女则养血,宜及时而嫁……独阴无阳,欲心积而不遂,则阴阳交争,乍寒乍热,久则成劳。"说明男女性生活是和谐则可健康长寿。

(三)节制房事,性欲有度

在夫妻性生活中如何把握性欲有度,关键在于男女双方正确握我自己,节制性欲,张弛有度,做到以下四点基本上可以处理好这个问题。

(1)正确把握性生活的节律性。孙思邈对性生活次数的看法:"人年二十,四日一泄;三十者,八日一泄;五十者,二十日一泄;六十者,闭经勿泄。若体力犹壮者,一月一泄。凡人气力自有绝盛过人者,亦不可抑忍。"这是孙氏根据当时人的体质提出的要求。现代由于人们的生活、卫生条件的改善和体质的增强,则不可局限于这一节律。故现代多数性学专家认为,健康夫妇的性生活以每周2次为宜。一般以夫妻双方性生活的第二天不感到疲劳为合适。

(2)注意性生活卫生。避免在不良的气候、环境、情绪及醉酒后、病后或体质虚弱时发生性生活。

金元医学家朱丹溪在《格致余论》中提出了"四虚"之戒:每年的四月、五月、六月、十月、十一月、为一年之虚;上弦前下弦后,月廓空,为一月之虚;大风大雾,霓虹飞电,暴寒暴热,日月薄蚀,忧愁恼怒,惊恐悲哀,醉饮劳倦,又誉为一日之虚;患病阶段或大病初愈后,气血双亏为一虚。

朱丹溪在阐明了性生活与环境气候、个体因素之间的关系后,谆谆告诫人们,善摄生者,不能犯"四虚"之戒,应有所节制,暂远帷幄,各自珍重,保全天和。古人认为:"男子热病未瘥(患传染病或感染性疾病未痊愈者),女子月血新产(经期及产后不久)均应禁止房事"。这些养生观点是值得我们借鉴的,对养生保健有很大的益处。

(3)体质调节。人到中老年,性功能不同程度的衰减是必然趋势,不要强颜欢悦的进行房事,要在"一乐于兴,一乐于取"的情况下进行性生活。只有媾和适宜,才能有益于身心健康。如身体感觉不适,腰膝酸软,有早泄或阳痿等疾患时可以进行适当的性功能调节干预治疗。服用一些补肾益精的药物,如中成药六味地黄丸、金匮肾气丸、还少丹、右归丸等对延缓性功能衰退和衰老具有一定的调节作用。个别中药亦可选择使用,如鹿茸具有性激素作用,淫羊藿能使精液分泌充足,海狗肾含有雄激素,紫河车含有生殖腺激素、动情素、助孕素等。上述各药均应在医生指导下服用,不仅能增强性功能而且能补肾壮骨,强身益寿。

(4)节制性欲有度。"饮食男女,人之大欲也"。每个人没有必要忌讳性欲,但也不可放纵。无论老少都的有所节制。老年人不比青壮年,一般一个月性交一次为宜。

(四)医生建议

患有慢性病的人要加强性保健措施。老年人要充分考虑自身的特点,加强身体保健措施。不论年轻人或老年人有以下疾病者需注意性生活频率。

(1)心肌梗死:发病后2个月内禁止性生活,应通过适当地康复锻炼,来逐步恢复体质,使身体各项技能都好转后再过性生活。如能够爬上2~3层楼梯而不感觉劳累,没有心慌气短或心前区不适症状。但老年人身边常备硝酸甘油、速效救心丸、丹参滴丸等急救药品以备不测。

(2)心绞痛:患者性交时出现心绞痛症状时宜用硝酸甘油或麝香保心丸来预防。

(3)高血压:应控制性生活频率和持续时间,血压很高的患者,需禁忌性交,以免发生意外,性交时若发生头痛、头晕、眼花等不适,应立即停止性交。

(4)慢性支气管炎:患者在性生活时若感觉出现呼吸困难,是因为大脑缺氧所致,应停止性交。经过康复治疗后,性功能可能会有所改善,性生活应减少或改变性生活的方式,以爱抚、亲昵为主。

(5)糖尿病:男性糖尿病患者约一半有勃起功能障碍,60~65岁的患者发生率甚至高达75%,此时要减少性爱次数,固精强身,以治疗糖尿病为主,切莫贪一时之快而损害了身体。

其他如药物养生、经络养生、心里爱好养生等就不再一一阐述了,可以参考有关养生的专业书籍。

七、体质养生

什么是体质？是什么原因造成了人们体质的差异呢？

中医学认为这是人体气血阴阳的不同造成的,体质的不同根本原因是气血阴阳虚实的变化。这一变化主要取决于先天禀赋和后天调养。特制的形成是一个缓慢而渐进的过程,形成后又相对稳定,但在一定的条件下也可以发生变化。中医学对体质的研究已经有很长的历时了。早在2000多年前的《黄帝内经》就提出了"阴阳二十五人"的说法,后世历代医家如张仲景、钱乙、刘完素、李东垣、朱丹溪、张景岳、叶天士、徐大椿、章楠等医学家对体质现象均有大量的论述,提供了丰富的认识资源。在国外,古希腊希波克拉底"体液说"创立以来,德国康德的"血质说",克瑞都麦的"体型说",俄国巴普洛夫的"高级神经类型说",日本古川竹三的"血型说"以及韩国的"四象医学"等均显示体质研究是世界医学共同的认识范畴。

为了使人的体质强健,健康长寿,我们都应该认清自己的体质,无论是治病还是养生,都要从自身的体质出发,采取不同的治疗和养生方法,否则收效甚微,甚至适得其反。

(一)平和体质:调阴和阳

平和体质主要表现为形神和谐,属于健康体质状态。此类体制的人,七情适度,属先天禀赋良好,后天调养得当的人。这是一种身体和谐,自控能力强的体质,更是一种生活状态,一个和谐生命的范本。

平和体质者,阴阳气血调和,以体态适中,面色红润,精力充沛,反应灵敏等为主要特征。表现为面色、肤色润泽,头发稠密有光泽,目光有神,鼻色明润,嗅觉敏锐,唇色红润,不易疲劳,精力充沛,耐受寒热,睡眠良好,胃纳佳,二便正常,舌质淡红,苔薄白,脉和缓有力。平素患病较少,抵抗力较强,耐寒热。而且性格随和开朗,对自然环境和社会环境适应能力较强。

养生要点:

平和体质在养生上,重在保持原有的良好习惯和生活习俗。饮食有节,起居有常,不妄作劳,就能够维护机体平衡,确保健康长寿。在药物调养方面平和质的人不必可以进补,以免破坏了平衡状态,以下药物性较平和,适当食用有利于健康体魄。如山楂、枸杞子、太子参、山药、莲子、百合、大枣、何首乌、陈皮、麦冬、茯苓、甘草、黄精等。特别提醒,不要乱进补,现代人常以西洋参、高丽参和冬虫夏草进补,但它们不是粮食,是药,是药就有三分偏性,再好的药品,用的不对,照样会害人。

(二)气虚体质:健脾补气

气是构成物质世界的最基本元素,宇宙中的一切事物都是由于运动变化而产生的。明代著名医学家张景岳在《景岳全书》中云:"夫生化之道,以气为本,天地万物,莫不由之……人之有生,全赖此气"。因为气是人的生命活动的根本和动力,宋代《圣济总录》提出:"万物壮老,由气盛衰"的观点,并认为"人之有是形也,因气而荣,因气而病"。

气的作用表现在呼吸、心跳、胃肠蠕动、血压、脏器位置的固定、营养向上输送到头面部等。故气虚的人,主要表现为气不够,力量不够,气息减轻,语声低怯,肌肉松弛,四肢乏力,懒惰疲劳,排便无力,内脏下垂,血压偏低,头晕头昏,白带多,月经淋漓不断,经血色淡。气虚体质的人还常有多汗、容易感冒等。现代人常说的亚健康状态,即时常感到疲劳乏力者属于气虚体质。

中医理论来讲气具有防御、温煦、固摄、气化作用。造成气虚的原因,一方面是饮食失调,水谷精微不充,以致气的来源不足。另一方面,由于大病或久病之后,或年老体弱以及劳累过度等,以致脏腑功能减弱,气的化生不足。

养生要点:

气虚体质者,应遵循《内经》中补气养气的养生保健原则,重点关注肺、脾、肾。饮食多吃糯米、粳米、栗子、花生、石莲子、白扁豆、山药、香菇、大枣、牛肉、鸡肉、乳鸽、鹌鹑、鲫鱼、泥鳅、鲈鱼、黄花鱼等。可选用人参、西洋参、党参、黄芪、白术、山药以及补中益气丸、归脾丸、健脾丸、资生丸、十全大补丸、人参养荣丸等补气健脾的中成药。适宜游泳、划船、打太极拳、练气功、散步、骑自行车、打羽毛球等体育锻炼,要遵循序渐进,量力而行。气虚体质者精神萎靡不振,要振奋精神,坚定信念,积极应对。慎用苦寒和食物,治愈劳逸结合,生活起居要有规律。

(三)阳虚体质:温阳补肾

阳虚体质的人怕冷、畏寒、四肢冰凉,是什么原因导致这种症状的发生呢?《内经·素问·生气通天论》云:"阳气者,若天与日,失其所则折寿而不彰"。古人把阳气比作天空与太阳的关系,如果天空没有太阳,那么,大地便是黑暗冰冷的,万物也不能生长。明代医学家张介宾说:"天之大宝,只此一丸红日;人之大宝,只此一息真阳"。阳虚体质就像红日不那么灿烂,真阳不那么温暖,生命力也不那么旺盛了。

阳虚体质以畏寒怕冷、手足不温等虚寒表现为主要特征。中医学理论认为,"阳虚则外寒",阳气作为动力火力,能保证体温,产生能量和热量。若体内阳气虚弱,体内就失去了新陈代谢的活力,不能供给能量和热量,可见畏寒喜暖,手足不温,口淡不渴,喜食热饮,饮食生冷则腹痛、腹泻或胃脘冷痛,腰膝酸痛,女性朋友还会出现月经不调,经来腹痛,性格多沉静、内向。这类体质者耐夏不耐冬,易感风、寒、湿邪,易患肥胖、痹症、水肿、腹泻等证。

养生要点:

阳虚体质的养生以温阳补肾为核心,饮食要选用温阳之品,如面粉、糯米、粳米、板栗、生姜、大葱、大蒜、韭菜、香菜、龙眼肉、荔枝、橘子、羊肉、鹿肉、狗肉、牛肉、黄鳝、虾等。药物可用鹿茸、附子、肉桂、锁阳、冬虫夏草、巴戟天、淫羊藿、肉苁蓉、补骨脂等温阳补肾药。

阳虚之人要适当进行体育锻炼,要多做有氧运动,如步行、慢跑、骑自行车、打太极拳、健身操等。阳虚之人往往情绪低落,易于悲哀,要善于调节,消除不良影响。日常生活中还要注意保暖,忌食寒凉食物、药物,避免风寒侵袭。

(四)阴虚体质:滋阴清热

阴虚体质是由于体内津液精血等阴液亏虚,以口燥咽干,手足心热等虚热表现为主要特征的体质状态。

阴是体内有形的物质,包括阴液、津液具有滋阴润燥和制约阳热的作用。就好比我们人体的"生命之泉"。健康状态下,阴阳平衡互涵,当体内阴液不足,就会出现燥热的表现:形体消瘦、皮肤干燥,如果有内热也可以见到油性皮肤,官窍失养或干涩(如:耳鸣、眼睛干涩、视物昏花、咽喉干燥、阴道干涩等)。五心烦热(常手心、脚心、口心发热而令人烦躁不宁,但体温正常)、盗汗遗精、兴奋烦躁、口干、尿少、尿黄,或大便干结,舌上少苔,脉细数。如果一个人,经常感到手脚心发热,面颊潮红,皮肤干燥,口干舌燥,易失眠,经常大便干结,那就是阴虚。这种体质的人大部分都是性格比较外向和好动的,性情比较急躁。

导致阴虚的因素很多,既有先天不足的因素,如怀孕时期母体柔弱,或母亲高龄受孕,或者早产等;也有后天失养的因素,如劳心过度,阴血暗耗,久病导致精血不足等。如过度劳累、性生活频繁,恣情纵欲,暗耗精血。外界干扰因素,如强紫外线辐射、季节性皮炎等。

1. 阴虚质特征

①形体特征:体形瘦长。

②常见表现:手足心热,平素易口燥咽干,鼻微干,口渴喜冷饮,大便干燥,舌红少津少苔。面色潮红、有烘热感,目干涩,视物花,唇红微干,皮肤偏干、易生皱纹,眩晕耳鸣,睡眠差,小便短涩,脉象细弦或数。

③心理特征:性情急躁,外向好动,活泼。

④发病倾向:平素易患有阴亏燥热的病变,或病后易表现为阴亏症状。

⑤对外界环境适应能力:平素不耐热邪、耐冬不耐夏;不耐受燥邪。

2. 食疗养生原则

阴阳是对立制约的,偏于阴虚者,由于阴不制阳而阳气易亢。肾阴是一身阴气的根本,阴虚质者应该多食一些滋补肾阴的食物,以滋阴潜阳为法。

饮食调理,可选择滋阴润燥的食品,如小米、大麦、黑芝麻、大白菜、紫菜、菠菜、豆腐、百合、莲子、白鸭肉、鲫鱼、甲鱼、泥鳅、梨、猕猴桃、柚子、甘蔗、桃子、西瓜额度那个。中草药:沙参、石斛、女贞子、熟地、白虎山茱萸、龟甲、鳖甲等。这些食品皆有滋补机体阴气的功效。饮食宜忌:阴虚火旺之人,应少吃辛辣之品。阴虚之人姜、葱、蒜、椒、韭、肉桂等辛辣之品则少食。阴虚体质的人易烦躁,除做好心理调摄外,适合多练习静功,如各种养生功、太极拳、五禽戏、八段锦、健身操、散步等。

3. 推荐食疗

(1)黄精粥(《调疾饮食辩》)

【配方】黄精 50g,粳米 100g。

【制法】黄精清水浸泡后捞出,切碎备用。粳米淘洗干净备用。黄精与粳米放入锅内,加清水,旺火烧沸后改用小火煮至粥成。

【效用】本品有补虚损,益气阴功效。适用于虚弱劳损。

本品性质滋腻,易助湿生痰,故脾虚湿困,痰湿咳嗽以及中寒便溏者不宜食用。

(2)百合鸡子黄汤(《金匮要略》)

【配料】百合 7 枚,鸡子黄 1 枚,白糖适量。

【制法】百合脱瓣,清水浸泡一宿,待白沫出,去其水。放入锅中,加清水,旺火烧沸后再改用小火煮约半小时,然后加入鸡子黄搅匀,再沸,调以白糖(或冰糖)进食。

【功用】本品有滋阴润肺,清心安神功效。适用于百合病,神情不宁,沉默少言,欲睡不能睡,欲行不能行,欲食不能食,似寒无寒,似热无热,口苦,尿黄。

(3)黄精炖猪瘦肉

【配料】黄精 30~60g,猪瘦肉 100~150g。

【制法】猪瘦肉洗净、切片,与黄精共入盅,加盖隔水炖。

【服法】作菜肴常服。

【效用】滋肾补脾,益气降脂。

(五)气郁体质:疏肝解郁

气郁就是气机郁结,情志不畅而导致的一系列气机升降失常的疾病。肝为将军之官,调节全身的气机畅通无阻,无拘无束,这叫"疏泄条达"。肝气相对不足,就比较容易气机阻滞。人体情志不舒畅,忧郁,反过来也可导致肝的气机郁结。《洪炉点雪·痰火禁忌》说:"忌忧郁,夫气贵舒而不贵郁,舒则周身畅利,郁则百脉违和。故曰喜则气缓,然缓者,固有徐和畅利之义。但不及、太过,皆能致息愆期,而况忧思郁结,宁不滞其气乎?"

1. 气郁质特征

①形体特征:形体瘦者为多。

②常见表现:此类体质的人性格内向、情绪不稳定、忧郁寡断、敏感多疑。对精神刺激适应能力较差,平素忧郁面貌,神情多烦闷不乐。

气郁体质是肝的疏泄条达功能相对不足造成的。胸胁胀满,或走窜疼痛,多伴善太息,或嗳气呃逆,或咽间有异物感,或乳房胀痛,睡眠较差,食欲减退,惊悸怔忡,健忘,痰多,大便多干,小便正常,舌淡红,苔薄白,脉象弦细。

③心理特征:这种人一般比较消瘦,经常闷闷不乐,多愁善感,胁肋胀痛,烦躁易怒,善哭,食欲不振,心慌容易失眠。

④发病倾向:易患郁症、脏燥、百合病、不寐、梅核气、惊恐等病证。

⑤对外界环境适应能力:对精神刺激适应能力较差;不喜欢阴雨天气。

2. 食疗原则

气郁质者具有气机郁结而不行的潜在倾向,甚者影响肝、心、肺、脾等脏的生理功能,肝主疏泄,调畅气机,并能促进脾胃运化。应选用具有理气解郁、调理脾胃功能的食物。

3. 饮食宜忌

宜食如大麦、荞麦、高粱、刀豆、蘑菇、豆豉、柑橘、萝卜、洋葱、苦瓜、丝瓜、菊花、玫瑰花等。

4. 食疗举例

(1)金针酸枣粉

【配料】金针菜 20g,酸枣仁 20g,远志 10g。

【制法】上三味炒至半熟,捣碎研成细粉。

【服法】睡前一次服完,10~15d 为 1 个疗程。

【功用】金针菜性平味甘,功能养血平肝、安神解忧。

(2)豉汁佛手瓜

【配料】佛手瓜 200g,豆豉 20g,红椒片 10 片、盐 5g、味精 3g。

【制法】佛手瓜去皮、洗净切薄片,豆豉用水快速冲洗;锅中加水烧沸,下入佛手瓜焯烫后捞出,锅中加油烧至八成热,下入红椒片、豆豉炒香后,再下入佛手瓜片炒熟,调入盐、味精即可。

【服法】作菜肴食用。

【效用】佛手瓜对男女因营养原因引起的不育症,尤其对男士性功能衰退有益。常食还可以提高智力。

(六)痰湿体质:祛湿化浊

痰湿体质是指痰湿凝聚,体型肥胖、腹部肥满、口黏腻、舌苔白腻厚等痰湿表现的主要体质状态。

中医学认为,体内水液代谢的主要依靠脾的运化功能来实现。当脾的运化功能长期不足,就会出现痰湿体质。痰湿可以引起许多疾病,"百病皆有痰作祟"。脾主肌肉、主肌肤、主四肢。脾虚,痰湿就容易泛溢肌肤、肌肉,因此痰湿体质很容易发胖,叫作"瘦人多火,肥人多痰"。人往高处走,水往低处流,所以湿气重的人下肢特别沉重,上楼梯的时候,双腿沉重像灌了铅的一样。

1. 痰湿质特征

①形体特征:体形肥胖、腹部肥满松软。

②常见表现:面部皮肤油脂较多,多汗且黏,胸闷,痰多。面色淡黄而暗,眼胞微浮,容易困倦,平素舌体胖大,舌苔白腻,口黏腻或甜,身重不爽,脉滑,喜食肥甘甜腻,大便正

常或不实,小便不多或微混。还有白带多、下肢经常肿胀等。心宽体胖是这类人的最大特点,腹部松软肥胖,皮肤出油,汗多,眼睛浮肿,容易困倦,性格温和稳重,善于忍耐。

③心理特征:性格偏温和稳重恭谦、和达、多善于忍耐。

④发病倾向:易患消渴、中风、胸痹等病证。其他如腰痛、脂肪瘤、眩晕、颈椎病、高血压、糖尿病、单纯性肥胖、带下症、不孕症、月经不调等疾病有一部分就属于中医学之痰湿范畴。

⑤对外界环境适应能力:对梅雨季节及湿环境适应能力差。

2. 痰湿体质食疗养生原则

肺主通调水道,脾主运化水液,肾为主水之脏,津液的运行、输布和代谢与肺脾肾三脏的关系最为密切。痰湿质之人在饮食上,既要科学合理摄取饮食,又要充分注意饮食禁忌。一般而言,饮食宜清淡,应适当多摄取能够宣肺、健脾、益肾、化湿、通利三焦的食物。体形肥胖的痰湿质人,应少吃肥甘油腻之品。

3. 饮食宜忌

常用的食物可选用如冬瓜、白萝卜、紫菜、海蜇、燕麦、荷叶、山楂、赤小豆、薏苡仁、白扁豆、枇杷、白果、大枣等。中药:调理可选择:茯苓、薏米、扁豆、白果、荷叶、藿香、佩兰、苍术、木香、决明子等。还应长期坚持加强体育锻炼、散步、慢跑、打球、游泳、练八段锦、五禽戏、保健操、长寿功等。

痰湿体质多形体肥胖,身重倦怠,应培养广泛的兴趣爱好,参加社会活动,不宜懒惰,坚定意志,坚持运动、忌口,少吃肥甘厚味油腻之品,不宜居住潮湿环境中。

4. 推荐食疗

(1)三七首乌粥

【配伍】三七 5g,何首乌 30~60g,大米 100g,红枣 2 枚,白糖适量。

【制法】将三七、何首乌洗净,放入砂锅内煎取浓汁。将大米、红枣、白糖放入砂锅中,加水适量,先煮成稀粥,然后放入三七首乌汁,轻轻搅匀,文火烧至翻滚,见粥汤黏稠停火,盖紧焖 5 分钟即可。

【服法】供早、晚餐服食。

【功用】益肾养肝,补血活血,降血脂,抗衰老。适用于老年性高血脂、血管硬化、大便干燥及头发早白、神经衰弱等。

(2)黑木耳烩豆腐

【配料】豆腐 200g,黑木耳 25g,素油 25g,清汤 200g,精盐 4g,湿淀粉 15g,味精 1g。

【制法】黑木耳泡发洗净,豆腐切成丁,放入开水锅中,烧沸后捞起,沥尽水分。旺火烧锅,放入素油,烧热熬熟后投入黑木耳,煸炒几下,放入精盐,舀入清汤,烧沸后用湿淀粉勾上稀芡,倒入豆腐,沸后调味即可。

【服法】作菜肴食用。

【效用】活血降脂。

(3)苡仁饮

【配料】荷叶 10g,炒薏苡仁 30g。

【制法】上料洗净入锅,加水共煮汤。

【服法】代茶饮。

【效用】本方可利水渗湿,清热排脓,化痰降脂。

(七)湿热体质:清热除湿

湿热是指体内湿邪和热邪相互蕴结在一起而形成的致病因素。湿热体质通常是由于各种先后天因素导致的肝胆、脾胃功能相对不畅通,肝胆气机郁结化热,脾胃积滞化湿,湿热熏蒸形成的。

1. 湿热质特征

①形体特征:形体偏胖或苍瘦。

②常见表现:临床以面垢油光,口苦舌苔白腻为主要特征的体质状态。

体偏胖或苍瘦,心烦懈怠,眼睛红赤,大便燥结,或黏滞,小便短赤,男易阴囊潮湿,女易带下增多,脉象多见滑数。湿热体质通常是由于各种先后天因素导致的肝胆、脾胃功能相对不畅通,肝胆气机郁结化热,脾胃积滞化湿,湿热熏蒸形成的。此型体质形成于先天禀赋或久居湿地。

③心理特征:性格多急躁易怒。

④发病倾向:易生痤疮、黄疸、热淋、鼻衄、带下病等病证。

⑤对外界环境适应能力:对湿环境或气温偏高,尤其夏末秋初,湿热交蒸气候较难适应。

2. 湿热体质食疗养生原则

湿热质是以湿热内蕴为主要特征的体质状态。宜食用清利化湿的食品。如薏苡仁、莲子、绿豆、冬瓜、苦瓜、鸭肉、鲫鱼等。根据辨证可选用黄连、黄柏、黄芩、龙胆草、苦参、白鲜皮、白头翁、车前子、石韦、萹蓄、瞿麦等。运动调理,可选择游泳、爬山、中长跑、练武术、气功等。性格易冲动,要注意心理辅导,克制情绪,平衡心态。不宜暴饮暴食、酗酒、食用辛辣之品、居住潮湿之地。

3. 饮食宜忌

宜食:薏苡仁、莲子茯苓、红小豆、蚕豆、绿豆、鸭肉、鲫鱼、冬瓜、丝瓜、葫芦、苦瓜、黄瓜、西瓜、白菜、芹菜、卷心菜、莲藕、空心菜等。体质内热较盛者,禁忌辛辣燥烈、大热大补的食物,如辣椒、生姜、大葱、大蒜等;又如狗肉、鹿肉、牛肉、羊肉、酒等。

4. 食疗举例

(1)雪羹汤

【配料】连皮荸荠360g,海蜇头120g。

【制法】先将海蜇头充分浸泡去除盐分,与洗净的荸荠共煮汤。

【服法】佐餐食用。

【效用】养阴润燥,清肺化痰。

(2)田鸡煲冬瓜

【配料】冬瓜900g,田鸡600g,生姜1片,冬菇25g。

【制法】冬瓜去瓤洗净,切厚块。田鸡洗净斩段,用少许姜汁腌10分钟,用凉水涮过。冬菇浸软去蒂擦干水。把适量水煮沸,放入冬瓜、田鸡、姜,煮沸后,以慢火煲40分钟,下冬菇再煲15分钟,加盐调味即成。

【服法】佐餐食。

【效用】田鸡有清热泻火、解毒养阴之效;冬瓜可清热利尿。

(八)瘀血体质:活血化瘀

血瘀体质是指血行不畅,以肤色黯淡、舌质紫黯等血瘀表现为主要特征的体质状态。瘀血,中医学称为"蓄血",即指血液运行不畅,或体内离经之血未能消散。主要是由于气虚、气滞、血寒等原因,使血行不畅而凝滞,或因外伤及其他原因造成内出血,不能及时消散或排出,即可形成瘀血体质。

1. 瘀血质特征

①形体特征:瘦人居多。

②常见表现:平素面色晦暗,皮肤偏暗或色素沉着,容易出现瘀斑、易患疼痛,口唇暗淡或紫,舌质暗有点、片状瘀斑,舌下静脉曲张,脉象细涩或结代。眼眶暗黑,鼻部暗滞,发易脱落,肌肤干,女性多见痛经、闭经、或经血中多凝血块、或经色紫黑有块、崩漏、或有出血倾向、吐血。

③心理特征:性格心情易烦,急躁健忘。

④发病倾向:易患出血、癥瘕、中风、胸痹等病。中医有一句话"痛则不通,不通则痛"。如因血脉瘀阻不通,容易产生各种以疼痛为主要表现的疾病,而且疼痛较为持久、位置固定,刺痛、憋痛,常常出现身体疼痛,偏头痛、胃痛、胸痛、痹症等。而且疼痛聚集、瘀滞时间久了还会产生包块,比如全身各种良性肿瘤,妇女子宫肌瘤,前列腺增生。

⑤对外界环境适应能力:不耐受风邪、寒邪。

2. 瘀血体质食疗养生原则

瘀血质者具有血行不畅甚或瘀血内阻之虞,应选用具有活血化瘀功效的食物。对非饮酒禁忌者,适量饮用葡萄酒,对促进血液循行有益。

3. 饮食宜忌

宜食,如黑豆、黄豆、山楂、香菇、茄子、油菜、羊血、杞果、番木瓜、红糖、黄酒、葡萄酒、白酒等。

4. 推荐食疗:红花酒(《金匮要略》)

【组成】红花 100g,60°白酒 400ml。

【制作】红花放入细口瓶中,加入白酒,浸泡 1 周,每日振摇 1 次。

【服法】每次 10~20ml,每日 2 次。

【功效】活血化瘀。

【应用】适用于妇女血虚、血瘀性痛经等。

【注意】本品孕妇不宜服用

(九)特殊体质:特殊对待

特殊体质也叫特禀体质,是先天禀赋失常,以生理缺陷、过敏反应等为主要特征的体质状态。如果在某一方面,比如对花粉或某些食物过敏等,在中医学上被称为特禀体质,多是遗传所致。特禀体质就是一类体质特殊的人群。有的即使不感冒也经常流清涕、打喷嚏、鼻塞,容易患哮喘,容易对食物、药物、气味、花粉、季节过敏,有的皮肤容易气荨麻疹,皮肤常因感冒出现紫红色瘀点、瘀斑,皮肤常一拭就红,并出现抓痕。

第三节　中医养生精粹

2009 年 6 月由人力资源和社会保障部、原卫生部、国家中医药管理局在京联合了首届表彰了首批 30 位"国医大师"。这 30 位从事中医临床工作的老专家获得了"国医大师"的荣誉称号。这是新中国成立以来,我国行政部门第一次在全国范围内评选的国家级中医大师。此后在 2014 年 11 月由人力资源社会保障部、国家卫生计生委、国家中医药局评选出第二届 30 位"国医大师"。与首届相比,本届当选的国医大师呈现以下几个特点。地域分布更加广泛,覆盖 22 个省(区、市),增加了 8 个省份。平均年龄有所下降,首届国医大师平均年龄为 85 岁,本届平均年龄 80 岁,江苏干祖望教授年龄最大 102 岁,西藏占堆教授最年轻 68 岁。当选者能有更多的精力和时间,保证临床、科研、教学和传承等工作的开展。从事专业更为广泛合理,不仅有内科、外科、针灸等专业,还增加中药专家和维医专家。四川的刘敏如教授成为第一位女国医大师。

一、孙思邈养生秘笈

141 岁药王孙思邈的 13 个简单易行的养生秘笈。药王孙思邈在西魏时代出生,相传活到 141 岁才仙逝,其长寿心得必有过人之处。但事实上幼时的孙思邈体弱多病,因病学医, 总结了唐代以前的临床经验和医学理论, 编成两部医学巨著——《千金药方》和《千金翼方》。孙思邈在《千金方》中记载了行为方式不仅是疾病的起因,也是疾病复发的原因:"不减滋味,不戒嗜欲,不节喜怒,病已而可复作。"孙氏记载消渴能够治愈,而复发的第一原因是"不减滋味"。这就是调味品、下饭菜不要掩盖了五谷的气味。这样的养生主张可见于更早的文献:"肉虽多,不使胜食气"(《论语·乡党》)。孙氏的主张又与《黄帝内经·奇病论》相统一:"此肥美之所发也。"孙思邈的养生之法相信会对您有所裨益。

1. 头常摇:双手叉腰,闭目,垂下头,缓缓向右扭动,直至复原位为一次,共做 6 次。反方向重复。这动作经常做可以令头脑灵活,注意要慢慢做,否则会头晕。

2. 发常梳:将手掌互搓 36 下令掌心发热,然后由前额开始扫上去,经后脑扫回颈部。早晚各做 10 次。头部有很多重要的穴位,经常"梳发",可以防止头痛、耳鸣、白发和脱发。

3. 目常运:合眼,然后用力睁开眼,眼珠打圈,望向左、上、右、下四方;再合眼,用力睁开眼,眼珠打圈,望向右、上、左、下四方。重复 3 次。有助于眼睛保健,纠正近视。

4. 耳常鼓:手掌掩双耳,用力向内压,放手,应该有"噗"的一声。重复做 10 下;双手掩耳,将耳朵反折,双手食指扣住中指,以食指用力弹后脑风池穴 10 下。每天临睡前后做,可以增强记忆和听觉。

5. 齿常叩:口微微合上,上下排牙齿互叩,无须太用力,但牙齿互叩时须发出声响,做36下。可以通上下颚经络,保持头脑清醒,加强肠胃吸收,防止蛀牙和牙骨退化。

6. 漱玉津:①口微微合上,将舌头伸出牙齿外,由上面开始,向左慢慢转动,一共 12

圈,然后将口水吞下去。之后再由上面开始,反方向做 12 圈。②口微微合上,这次舌头不在牙齿外边,而在口腔里,围绕上下颚转动。左转 12 圈后吞口水,然后再反方向做一次。吞口水时尽量想象将口水带到下丹田。从现代科学角度分析,唾液含有大量酵素,能调和荷尔蒙分泌,因此可以强健肠胃。

7. 面常洗:搓手 36 下,暖手以后上下扫面,暖手后双手同时向外圈。这动作经常做,可以令脸色红润有光泽,同时不会有皱纹。

8. 腰常摆:身体和双手有韵律地摆动。当身体扭向左时,右手在前,左手在后,在前的右手轻轻拍打小腹,在后的左手轻轻拍打“命门”穴位,反方向重复。最少做 50 下,做够 100 下更好。可以强化肠胃、固肾气、防止消化不良、胃痛、腰痛。

9. 腹常揉:搓手 36 下,手暖后两手交叉,围绕肚脐顺时针方向揉。揉的范围由小到大,做 36 下。可以帮助消化、吸收、消除腹部鼓胀。

10. 摄谷道(即提肛):吸气时,将肛门的肌肉收紧。闭气,维持数秒,直至不能忍受,然后呼气放松。无论何时都可以练习。最好是每天早晚各做 20~30 次。相传这动作是十全老人乾隆最得意的养生功法。

11. 膝常扭:双脚并排,膝部紧贴,人微微下蹲,双手按膝,向左右扭动,各做 20 下。可以强化膝关节,所谓“人老腿先老、肾亏膝先软”,要延年益寿,应由双腿做起。

12. 脚常搓:右手擦左脚,左手擦右脚。由脚跟向上至脚趾,再向下擦回脚跟为一下,共做 36 下;两手大拇指轮流擦脚心涌泉穴,共做 100 下。脚底集中了全身器官的反射区,经常搓脚可以强化各器官,治失眠,降血压,消除头痛。

13. 常散步:挺直胸膛,轻松地散步。最好心无杂念,尽情欣赏沿途景色。民间有个说法,“饭后走一走,活到九十九”。虽然有点夸张,不过,散步确实是有益的运动。

二、陆游的养生之道

陆游是南宋的爱国诗人,生于 1125 年,卒于宁宗嘉定二年,享年八十五岁。当时人们的寿命不长,陆游祖辈三代没人活至六十岁。“人生七十古来稀”,陆游算得上高寿之人了。他晚年仍耳聪目明,身体硬朗,行走自如。陆游养生有何秘诀呢?

(一)乐观养生

陆游看透世事,不患得患失,凡事想得开,不怨天尤人,不悲观失望,豁达与大度。陆游年轻时热血沸腾,二十岁那年写下了气壮山河的诗篇:“上马击狂胡,下马草军书。”陆游三十岁参加礼部考试,名居第一,由于政见不同而遭投降派秦桧打击,被革除了名字。虽然壮志未酬,但陆游毫不消沉,他苦读兵书,孜孜不倦地习武……乡居的日子艰难恶劣,可是陆游笑傲苍天,沉吟道:“昨夜风掀屋,今朝雨淋墙。虽知柴米贵,不废野歌长。”狂风掀翻了屋顶的瓦片,雨水淋湿了整个墙壁,加之要为柴米油盐奔忙,但它阻挡不了陆游的诗兴,于是放开喉咙继续朗诵……

(二)运动养生

陆游是爬山爱好者。他著有《饭三折铺在乱山中》一诗:“平生爱山每自叹,举世但觉山可玩。皇天怜之足其愿,著在荒山更何怨。南穷闽粤西蜀汉,马蹄几历天下半。山横水掩路欲断,崔嵬可陟流可乱。春风桃李方漫漫,飞栈凌空又奇观。但令身健能强饭,万里只作游山看。"

陆游对蹴鞠情有独钟。"少年骑马入咸阳,鹘似身轻蝶似狂。蹴鞠场边万人看,秋千旗下一春忙。"(《晚春感事》)

陆游还喜爱下棋。他在《初春遣兴》中云:"悠然笑向山僧说,又得浮生一局棋。"如果白天没时间下棋,陆游就挑灯夜战:"笕水晨浇药,灯窗夜覆棋。"(《杜门》)

(三)劳作养生

陆游《小园》诗云:"小园烟草接邻家,桑柘阴阴一径斜。卧读陶诗未终卷,又乘微雨去锄瓜。""村南村北鹁鸪声,水刺新秧漫漫平。行遍天涯千万里,却从邻父学春耕。"

陆游常做家务活。他的《扫地诗》很有趣:"一帚常在旁,有暇即扫地。既省得堂奴,亦以平血气。按摩与导引,虽善亦多事。不如扫地去,延年直差易。"

陆游喜爱养花。他有诗赞之:"芳兰移取偏林中,余地何妨种玉簪。更乞两丛香百合,老翁七十尚童心。"

(四)素食养生

陆游主张素食为主,他在《杂感》中写道:"肉食养老人,古虽有是说。修身以待终,何至陷饕餮。晨烹山蔬美,午漱石泉洁。岂役七尺躯,事此肤寸舌。"《素饭》诗云:"放翁年来不肉食,盘箸未免犹豪奢。松桂软炊玉粒饭,醯酱自临银色茄。"陆游吃得最多的是白菜、芥菜、芹菜、竹笋、韭菜、茄子、荠菜和豆腐。

(五)粥食养生

陆游在《食粥》诗中说:"世人个个学长年,不悟长年在眼前。我得宛丘平易法,只将食粥致神仙。"他在《薄粥》中告诫老年人,由于消化能力差,常喝稀粥对健康有利:"薄粥支吾未死身,饥肠且免转年轮。"

(六)钓鱼养生

陆游把钓鱼当作人生的一大乐事。陆游写钓鱼的诗句很多,"春耕秋钓旧家风"、"息倦登耕垅,乘闲弄钓舟。""观书方坐石,把钓又登舟。""四风沙际矫轻鸥,落日桥边系钓舟。"他不仅白天垂钓,有月光的夜晚仍兴致盎然。"睡倦但欲依书几,坐久还思弄钓舟。"陆游在《闲中偶题》诗中云:"花底消歌春载酒,江边明月夜投竿。"陆游钓鱼如醉如痴,即使病了,也"羁怀病思正厌厌,诗卷鱼竿信手拈";"病起重来理钓丝"。陆游"八十溪头把钓竿",晚年仍不忘垂钓。

(七)洗脚养生

陆游写了一首脍炙人口的《洗脚诗》:"老人不复事农桑,点数鸡豚亦未忘。洗脚上床真一快,稚孙渐长鲜烧汤。"陆游对家人说:"春天洗脚,升阳固脱;夏天洗脚,暑热可却;秋天洗脚,肺润肠濡;冬天洗脚,丹田湿灼。"睡前洗脚刺激穴位,可以舒经活络,保持气血畅通,增强人体的免疫力,达到延年益寿的功效。

三、从苏轼梳头养生谈初春保健

北宋年间的大文学家苏轼,一生坎坷,特别是当年被贬到广东惠州边远地区后,由于严重的精神创伤和生活骤变,使他形态憔悴,陡见衰老,未满60岁已须发变白、牙根动摇、老态龙钟了。为了健身,他接受一位名医劝告,坚持早晚梳头三四百遍。仅半年多时间,就逐渐从精神压抑和体能衰弱中恢复过来,身健心朗,面色红润,前后判若两人。因此,他在诗中写道:"羽虫见月争翩翩,我亦散发虚明轩。千梳冷快肌骨醒,风露气入霜蓬根。"大意是:在皎洁的月光下,秋虫翩翩起舞,我站在空旷的轩阁上,散开长发频频梳理,梳得头脑清醒,筋骨越来越强健,头发也长得更茂密。

(一)发宜常梳有道理

中医学认为经络是运行气血、联系脏腑和体表及全身各部的通道,是人体功能的调控系统,遍布人的全身。

头为"诸阳所会,与百脉相通"。《黄帝内经》称:"头者,精明之府";"五脏六腑之精气皆上注于头面"。在人的头顶上布有百会、四神聪、上星,两鬓有太阳、率谷,枕部有风池、哑门、玉枕、翳风,额前有印堂等数十个穴位。用梳子梳头,梳齿在头皮上来回刮动,可使头部众多穴位和经络受到反复摩擦和刺激,能有效地疏通气血,起到滋养和坚固头发、健脑聪耳、散风明目、防治头痛等效果。早在隋朝,名医巢元方就明确指出,梳头有通畅血脉、祛风散湿、使发不白的作用。《针灸甲乙经》《灵枢·热病》《素问·气穴论》等重要古代医学文献还介绍说:如果长期按摩或刺激百会、风池、玉枕、哑门诸穴,能医治中风、耳鸣、梦游、头疼、头晕、腰背酸痛、神经衰弱、失声耳聋、性功能衰退等疑难杂症。

现代医学研究证明:经常梳头能加强对头皮的适度摩擦和刺激,会在局部产生生物电感应,能改善头部血液循环和颅内供氧情况,促进组织细胞的新陈代谢,不仅使头发得到滋养、柔软亮泽、不易脱落,而且能增强记忆力、聪耳明目、缓解头痛、预防感冒等。

(二)常梳头强身祛病

三国魏末时期的玄学家嵇康在《养生论》则说:"春三月,每朝梳头一二百下。"也就是告诉人们,在春季三个月里,每天清晨起来,应养成梳理头发的习惯,有利健体养生。为什么要特别强调春天梳头?这是因为,春天是大自然阳气萌生、升发的季节,人体的阳气也顺应自然,有向上向外升发的特点,表现为毛孔逐渐张开,循环系统功能加强,机体新陈代谢旺盛,组织骨骼生长迅速。

勤于梳头,大家每天可以通过以下两个时间来完成梳头健身:

1. 在劳作一天之后,尤其是每晚睡眠之前,利用5~10分钟,梳一梳头,既可放松神经、消除疲劳,又能安然入睡、使大脑得到充分休息;

2. 在早晨起床后,同样用5~10分钟,梳一梳头,既可使精神焕发,又能以轻松愉悦的心情投入到新一天的生活、工作和学习中去。

四、禤国维:养生有道,方法多样

第二届国医大师禤国维今年79岁,依旧保持一周出六天门诊。禤教授为何能有这样旺盛的精力,禤老自有他的养生之道。

(一)生活规律,心态平和

作息规律:禤老特别提醒,睡眠要充足,不要熬夜。禤老多年坚持每天睡6h左右。他说,熬夜会对身体造成多种损害,最典型的就是易疲劳,导致人体免疫力下降。另外,晚上11时到凌晨3时是美容的黄金时间,也是人体肝经、胆经运行的时段。如果这两个器官没有获得充分的休息,就会表现在皮肤上,容易出现粗糙、脸色偏黄、黑斑、青春痘等问题。

坚持锻炼:没有特别的食养、药养,褚老每天坚持早晨上班提前出门,等车的时候也不闲着,慢步走一走,活动一下手脚。褚老说,现在工作日程安排比较满,假若晚上没有特殊的安排,他一般就选择在家附近散步,以慢步走为主。如果遇到刮风下雨等恶劣天气,就改为在室内慢步走半小时到一小时。

心态平和:性格随和的他平时总是乐呵呵的。褚老对记者说,虽然工作紧张,但他有颗年轻的心,总是尽自己所能多做些工作。

(二)养生有道,方法多样

喝水有法:褚老一般不喝酒,也不专门讲究喝茶,但他有一套自己喝水的方法。他建议大家,早晨起来先喝一杯水,然后活动一下再去吃早餐;晚上喝下半杯水后,再去睡觉。早起一杯水,可以涤荡肠胃,促进胃肠活动,增进消化功能;睡前半杯水,可以补充睡眠时丢失的水分,特别是对有脑梗死或心肌梗死病史的人,一定要睡前喝半杯水,以防缺水再次引起脑梗死或心肌梗死的危险。

穴位按摩:褚老说,保持良好的脾胃功能,就要保持胃肠道的通畅,养成良好的排便习惯,及时把存在体内的代谢废物排净。褚老睡前经常会按一按足三里、内关等穴位,在调理脾胃、补中益气的同时,也可宁心安神、理气止痛。褚老有过敏性鼻炎的病史,每当休息不好或空气不好时便容易发作。因此,他会经常按按迎香穴,以减少鼻炎发作的次数,也能缓解发作时的不适。

清水护肤:"要想颜如玉,只用清水洗",这是褚老的养肤、护肤秘诀。在他眼中,清水甚至自来水,就是最好的化妆品。皮肤较脏时,可适当用些肥皂、洗面奶。褚老是治疗皮肤病的大家,他建议,对于患有皮肤病的患者,在常规诊疗过程中,配合食疗也是非常有用。如痤疮、脂溢性皮炎中医辨证属肾阴亏虚、相火过旺者,可用女贞子、旱莲草煲泥鳅来吃;皮肤干燥中医辨证属于阴虚风燥者,可用沙参、麦冬、玉竹煲猪皮来吃。

(三)年龄不同,养生各异

褚老认为,养生不仅要分男女,而且也要分年龄段进行。

从儿童期开始就要注意养生,小孩多属稚阴稚阳之体,易虚易实,易寒易热,太过寒凉及太过补益的食物都不宜给儿童食用。如人参有很好的补益作用,但过早吃太多人参,易促使儿童早熟,反而有害健康。儿童应多食易消化、清淡的食物。另外,孩子的机体发育不完善,不要给他们太大的精神压力,日常生活对孩子的态度一定要柔和。

青年期则是人体生长发育较快的时期,一定要注意补充营养。但褚老特别提醒大家,过度燥热的食物应慎食。人处青年时期,脾气容易暴躁,应食用一些清淡而富含营养的食物,身体发育会更好一些,各个脏器的倾注也会好一些。

中年以后,人在事业、家庭等方面承受的压力很大,要有良好的居住环境,和谐的人际关系,这样利于身心健康,也能促进事业有所成就。

到老年,要根据不同体质、不同情况配以相对较好的环境,但不要过于养尊处优,应有适当的劳动、思维、娱乐,防止老年痴呆的发生。还可多用一些健脑、活血化瘀的食物或药物,以减少老年痴呆发生的可能。

五、李今庸：读书养心修德

李今庸一生生活简朴，饮食顺精粗，衣服随美恶，无厌无求，唯以购书、读书习以成癖。他常说，读书可养心修德，一读书什么烦恼都没有了。

他的书斋名曰"莲花书屋"，意出周敦颐《爱莲说》，莲"出污泥而不染，濯清涟而不妖"。走进他的书房，如入芝兰之室，墨香扑鼻而来。除了浩瀚书海，满墙都是他自己书写的诗词，笔触浑厚而有力，或励志，或修身养性。其中一幅尤为醒目，"书，善读之，可以医愚"，可见他认为读书的重要性。

1975 年，他去湖北蕲春讲课，时值隆冬，大雪纷飞，异常寒冷，而他仍然穿着一件非常陈旧的棉袄，碎絮不时从袖筒中脱出，他就将碎絮捻一捻，再塞进袖筒。一日三餐，常常只啃三个馒头，虽然生活艰苦，但他以教书、读书为乐，真可谓"美其食，任其服"。

李今庸读书从 7 岁开始，入私塾跟随老师学习《论语》、《孟子》、《大学》、《中庸》、《礼记》等儒家经典著作，其后跟随父亲研读《黄帝内经》、《针灸甲乙经》等中医经典著作，以及《雷公药性赋》、《时方歌括》、《伤寒方歌括》、《医宗金鉴》等医书，同时还阅读了《毛诗》、《周易》、《书经》等古书，受到了传统文化的熏陶。

直到现在，他的床头仍然放有一些古籍，每天读一读，方可安心。每天还要花三到五小时，用于看报刊，并将一些有益的内容剪辑下来制作成知识卡片，从不间断。李今庸不仅自己读书，还经常鼓励他的女儿、弟子、同事勤读书。20 世纪 70 年代在湖北中医学院工作时，他即要求教师养成"读书习惯和写作习惯"，并在教研室创建了图书资料室，收藏各类图书 800 余册。

由于嗜好读书写作，勤于思考，如今 90 岁的他依然精神矍铄，步履稳健，头脑灵活，思维清晰，他笑称这就是自己的养生之道。

此外，他还养成饮食有节、起居有常的好习惯。他从不挑食，最喜欢吃的食物是油炸花生米。每天再忙，也要坚持晚上十点之前睡觉。

李今庸常以《孟子》的"养心莫善于寡欲"警醒自己，做到名利上的无欲无求，用仁义礼智信的标准作为自己的思想及行为准则。他外表严肃，但为人乐观豁达，清正廉洁。

有一年，李今庸到缝纫店制作衣服，师傅给他量尺寸后，记述体征为："背驼，胸凹，肚大。"他还以此写诗自我解嘲说："背驼胸凹心尚正，耳聩目瞀神未昏。肚大难容奸邪事，势利场合懒钻营。笃守岐黄性鲁钝，半生舌耕在医林。肩作阶梯扶人上，锦衣从未入方寸。"

20 世纪 80 年代，湖北中医学院曾多次请他出任干部甚至院级领导，他均予婉拒。他对金钱有一个辩证的看法："没有钱，寸步难行；钱太多也是祸根。"所以他坚持的原则是，在政策范围内，归他所得的即取之，不归他所得的则毫厘不拿，正如李时珍一样："李公纷纷，乐道遗荣。"

他曾在一首诗中写道："人奉赵公明，我志独清贫。"正因为如此，他没有成为金钱的奴隶，从不开大处方，从不用名贵药，仁心仁术，才可以成为今之国医大师。

六、102 岁干祖望养生十字妙法

第二届国医大师干祖望今年 102 岁了,干老养生有道,八十多岁时能大气不喘地爬 16 层楼去病房诊病查房, 能连续站立三小时做学术报告;九十多岁时能为患者疗伤诊病,步行数里;年近百岁还能看书读报、撰写文章;干老百岁生日时,依然神清气爽,思路清晰,讲话声音洪亮。这些都与干老的养生之法有关,我们一起听听他总结的养生方法吧。

(一)修心养生十字妙法

1. 笑:笑是保健养生的第一法宝。俗话有"一笑解千愁"之说。诗人陆游也说过"一笑失百忧","一笑解容衰"。

2. 叫:老人最忌孤独和内向。 杜甫的诗"痴儿不知父子礼,叫怒索饭啼东门。"父亲不给儿子吃饭,儿子可以在门口大叫大闹。反过来儿女不赡养老人,老人也可主动表达。主动宣泄,能令郁气一泄而光。干老年轻时是有名的票友,年老时说话仍中气十足,与好叫好唱不无关系。

3. 钓:狭义的钓,仅仅指有益趣的钓鱼,钓鱼能养心、养性。广义的则一切有益于老人身心的活动都属"钓"的一类,如诗书棋画之类。干老说就拿狭义的钓鱼来讲,东汉隐士严子陵,垂钓于富春江,至今留下了严陵濑和钓鱼台。周姜子牙垂钓于渭水河边,在 80 岁那年还钓到一个丞相的大官。而且这两个以钓鱼出名的人,都享有高龄遐寿。

4. 俏:老来俏。老年人的衣着应该花俏而高雅一些。《战国策·齐》载:邹忌修八尺有余,而形貌昳丽。朝服衣冠,窥镜,谓其妻曰:"我孰与城北徐公美?"纵然邹老头身长貌秀,但没有"朝服衣冠"这身漂亮的衣服也不会太美的。邹老头穿了漂亮的衣着,当然要照照镜子,一照之下,竟是顾影自怜,怪不得唤他老伴来对美评价了。现在 21 世纪新时代的老人,更应该穿好。事实证明,年老而衣着花俏一些,非但精神上可以返老,而且形态外貌上也能还童。

5. 掉:即掉价,而且还要自己及时地掉价。人嘛,本来就是"人老珠黄不值钱",坦然承认自己是已黄之珠,即可心平气和地掉价。不要一味追忆怀念当年的一呼百诺,出入小汽车,抑郁于现在的"门庭冷落故人稀"。如若还端着昔日的架子,死活不肯掉价,心情怎会畅快,又何来保健养生可言。

6. 充:充实的内心世界。诚如《孟子·尽心下》所谓:"充实之谓美,充实而有光辉之谓大。"精神生活富足,自然内心愉悦,心灵强大。

7. 空:一切欲望要空。也就是包括享受在内的一切欲望与要求要空,向佛教的"五蕴皆空"靠拢,什么都不想、不要。在欲望上空了,反过来,内心上更充实了。

8. 聋:就是塞耳不闻天下事。战国时的慎到,早就教人养生之道中的一个聋字,谓:"不瞽不聋,难作阿公。"就是说你想做一个长寿的阿公,必须装聋作哑。

9. 雄:英雄气概之谓。我们保健养生所需要的是在心灵上"恬淡无烦",绝对不是精神上"萎靡不振"。还是要雄才不减、雄姿永驻、雄风长在。否则的话,尽管锦衣华服,恐怕也俏不起来。

10. 通:就是要想得开,想得通。把所有事物,如什么冤屈之感都要想开些,这叫"通真达灵"。小事情视而不见,则什么麻烦也没有,这叫"通权达变"。任何再难不过的事,只要你想得通,即可"天堑变通途",也就是"通衢广陌"了。如用我们中医行话来说,叫"通则不痛,不通则痛"。

(二)澄清养生四大误区

重视"不足",不见"有余"。

不足或有余,都是失去平衡。在物则倾,在人则病。应补其不足,去其有余,使之平衡。人们在养生之道方面,总认为"不足"是首位,因此常常"补其有余"而造成火上浇油的反作用。

将养生误为滋补:许多人把"滋补"与"养生"作为同义词,这是十分危险的。小虚大补,不虚进补的盲补不可取。

过分强调休息:有人认为"休息有益,操劳有害。"其实过度的或不恰当的劳或逸,都是有害的。"流水不腐,户枢不蠹",身勤则强,逸则病。

强调尽兴而损健康:适当的兴致对人的心身有好处,但过分"尽"则物极必反,如过喜伤心。宜少情欲,节声色,薄滋味。

七、路志正:亘古颐养生命不息

路志正,男,1920 年出生,字子端,号行健,河北藁城县人。中国中医科学院资深研究员、主任医师、教授、博士研究生导师,《世界中西医结合杂志》主编,享受国务院政府特殊津贴。曾任全国政协第六、七、八届委员,2008 年被评为国家级非物质文化遗产传统医药项目代表性传承人,2009 年被评为国医大师。

从古至今,人们对生命的追逐未曾停息。从祭祀膜拜到不老仙丹,从饮食起居到药食相承,人们通过各种方法颐养生命、增强体质,预防疾病,渴望益寿延年。然庄子《养生主》云:"吾生也有涯,而知也无涯。以有涯随无涯,殆已!"其间道出的不仅仅是做学问的规则,更点出了养生的道理。在面对信息飞速传递、知识铺天盖地的时代,如何选择有益的养生知识,寻找出真正的养生黄金准则,成为困惑众人的问题。盲目追逐漫无边际的信息,效法不得,终陷入枉然。路志正的养生医话概括为两点:

(一)人本自然

《说文》曰:"人,天地之性最贵者也。"天地之间的万物生灵,都得到天地之气而成形,禀天地之道而成性,人也不例外。在自然进化史中,人与自然的不断调适相生,最终形成了我们现在的生存状态,所以我们说:人本自然。治病与养生都离不开这个最基本的原则。

如今每年都会出现几十种新病种和旧疾病的新亚种,国家食品药品监督管理局审批通过的新药每年也有很多种,但是依然不能跟上疾病变化的速度。而中医以"辨证论治"为核心,千百年来辨证施治,挽救众人。而这,正是从人体自身入手,以防治疾病、延续生命。

几年前,有一个小孩子持续发烧,各项检查都难以诊断疾病,使用了大量的抗生素,症状也不能缓解,而我仅用了三剂以健脾祛湿为主的方药,高烧便退了。在诊病中,我更加重视的是自然状态下人体的内环境。这个孩子从小饮食偏嗜,贪食冷饮,脾阳受损,湿气瘀积体内,加之冬季风寒外邪,最终导致高热不断。如果从西医学的角度来看,孩子当时还是有细菌感染的,但内环境不改变,仅仅使用抗生素,仅能取一时之效,难以完全控制疾病的发生和发展。

我们也常看到,有经验的农民常在橘园行间种植一些藿香蓟,能够防止螨虫害。这并不是因为藿香蓟能杀死害螨,而是因为藿香蓟能为螨虫的天敌长期提供食料和生息场所,增加橘园害螨天敌的数量,从而控制螨虫为害。

《黄帝内经》说:"无问其病,以平为期",也是告诉我们需要关注人体小环境的阴阳平衡,以及这个小环境与自然界大环境之间和谐的重要性。

(二)贵在坚持

说起我年过九旬,依旧身体健康、精神矍铄,这也得益于我自己一直坚持的一套养生方法。比如说,每天早晨我会梳头,左边鬓角、右边鬓角,各梳五十下;头顶和后枕,也是五十下。"头为诸阳之会",晨起梳头,利于阳气畅旺。这一梳头养生的方法,我曾经推荐给很多患者,但大家往往多关注于梳子的材质、梳头的力度、梳头的时间等一些细节问题。每当遇到这些问题,我总会告诉大家:"无须特别关注,只需梳就好。"其实我自己梳头用的就是普通的桃木梳子。梳头时的凝神静虑,比梳头时的动作如何更加重要。时间也是可长可短,甚至每天只是梳一分钟也行,但需每日不断,贵在坚持。

曾经还有一位患者,一直想学习打太极拳,但因心脏不好,打太极时有一个下蹲的动作做不了,就放弃了太极运动。我告诉他,太极拳也没那么多条条框框的,不一定把那个动作做得特别准确,不能下蹲就站着也行,但是你要坚持天天做,做的时候形神合一,这个患者在打过一段时间太极后,身体也觉得轻快了很多。

其实养生原本就是自身和自然协调统一的过程,要以自觉怡然自得为衡量标准,并需日积月累,终获良效。

八、李济仁:养生不深奥,贵在坚持

养生首养五脏,按摩助健脾肾,药茶调养气血。首届国医大师李济仁教授今年84岁,是我国"新安医学"研究的奠基人之一,新安名医张一帖第十四代传人(国家级非物质文化遗产传承人),在中医医教研方面做出了杰出的贡献。李济仁曾在"不惑之年血脂高,天命之年血压高,耳顺之年血糖高"。但现在这位80多岁高龄的老人仍然身体健康,思维敏捷,辛勤地为中医药事业发挥光和热。究其长寿之道主要有以下几点:

(一)阴阳术数要遵循

李济仁认为,养生之道"说一千道一万",都是在饮食、起居、运动和精神四个方面,要按"法于阴阳,和于术数"来做。具体表现在四个方面。

食饮有节:指饮食要有一定的节制和规律。李济仁平时很注意饮食的调养,除每餐定时定量外,在饮食方面是粗细搭配以粗为主,荤素搭配以素为主,酸碱搭配以碱为主。可归纳为"少、杂、淡、温、慢"五个字。

起居有常:起居不仅是起床、睡觉,还包括日常的活动。起居要有常规,李济仁平时除保持早睡早起的习惯外,每天还要坚持做一套自编的运动体操。

不妄作劳:即劳动、运动都不能过分。李济仁平常比较注意休息,即使劳动、运动也不太过,但也不是不及。

形与神俱:形体和精神相互依存。形是神的依托,神是形的主导。李济仁平时非常注意精神的调养,生活中遇到挫折时,李济仁就常吟《孟子·告子下》句:"故天降大任于斯人也,必先苦其心志,劳其筋骨,饿其体肤,空乏其身,行拂乱其所为,所以动心忍性,增益其所不能"以安怀。

(二)重视五脏之安和

人体是一个有机的整体,这个整体是以五脏为中心,故李济仁强调养生,应首养五脏,五脏之中又以养心最为重要。

养心要先养神:因心主神明,故平时遇事尽可能保持心平气和,不过喜,不过忧,保持心神的虚静状态。《黄帝内经》曰:"虚邪贼风,避之有时,恬淡虚无,真气从之,精神内守,病安从来",强调了养生必须适应外界气候的变化和保持内在精神情志的安定。只有心主神明的功能正常,人才会精神振奋、思维敏捷。另外保持正常的睡眠也是养心的最好保障。每天晚上睡觉前经常按摩手上的劳宫穴和脚上的涌泉穴,可起到心肾相交改善睡眠的作用。还要重视午时的休息,因心活动最活跃的时辰在午时,也是阴阳相交合的时候,所以午时休息能保心气。

养肝应心情舒畅:肝主疏泄,为将军之官。正因为肝主疏泄,故养肝的第一要务是要保持情绪稳定和心情舒畅,切忌动怒和生闷气。只有肝的疏泄功能正常,人的气机才能条畅,才能保持气血的调和,经络的通利,各脏腑器官的功能活动亦能正常调和。另外肝藏血,人卧则血归于肝,保持良好的睡眠质量亦能养肝,所以晚上一定要按时上床休息。此外《黄帝内经》曰:"肝者,罢极之本",过度疲劳筋必罢极,故养肝还应尽量做到既不疲劳工作,也不疲劳运动。

养肺要保证呼吸通畅:肺主气司呼吸。肺有主持、调节全身之气的作用,又为体内外气体交换的场所,通过肺的吐故纳新,从而保证了人体新陈代谢的正常运行。故养肺首先要保证呼吸道的通畅。要吐故纳新,具体做法是每天早晨起床后打开窗户,天气好有条件的话可到户外空旷的地方做做慢而均匀的深呼吸,一呼一吸尽量达到 6.4 秒。常做这种深呼吸可以起到养肺的作用。还有一种闭气法,也有助增强肺功能,即先吸气然后闭住,闭住以后停止,尽量停止到不能忍受的时候再呼出,如此反复 18 次。另外同样要以积极乐观的态度对待事物,避免情绪因素伤肺。

养脾胃重在饮食调养:脾胃为后天之本,气血生化的来源,所以健脾要与养胃结合起来。脾主运化,故保养脾胃重点在饮食调养,饮食要定时定量,要有节制,每餐只吃七八分饱,还要注意饮食卫生,不要过度地偏好某种饮食。饮食多样化,才能使营养均衡。另要配合做一些运动和按摩,以帮助脾气活动,增强其运化功能。

养肾不能过度耗精:肾藏精,化生真气,主骨生髓,主生殖。补肾首先要做到的是不要过度的耗精,更不能"醉以入房"。《黄帝内经》曰:"肾者,主蛰,封藏之本",故要做到安闲而少欲望,也可配合按摩法。此外经常叩齿,常吞有"琼浆玉液"美称的口津也有补肾的作用。

六腑养生,关键是保持通畅。《黄帝内经》曰:"六腑者,传化物而不藏,故实而不能满也";"六腑以通为用"。因此平时要多吃一些粗纤维食物以刺激肠蠕动,养成定时排便的习惯,以保持六腑的畅通。

(三)按摩穴位补脾肾

肾为先天之本,脾为后天之本,故加强对脾肾的保健是非常必要的。长期以来,李济仁为保持健康的体魄、旺盛的精力,自己揣摩总结出一套按摩养生保健法。具体做法为:右手的手心眼,正对着肚脐的神阙穴,然后以这个为中心顺时针按36下,反方向再按36下。再结合穴位重点按一按,如按到中脘穴、天枢穴、关元穴、命门穴时要用劲点一下。

腹部乃"五脏六腑之宫城,阴阳气血之发源"。李济仁的这种规律性的揉动,能够促进腹部气血运行,改善位于此处的脏腑功能。特别是重点按的几个穴位非常重要。中脘穴是胃经的募穴,天枢穴是大肠经的募穴,常按有强化升清降浊的功效。还有脐下的关元穴、脐后的命门穴,都有补肾作用,每次李济仁都会用两只手的食指同时在这两个穴位上按几十下。因为关元即丹田穴,是脾经、肝经、肾经和任脉四条经脉交汇的地方,人体下腹部的气血都是通过关元穴输往肾经,按揉关元,可以补充肾气。命门穴,生命之门,和肚脐相对,位于背部第二节腰椎棘突下,是督脉上的要穴,督脉能总督全身阳气,然后通过命门穴进入肾,按压命门,可以补充肾阳。所以古代讲究养生的人,每年冬季都会灸命门穴。

总之,"养生保健并不深奥,传承功法、自创功法均可,关键在于坚持,切忌'三天打鱼两天晒网'",李济仁如是说。

(四)一杯药茶调气血

中医认为人体健康有一个重要的标准,那就是气血充盈而调和。气与血是构成和维持人体生命活动的基本物质之一。其中气属阳,无形主动,主温煦;血属阴,有形主静,主濡养。气与血之间具有阴阳相随、相互依存、相互为用的关系。两者一旦失和,临床主要表现为气滞血瘀、气不摄血、气血两虚、气血失和等几方面的症状。

怎样才能保持气血的调和呢?李济仁曾在2010年7月中央电视台第四频道介绍了一种药茶:西洋参、黄芪、枸杞子、黄精。这茶能气血双补、调理气血、疏通经络。其中西洋参与党参、人参的功用基本相似,皆为补气的要药。但西洋参性偏凉,枸杞子偏温,能滋补肝肾,两者一起寒温并用,气血双补。黄芪有"小人参"的美誉,被李时珍称之为"补药之长",可以补养五脏六腑之气。黄精功能补血,《本草纲目》认为黄精有"补诸虚,填精髓"的功效。两味同用气血并调。同时,因为黄芪性温,吃多了容易上火,西洋参性凉,所以二者共同起作用起到了一个中和的作用。四味中药,量少而专,兼顾气血。但这剂药茶,并非人人适宜,如正患感冒之人和经常手足不温,易腹泻的之人不宜。

(五)珍藏字画享趣味

李济仁还喜爱收藏字画。"收藏字画是一种高雅的文化活动,既能增长文化知识,美化生活,还能怡情养性,延年益寿。"李济仁对收藏有着自己的感悟。他从悬壶生涯的现实世界中,通过一幅幅水墨丹青向更高的精神世界过渡。如夏天观梅花感到心冷意惬,冬天赏荷花感到丝丝暖意。在情绪低沉时可看含苞怒放的花鸟图,在情绪烦躁时可品冰天雪地的北国图。徜徉于物质世界与精神世界之间,既实在又空灵,心旷神怡,怎能不健康长寿呢?

(六)亲近自然悦身心

"读万卷书行万里路"。李济仁就是位精研岐黄、笔耕不辍,又亲近自然、酷爱旅游的智者。他素喜旅游,不但踏遍家乡黄山的青山绿水,足迹遍布大江南北、长城内外,还远赴世界各地旅游。李济仁每次出游回来,必然容光焕发,精神倍增。他自己做过测试,外出旅游前和出行归来后的"三高"指标均有所下降。有人请教个中奥秘?李济仁笑答,"我一旦得便外出旅游,就把满脑子的事悉数放下,一心一意享受山光水色、自然风光,激发出热爱祖国大好河山的豪情,日常工作的紧张心情也得以放松,血压自然会下降,血脂、血糖也在无形中得以降低。"

九、徐经世:三养才能健康长寿

养身、养心、养德。耄耋之年的国医大师徐经世因为长期超负荷工作,积劳成疾,患有高血压、胆结石等病,去年还因为胆结石诱发胆管炎做了胆囊摘除术,但他身体恢复很快,如今又能在门诊见到他忙碌的身影。徐经世虽然退休20多年了,直到去年,他每周还坚持去上 4 天门诊。在家时看看书养养花草,整理积累下来的病案资料,每天坚持晚饭后散步。虽然有些小病,仍然精神矍铄。对于自己带病高寿,他总结为顺应自然、减少虚耗,"养生,关键在一个'养',没病就预防,有病则养病,充实体力才能延长寿命"。

1. 养身:顺应自然,起居有度。

顺应自然是徐经世养生观中一个重要组成部分。在他看来,中医讲求"天人相应",人们生活在自然环境中,气候变化,昼夜更替,环境变迁等,都会影响人体健康。例如冬日严寒,盛夏酷暑,春秋季节的忽寒忽暖都对人体产生影响,身体较弱的老人,气候变化时则易生病,因此要起居适时,预防疾病。

在生活中,要做好起居饮食,以保"真气从之",以达到"精神内守,病安从来"的目的。拿饮食来讲要做到饮食有节、清淡,多吃蔬菜,进食要细嚼慢咽(每餐 15~20 分钟),而且要多样化,并注意冷热。从季节来说夏慎湿热,冬慎寒凉,每天三餐晚食宜少。

在徐经世的养生观里,身体健康与否,首先要与自然相应,正如中医学提出"整体运动论"——"天地一体"、"五脏一体"、"天人相应"。这就把人与自然界密切联系起来,把运动变化密切联系起来,说明人们生活在自然环境中,气候变化、昼夜更替等因素都会影响人体健康。身体较弱者及老人,气候变化超出人体适应能力时多易生病。对此中医早有认识,把自然环境与气候的改变归纳为"六气",而当这"六气"变化剧烈直接导致人体疾病时,则称之为"六淫"之邪。"六淫"致病,往往与季节气候有关。因此要做到起居适时,预防疾病。

《素问·经脉别论》中提出:"故春秋冬夏,四时阴阳,生病起于过用,此为常也。""过用"指超越常度,"过用"是"生病"最常见的病因,是致病的普遍规律。根据《黄帝内经》"生病起于过用"的观点,徐经世主张平日养生要减少虚耗。"久视伤血,久卧伤气,久坐伤肉,久立伤骨,久行伤筋",意思就是要减少消耗,不去妄耗,凡事量力而行。

其中,久视伤血,中医讲"肝开窍于目"、"肝受血而能视",所以久视伤血;久卧伤气,是指过度卧床,易使肺缺乏新鲜空气的调节,影响肺的机能,而肺主一身之气,所以人体的"气"由此受伤;久坐伤肉,长时间久坐不活动,周身气血运行缓慢,会使肌肉松弛无力,而"动则不衰",气血可周流全身,使得全身肌肉得养;久立伤骨,是指久立易伤腰肾,肾藏精,而精生髓、髓为骨之液,可养骨,故久立会损伤人体骨骼的功能;久行伤筋,是指久行能使膝关节过度劳动,而膝为筋之府,所以说久行伤筋。

此外,适度的运动可以起到锻炼身体,增强体质的作用。但运动方式上要因人而异,人到老年,徐经世主张按"安步当车,形式自如,掌握适度,持之以恒"的要求去做。同时要与季节相应,春季夜卧早起,广步于庭,夏季也应夜卧早起,步于室外,但宜在清晨和傍晚气温较低时进行,秋季要根据"早晚凉"的气候特点,做到"早卧早起,与鸡俱兴",冬季为万物收藏之际,老人体弱者要早睡晚起,待日光充足再开始锻炼,较为适宜。当前由于空气污染,雾霾较为严重,早晚不太适宜室外活动。

2. 养心:人之健康,首在于心。

养生,首先应当养心。这里所谓养心,自然不是指保护好心脏,而是指调控好你的心态,包括思想、感情、情绪、意念等等。人的心态需要保持平和,犹如人的体温必须保持正常一样。徐经世认为,人们所说的养生,中医谓之摄生,而通俗来说就是防治疾病,充实体力和延长寿命的方法。人之身体健康,首在于心,养生包括养身和养心,养身必须养心。中医《内经》有云:"心者,五脏六腑之主也,忧愁则心动,心动则五脏六腑皆摇。"

对于现代都市人来说,谁拥有了心理平衡谁就拥有了健康长寿的基础。徐经世说,"养"首先在于调整心态,"人上了年纪不能让自己闲着,要自己找乐趣"。养"心"是养生的重要部分,要虚怀若谷,淡泊名利。以中医道德观来说,就是"恬淡虚无",所谓"恬淡"就是安静,无愧于心,"虚无"就是没有欲念和患得患失的思想情绪。其次要保持乐观,对人生充满信心,热爱自己的工作,要有宽广的心怀,对己严对人宽,助人为乐,胜不骄傲,败不气馁,奋发前进;另外进入老年就要做到老有所乐,始终保持乐观状态,不自寻烦恼。

养心的核心,就是平静心神,清心寡欲,恬淡虚无。徐经世正是坚持了"恬淡虚无"的修身养性方法,才让自己获得了充沛的精力。他表示,《黄帝内经》从生理学角度为"形神合一"的学说提供了大量科学依据。而现实状况也告诉我们,身体越健康,精力越充沛,性格也就越开朗,而欢乐的情怀、活泼的性格、旺盛的精力更会有利于身体健康。

3. 养德:修身正心,延年益寿。

"德为立身之本,德为养生之基。"高尚的道德情操是心理健康的基础和保证。徐经世从医多年,有德有术,严于律己,宠辱不惊,豁达大度。他认为,欲修身,必先正心,心正方能身安,身安方能体健,体健方能延年益寿。这正是古人所谓"仁者寿"的来源。

儒家典籍《大学》《中庸》,不仅把"修身"与"齐家"、"治国"、"平天下"并提,而且把修身作为前提和基础来看待:"身修尔后家齐,家齐尔后国治,国治尔后天下平。"修身首先要正心,修身的意思不仅限于外表的修饰,更重要的是内心的修养,即所谓的"欲修其身者,先正其心"。之所以说修养自身的品性要先端正自己的心思,是因为心有愤怒就不能够端正;心有恐惧就不能够端正;心有喜好就不能够端正;心有忧虑就不能够端正。

"德者寿"的观点是儒家养生思想最为集中而典型的体现。徐经世认为做好养生,须先学好做人,养德须重于养生。养德不违反自然本性,上顺应天地阴阳之理,中合世道人伦之德,下爱惜万物生存之乐,这是养生最基本道理。只有将道德观念深深地埋在心中,才真正懂得养生之道。

徐经世用自己的君子品格实践了曾子"德润身"的道理。因为如果一个人的德行正，就能够化消极为积极，化对立为统一，化敌意为善意，化阻力为助力。这些，都属几何级的增长，必然会给自己的工作、生活创造一个良好的环境和氛围。相反，如果一个人的德行偏差，口碑就会不好，甚至到处遭人指斥、唾骂，搞得你心神不宁，寝食不安，不仅影响学习、生活与交友，而且对身心健康也大为不利。

十、石学敏：运动让我特别受益

"运动给了我一副好身体，它不仅让人精力充沛，还让身体经得起摔打。运动真让我特别受益。"国医大师、中国工程院院士石学敏在谈及自己的养生经验时，深有感触地对记者说。

石学敏从小就喜欢运动，从青少年开始，就每天坚持做两个小时的体育锻炼，而且是激烈的运动。他非常喜欢打篮球和游泳，篮球打得相当不错，曾是运动队的主力队员。

"那时候运动非常上瘾，每天不活动活动，不出一身透汗，就感觉今天像缺少点什么，浑身不自在。而运动完，脸虽然红，心虽然跳，但是头脑清醒，身体舒爽，一点也不觉得累，这种锻炼对于脑力劳动者，尤其有益。这种运动习惯我一直坚持到中年、壮年。现在这种年纪，我改成慢跑和健步走，每天至少走一万步。"

(一)运动为身体打下良好的根底

也许是因为年轻时喜欢运动为身体打下良好的根底，今年77岁的石学敏仍保持着快节奏的工作和生活方式。每周上午查房，下午开会、讨论。每年都要去美国讲学考察一两个月，还经常参加各种学术会议，时间总是排得满满的。

担任天津中医学院一附院院长23年，并设计、实施、主持多项科学研究，石学敏没有因为过度的思考和疲劳落下脾胃病，也没有因为太多操心、生气、着急的事而患上高血压、冠心病。

美国著名的心血管专家肯尼斯·库伯博士曾说过，只要参加运动就一定会受益，这一规则对脑力劳动者尤其如此。适度的运动可促进血液循环和新陈代谢，调节和兴奋大脑的神经中枢，运动还可以提高睡眠质量。这一点石学敏深有体会。

(二)运动让人远离疲劳

"运动首先让人精力充沛，让心脏有很强的耐受力。年轻时我的工作强度非常大，抢救病人常常连续工作24小时以上，而且经常饭不定时，参加赴外医疗队条件非常艰苦，经常出国倒时差，我都觉得还算轻松，没有累得难以支撑。1973年，当我开始认真琢磨醒脑开窍针法时，取穴、手法、疗效、各种指标，应该说思考的东西很多，在别人看来很劳心伤神的事情，我也没有觉得特别辛苦，当然这也有精神力量的支撑，而且看到每一个成果和进步时，我都相当振奋。"

本院职工补充说，要说我们石院长，那还真不是一般的强壮。他年轻的时候能喝酒，能熬夜，酒量很大。当院长期间，为争取资金、争取项目，要跑好多地方，见很多人，很多应酬也免不了，包括临时准备报批材料，那是很着急上火的事情。人不都说嘛，院长可真不是人干的活！

再有像临床上扎针，那也是脑力体力结合的活儿。如果很疲劳，脑子不清醒，怎么能做到进针精准、掌握捻转的力度呢！晚上他常常加班，回到家里，还有一些人等在家里，让院长解决一些私人问题。不管什么事，我们院长都能挺过来，他既能保持旺盛的精力，又能保持良好的心态，又能保证工作质量，还不耽误他自己的学术水平。

(三)运动让人少生病

石学敏的学生佟媛媛说，运动让老师经得起摔打，他很少像一些人那样敏感，吃多了点就腹胀、排气，或者吃不对劲就消化不良。包括很多人熬夜就会头痛，还有的人失眠，这些小毛病在老师身上基本看不到。老师的身体，真叫一个棒，我们比他年轻50岁，体力也未必有他好。

1. 运动磨炼人的意志。

众所周知，体育锻炼也是身心锻炼。运动要求做事当机立断，信心十足，不能迟疑，审时度势，同时，要坚持和付出努力，才会有结果，这对磨炼人的意志很有好处。

大家说起石学敏院长，一致认为其为人大气，做事坚定利落，是一个很自信也很有毅力的人。以前石院长抽烟，后来戒烟时用大家的话说就是"咔嚓"一下就忌了，就在一天之内，再也没碰，不像一般人非得有一番反反复复的痛苦挣扎。现在，石学敏总是推掉好多高级宴请，一方面为了挤出更多的时间，另一方面也是避免肠胃受累。

石学敏的学生说，老师吃饭时说控制不吃，真就不吃，即使碰上再高级再难得的美味，也绝不动一口。"老师坚持锻炼也很有毅力。就是在出差候机时，他也会抓紧时间在机场走上一段时间。每到一个地方，早上起来，第一件事就是起来跑步，经常是我们睡眼惺忪地看到老师大汗淋漓地跑回来，让我们年轻晚辈有点惭愧。"

2. 此外，除了运动，心态也很重要，保持良好的心态对事业对健康都至关重要。道理很简单，但做起来不容易。石学敏告诉记者，自己能保持良好的心态，是因为自己始终坚持一个明确的努力方向，就是疗效为重，把好的中医疗效放大，规范化，然后推广普及，这是一条阳光大道，值得一辈子都为之努力。

每当看到患者病愈，每当摸索出好的方法，石学敏就会兴奋不已，那种欣慰是人世间最幸福的事。"自己很坚定地沿着这个方向走下去，就没有什么私心，也不会患得患失，也没有什么后悔的事。直到现在我都很忙，都停不下来。"

十一、文怀沙：从不言老

著名国学大师、红学家、书画家、新中国楚辞研究第一人文怀沙，生于1910年1月，今年106岁。银髯飘拂，面色红润，耳聪目明，行动矫健，思维敏捷，幽默诙谐，谈笑风生，说到激动处会夹着丰富的肢体语言。

"我是一粒小小的沙子。你可别小看这一粒小小的沙子，沙滩离不开小沙。沙滩离开了沙子，就不复有沙滩；而沙子组成的沙滩足以怀抱海洋啊。"这是文怀沙对自己名字的解释。先生如此健康高寿，有许多养生经验值得我们学习。

(一)早起身，慎寒暑

良好的生活习惯，是文老健康长寿的基础。他每天早上6:30起床，饭后练字、会客、散步。午后休息两个时辰，接着看报、练字、写诗。晚上九点钟就寝。年轻时候的他，每天吸烟70支，现已戒烟多年。不饮浓茶，爱喝淡茶。饮食合理，从不偏食。就是吃喜欢的食物也很节制。一天三顿,每顿必然喝汤,清晨吃淡汤一碗,以舒筋活血。对于用药进补,他认为:"有病则用,用则细心;无病则去,勿信滋补。"

(二)勤操作,多运动

文怀沙年轻时就喜欢体育活动,打球练拳,无不在行。他说:"人是动物,要天天活动,天天学习和做事,动物就要动,不动便成废物。"在公路上练长跑,他一直坚持到60余岁。从70岁起,他开始步行锻炼,开始每天几百步,以后日行5000步。年逾八旬时还爱以自行车代步。百岁之后,户外锻炼力不从心了,便代之以甩手活动和在家散步。现在的他依然坚持在堂屋内围绕八仙桌进行走步运动,一圈又一圈,始终坚持不懈。他认为,老年人锻炼一定要量力而行,不要过量,否则,不仅达不到锻炼目的,甚至会适得其反,真正成了"垂死挣扎"了。

(三)练书法,益长寿

文老说:"书法也同文体活动一样,适度进行,有利健康"。他从8岁临池习字,百余年乐此不疲。他书写时,指、腕、臂、膀和全身协调配合,将全身之力运于笔端,全神贯注,静心养性,如同打太极拳一样,既能舒筋活血,促进新陈代谢,又可娱乐身心,寄托精神。

(四)休烦恼,抱乐观

文老一生中遭遇到不少苦难和艰辛,但他"戒忧虑,毋怒躁",从不悲观,而是以苦为乐,笑口常开。每当碰到不快之事,他采取的方法或是置之脑后,不去管它;或是找小孩玩,寻找童趣;或是照照镜子,反省反省,乐观对待一切事物。他说,"老年人要以平和心境来调整自己。见到快乐的事,或者意外惊恐,心脏的搏动就变了,整个生理程序都会受到影响。所以,懂得养生的人,要有良好的心理状态。"

文怀沙虽已届高龄,却从不言老,因为自觉不老。"老年人最大的痛苦是老想昨天,总觉得现在不如过去,我觉得所有的老年人,不要把老年这两个字当成自己的包袱,而应该想明天,明天我计划做什么,这是其味无穷的。"文怀沙有个理论:人活到70岁就应按公历算。按照这一理论,他得意地宣称,自己目前准确的年龄是50多公岁。他的精神和心态比50岁上下的人还年轻。

十二、李士懋:养生重在调神

每周三个半天的门诊,每次门诊量60余人,常常看到下午一两点,加上带徒、授课、著书,国医大师李士懋每天都承担繁重的工作。可是今年已80岁的他,依旧精神矍铄,声音洪亮,有着骄人的精力和体力。李士懋带教任务很重,常常下午组织学生讨论病例,晚上还坚持授课。这样的工作量就是对年轻人也会觉得辛苦,可他已坚持多年,这得益于他身心健康,养生有道。

说起养生,李士懋表示自己没有刻意服用什么保健品,饮食也很随意,没有坚持做什么养生功法,只是有时到公园散散步。他说:"我没有什么养生秘诀,顺其自然,对生活无苛求,随遇而安。钻研岐黄,心无旁骛。在我看来,养生重在调神。这一点是有依据的,例如《黄帝内经》就有'粗守形,上守神','失神者死,得神者生'的说法。"

"神"是古代哲学的概念,与精、气合称作"人体三宝",中医指人体生命活动的总称。精、气是其物质基础,精充、气足,才能神旺,精亏、气虚,就会神衰。反过来,神又是一身之主宰,对全身气血阴阳有驾驭作用。三国时期思想家嵇康将二者关系概括为"形恃神以立,神须形以存",尤其强调"神"对"形"的作用,他说"精神之于形骸,犹国之有君也。神躁于中,而形丧于外,犹君昏于上,国乱于下也。"

(一)养静藏神,移情易性

中医理论认为"心主神",心为君主之官,在志为神,神乱最先扰心。而使心神能保持清静的关键就是节欲,对声名物欲有所节制。生活中,李士懋就是一个清心寡欲之人,对名利淡然视之,少有计较,心胸坦荡宽广,无戚戚之忧,神自然就不会受扰。李士懋常说人生在世,不如意者八九,如意者一二。人们应淡忘八九,享受一二,这叫"苦中作乐";常怀感恩之心,不必怨天尤人,比上不足,比下有余,这叫"知足常乐";心怀悲悯之心,尽己所能,多帮助别人,不求回报,心中坦然,这叫"助人为乐"。古代就有"仁者寿"的说法,"仁者"不自私、少抱怨,心胸坦荡,寝食自安,当然就不易生病、健康长寿了。

李士懋认为,要想使神不为所扰,必须有明确的人生观,一个人最大的快乐是奉献,退休后,自己冗事已少,便潜心于岐黄。看病、传承、写作,成了生活中的三件大事,有了明确的目标,生活中纵有不快,或闲言碎语,也能一笑了之。他说:"我最感欣慰的是我对人民、对社会还有点用处。若什么事都不做,单纯为了活得更长,也没意思,我深深地热爱中医事业。倘能为中医事业做点事,倍感欣慰,坦坦荡荡,何论他哉?因此,整天瞎忙活,傻乐呵,此即养神吧。"

在李士懋看来,一个人有自己喜欢的工作,专注于事业追求,本身就有凝神敛神的作用,所以那些专注敬业的科学家、艺术家也常健康长寿。李老正是通过潜心自己喜欢的事情,移情易性,使神有所依,这便是使他精神内守、身体健康的原因之一。

李士懋在门诊上经常看到一些患者对自己的身体过度关注,在饮食、保健、治疗上谨小慎微,他们虽然没有无边贪欲、孜孜营求,以致神躁气乱,但他们却没能做到移情易性。对自己身体过度关注,过度医疗,过度养生,非但对身体不利,反而有害健康。"忘欢而后乐足,遗生而后身存"。

(二)合理膳食,切莫精细过度

李士懋认为,目前有些人过分注意食物的营养成分,吃个鸡蛋怕有胆固醇血脂高,吃点肉怕有脂肪引起肥胖,其实"四时之化,万物之变,莫不为利,莫不为害。"精细过度,可能因噎废食,这是背离养生之道的。《内经》早就提出"合理膳食"的理念:"五谷为养,五果为助,五畜为益,五菜为充,气味合而服之,以补益精气。"意思就是谷物(主食)是人们赖以生存的根本,而水果、蔬菜和肉类等等都是作为主食的辅助、补益和补充。

李士懋的观点和现代营养学讲的"膳食金字塔"是一致的,即"金字塔"的第一层是最重要的谷类食物,它构成塔基,应占饮食中的很大比重;第二层是蔬菜和水果,因此在金字塔中占据了相当的地位;第三层是奶和奶制品,以补充优质蛋白和钙;第四层为动物性食品,主要提供蛋白质、脂肪、B族维生素和无机盐;塔尖为适量的油、盐、糖。只要大致按这个比例,荤素搭配,饮食多样化,不暴饮暴食就可以了。每天的活动量不同,消耗量也不同,刻板、机械地量化饮食,反而不科学。

(三)谨慎服药,养生无共性

随着生活水平提高,人们更注意关注自己的身体健康,有的人同时服用数种保健品,以补益药为多,对此,李士懋强调保健品和补益药不能画等号。他认为,既然精、气是神之基础,是健康的保证,在气虚精亏的时候,补益精气,理所当然。但不是所有人都需要补,即使补也一定因人而异,辨证而施,这和中医诊病是一样的。李士懋特别强调个体差异,据脉定证,不受一般规律和套路的影响。李士懋说,虽然《内经》讲了男子八八,天癸竭,但也不是六十岁以上的老人就都需要补肾。在实践中,有人虽然年事已高,但从中医四诊辨证分析,是一个肝火旺的体质,就应清肝平肝,此时再服人参、鹿茸等温补药就火上浇油了。

李士懋还认为,不同体质各有其特点,药物保健当察其阴阳气血之有余不足,损有余补不足,以平为期,所以不能误解为保健就是吃补药。有学者对长寿之乡长寿老人的饮食、生活进行研究,发现有的爱吃野菜、有的常年吃麻仁油,还有的天天喝点酒,没找到共性的东西,而清心寡欲、精神内守、寝食自安是他们共同的长寿"秘诀",古代皇帝服用无数仙丹妙药,长寿者无几,而那些名医仁心济世,专注医学,多是寿星。所以说,调神在养生当中有着非常重要的作用。

十三、石仰山的养身八字:心态、有度、兴趣、导引

国医大师石仰山系中医著名骨伤流派石氏伤科第四代传人,经历了旧社会和新中国的种种风雨,在花甲之年老骥伏枥,担任黄浦区中医医院院长,一手将石氏伤科发展壮大,除了一腔热血,更需强健体魄的支撑。生在中医世家,石老自有一套养生之道。石老今年84岁,说起养生真言,他概括为八个字:心态、有度、兴趣、导引。

(一)积极的心态

首先,也是最重要的一个因素,就是"心态"。石老曾说:"世界上所有长寿的人,不论是医生,还是其他职业,不论是否抽烟喝酒,他们的经验之谈中都有一个共通点,就是性格乐观开朗,也就是心态特别好。"

心态为什么这么重要呢?从中医的角度来讲,情志不畅可以导致疾病的发生。长期的情绪不佳虽不会马上致病,但其脏腑气机会渐渐失调,升降乖戾,出入失常,久则气血循环不畅,脾肾俱损,不能推陈致新,自不能延年益寿。若严重者,则大病一场,折寿而不彰。所以练就乐观开朗的心态是十分重要的养生之道。心情舒畅,则气机畅通,即使有外邪内毒,也不易损伤人体,都能顺利排出体外,恢复机体功能的正常运作,诚如《黄帝内经》所言:"正气存内,邪不可干。"

(二)凡事皆有度

石老认为,中医养生讲究阴阳平衡,《黄帝内经》所谓"阴平阳秘,精神乃治",如何把握这平衡,关键在于"有度",即每一件事都有一个限度,过了这个限度,阴阳即会出现失衡,久之疾病便会上身。

比如饮食,石老的三餐不是十分讲究营养物质的搭配比例,他也有喜欢吃的和不喜欢吃的,但他每样东西都不会过度,喜欢吃的不会暴饮暴食,不喜欢的不会点滴不碰,因为《黄帝内经》有"五谷为养,五果为助,五畜为益,五菜为充,气味合而服之,以补精益气"之说,说明五谷、五果、五菜、五蔬、五畜等分别对应之脏腑,不可长期偏废。石老还对时令果蔬非常喜好,对于反季作物则很少摄入,尤其如今吵得沸沸扬扬的转基因食品,更

是极力反对。石老说：违反自然规律的事物必然对人不利，有些虽然不见得立刻招致灾祸，但日久必然产生不良之影响。若要养生长寿，一定要遵循"道"，什么是"道"？道法自然，自然就是"道"。

再如起居，石老的作息也十分有规律。石老一般在晚上9点便已就寝，因为他认为老年人的新陈代谢较慢，清理排毒功能较差，晚上是内脏休息，兼清理排毒的时间，所以保持充足的休息对身体自身的清理排毒是十分有利的，如果很晚还在进行体力或脑力劳动，则气血不能回归脏腑，清理工作必然效率低下，同时又会增加内脏的负担。时下的年轻人仗着年少力壮，经常通宵达旦，加班加点，久之便脏气自败，百病丛生，甚至年纪轻轻便过劳猝死。当然"久卧伤气"，睡得太多也不是好事，所以早睡早起是一个比较好的习惯。

此外，石老先生还十分重视子午睡，他认为子时、午时为水火交通的时候，心肾相交则精气缓缓化生，受用无穷，故而这两个时间点哪怕睡一会儿时间，几分钟也是很有好处的，人会觉得比较有精神。而经常熬夜或上夜班的人，他的精气神都是不太好的，一眼就可以看得出来。

种种养生之道，在石老看来，无非都是一个对"度"的把握。所以，能自制自控之人，才能谈养生，否则一切方法都是徒劳。

（三）培养兴趣

兴趣爱好是人的精神支柱与寄托，一个好的兴趣爱好能愉悦身心，调畅气血，对于健康养身是十分有利的。石老的兴趣爱好也比较广泛，最喜欢的还属音乐与戏曲，尤其对于古典音乐与黄梅戏、京剧等情有独钟，偶尔还会哼上两句。从传统中医的角度来说，五音能入五脏，五体分属五脏，好的音乐能够调整五脏气血阴阳平衡，起到定气宁神、疏肝和血等作用，对于日常一些失眠、眩晕等慢性疾病亦能起到调理作用。所以，石老基于音乐的这一原理，研究创制了一套音乐颈项平衡操，将音乐与导引进行了完美的结合，为颈椎病的治疗增添了一种新疗法，若能长期练习，足以却病延年。

（四）勤练导引

导引也是古代的养生术之一，华佗的"五禽戏"，少林的"易筋经"，还有八段锦等等，皆有舒筋活络，调畅气血之功效，导引亦是武术的起源之一，最著名的当属武当的"太极拳"。石氏伤科最早即是由镖局起家，代代皆习武术，于江南一带小有名声。石老从小就跟祖父习武强身，打下了很深的武术根基，对于导引，石老颇有心得。在患老慢支前，石老几乎天天都要练一段武术套路，三九三伏，亦不间断。故而，石老如今的劲力仍要较同龄人强出许多，这都受益于武术、导引之功。

十四、刘敏如：养生贵在自在自律自为

已逾耄耋之年的刘敏如，依旧体态优雅，精力旺盛地出诊、参加学术研讨。作为第二届国医大师中唯一的女性，她一直备受关注。当被问及何以能保持这么旺盛的精力，刘敏如笑笑说："我的养生方式说来也简单，总结起来就六个字：自在、自律、自为。"

（一）自在，生活随性

"任性"、"不拘束"是刘敏如常对自己的形容。"我这个人经常是有话想说就说。有时

候在一旁的朋友、同学都会善意地悄悄提醒我说话'太直接了'。"作为地道的成都人,刘敏如有着典型"川妹子"的豪爽之气。

在生活中,这样的细节还有很多,虽已年过八旬,刘敏如说自己是"想睡就睡,说熬就熬"。"比如我要是想打盹了,就会放下手上的工作,去睡一会儿,无论谁也拦不住我。要是有工作需要加班加点,我也会睡得晚些,完全随性。"

说起养生的饮食秘籍,很多人都有不同的见解,而在学生们看来,老师刘敏如对吃的东西一点都不忌口。"很多人觉得老年人不应该吃肉或者少吃肉,担心胆固醇高,但老师却经常吃肉,还常常吃肥肉。""我不挑吃,喜欢吃就多吃些,但不会只吃喜欢的。"这似乎成为刘敏如饭桌上的箴言,每次和学生吃饭,学生都专门为她点一些适合老人家吃的菜,都被"批评":不要特别照顾我,你们吃啥我就吃啥。

(二)自律,吃得均衡

刘敏如追求生活自在,享受随意,同时她又是一个很有自律的人。"虽然追求自在,但在工作上绝对还是要自律。"她说,"自在和自律,看起来有些矛盾,但只要把握好度,掌握好平衡就很好了。"谈起自律,刘敏如有自己的理解。

对于饮食,刘敏如虽然"百无禁忌",但对于基本营养的摄入,她却有着严格的要求。"每天我一定保证吃鸡蛋和牛奶,保障基本蛋白质的摄入。由于条件限制,不一定每餐都能保证食物的种类丰富,但每天饮食的总量应该注重多种营养素的均衡。"午餐多吃些高蛋白类的食物,晚餐就不妨多吃些蔬菜、水果,有益于消化也能补充膳食纤维和维生素。

作为妇科专家,刘敏如认为女性的健康也应讲求"自律",更应该分年龄段进行不同方面的养护。

青年是女性一生中健康和美丽的黄金时期,但为了美丽而不顾健康,超常训练塑造体形,节食改变身段,反而会引起很多不良后果。只有根据自身实际,改变错误的生活方式,保持良好的身体机能,才能达到健美。

中年特别是更年期,是女性的人生转折时期,由于生理、心理的变化,社会、家庭负担较重,压力较大,容易引起一些疾病发生。这时一些营养、饮食、运动、生活、心理的调护,对于更年期综合征及相关疾病的预防有积极意义。

她也不主张盲目而人为地调节身体,"比如,有人用激素来调节月经,其实人自身的调节变化在体内非常的精密和细微,外界的侵入反而打乱了它。医疗很复杂,身体也是动态的,中医的临床思维方法和中药的手段是因人而异的"。

(三)自为,爱好丰富

身为中医大师,刘敏如的爱好却出乎人意料地广泛。"钢琴我会弹,也经常和朋友一起去唱歌,空余时间还经常画画。"在她看来,这些爱好也是养生的一大秘诀,她把这称之为"自为",丰富自己的业余生活,保持愉悦的心情,人才会长寿。

在繁重的临床、教学、科研工作中,刘敏如总是保持着旺盛的精力,这让周围的同事、学生很是佩服。问起她有何法宝?她说,保持良好的心态最重要:"我讲求'三自',一是自信,这个好理解,但我也自我警醒,防止自己变得顽固;其二是'自悟',经常反思总结自己的所作所为,积累经验、弥补不足;其三就是'自格',经常想到人在世上,不做违心事,所谓'半夜敲门心不惊'嘛。"

自在、自律和自为成就了这位女国医大师。

十五、夏桂成：起居有节，恬淡虚无

国医大师夏桂成今年已 86 岁，仍然精神矍铄，奋战在医疗、教学、科研工作的第一线，每周的工作安排是上午门诊四次，查房一次，下午图书馆查阅资料或撰写稿件或著书发表。学术"高产"，风采依然，他并无养生秘药，全凭朴素的生活和崇高的思想境界。

（一）生活规律，合拍日月星辰

夏桂成根据《周易》所阐述的自然天、地、人之间的关系，阴阳之气总体协调人体的代谢，平衡着阴阳，使之顺应自然变化，顺应自然就会颐养天年。他非常反对不规律的作息时间让一些人夜作昼用，昼则夜寝，黑白颠倒，生活无序。他常谓之：阴阳皆反，岂能不加速衰老，诸病不久将至！

夏老自己每天五点半起床。起床洗漱后，进行八段锦或太极拳锻炼，然后看半小时到一小时的书籍，吃完早饭后去医院上班；上午平均诊治 20~25 名患者，工作结束，午餐后小憩片刻，下午自由工作，图书馆是他喜去之处；保持晚在五点半到六点晚餐，餐后稍事休息，即散步；九点半到十点间就寝。

一天的生活看似平淡，但是非常有规律，保证睡眠非常重要，夏桂成指出：充足的睡眠赛过吃补药，他并不主张多吃补品。好的睡眠是精力充沛的基本保证，过迟的睡眠会导致身体素质的下降，百病丛生，这是他的养生信条之一。

（二）清淡饮食，避免伤脾之苦

夏桂成最怕工作之余的应酬，因为自知禀赋所致他的肠胃功能历来偏弱，过度的辛辣、油腻尚且不说，即便是生冷、滋补之品，都会加重脾胃的负担，导致便溏、腹痛。

所以当年过半百之后，他唯恐身体素质下降，首先从后天脾胃着手调护。他认为，肾之衰退，在八八之年已经在所难免，唯有保护好后天，才能保养体质，以养天年。所以在他一概谢绝应酬之余，擅长以清淡、温润、平补的调养方法，时刻不忘顾护脾胃。平素夏桂成食谱是以"粗茶淡饭"，五谷杂粮为多，尽量少食禽肉类、海鲜等等。他认为对胃肠道影响比较大。平素喜饮淡茶，忌饮咖啡。水果中夏教授比较偏爱苹果，至于葡萄、猕猴桃由于容易腹泻，并不多吃，主要旨在不去触犯脾胃为要。

（三）顺应时令，违逆者易伤

顺应节令是大自然的要求，二十四节气有着大自然特殊的规律，春发、夏浮、秋肃、冬藏，这些都是人们应该注意到的节令现象。夏桂成每每于盛夏入三伏天时要休息一日，停诊 1~2 周，即使再忙，大暑这天也是要注意休息的。他会选择在春分、谷雨等节令外出游玩，呼吸大自然的新鲜的空气。他在名医堂的诊室里挂有一张日中服药图和不同体质顺应自然规律的生活时辰图。

夏桂成的养生经验源于生活，亦用于生活，看似平淡无奇，却是他按照运气学说推算出来的成果，他告诉我们如何陶冶情操，造就精气神。他认为：人最大的缺点就是"欲"的泛滥，熙熙攘攘无不由"欲"而来，只有节制心态，适可而止，善于满足者，在平淡追求中获得乐趣，方是养生之境界。

(四)怡情悦志,宁心胜补肾

夏桂成指出:心肾相合,就是天人合一的境界,心者,离火也,肾者坎水也,正是《易学》中坎离既济,心肾合交之意。古代的高僧参悟练功时也讲究天人合一,心气下降,肾水上滋,心气得以滋养,肾气得以纳藏,这是更高层次上的养生。

夏老一生早年特别怀才不遇,年轻时候的夏桂成并不像现在有名,他做了二十几年的主治医师,但是他一心专研学问,并在低职称的情况下,依旧当选为中华中医药学会妇科分会常务委员。他在几次晋升职称时也将机会让给了别人。

夏桂成时常锻炼气功,注重冥想,心气得以沉降敛藏,肾精亦可以得到滋养。心胸宽广,海阔天高,怡情悦志,宁心安神。注重心肾相合,这是在超然于尘嚣之外的一种境界。

十六、孙光荣:养慈悲心,倡合则安

身材适中,步履稳健,精力充沛,思维敏捷,谈吐文雅风趣,且常旁征博引,气质超然卓越而不乏锐意进取——年届77岁的孙光荣给人第一印象比想象中年轻且意气风发。

"养生第一要务是养心。"翻开他编著的《中医养生大全》和《中华经典养生名言录》,在中医养生领域深有造诣的孙光荣将他的养生经娓娓道来。

(一)养生先养慈悲心

深受代表儒学正统的湖湘文化、徽州文化的双重熏陶,孙光荣光明磊落的性格中具有湖南人的忠厚坚强和安徽人的淳朴重义。他家学渊源,安徽籍的父亲学贯古今、达观恬淡,湖南籍的母亲知书达理、温柔敦厚。孙氏家训"俭以养廉,勤以补拙,躬以持身,恕以待人",深深影响了他的为人处世,因而他始终保持平和心态,不斤斤计较名利得失。他认为,心态平和、为人忠厚,气机自然顺畅,身体也就能阴平阳秘,气血平衡。

在性格和待人接物方面,母亲的垂范对他至关重要。孙光荣的母亲一生历经艰辛,乐天知命,享年93岁。她没跟丈夫吵过架,没跟别人红过脸,从来不争、不妒、不怨、不诋毁别人,待人平和有礼,时时为他人着想。母亲的善良质朴于他一脉相承。他保有一颗慈悲心,对病人慈悲,尽心尽力看好病,从来不收病人礼金礼品;对家人朋友慈悲,伉俪和谐情深,家中其乐融融;尊重领导师长,交友有情有义;对他人慈悲,凡遭遇诋毁,均风轻云淡,一笑了之,不记仇,不动怒。

他胸怀慈悲心,不忘进取心。做人"低调":善于律己恕人,谦逊忍让;做事"高调":敢为天下先,当仁不让。他淡于应酬,集中精力追求事业,他说:"做中医一世,唯求为国为民为中医立德、立功、立言,能做多少是多少,但求心安"。他认为,有一番事业可做,也是养心方法之一。人活着应该有所追求,在追求中体认自身价值,能为社会、为别人尽点心、尽点力、做点事,心态自会安定平和。孙光荣一生历尽坎坷,行到水穷处,坐看云起时,总能泰然处之、宠辱不惊。遇艰难困苦,他都以岳麓书院楹联"是非审之于己,毁誉听之于人,得失安之于数"自勉,这句话也成了他的座右铭,养成豁达乐观的性格。他深有体会地说:"如果心胸狭隘,满脑满心都是羡慕、嫉妒、恨,锱铢必较,什么养生也没用。"

(二)合则安:上静、中和、下畅

孙光荣从理论到实践沉潜养生领域多年,他认为养生总则可以一语概之:"合则安"。当下,人们追求养生,普遍注重吃什么、做什么运动、学习什么功法等等,人云亦云,盲目跟从。其实,无论吃什么、练何功,都应因人制宜,只要适合自身的心理、生理需求,即为"合"。合则安,既安之,则能持之久远,自可益寿延年。

"上静、中和、下畅",是孙光荣总结的养生要领,即上部要心安神静;中部要脾胃安和、不饿不胀;下部要大小便通畅,女性还需注重月经正常。做到此三条,则可基本安康。

过酉不食七分饱:养生除了一个好心态,最重要的莫过于饮食。孙光荣对吃并不讲究,他不挑食,无偏嗜,甚少在外饮食,食物清淡可口即可。但注重一点,过酉时不食。因彼时已至晚7点,进食不易消化,既为脾胃增加负担,也易使人发胖,导致疾病丛生。他日常多饮绿茶,每餐不可缺蔬菜,一日之中,早晨进食最多,午餐及晚餐只得七分饱即止。也正因如此坚持,至今他依然身材适中,体态如常。

多年来,他还坚持一个良好的卫生习惯,但凡有条件,一天之内要刷6次牙。晨起一次,早饭后一次,午饭后一次,午睡起一次,晚饭后一次,睡前再一次。七旬长者,至今未见齿摇脱落现象,焉知不是此习惯之功?

每日晨起,他都花15分钟练习自创的"九九自振"养生操,从面部肌肉到全身骨骼肌肉,无不得以有效运动,这也是他保持年轻面容、充足中气、灵活动作的秘诀之一。这套操能在最短时间内获得最佳养生效果,做完再进食,精神抖擞一整天。养生保健并非一日就能见功,孙光荣恬淡笑言:"养生,与做人一样,贵朴实,贵坚持。"

附:孙光荣九九自振养生操

1. 预备:垂肩,直立,平开半步,面朝太阳升起的方向,全身放松;尽量睁大双眼,尽量长大口腔,舌尖抵住上颚;深呼吸9次。

2. 以头书凤双臂展:以头部书写繁体的"凤"字,缓慢活动颈部;双臂自由活动、舒展。

3. 左右踢腿腰转圈:腰部左转、右转各9次;下蹲9次;左右踢腿各9次。

4. 站跪蹲振各三百:自然站立,利用膝盖屈伸自然振动300次;跪起脚尖,利用膝盖屈伸自然振动300次;下蹲,利用膝盖屈伸自然振动300次。

5. 结束:自由活动,舒展四肢,如有可能,步行1000米。

十七、颜德馨养生医话

常接触到一些老年病人,虑自己为日无多而长吁短叹,甚至无病呻吟、等待时日,从不敢作长寿想。这种思想实对健康不利,有违养生之道。

现代的研究调查结果告诉我们,人可活到150岁左右。中医经典著作《内经》早就指出"气血正平,长有天命"。人们只要维持气血平衡就可达到百岁以上的寿命。正确认识健康与长寿的道理,不仅是养生的基本要素,也是疾病转归的关键之一。

"乐观者长寿"。有人做过这样试验,一个人在情绪好的时候来测试他的生化功能和其情绪悲观时相比较,结果就大不一样,心理障碍可导致抗病能力衰退,已病的则加剧了"正"与"邪"的对峙状态。古语说得好,"哀莫大于心死。"当医生的都知道,如果没有病人的心理配合,势必影响疾病预后。对每个人来说,不敢长寿哪还谈得上养生两字。

我曾写了一副条幅"莫道桑榆晚,为霞尚满天"给我的老同学陈雨苍教授,他竟不敢张挂。我询问其故?他说:"我已退居二线,乐天知命,挂出去怕人讥讽。"有这种心态的老人不少。不敢长寿与不敢生活是同义词,一个人如果意志衰退,不再想有所作为,实为健康之大忌。

我如今已年过九旬,虽退居二线,仍奋战于医、教、研前线。人家看我白发童颜,声如洪钟,思维不乱,手足轻健,便问我长寿之道。我说:"第一,我从不知老之已至,'宁负白首之心,不坠青云之志'。第二,正确认识保健之道,以'气血正平,长有天命'为纲,衣、食、住、行都服从气血通畅乃生命之本的要求,不生气,不吃药或很少吃药。"眼下进补成风,吃补已成公害,事实上补药用了几千年,也没有吃出一位寿星。清代皇帝后妃,没有人参不服其药,结果不是早衰就是早亡。

清代大医家徐灵胎说得好:"盖衰年气血不甚流利,岂堪补住其邪,以与气血为难。"想靠进补来维持生命,也是不敢长寿的另一表现。

有一年春天去台湾,为一巨贾诊病。他患痰饮,日饮高丽参与燕窝各一碗,数年如一日,以之作为生命持续之基础。事实上愈补愈壅,病势缠绵难愈。我则背其道而行之,投以温化痰饮的小青龙汤,病竟霍然,滥补之风为害剧烈。

衰老的学说多达几百种,至今还没有一种药物能证实可确切地延缓衰老。因此,依赖某种药物来延缓衰老与不敢长寿的思想都是不客观的。

十八、刘柏龄:乐观、有节、享天伦

刘柏龄虽已耄耋之年,但身体硬朗,走路稳健,头脑清晰,思维仍很敏捷。正因为如此,他依然像年轻人一样,从事繁忙的医、教、研工作,尤其坚持在临床第一线,毫不松懈地工作着。接近他的同志、亲朋好友们,经常问他的"养生方法",让他谈谈"健康长寿之道"。他初步总结出三条:其一,恬淡虚无,保持乐观;其二,饮食有节,起居有常;其三,尽享天伦,其乐融融。

(一)恬淡虚无,保持乐观

他认为要保持良好的心态,就要正确对待自己,正确对待他人,正确对待社会。人贵有自知之明,"知人者智,自知者明",明比智要难。他永远铭记年少时母亲经常和他说的一句话:"学医,要学好医才行,必须靠技术吃饭,要记住'技术至上',只有这样你才能一生无忧。"他非常喜欢杜甫的一句诗:"细推物理须行乐,何为浮名绊此身。"此话也道出了刘柏龄的心声。也正是怀着这样的心态,他在这半个多世纪的时光中积极地行医,专心致志地搞技术、搞科学研究。淡泊名利,坦然做人。

他的经验是:在复杂的人际关系中,要待人以宽,责己从严,保持平常心态,适应环境变化,永远保持乐观情绪。正如《黄帝内经》所说的那样:"恬淡虚无,真气从之,精神内守,病安从来。"

(二)饮食有节,起居有常

他每天都在清晨六点以前起床,然后到户外,打打太极拳,并围着楼绕几圈散散步,既锻炼身体,又呼吸新鲜空气,约二三十分钟后,回房间再做些上班前的准备,吃早餐,然后在七点半左右乘班车上班,投入一天紧张而充实的工作。

他的一生除了看书、医病、做学问、搞科研,就再也没有别的爱好了。什么吸烟、打麻将、玩扑克都不会,从不上手,因为他觉得那是浪费时间。下班回家后,最大的爱好还是看书,他这一辈子几乎都是手不离书,爱书成癖。在读书中,淡泊宁静,洗涤灵魂,感受美好的人生。

由于自己的年龄和身体状况，他不断调整作息时间，量力而行，尽量不让自己累着。午间 40 分钟左右的午睡，这样的小息足够。晚上一定要看上几档电视节目，如"新闻联播"、"天气预报"、"焦点访谈"，以及一些法律类的热点节目。之后再看一会儿书，一般在 11 点以前沐浴，然后入睡。因为他的心态，总是处于平和状态，所以，即便有点烦心的事，也要强迫自己在睡觉前尽快忘掉。忘得快则心静，心静则顺，心静如水，无忧无虑，澄清洁净，养心怡情。所以，他的睡眠也就特别好，正因为他的心态好，睡眠好，一直到现在，虽然八十多岁高龄，体检各项指标都非常好，几乎没有任何毛病，尤其是老年人常见的心脑血管疾病在他身上却荡然无存。

其实这也与他的科学饮食有关。他的饮食习惯是早餐吃饱，午餐吃好，晚餐吃少。在饮食上，他不像有的人那样，为了故意保养而保养。或者，这也忌口，那也忌口。刘柏龄的观点是：什么都吃，适可而止。

饮食是一种文化，也是一种享受，什么都吃，什么营养都有。因为营养是互补的，世界上没有任何一种食物能满足人的各种需要。所以，什么都吃，营养才能齐全。但是一定要记住，适可而止，有些东西，可以尝尝味道，吃一口半口，或者偶尔吃一次，穿插着吃，坚持经常，那样才科学。都说，老年人应该少吃猪肉，因为其中脂肪多、胆固醇高等。可是刘柏龄每天都离不开猪肉(吃煮烂的猪肉)，只是吃得不多。他还喜欢吃鱼，尤其是鱼头，同时再吃些别的蔬菜，水果搭配着，所以吃得非常健康。

(三)尽享天伦，其乐融融

几乎每个周末或是大的节假日，儿孙们必须到老人家里聚聚，饭后老人家挨个问他们的工作、学习、家庭等情况。并有针对性地给他们一些鼓励，让他们努力工作、学习，为国家、为社会多做贡献。儿孙们感到老人在关心着自己，让他们倍感亲切、温暖。

刘柏龄常说，人到晚年，一定不要闲着，生活安逸不等于饱食终日。要不辞辛劳，量力做一些事情，让自己的生活充实起来。那就是"老骥伏枥，勤于锻炼"。坚持为人民、为社会做些有益的工作。

作为终身教授的刘柏龄，现在仍工作在临床第一线，每周有三天坐诊时间。他非常珍惜这个能够发挥余热的机会。在门诊工作，说是半天，有的时候一忙起来就到下午两三点钟，但刘柏龄并不觉得累，还感到一种奉献的快乐。回到家里，也不闲着，做一些力所能及的家务活，来舒缓一天的工作压力。他觉得这也是一种非常好的体力锻炼。

人到晚年，体力日衰，除了每天必要的活动量外，最主要的是坚持脑力锻炼。如思考问题、读书、看报，使大脑充分运转。因为积极用脑，勤于思考，学习知识，脑细胞也在运动中生长，增加新的生命力。许多学者、艺术家、作家、科学家都是终身工作的。偷闲消极的人，大脑将会逐渐萎缩，反应就会越来越迟钝，反倒容易衰老。正所谓"用进废退"。基于此，刘柏龄仍然致力于著书、写文章、练书法、学绘画。平时有空闲也要读书、看报，关心国家大事，关心身边小事，把自己晚年生活，打理得充实、丰盛、健康、快乐。

十九、刘志明：精神调摄首当先

国医大师刘志明老先生精研历代各家养生之学，并以常年身体力行的经验和体会，总结出了一整套行之有效的养生方法：

(一)四时养生

刘志明认为人生天地之间、宇宙之中，人之生老病死等一切生命活动都与所处的自然环境息息相关。"四时养生"就是顺应一年四季气候变化的规律和特点，采取合适的调摄方法，提高人体适应自然的能力，其核心思想即"顺应四时、趋利避害"。

针对春令之气升发舒畅的特点，刘志明提出春季养生"当审时气，节宣调摄，以卫其生"。意为节制和宣达春阳之气，避免阳气的耗伤及郁闭，使体内之阳得以保护充沛，从而保障人体的正常新陈代谢，促进健康发展。夏季养生要顺应阳盛于外的特点，注意顾护阳气，不食生冷，以达到防病健身、延年益寿之目的。

秋令养生要顺应自然界从"夏长"到"秋收"的阴阳消长变化，将"养收"原则贯穿始终。冬季养生，刘志明强调应该时时处处围绕"藏养"，避寒就暖，敛阳护阴，养精蓄锐，以待来年勃发旺盛。

(二)精神调摄

刘志明指出，当今社会，人们总是热衷于进食各种补品以"养其形"，而往往忽视了对神的调摄，这种做法是片面的、错误的。"神清志平，百节皆宁，养性之本也；肥肌肤，充肠腹，供嗜欲，养性之末也。"因此，在他看来，调摄精神乃养生之首要内容，神明则形安是摄生之根本原则。刘志明自己的养生摄神心得，可概括为涵养道德、泊名利、笃志不衰、怡情悦心四个方面。

他身体力行先贤之说，始终注重修身洁行，涵养道德。正是在不断地公而忘私、舍己为人、助人为乐中，使自己的精神得到巨大满足，从而始终保持心情愉悦、神志安定、气血调和、形体健壮的。

节制名利诱惑而少思寡欲，是保持内心宁静、神气清灵的养神手段，自古为我国养生学家所推崇，并将其视为情志养生的重要内容。刘志明将"清心寡欲、淡泊名利"视为养生真要，他时常教导家人子女、弟子门生，要多把精力用在事业和工作上，不计名利得失，不计荣辱进退，吃苦在前，享受在后。只有这样，才能心地坦然，思想清净，心身安乐，达到延年益寿的目的；否则，私心太重，欲望过高，情志不遂，就会万物忧心，心神难静，郁郁寡欢，诱发疾病。

人生如月，盈亏有间，时光易逝，壮士暮年。老年人脱离紧张繁忙的工作，转入无拘无束清净悠闲的退休时光，本该能够更加健康快乐，但许多人却终日郁郁寡欢、身体素质急转直下而疾病缠身。对此，刘志明指出老年人要想保持健康的体魄，就必须要有一个积极向上充满活力的精神境界，这是每一个人的生命基石和精神支柱。因此，他胸中常存"莫道桑榆晚，为霞尚满天"之信念，坚持自己的人生追求，力所能及地做一些有益于社会的工作，老有所为、笃志不衰，就能使自己的生活充满希望和乐趣，从而远离烦恼疾病，尽享美好生活。

精神愉悦是养生的要素，长寿的法宝，这是古往今来养生学家的共识。每个人应该根据自身的情况，选择怡情悦心的方法，务使自己得以陶冶性情，自以为乐，消除烦恼，驱赶寂寞。刘志明出身书香门第，自幼就浸润在浓厚的中国传统文化氛围当中，琴棋书画无一不精。平素之时，他稍有闲暇就常处于此，醉心于读书、绘画、书法等喜好之中，使自己得以怡神润心、愉悦放松,从而收到"调心神、和性情、节嗜欲"的养生效果。曾有友人书赠刘志明"胸中常满艳阳春,医术精湛济世人",这是对他广阔心胸、博大情怀、乐观精神的准确表述。然而,刘志明之所以能够常存一片艳阳春,皆得益于他对情志调摄的重视并且找到了合适方法,才使得心境始终处于"乐观"、"开朗"、"愉快"、"积极"的健康状态,这就是他得以高寿的重要养生秘诀之一。

(三)饮食调补

刘志明继承先贤之说,结合自身饮食调摄体会,对传统饮食养生理论加以提取凝练,删繁就简的将其精华归纳为五个方面,即"平衡饮食、兼而取之";"谨和五味、切忌偏颇"、"节制勿贪、定时定量"、"四季不同、应有侧重"、"人亦有别、区分对待"。

刘志明日常饮食,五谷杂粮,兼收并蓄,种类多样,同时还十分注重荤素食、主副食、正餐和零散小吃以及食与饮之间的合理搭配和平衡。他倡导五味平和,反对五味偏亢。平日饮食崇尚清淡,每餐注重调和五味,均以"适"为度。虽身为湖南湘潭人,但对家乡特产腊肉、辣椒等辛辣咸腻之品却极少食用。刘志明认为过食辛辣,可助生内热,伤损津液;多食肥甘,又易招脾患,发为消渴;多进油烟,则心气抑,脉凝涩,易导致高血压、心脑血管疾病。因此,刘志明始终坚持少辛辣、少咸、少甜、少油的饮食方式。

刘志明认为,饮食一定要有节制,不能随心所欲,要讲究吃的科学和方法,这是食养的关键。他指出,节制饮食就是要注意控制进食的"数量"和"时点",力争做到"节制勿贪,定时定量"。

人处自然之中,顺应四时而养生,则可苛疾不起;逆之则会灾害丛生。刘志明认为,饮食调养作为养生的重要内容,也应遵循这一原则,依据四季不同,在饮食上有所侧重变化。

他指出,饮食养生除了根据四季变化、食物性味、人体特点等加以调摄外,还要特别注意人有老少、男女、胖瘦之不同,调补之时应区分对待,不可一概而论。

(四)运动健身

刘志明一贯主张"运动健身,抵抗疾病",认为适当运动、勤于锻炼,可促使人体气机调畅、血脉流通、关节灵活、形神合一,收到内以养生、外以却恶的效果,此所谓"血气冲和、万病不生"。

刘志明依据太极哲理,在传统武术太极拳的基础上,结合老年人的自身特点,剔除跳跃发力动作,弱化技击功能,突出健身效果,自行创编太极养生保健拳。

刘志明平常虽诊务繁忙,却作息有时,极少熬夜,尤其步入老年,则更加注重睡眠养生。他指出,老年人气血阴阳俱亏,"营气衰少而卫气内伐",故常有"昼不精,夜不瞑"的少寐现象出现,对健康十分不利,正如古代养生家所说"少寐乃老人大患"。因此,年老之人应当增加必要的休息。

二十、晁恩祥:养生重在心态平和

晁恩祥平时十分忙碌,除了定期出诊,频繁飞往各地讲学、交流,每年还会参加100余次会诊,可他始终面色红润、精神矍铄。曾有友人向他请教养生秘诀,他将之归纳成六句话:心态需平和,锻炼自把握,饮食要调整,仪表要讲究,戒烟酒少喝,慎选保健品。

(一)心态需平和

晁恩祥认为老年人养生最重要的就是怀有平和的心态,不要计较,心胸应开阔。尤其是刚刚退休的人,有的往往还是什么都爱管,自寻烦恼,老人要服老不要逞强。他建议退休的老年人培养一些兴趣爱好,如练练字、学画画、听听京剧、下下象棋、学学电脑上网、玩玩游戏等等。晁老写得一手好字,他还爱写诗,常常有感而发,挥毫而就,练笔的诗册已经厚厚一本。60岁时尚未退休,一次上班前,他在书桌前静思有感,写了四句话:"人生苦短,劳累忧烦。送人情暖,自寻心安。"下班回家后,发现已退休的夫人王秀珍在每句话后面又补了三个字,变成"人生苦短须尽欢,劳累忧烦忘为先。送人情暖心中喜,自寻心安乐陶然。""可见夫人的心地比我更宽阔、开朗。"晁老认为欢乐的心态能令人更勇于面对"劳、累、忧、烦"的现实。

(二)锻炼自把握

晁老身体底子好,自幼好动,从小就是体育健将。中学时是唐山学联排球队队长,曾获唐山市200米栏冠军,还曾代表唐山市参加过河北省田径运动会。进入北京中医药大学学习后,一直是学校的军体部长,创造的校运会100米跑记录50年不曾被打破,1998年去台湾长庚纪念医院讲学、指导医疗,还应台塑大王王永庆(长庚医院创办人)邀请参加了台塑集团春季运动会的5000米长跑。强健的体格是支持他高强度工作的基础,在内蒙古支边时他常在零下30余摄氏度的环境中长途跋涉仍精神十足。

晁老认为老年人应适度锻炼,但运动的类型,锻炼的强度一定要从自身体质出发,要量力而行,不可盲从社会潮流,别人练瑜伽你也练瑜伽。他觉得适合大多数老年朋友的锻炼方式有太极拳、八段锦等,还可以通过腹式呼吸、深呼吸等改善心肺功能。

(三)饮食善调理

保持身体健康,饮食调配非常重要。晁老认为老年人不能偏食,饮食应多样化,鱼、虾、牛羊肉、豆制品、蔬菜、水果等等,种类多而量不多。少吃"甜、咸、油",另外注意食物卫生,并预防食物过敏。

晁老特别强调他不推荐长期吃素,就他的经验和观察,吃素食并不能防治糖尿病,也有寺庙高僧虽然长期茹素,依然有患糖尿病者。长期吃素还会导致缺乏必需营养物质,使健康失去平衡。违反自然规律和生物天性的习惯往往并不利于养生。食疗养生可取,但也要因人而异。

(四)仪表要讲究

晁老无论出诊还是外出讲学、交流,永远是西装笔挺、头发一丝不乱。哪怕在家中也衣着得体,注意细节。据晁老介绍,讲究仪表其实更多时候是为了让自己身心愉悦。而讲究"体面"、注意细节,是自尊自爱的一种表现,促进人们更加自觉地注意个人卫生和日常保健,久而久之,整体的生活状态和生活节奏也会更健康,最终形成良性循环。其实生活逐渐变好,每一个人都应当注意个人的仪表,注意仪表可以体现每个人的自信心。

(五)戒烟酒少喝

烟酒的危害自然无须提,晁老不抽烟也不饮酒,偶尔聚餐时饮点红酒。因为长期抽烟不仅危害肺及气管的健康,是产生慢阻肺的根源,而且会使人防御外邪病毒、细菌的能力下降。可能诱发肺癌等肺部疾病,还是高血压等心血管疾病以及肝脏、肾脏病变的危险因素。二手烟还会危害家人的健康。适量饮酒可活血化瘀,加快新陈代谢,葡萄酒中蕴含的多酚有利于预防以及缓解心血管老化。但过度饮酒将给肝脏带来沉重负担,还可能诱发老年人脑部退化和病变。

(六)慎选保健品

近些年保健品事业兴旺发达,报纸杂志电视等也有不少广告。尽管保健品审批宣传不允许有反应疗效、治疗疾病的言辞,只强调保健作用,但有时消费者还是容易模糊药物和保健品的界限。晁恩祥认为合适的保健品会对人体健康有所帮助,但选择应慎重,最好在医务人员或对保健品较为了解的相关人士的指导下选择和服用,切记保健品不可以替代药物。

二十一、国医大师朱良春的养生 16 字和他的"良春养生粥"

国医大师朱良春教授是国宝级人物,深受广大群众的爱戴。虽然他现在已近 98 岁高龄,但仍然精神矍铄,思维敏捷。朱老的养生之道,其实可以用他自己总结的 16 个字来概括,即:生活规律,情绪乐观,适量运动,饮食合理。

(一)生活规律

中医学认为,人体是一个阴阳平衡的整体。健康即"阴阳平衡",疾病即"阴阳不平衡"。健康时,"正气存内,邪不可干";患病时,是"邪之所凑,其气必虚"。人体处在一种相对的阴阳动态平衡之中,体内阴阳气血之间互相制约、消长和转化,构成了生命的自主演化过程。要维持这种机体平衡,首先就需要有一个良好的生活规律。

朱老认为,合理的作息时间应该是这样的:辰时得起,午时小憩,按时进食,亥时得眠。按照中医学理论,子时胆经最旺,丑时肝经最盛。因此,现在社会,有些人喜欢熬夜,则会导致肝胆不和,女性还会出现月经不调及乳房肿块等症。有些大学生喜欢晚上熬夜打游戏,睡到中午还不起床,更是严重影响了身体的气血阴阳平衡。此外,有些人经常不吃早饭,导致胃酸分泌过多、胆汁浓稠,极易诱发十二指肠溃疡及胆结石等,这些都与生活的不规律有关。

(二)情绪乐观

朱老认为,保持乐观、健康、积极的情绪也很重要。古人云:笑一笑,十年少。反之,如果每天愁眉不展,则会肝气郁结,并影响肺、脾、肾等脏腑的工作,扰乱机体的正常运转。

以朱老常年的临床经验看来,乐观积极配合治疗的患者预后较好,而悲观被动不配合治疗的患者则预后较差。现代社会的竞争激烈,人们的压力普遍加大,情志不舒致病的患者也越来越多。常见的情况是,去医院查不出问题,吃药又不见效,于是更加烦躁,这就更需要我们努力去调节自己的情绪,保持乐观,从根源上避免疾病的发生或加重。

(三)运动适量

朱老每天早晨按时醒来后,并不急于起床,而是选择先做一些简单的面部运动,如揉脸、搓耳等,使面部的穴位得到充分按摩,气血经络得到充分舒畅。即便年事已高,头发稀疏,起床之后,梳头也是他的必修功课。朱老常说:发为血之余,经常梳头,是调理血液循环的好方法。

在长期的医疗工作过程中,朱老一直坚持适量运动。他每天骑自行车上下班一直坚持到 80 多岁。此外,朱老还发明了一套每天晚上看新闻联播时做的四肢运动操,虽然运动量不大,却能保证从手指到脚踝每个关节都得到充分活动。当下有不少人都声称自己太忙,没时间运动,而每天都有大批病人上门求治的朱老却能利用点滴时间适量锻炼,以保证气血运行通畅,维持机体阴阳平衡,确实值得大家学习。

(四)饮食合理

古人云:饮食自倍,胃肠乃伤。如果吃得太多,就会损伤肠胃。反之,如果按时进餐,结构合理,适量有度,少吃凉、辣、油腻之类的食物,则有利于脾胃的正常运转。朱老说,饮食宜清淡、温和、易消化,切忌肥甘厚腻之品。

他常常鼓励大家多吃五谷杂粮,由他自创的"良春养生粥"更是价廉物美、补养皆宜的养生佳品。"良春养生粥"配方:绿豆 10g,薏米 50g,白扁豆 50g,莲子 50g,大枣 30g,枸杞 10g,加水熬成粥即可食用。朱老说,现代人的养生误区在于对疾病的过度恐惧,有病就补,没病更补,加上现在营养保健品良莠不齐,其效果往往不如这样一碗粥。

二十二、刘尚义:知足者乐,有常有节

(一)知足者乐

中医的养生之道,在刘尚义眼中,最核心的是做好"知足常乐"四字。

"动能增寿,静可延年",刘尚义说养生之道运动很重要,但静止更重要,静养的前提是知足常乐,不妄思妄动,充满感恩的安于所得,不贪求,力行所能,心安自然常乐。他说起前几日一个印象深刻的经历,"几天前,我曾看到一个'背篼'让我感触很深。"刘尚义说,那名体力劳动者当天在路边花几块钱打了二两酒,正坐在路边喝。"我问他喝酒感觉怎么样,他说很舒服。过了一两个小时,我又到此处,发现他竟然已经酣睡路中,还淌着'梦口水'。"刘尚义说,他顿时很受触动,身边这么多病人什么都不缺,可就是睡不好、睡不着,一位打工的师傅,身上没有几块钱,喝二两酒就睡着了。人理应求心安,知足常乐。

(二)有常有节

在具体的养生方法上,刘尚义认为一般人要做好三个方面,适当活动、起居有常、饮食有节,他的养生良方是生活规律。刘尚义强调《黄帝内经》中有云:上古之人,其知道者,法于阴阳,和于术数。食饮有节,起居有常,不妄作劳。故能形与神俱,而尽终其天年,度百岁乃去。意思是:上古的人,懂得天地之间运行的道理,是阴阳和谐的,每个人的命运是有定数的,所以行事都不和天地的正常运行道理相违背,他们的起居作息都协调一致,而得享天赐人本来的寿命长度。"但现代的人,却把酒当作饮料,过反常的生活方式,日夜颠倒,肆意酗酒,常常贪图一时的快乐而违背养生之道",这样自然会百病丛生。刘尚义常说,一个人养生贵在坚持。他自己年轻时常做的运动包括篮球、武术、太极拳,现在武术和篮球都逐渐丢掉,唯太极拳是家传的,日日操练,一套打下来身心舒坦。他建议大家闲暇的时候,不妨打一打太极拳,让身体的每个部位都得到充分拉伸,从而起到疏通经络、调节气血、养心怡情的作用。除了太极拳,八段锦、散步,他也常年坚持。

此外,他有一些自我按摩的"功课"。"我每晚还会搓面揉肚,常擦鼻部迎香,此举可预防感冒。"他笑着说,"还会用拳搓肾俞,按摩膻中,这些都是对身体有利的。"刘尚义告诉记者,每天早晨不论春夏秋冬,他都会用冷水冲凉两分钟,他说这样可以增强人体对

气温的适应力,让身体感受到大自然的气息。

饮食方面在刘尚义看来,西医讲究的是平衡饮食,而中医讲究根据体质搭配,什么都不可以过度,两者可以互相参考。刘尚义自己在饮食上从来不挑剔,他说胃以喜为补,适口者珍,以八分饱适宜。

刘尚义还强调养生要尊重自然,防病抗衰的诀窍从大的方面讲,包括顺应四季变化、顺应环境变化。他说,自然是秋收冬藏,那么人就应该春夏养阳,秋冬养阴。在适应环境变化方面,则应该随遇而安。

按:刘尚义针对目前许多女性的妇科病问题,传授一个小秘方:女子月经量过多,可用铁锅将米炒焦,另加米醋、生姜、葱、红糖、茶冲煮来喝,效果不错。

二十三、刘祖贻:形神同调,神旺形健

"我平时就喜欢写写字看看书,再或走走路,爬爬山,心情好身体也好。不要想那么多,不要让自己那么累,也就什么病都没有了。"谈到养生,国医大师刘祖贻说得很轻松,觉得人不要给自己太大压力自然会很健康。就是锻炼,也应当锻炼得轻松些,学会放松才是养生的关键。

刘祖贻就住在岳麓山脚下,休息的时候经常要求家人陪他一起去爬山。山并不高,坡道也很舒缓,但一位八旬老者还是能吸引来不少的目光。他总是说,身要动心要静。上午去爬过山,午休过后,一般就会展开纸写上一些诗句。诗句中,一半源自古人,一半则是有感而发。自有一种悠然自得。

(一)养神重在安神、修神

一是修心养性以安神。刘祖贻从《内经》养生理论出发,认为养神之要在于修心养性。一方面,要做到心底无私,乐于奉献。处事荣辱不惊,无得失之心,看得开,拿得起,放得下,不为私欲所扰,不为俗事所困,如此则心安,心安神自安。刘祖贻曾有诗以明之:"心明如镜不染尘,淡泊无求自在心;富莫大于能知足,心安无过乐助人。"另一方面,要保持乐观豁达的心境,自我排解烦忧。人都有七情六欲,难免会遇到烦心事、不顺事,这就要学会释压,保持豁达乐观,情绪愉快。

二是自创松静功以修神。中医认为,人体是由"形"和"神"共同构成的,神是生命活动之主宰,形是生命活动之物质基础。气功养生是中医学养生体系中独具特色的一种,刘祖贻在吸收前人气功养生理论的基础上,结合静功特点和自己的需求,加以调整、改创而编成一套练功方法,因为属于静功,故曰松静功。其要点是以放松为主,松弛全身,排除杂念,舒畅气血,和调脏腑,疏通经络,养心全神。

具体方法:先由上丹田(两眉间)开始,默念"松",然后依次至面、颈、胸、腹、大腿、膝、小腿、脚趾、脚底涌泉穴。每处默念(想)"松"字三次,在止息点,轻轻意守(仍默想"松")约3分钟。如此顺序,反复练习3~5次。在上述全身逐次放松的基础上,可单独放松某一紧张点或病变部位,意守该处,并默念"松"20~30次。

(二)养形借助按摩、运动、食疗

一是按摩法。刘祖贻说他从小体质偏弱,加上工作劳累,有段时期经常感冒,后来坚持每天做经穴按摩,体质得到明显改善,感冒少了许多。其按摩方法如下:先按鱼际穴

(双手鱼际穴部位互相按摩,或用大拇指交替按摩)——迎香穴(用双手食指擦,可由下而上,至内眼角处)——风池、大椎——背俞穴(双手半握拳,曲肘,可双手同时进行,或交替按摩)——长强穴——足三里——三阴交——涌泉——膻中——神阙(顺时针方向)——气海。

刘祖贻虽年近八旬,仍面色红润,得益于每天做"面摩"。每次洗面前,他先将两手掌搓热,摩面部至发热,由下而上;再揉颊部,由右至左擦额部;然后用冷水洗面,使面部红润。坚持数月,每天1~2次。此法对于防治颜面多皱衰老,预防感冒都有益处,还可起到醒脑提神的作用。

二是运动。刘祖贻坚持运动锻炼,于春、夏、秋季的早晨,冬季下午或傍晚,每天运动约一个小时,以散步为主,速度适中,几无间断。此外每周坚持爬岳麓山两三次。

此外,刘祖贻还坚持勤用脑以预防衰老。大脑的运动——思维活动,最突出的特点是"用进废退",这是普遍的自然规律。刘祖贻常注重勤用脑,每天保持大量的阅读,以适应工作的需要,即使是退休以后,仍坚持这一习惯,或作文写字,或诊病查疾。

三是食养。相对药养而言,刘祖贻更重视食养。在饮食方面,刘祖贻不过分强调忌口,重视食物多样性原则,在食物来源上提倡营养均衡、多样化、不偏食,主张荤素搭配,以素食为主,以淡食为先,多吃蔬菜、水果。在春秋气候变换时节,常用煮黄芪、红枣煮水代茶饮,以增强抵抗力。

二十四、唐祖宣:中国式养生让我健康快乐

著名作家二月河与国医大师唐祖宣是同乡,他们结识较早,又常在一起开会。他这样描述唐祖宣:"都是脑力劳动者,都在各自领域中艰难竭蹶地前进,但他的身体似乎比当年还要强健,精力旺盛,思维敏捷,言语俊爽,走路都是一阵风,满面红光的,有那份'奕奕'的劲头。"不愧是作家,不仅描述得形象生动,还带着羡慕。

年过七旬的唐祖宣,热情开明,身板硬朗,一点不像个古稀老人。问及他的养生之道,他说:"从古至今,中医的养生方法不外四种,即情志、运动、饮食和药物养生,我把这些称为中国式养生。我没什么特别的养生方法,就是平时注意在这些方面多调节,使自己在繁忙的工作中,能够精神饱满,情绪愉快,脾胃强健,不生病少生病,有更多的时间用在工作上。"

(一)保持生命活力先养神

现代生产和生活方式的快节奏,使人们不可避免地面临激烈的竞争压力,需要适应压力状态下的生存环境,需要保持强健的体魄和充沛的精力,而做到这些,首先要进行情志养生。

唐祖宣认为,所谓情志养生即有发育正常的智力、稳定而快乐的情绪、坚强的意志、良好的性格以及和谐的人际关系。在现实生活中,一些人虽然能够正常学习、工作和生活,但生活质量差,工作效率低,极易疲劳,还有食欲不振、失眠健忘、心绪不宁、焦虑忧郁等症状。许多人只重视饮食养生、吃药保健和运动锻炼,却常常忽视情志养生。

中医重视情志养生,将其列为诸法之首。唐祖宣说,人的情志和形体是有机整体,形从情来,寿随志走。在情志养生中,养神应为首位,这是保持生命活力的关键。养神是一

种精神、意识、情感和思维方面的修炼活动,不是逃避现实和消极不为。至于如何养神,他说了五种方法,即心情安闲、理智冷静的安心养神,劳逸结合、充足睡眠的休眠养神,恬淡清虚、静志清心的清净养神,超凡脱俗、心胸阔达的糊涂养神,清心寡欲、不贪不争的节欲养神。

工作和生活中,唐祖宣热情待人,冷静处事,豁达开朗,处理完工作后及时休息。他说这样才能保证既能完成繁重的工作,又有一个健康的身体。

(二)重视道德的养生价值

中医养生学中的一个重要内容是养性,养性即养德。历代医家十分重视道德的养生价值。医家的"德全不危",儒家的"德润身"、"仁者寿",释家的"积德行善"、"进修德行",道家的"仁者德之光",都把修养德行作为养生的重要内容。富贵名利不强求,财情意气不强争,所以一个想要健康长寿的人,先要培养自己仁厚慈善、重义轻利、乐善好施的德行。

唐祖宣说,养生的根本是养性。养性要讲究仁义、礼仪、知足、忍让、宽容和性善的修养,淡泊名利,安分守己,不计得失,舒畅情志,安心常乐,乐观向上。唐祖宣小时候家境贫寒,历经磨难,但艰苦的环境练就他坚强的意志,不屈不挠的精神。在历经坎坷的学医之路上,他积极进取、乐观开朗,率达直爽,心灵手勤,吃苦耐劳,赢得了师父、同学和同事的信任及支持,使他不断取得人生的一个个进步。50多年的行医生涯中,他关爱贫弱,救助疾苦,想尽办法帮病人解决实际困难。可见他不但医术精湛,而且注重修德养性,这也更加证明了只有"德润身"才能"仁者寿"。

(三)避免"五气"才能养真气

关于气,唐祖宣也有独到的认识。气是构成人体和维持人体生命活动的基本物质,要想健康长寿,不能单靠药物,还要保养人体的真元之气。所以在生活中,要注意五个气:

一是不生馁气。人生不会都一帆风顺。有志之人,要不为失败所挫,不为黑暗所困。人贵在有精神,不要一遇到逆境就悲观叹气,失去信心,这样气泄则气衰,气衰就心竭,心竭则身亡。尤其是老年人,要老有所为,欢愉开朗,享受生活,颐享天年。

二是不生闷气。闷气在胸,郁郁寡欢,不思饮食,胸闷气短,有气无力,痛苦不堪,危害很大。所以不论男女老少,都不要生闷气。

三是不生怨气。"君子坦荡荡,小人长戚戚。"工作和生活中难免有各种矛盾,对于不顺心的事,不要怨气连天。怨气积压日久,最容易损伤神气和肺气。我们要从其中解脱出来,以"少言语"来养肺气,以"坦荡荡"来克服怨气。

四是不泄阳气。阳气是人体之本,是生命的重要能量。自然界的阴雨、浓雾、疾风、暴雨、雷霆、酷暑等都会直接或间接地损伤阳气,一些不良生活习惯如过食生冷等也会伤阳,导致人体阴阳失衡。所以要躲避恶劣天气和纠正不良习惯。

五是不泄精气。纵欲会耗伤精气,导致阴阳亏虚。中医认为,节欲保精是不泄精气的好办法,养肾护精才能延年益寿。

(四)运动和科学饮食是养生之宝

合理饮食和适度运动是健康的重要保障。唐祖宣说,饮食是人体营养的重要来源,饮食养生关键是善调配,巧烹饪,食有节。他饮食清淡,少吃生冷油腻,也不吃太饱,下午时吃点水果。近几年,因参加活动多,有时口干和疲劳,就养成了早上喝蜂蜜水的习惯。一般是早饭后喝,外出时随身带着蜂蜜。

运动能增强脏腑功能,促进气血循环,强身健体,预防疾病。唐祖宣说,运动要动静结合,因人因时因地制宜,方法不拘一格,但注意不要过度锻炼,以防损伤身体。他每天早上五六点起床,稍做活动后看书和写作,直到上班时间。他是人大代表,各种活动较多,评上国医大师后邀请更多了,他繁忙之中,保持良好心态,坚持合理饮食,适当运动锻炼。

唐祖宣说,《内经》说的"上古之人,其知道者,法于阴阳,和于术数,食饮有节,起居有常,不妄作劳,故能形与神俱,而尽终其天年,度百岁乃去。"这既是历代医家的养生法则,也是中国式养生秘诀的总纲领。

二十五、袁阔成的养生之道

2015 年 3 月 2 日,评书泰斗袁阔成先生因心脏衰竭去世,享年 86 岁。先生一生潜心评书艺术,且寿至耄耋;在养生方面,也是独具心得。先生的养生之道主要有三点:好心态、重锻炼、轻饮食。

(一)好心态

所谓"好心态"就是心态平和,凡事顺其自然;淡然名利,轻看得失;生活上的事很看得开,即使遭遇人生挫折、不公平的待遇,先生都能泰然处之。

(二)重锻炼

先生生活很有规律,每天清晨准时 6 点钟起床,洗漱完毕后开始晨练。一般是到户外运动,如到公园练练拳、舞舞剑;如果天气不好就在居室内活动活动筋骨。他喜欢运动,对体育比赛也感兴趣,尤其喜欢看田径、乒乓球比赛;先生小时候学过武术,无论是太极拳还是太极剑都能打出套路来;这不仅对他的评书表演如虎添翼,更是强身健体的好方法。

(三)轻饮食

"轻饮食"并不是不重视,而是不特别讲究,一日三餐粗茶淡饭。先生说什么都要吃,不可偏食,因此麻辣酸甜他都能接受;平时更愿意吃得清淡些,午饭和晚餐通常都是一些家常菜,主食则是面条、馒头、米饭,还经常吃些粗粮如菜团子等。他很少吃补品,却尤喜欢喝粥,早餐多是红枣粥或者小米粥,有时他还根据中医的建议加上自己的口味、情况,在家熬制有保健作用的粥来喝。他认为四季养生不离粥,长期喝粥才会有功效。在饮料方面,先生喜欢喝红茶、绿茶,每天还喜欢喝点二锅头酒。

对于养生,先生有一个观点,他说:"作为演员,我把身体当地种,你不敷衍它,它也就不糊弄你,这样才有精力去搞艺术。""把身体当地种",可谓是先生对养生的真知灼见!

二十六、张学文:善调情志以避害倾利

凡事听其自然,遇事处之泰然,得意之时淡然,失意之时坦然。国医大师张学文教授是国内外享有盛誉的中医药专家。为推动中医药事业发展,他常不辞辛劳外出讲学,足

迹遍布国内外;他仁厚淳朴,医德高尚,学验俱丰,年近八旬高龄仍每周坚持五天门诊,对病人和蔼可亲,诊病细致入微,理法方药一线贯穿,屡起沉疴;他治学严谨,诲人不倦,甘为人梯,桃李满天下。笔者有幸侍诊张学文教授,现将他对情志养生的观点整理成文,以飨读者。

(一)心胸宽广,心态平衡,乃养生之首

现代社会生活节奏紧张,工作竞争激烈,人们受外界干扰,难免浮躁紧张,对健康造成不利影响,张老说,保持心态平衡和乐观情绪对人体健康非常重要。快乐是健康的良药,乐观豁达,开朗豪放,知足常乐,遇事多思其有利一端,对人多念其友好一面,多闻乐事,多交性格开朗之人,可消除不良情绪。常言道:"笑一笑,少一少;恼一恼,老一老。"每天不离欢笑,但不得狂笑,以免耗神伤心;怒最伤人心神,损人寿命,当以忍让戒怒,容则能恕人,忍则能耐事,对事物超然脱俗。

中医讲究"恬淡虚无,精神内守",张老将心胸宽广、心态平衡放在养生之首。张老指出,一个人如果精神愉快,性格开朗,对人生充满乐观情绪,就会阴阳平和,气血通畅,五脏六腑协调,机体自然会处于健康状态。反之,不良的精神状态,可以直接影响到人体的脏腑功能,使得脏腑功能失调、气血运行阻滞、抗病能力下降、正气虚弱,从而导致各种疾病。

张老对自己的要求:刚直而温和,不过于苛求。凡事听其自然,遇事处之泰然,得意之时淡然,失意之时坦然,这是维持心态平衡的四味良药。保持心态平衡,就要注意调节情志以养生。

(二)要善于调控情志变化

情志养生,就是要善于调控自己的情志变化,以避害倾利,促进身心健康。七情六欲,人皆有之,情志活动属于人类正常生理现象,是对外界刺激和体内刺激的保护性反应,有益于身心健康。但若七情过极超越了人体的自我调控能力,则会导致疾病的发生。中医学认为:喜则气缓,怒则气上,思(忧)则气结,悲则气消,惊则气乱,恐则气下。人体的气机逆乱进一步可损害脏腑:狂喜伤心,暴怒伤肝,忧思伤脾,悲痛伤肺,惊恐伤肾。在日常生活中要着重调控如下所述的过极情绪,以维持心身健康。

慎狂喜:狂喜指喜悦情绪过度激发。人们熟知的"范进中举",说的就是这种突然的狂喜,可导致"气缓",即心气涣散,血运无力而瘀滞,便出现心悸、心痛、失眠、健忘等一类病症,甚则精神失常或暴亡。张老曾经诊治过一农妇,由于花费6元购买了三张彩券均获大奖,后逢人便说"我中奖了,我中奖了……"整日絮叨不休,精神失常,重演了"范进中举"的现代版。所以暴喜、大喜、狂喜同样不利于健康。

戒暴怒:暴怒指情绪骤然激愤或久怨怒气太盛。它是由于某种目的和愿望不能达到,心生不满累积而爆发。暴怒轻者事后会肝气郁滞,头晕头痛,胸胁胀满,心中闷疼;重者便会即时出现面色青紫、四肢发抖,甚至昏厥死亡。尤其是中老年人在患有高血压病、冠心病时,更易诱发脑溢血或心肌梗死。《三国演义》中周瑜是一位"文武筹略,雄姿英发"的将才,但心胸狭窄,好生气发怒,被诸葛亮"三气"之下,大怒不止暴厥而亡。当然,若是轻度的发怒,有利于压抑情绪的抒发,有益于健康。关键在于适可发怒,善于自我调控,莫使"一发不可收拾"。

解忧思：忧思是指忧愁深沉、思虑过度，深陷苦闷不能自拔。表现在情绪上，忧郁寡欢，悲伤恸哭，神弱气怯。轻者，愁眉苦脸，闷闷不乐，少言少语，意志消沉，独坐叹息；重者，辗转难眠、精神恍惚，心中烦躁，惶惶不可终日。由于忧思过度可导致脏腑功能失调，气机逆乱，继而会发生咳喘、呃逆、呕吐、纳差、失眠、便秘、阳痿、癫痫等症，甚至诱发癌症或其他疑难重症。俗话说："忧愁烦恼，使人易老。""愁一愁，白了头。"事实正如此，东周伍子胥，因无计闯过昭关，一夜之间愁白满头青发；在现代社会由于生存竞争激烈，生活工作压力巨大，忧思沉重，导致抑郁症频发，甚则轻生自残，此已引起医学界和社会学家的高度重视。

中医有"思虑伤脾"之说。思维善钻牛角尖的人思虑缠绵，易导致气机壅滞，脾胃运化失职，则食欲大减，勉强进食则饮食不化而积食内停，日久则神疲乏力，形体消瘦，精神萎靡，脘腹痞胀或疼痛。现代医学研究证实，长期从事脑力劳动，大脑高度紧张的知识分子，易患心脑血管疾病和消化道溃疡病，这和中医学的"思虑损伤心脾"的理论是一致的。

化解忧思，一则要保持积极向上的乐观情绪，开阔心胸；二则要善于换位思考，必要时要用"阿Q精神"聊以自慰。

化悲痛：悲痛是指悲伤哀痛。人为悲伤之事，都会感到难过和伤心，伤心到极点便会变成沮丧和绝望。若遇悲哀太甚可致肺气耗散，意志消沉。正如《黄帝内经》所说："悲则气消。"容易悲伤的人，比其他人更容易得癌症或其他疑难重症。

悲痛也是人们情志宣泄的形式之一，适当的悲痛哭啼有利于情感毒素的排出，对身心健康也是有益的。若是强忍悲痛，悲不哭声，反倒致使气机壅闭憋出毛病来。如果悲哀过甚，深陷悲痛之中日久难于自拔，必然耗气伤神，变生他症。防止悲痛过度，平时就要树立正确的人生观，看透世事变化，明白生老病死是自然规律，不顺心事十有八九，要化悲痛为力量，以积极进取的心态处置悲哀厄运，方可促进心神健康。

避惊恐：惊恐是指突然遇到意外、非常事变，心理上骤然紧张或恐惧不安的情志变化。惊恐细分是有区别的：同样令人害怕的一件事情，事前不知谓之惊，事前知之谓之恐。过度惊恐，导致人体的生理病理变化也是迥异的。

中医学认为，惊则气乱，恐则气下。受惊后可表现为精神紧张，目瞪口呆，心慌心悸，冷汗渗出，肢体僵硬，或手中持物失落，甚则惊叫，神昏跌仆，不省人事，这都是受惊后导致人体气机逆乱的表现。轻者事过可恢复常态，重者则心身受损，遗患日久。

过度恐吓则使人恐惧不安、心中害怕、魂飞魄荡。轻者颜面失色，如临深渊、履薄冰，战栗腿软，心慌冷汗淋淋等。严重者亦可导致神昏厥逆、四肢冰冷，二便失禁。中医认为，恐惧过度则消耗肾气，使精气下陷不能上升，升降失调而出现大小便失禁、遗精、滑泄等症，严重的会发生精神错乱，癫病或厥亡。恐与惊密切相关，略有不同，多先有惊而继则生恐，故常惊恐并提。

避免惊恐伤身，关键平时要做到锻炼心智，正气内存，遇事不惊，大义凛然，泰然处事。《黄帝内经》说道："勇者气行则已，怯者则着而为病也"，说明心智健康，气血旺盛之人，遭遇惊恐是不易致病的。

七情过激过极皆可致病。情志致病的机理主要是影响人体内环境的稳定，如气机运行障碍、脏腑功能失常,以及损伤机体阴阳、精血等。情志养生,除上述适时适当调控自己的情志适应情绪变化之外,若遇遗患致病,还需及时投医问药,综合调理,以促使心身健康早日康复。

二十七、吕景山:顺随自然最养生

吕景山的养生之道很简单:顺心、顺时、随意、随缘。他说:"越是刻意,越难如意,一切顺随自然才好。"

(一)养心为上

《道德经》云:"万物之始,大道至简。"养生也是一样,吕景山认为,养生其实很简单,顺应自然规律,保持人体自身及人与自然之间的平衡与和谐即可。养生的关键,除调整好衣、食、住、行外,更重要的,便是养心。

吕景山是个非常平和的人,他淡泊名利,甘于寂寞做学问,以一颗平常的心,知足地过平常人的生活。《庄子·刻意》中说:"夫恬淡寂寞,虚无无为,此天地之平,而道德之质也。"吕景山一生经历丰富,却以恬淡清净的心态修养自身,以简朴淳厚的品行提升道德修为,方能在医术和养生上不让古人。

业余时间,吕景山喜欢读书,家里的书柜,是他家最豪华的家具。"看书可助养神,养神就是养心。"吕景山说。

吕景山还有一个爱好:听豫剧。从小在河南长大的他,在豫剧中寻得了许多儿时的美好记忆。"听戏也是放松身心的好办法。"《穆桂英挂帅》、《七品芝麻官》等经典豫剧他看过很多遍,偶尔还跟着唱上两句。

(二)饮食"四度"

"饮食方面,关键是一个'度'字。"吕景山说。

饱度:《千金要方》载:"不欲极饥而食,食不可过饱;不欲极渴而饮,饮不欲过多。"多年来,吕景山虽然诊务繁忙,但非常注意饮食的适度,坚持每餐只吃七八成饱。

速度:吕景山说,细嚼慢咽,不仅可以保护脾胃,还有利于食物消化吸收,一举两得。

温度:过冷、过热的食物,都对胃肠不好。吕景山表示,"饮食以温和为要,冷热最易伤人。"

营养度:不必刻意追求营养,五谷杂粮、蔬菜水果,什么都吃点,什么都不多吃,才最营养。

除这饮食"四度"之外,吕景山还非常推崇喝粥。几十年来,他每天早晚各喝一碗小米粥。他说:"脾胃为后天之本,小米色黄入脾胃,是后天补养的佳品。"

(三)婴儿睡眠

除养心和饮食调养外,睡眠也很重要。虽已年届耄耋,但吕景山仍能保持每天8小时的良好睡眠,并坚持每天中午都"眯"一会。他戏称自己是"婴儿睡眠"。"像婴儿一样入睡,是恢复气血运行最佳状态的好办法。"

"睡眠先睡心"。临睡前,吕景山喜欢练练静功,让心先安静下来。所谓静功,即先去除心中一切杂念,调匀呼吸,全身放松,气存丹田,待身心入静之后,便自然而然就睡着了。

此外,"庄子听息法"也有助于睡眠:用耳感知呼吸的快慢、粗细、深浅,任其自然变化,使神气合一,杂念全无,甚至连呼吸也忘掉,便可渐渐进入梦乡。

二十八、郑新:俭以养德,乐以忘忧

出生于 1925 年 5 月的郑新,今年八十有九。在重庆市中医院门诊,他总是早早到诊室,换好白大褂、泡好绿茶就开始看病,对每个病人都很仔细认真,详问病史,参看病例记录,再处方用药。别看人已高龄,但头脑清晰、思维敏捷、动作矫健,查房会诊、教学点评,看书报写文章、批改论文,其旺盛的精力、认真工作的劲头常令许多中青年人自愧不如。

90 岁高龄还能如青壮年般精神抖擞,这都要归咎于郑老多年来坚持不懈的调养之功。他坦言:"每个人都渴望延年益寿,希望身体健康,这是生命的本能需求。对我而言,通过养生健身,能够保持健康,多活些年头,就可以多为中医做点事。"

(一)简朴惜物,勤快持家

"别看郑新德高望重,在中医界名声响亮,但如果脱下白大褂,仅从他的穿戴衣着,很难将其跟中医大家联系起来。因为他是一个很节俭的人,穿戴十分简朴。"同院张国英医师告诉笔者,有一次下班晚了,她主动送郑新回家,路过一家鞋店时,看到郑新脚上的皮鞋已经磨得不成样子,便打算掏钱为他买双新的。没想到,郑新却不"领情",还告诫她:"钱不能乱花,生活要讲节约,节约是美德。我买的鞋从来没超过一百块钱。现在脚上的鞋还没烂掉,还可以穿,为什么要买新的呢?那可是一种浪费。"

熟悉郑新的人都知道,他在家里是个"超级好男人",样样家务都会,特别勤快。虽已90 岁高龄,但郑新依然坚持自己做家务。用他的话说,家务劳动不仅是一种乐趣,其实也是一种运动形式,而且特别适合老年人,对养生极有好处。

(二)适量运动,坚持散步

"生命在于运动",但运动不要超过自己身体的承受能力,青壮年运动量可大一些,老年人的运动不宜过于激烈。郑老坚信"百练不如一走"、"步行是运动之王",他一般打太极和散步,散步时步幅稍快。用郑老的话说,散步可使全身血液、骨骼、肌肉、韧带活动起来,并能调节内脏功能平稳,推动正常的新陈代谢,产生良好的生理效应。

(三)调节饮食,粗粮为主

在郑老看来,饮食与健康、长寿有密切的关系,因为饮食是人体生命活动最重要的物质基础,老年人应慎食,要学会调节饮食。郑老患有糖尿病,为控制血糖,他长期自制粗粮主食,如荞麦馒头、高粱米饭、玉米馒头等。郑老认为:超市所购买的粗粮主食,为了口感好,大多添加有糖分,并不适合糖尿病患者。他每日不忘喝牛奶,吃乳制品,吃低盐饮食。偶尔,郑老也喝干红葡萄酒,量约 20~50ml。他还坚持饮用较淡的绿茶,不饮浓茶。

(四)未病先防,适当补益

郑老谙熟《黄帝内经》"治未病"的思想,提倡未病先防、既病防变、病后防复三原则。在他看来,老年人因为年龄的增长,气血亏虚是自然规律,这就需要进行适当的药物补益。到底该如何应用补益药物?郑老认为应该结合自己的体质选用。郑老顺应四时之气,会在夏季和冬季用一些西洋参,每日一般服用 3~5g,有时也会服用一些冬虫夏草。

（五）面对现实，与病共存

郑老认为，老年人都会有这样、那样的慢性病，这是生命呈现的自然规律，不能讳疾忌医，也不能谈病色变，应该学会面对现实，学会与病共存，积极配合医生，合理用药。郑老患糖尿病，但他从不担心害怕，也不掉以轻心，除了坚持低脂低糖饮食，还坚持降糖药物的治疗。

（六）知足常乐，不慕名利

不以物喜，不以己悲，淡泊名利，这是郑老始终保持的处世心态。他不愿意过那种饱食终日、无所事事的日子，更把金钱、名利看得很轻。他认为一个人把物质利益看得过重，汲汲追求，就会耗心气、损肝血，长寿就是妄想。一直以来，他把为病人解除痛苦视为人生最大乐事，专心于专业，不在意外界的干扰。用他的话说，自己一看到病人就会把烦恼忘得一干二净，正所谓"乐以忘忧，不知老之将至"。

二十九、段富津：养生亦有"三因"

现已84岁高龄的第二届国医大师段富津老先生给人的第一印象是：身板硬朗，思维敏捷，声如洪钟。谈到如何养生，他坦言，并没有什么特殊的养生方法，如果一定要说有的话，可勉从"三因学说"论之。

宋·陈无择首创"三因学说"以审因论病，效如桴鼓。事实上，该学说亦适用于养生。宋·陈无择在《三因极一病证方论》一书中首创"内因、外因、不内外因"之"三因学说"以审因论病，效如桴鼓。段富津认为，疗病是为了愈病，养生是为了没病、少病，殊途同归。因此，治病有"三因"，养生亦应有"三因"。

（一）内因：调心为上

从养生角度讲，"三因"之中，内因最为重要，而重中之重，便是心态的调整。众所周知，喜、怒、忧、思、悲、恐、惊"七情"，尤其是后六种情绪，最易过而伤人。而纵观七情，虽出于五脏，却与心之关系最为密切。

《素问·灵兰秘典论》云："心为五脏六腑之大主，主明则下安，主不明则十二官危。"心对五脏六腑之影响，其大也如此。段富津先生认为，日常生活中，难免遇到不顺心的事，此时若不懂得适时调心，必然影响身体健康。凡高寿之人，必心胸宽广。段富津提出，"遇事不怨人，凡事先替别人着想"，是保持良好心态的不二法门，而他也的确做到了这13个字。"善于理解人，想亲人之所想，想患者之所想，想同事之所想，想学生之所想"，是身边的人对他的评价。

除此之外，段富津"从不计较个人得失，也没有过分的妄想和奢望"，正暗合《素问·上古天真论》中"恬淡虚无，真气从之，精神内守，病安从来"之旨，亦属于其独特的"内因"养生法之一。

（二）外因：道法自然

人生天地之间，与天地自然之气相应，顺天者昌，逆天者殃，养生也是一样。段富津认为，"最好的养生，就是道法自然，不违背天地四时自然之气。"

《素问·四气调神大论》中详细记载了顺应"春生、夏长、秋收、冬藏"四时之气养生的方法，而更为重要的，是揭示了阴阳四时为"万物之根本"，"逆之则灾害生，从之则苛疾不起"的道理。

风、寒、暑、湿、燥、火"六淫"为致病之外因,善养生者,当谨慎避之。然而,仅仅"避之"还不够,段富津提出,"还应顺应自然,保持自身正气的充盈不虚"。《灵枢·百病始生》中说:"风雨寒暑不得虚,邪不能独伤人",即是此意。自然环境之外,社会环境也很重要。段富津坦言,多年来,无论当学徒还是在以后的工作中,他都能做到与大家和谐相处,不仅工作、生活非常愉快,也为身体的健康注入了源源不断的"正能量"。

(三)不内外因:守正和中

不偏,不倚,是谓"正";无太过,无不及,是谓"中"。内因、外因之外,诸如饮食、起居、劳作等,皆属不内外因,以"守正和中"为要。

饮食方面,段富津"并没有什么特殊的要求和嗜好","按时吃饭,有啥吃啥,啥都吃,啥都不多吃",可谓饮食有节。唯有时中午坐诊过晚,因精神一直高度集中,会常常忘了吃饭。虽未废寝,但已忘食,段富津笑言,"也不失为人生一大乐事"。

段富津每天早晨5:30起床,洗漱完毕后,便开始帮家里擦地,然后去早市买菜。如果下午不出诊,午饭后他一般都休息10~20分钟,以使下午能精力充沛地投入工作。晚饭后,他一般都会看书写作,10点便上床入睡。起居有常,且日日如此。

有人讶异于年届耄耋的他还每天擦地、买菜,对此,段富津解释说:"人不能停止劳动,擦地、买菜,既做了家务,又锻炼了身体,并且算不妄作劳,一举三得啊。"段富津的高足李冀说:"先生的生活观非常健康,健康观非常乐观。"由此可见一斑。

三十、张大宁:补肾活血能益寿

刚刚走下讲台的国医大师张大宁,西装笔挺,步伐矫健,神态自若。眼前的这位古稀老人,思维敏捷,声如洪钟。他的养生"秘诀",是养肾。

"我认为最早的养生思想源于《黄帝内经》中的'治未病',意在未病先防、已病防变、防止复发。"张大宁认为,未病先防尤为重要,他也一直在遵循。在中国古代医家养生研究的论述基础上,张大宁开创了心肾轴系统养生思想以及补肾活血养生法,认为心肾同属少阴,一为君主之官,神明出焉,一为先天之本,精气之所充,只有君主心以及先天之本肾的功能正常才能真正做到健康。

谈到中医学"肾"的功能,张大宁认为肾几乎涉及人体生命活动的各个内容,与五脏六腑、四肢百骸都有着直接或间接的关系,为脏腑阴阳之本,生命之源,因此,有"肾为先天之本"的说法。

《素问·六节脏象论》上说:"肾者,主蛰,封藏之本,精之处也",意思是说,肾脏所藏之精,包括先天之精和后天之精。先天之精禀受于父母,是形成生命的原始物质,与生俱来。而后天之精是指通过摄入食物生成的水谷之精。这先天、后天之精均藏于肾中。养肾如何能延年益寿?张大宁有他的一套养生经。

(一)补肾活血铸长寿

"我平日就喜欢研究吃,吃得健康能帮助我们改变亚健康状态。"张大宁对养生法有自己独到的研究。他提出的补肾活血法,就是将补肾法与活血法有机结合,通过补肾促进活血,应用活血加强补肾,二者相互协同,达到改善肾虚血瘀的病理变化,使作为人体生命之本的肾之精气更加旺盛。通过调节神经、内分泌、免疫功能、改善微循环、改善血液黏稠状态等作用,治疗慢性疾病,健身防病,以致延缓衰老。

为此,张大宁有三道补肾活血延缓衰老的养生方,大家可根据自己情况选择使用:

第一方:西洋参6g,冬虫夏草2g,田三七3g,陈皮3g,丹参3g,每日煲汤服用。

第二方:西洋参6g,冬虫夏草1g,田三七3g,陈皮3g,覆盆子3g,每日煲汤服用。

第三方:西洋参6g,女贞子3g,旱莲草3g,丹参3g,覆盆子3g,陈皮3g,每日煲汤服用。

方中的西洋参自古就是补肺肾之气、益胃生津之佳品,近年来研究证实,西洋参对于缓解衰老症状的出现,有效率达90%以上。冬虫夏草是一味当今最名贵的中药补益药材,有"东方珍宝"之称,有补肾阳、益肾精之强效,疗效持久,阴阳并补。田三七和覆盆子都是活血佳品。

(二)调好情志驻容颜

中医学认为,人体的情志活动,是以气血精津为物质基础的,喜、怒、忧、思、悲、恐、惊这七情又与五脏有着直接的、密切的关系。中医学有"怒伤肝、喜伤心、思伤脾、忧伤肺、恐伤肾"的五志伤五脏的说法,张大宁强调,无论是哪一种情志太过,都会影响人体气机升降、血液运行和肾中精气的旺盛,肾精气不足,自然加快衰老。

因此,保持情绪和平,注意精神的调养,延年益寿的重要一环。张大宁写得一手好字,爱读圣贤古籍。他的公文包中永远少不了毛笔,工作之余,他都会练习一会书法,"有时候去国外讲学不习惯时差,烦躁时候就得写写字,心情很快就会恢复平静,我得时刻保持好的心情。"

张大宁提出,一个人如果能始终保持安定清静的状态,心情舒畅,心境坦然,不贪欲妄想,多做些诸如绘画、书法、音乐、下棋、旅游等有趣味、有意义的活动,陶冶情操,修性怡神,就会达到养肾护肾、防病长寿、容颜不老的目的。

(三)睡子午觉不老方

睡眠是养肾、保肾、保持年轻的重要内容,人的一生中有三分之一的时间是在睡眠中度过,睡眠能使身体消除疲劳,恢复体力,使肾精保持充足,使身脑得到充分的休息,"睡眠比饮食更重要",张大宁说自己睡眠的秘密在于会睡"子午觉"。

中医学认为"天人合一",也就是说,人与自然是一个统一的整体,自然环境处处影响着人的生理、病理及治疗、养生保健等的效果,人也应该适应自然环境的变化,只有这样才能做到"天人合一"。张大宁认为,睡眠也如此,睡子午觉是与天地阴阳转换同步,午时,指中午11点至1点,外界阳气最盛,午时睡眠有助于养肾阳。子时,指夜半11点至1点,外界阴气最盛,子时睡眠有助于养肾阴。

也就是说,中午不睡午觉会伤肾阳,肾阳伤则下午易嗜睡、困乏,夜半不睡会伤肾阴,肾阴伤则过了半夜1点后难入睡,所以学会睡"子午觉"是养肾阴、得肾阳的重要方法。"睡眠有方,身体才有保障,这时候想老都很难。"张大宁如是说。

三十一、郭诚杰:自创养生保健操

国医大师郭诚杰,不但医术精湛,对于养生保健也颇有心得。现年94岁的郭诚杰鹤发童颜、精神矍铄,皆归功于他多年来的养生实践。当记者问起郭诚杰的养生经验时,他高兴地给记者介绍起了自己根据中医理论,结合个人爱好,总结的自创养生保健操。

(一)手指掌保健法

郭诚杰说此套操最好于晨起洗漱后进行,用一手掌揉搓对侧手背及前臂外侧中下部,直至微热感,再换手,一般揉搓 10~20 分钟。

(二)头部保健法

上节活动结束后,即可用微弯曲的十指指腹按压头皮,从前向后做按压梳理动作 30次,至头部有微热感。再将双手搓热,用掌心在面颊、前额及下颌由里向外做环形轻柔按摩 20 次,这样可疏通面部手足阳明经、少阳经和太阳经经气。

(三)五官保健法

眼、耳、口、鼻、舌五官,是人体接受外部世界信息的重要器官,也有相应保健法。

1. 眼保健法:双目有选择地望远山、树木、田野草原等 3 分钟后,再看手掌 1~2 分钟,这样交替,看远、看近,做 2~3 次;接着做双眼球各个方向的转动,如向左或向右有节律的各转动 30 次。后按双眼轮刮眼眶(太阳、攒竹、鱼腰、丝竹空、瞳子髎、承泣等穴)。

2. 鼻保健法:用双手的食指、中指指腹在鼻翼旁上下搓动 12 次,感到鼻翼旁发热,然后用右手捏紧鼻翼,用力憋气 30 秒,感到耳内有胀感,闭气后做深呼吸,每 3 个为一组,共做 3 组。

3. 耳保健法:先做提拉耳动作,即用双手拇指和食指分别拿捏提拉双耳耳尖及耳垂提拉各 20 次,使耳发热为佳。接着进行耳轮的按摩,方法是从上向下,揉捏耳轮 20 次至发热。然后,进行耳根按摩,方法是用中指和食指分别于耳根的前后从上向下按摩 20 次。最后,做"鸣天鼓"法。"鸣天鼓"是我国流传已久的一种自我按摩保健方法,该法最早见于邱处机的《颐身集》。具体方法是:以两手掌捂住两耳孔,五指置于脑后,用两手中间的三指轻轻叩击后脑部 24 次,然后两手掌连续开合 10 次。

4. 口唇及舌保健法:交替做努嘴、呵嘴、咧嘴等动作各 10 次,然后做舌在口腔中的正反方向转动各 15 次,再做舌的伸缩各 15 次。这样有利于口齿伶俐和提高食欲。

5. 牙齿保健法:上下牙有节奏地叩咬 36 次,略闻其响声,这样可以起到强固牙齿的作用。

(四)颈部保健法

搓热双手后即从上向下摩搓颈项 15 次,然后点按风池、大椎穴各 30 次。接下来缓慢匀速地点头 10 次、后仰 10 次,如此为一组,共做 3~5 组。做完后做左右的侧屈各 10 次。接下来向左和向右旋转颈部各 10 次。

(五)肩部保健法

叩击时五指并拢,掌指关节微屈,呈杯形,用左手叩击右侧肩背部及上臂外上部 30次。第二步是双上肢胸前交叉点按肩井穴 1~2 分钟,然后再拿捏 5 次。第三步是肩部的主动活动,包括肩关节的屈伸、外展及肩部划圈运动,各做 30 次。完成以上步骤后再重复叩肩以放松。

(六)腰背保健法

在腰部的运动分为三个部分,第一个是背部的被动运动,方法是背部距树干约 30 厘米,然后向后碰撞树干 30~60 次,着力点由左向右依次而行,力量由小逐渐增大。第二个是主动背部肌群锻炼,扩胸挺身动作,挺身后维持 3~6 秒,然后放松 1 秒,再重复动作,共 15 次。

第三个是腰部保健,腰部保健包括腰部的按摩揉搓和腰部运动两个方面,具体为腰部的按摩揉搓,双手搓热后在腰部由上向下着力按揉至骶尾部 30 次,以发热为佳。

腰部运动包括转胯运腰、俯仰健腰和旋腰转脊。双手叉腰:拇指在前其余四指在后,中指按在肾俞穴上,吸气时,胳膊由左向右摇动,呼气时,由右向左摆动,一呼一吸为一次,可连续做 30 次。俯仰健腰:姿势仍取站立位,吸气时,两手从体前上举,手心向下,一直举到头上方,手指尖朝上,呼气时,弯腰两手触地或脚。如此连续做 15 次。旋腰转脊法:姿势为站立位,两手上举至头两侧与肩同宽,拇指尖与眉同高,手心相对,吸气时,上体由左向右扭转,头也随着向右后方扭动,呼气时,由右向左扭动,一呼一吸为一次,可连续做 15 次。腰部主动运动时动作要徐缓,循序渐进,才可达到较满意效果。

(七)腹部保健法

郭诚杰很重视腹部保健。在做腹部保健操的时候,需要开步直立,双足同肩宽,双手重叠置于腹部,绕脐用力按腹并做顺时针方向推动按揉 30 圈。

注意速度不必太快,且保持匀速用力。该法可加强胃肠蠕动和通便。接下来是捧肠:双手十指交叉置于下腹部耻骨联合上,用力向上承托腹部 30 次,本法可增强肠的蠕动和防止老年人中气下陷而出现疝气等。郭诚杰还提出击肠法:双手半握空拳,在下腹部轻叩击 30 次以激荡肠道,也可促进肠的蠕动。

(八)四肢锻炼

头颈、躯干部保健法完成后,最后再进行简单的上下肢活动,如关节的屈伸、旋转活动等,由慢渐快,舒利关节筋骨,畅通四肢经脉气血,从而保证全身的协调运动功能。

以上全套活动完成约需 30 分钟,由上而下,并循经络而行,能疏通经络气血,调节脏腑功能。郭诚杰说此套操,简单易行,唯以坚持为要,定能获体健神清之益。

除了坚持这套养生保健操,郭诚杰提醒大家,心情一定要愉悦,保持天真快乐的生活态度,是养生的内在保健操。

三十二、王琦:顺势养生先养心

再次与王琦教授面对面交谈,已隔十年。十年过去了,王琦教授已逾古稀,但依然精神矍铄,思维敏捷,岁月的痕迹在他脸上竟是那样的不明显。谈到养生,他对记者说:在众多的养生方法中,我认为情志养生最重要。

要养生,首先要知道什么是养生。王琦认为,养生不是刻意为之,养生也没有固定程式,养生应该是心境上的修养,是顺应自然的过程。《庄子·达生篇》:“善养生者,若牧羊然,视其后而鞭之。”养生并无定式,而是扬长补短顺势去做。就像是一个放牧的人赶着一群羊,只有当某一只羊掉队了,去赶一赶,整个羊群就跟上去了。

王琦认为,养生先养心。古语云:体壮曰健,心怡曰康。世界卫生组织也认为健康是身体上、精神上和社会适应上的完好状态,而不仅仅是没有疾病和体质健壮。所以人们所追求的健康应该是身体上、心理上、社会上和道德上的和谐状态,养生以养心为要,养心才能达到心身的和谐,个体与社会的和谐。

关于养心,王琦认为有"五要":一要平常心、二要仁心、三要宽心、四要静心、五要开心。

一要平常心。关键词是"淡"。《黄帝内经》中讲到"恬淡虚无,真气从之,精神内守,病安从来"。真正会养生的人,能够做到心境淡泊,不以物喜,不以己悲。王琦认为,"心到平常即是真",保有一颗平常心才活得真实。正所谓"人生七十古来稀,剩有僧人历更稀。若问延年何法术,一生淡泊养心机。"

二要仁心。关键词是"仁",仁慈、仁爱。《中外卫生要旨》有云:"常观天下之人,凡温和者寿,质之慈良者寿,量之宽宏者寿,言之间默者寿。盖四者,仁之端也,故曰仁者寿。"对中医养生影响极深的儒家,在养生过程中,非常注意心理调整。"能以中和养其身者,其寿极命。"孔子认为"养德尤养生之第一要也",具有仁德者方可通向长寿之路。"养心立德,福寿康宁",这些道理对现代人同样适用。而作为医生,更应该有一颗仁慈大爱之心。王琦常对学生说,是患者成就了医生,所以对患者要常存感恩之心。在一次游览五台山时,他写下了这样的诗句:"佛光梵音绕五台,无边清凉远尘埃,但求慈航心中渡,不著袈衣亦如来。"这也是他从医做人的准则。

三要宽心。关键词是"宽",宽容、豁达。豁达是一种超脱,是自我精神的解放。人肯定要有追求,追求是一回事,结果是一回事。王琦对记者说,在这一点上,你就记住一句话:事物的发生发展都必须符合时空条件,有"时"无"空"、有"空"无"时"都不行,不可强求。豁达是一种宽容,恢宏大度,胸无芥蒂,肚大能容,吐纳百川。以风清月明的态度,从从容容地对待一切,待到廓清云雾,必定是柳暗花明。我们要按生活本来的面目看生活,而不是按着自己的意愿看生活。豁达是一种自信,人要是没有精神支撑,剩下的就是一具皮囊。自信就是力量,自信给人智勇。豁达是一种学养,一种理念,是一种至高的精神境界,说到底是对待人世的一种态度。苏东坡一生颠沛流离,却是"卒然临之而不惊,无故加之而不怒";沈从文也好,马寅初也好,一些伟人的跌宕起伏也好,对于人生的种种不平、不幸,都以其博大胸襟和知识学问一一涵盖,以及由善良忠直道义所孕育的不屈不挠的生命力所战胜!

四要静心。关键字是"静",宁静致远、怡情修心。魏晋养生家嵇康在《养生论》中说"养生有五难:名利不灭,此一难也,喜怒不除,此二难也,声色不去,此三难也,滋味不绝,此四难也,神虑精散,此五难也。"故心静以除五难。陶弘景在《养性延命录》中主张调神养形、"小炷留灯",过去所用的油灯,所能容纳的油是有限的。如果灯内留三根灯芯草,则灯炷大而光线亮;如果留两根,则灯炷较大光线亦较亮;如果留一根,则灯炷小而光线昏暗,很难辨别灯前人之面目。然而,留三根灯芯草,亮则亮矣,却只能照明一个夜晚;留一根灯芯草,暗则暗矣,却能照明三个夜晚。这个现象告诉我们:每个人的生命历程都有个极限,就像油灯内的油量有个燃烧时间极限一样。如果大喜大悲,酗酒纵欲,则如大炷留灯,很快就油尽灯干;如果情绪稳定,清心节欲,则犹如小炷留灯,虽不太亮,却可长久。这个比喻,很形象地阐明了养生之道。平常为了能够怡情修心,可以开展琴、棋、书、画等养生活动,帮助我们做到心静。

五要开心。关键词是"乐",心情愉悦、知足常乐。在一项研究中,研究人员对 1000 名

65 岁至 85 岁男女的健康情况、士气、乐观程度、自尊及人际关系进行了调查,在跟踪调查 10 年后,研究人员发现,与非常悲观的人相比,非常乐观的人死于任何疾病的危险低于 55%。王琦提倡生活、做事要用心,但不要操心、烦心。拥有的人烦恼"失",没有的人忧虑"得",患得患失,却成忧愁。古代诗人白居易就是善于养生者,白居易大半生中,不仅仕途坎坷,而且老年丧子,他在《枯桑》中以枯桑为喻写道"道傍老枯树,枯来非一朝。皮黄外尚活,心黑中先焦。有似多忧者,非因外火烧。"面对常有忧愁事件发生的现实生活,他总是积极排忧解愁,乐观以待,这大概就是被称作"白乐天"的缘故。会养生的人,能够化"门前冷落车马稀"、"人走茶凉"的悲观为"停车坐爱枫林晚"的独特意境,陶渊明"采菊东篱下,悠然见南山"是一种人性的达观境界。做到这些,便是进入到养生的佳境了。常言道,"人生不如意十之八九,当常思一二",要看得开、放得开,适度的"阿 Q 精神"有助于减轻心理压力,保持心理平衡。

王琦教授写过一首诗——《感悟舍得》:"大道至简不须繁,参悟舍得二字禅。放眼风物皆淡定,你过这山我那山。"大师豁达豪放的胸怀,窥见一斑。

三十三、尚德俊:清淡饮食最养生

国医大师尚德俊,他讲话思路清晰,逻辑性强,假如不清楚尚老的真实年龄,很难想象这是一位耄耋老人。1995 年尚德俊退休后,为了患者仍坚持每周到山东中医药大学中鲁医院,出两个半天的门诊,20 多年来风雨无阻。每次出门诊,尚德俊都步行前往。他说:"只要病人有需要,我就要坚持。"

现在,83 岁的尚德俊仍然坚持自己做饭。当问及他的养生秘诀,尚老结合自己的日常生活习惯,从饮食、精神、运动三方面谈了自己的经验。

(一)饮食

关于饮食起居的调养,尚德俊崇尚《黄帝内经》的一段话:"上古之人,其知道者,法于阴阳,和于术数,食饮有节,起居有常,不妄作劳,故能形与神俱,而尽终其天年,度百岁乃去。"

尚德俊主张清淡饮食,尽量少吃过咸的食物,多吃粗粮。他认为饮食得当,既能补气养血,又能防病治病,这对周围血管疾病患者尤为重要。

黄豆及其制品含有丰富的蛋白质,并可降低胆固醇。绿豆具有解毒,清火防暑作用,也可降低胆固醇,治疗高血压病。进食过多的肉类和动物脂肪,以及高盐饮食,易导致动脉粥样硬化,发生心、脑、肾、肢体血管疾病等。

尚德俊建议,患闭塞性动脉粥样硬化和糖尿病肢体动脉闭塞症的病人,饮食宜清淡,减少食物热量,补充蛋白质。应食用植物油,如大豆油、芝麻油、菜油、玉米油、向日葵子油等,其含有较多不饱和脂肪酸,可以降血脂,具有抗动脉粥样硬化作用。多用植物蛋白(黄豆、黑豆、绿豆、赤豆)和鱼类,多吃新鲜青菜等。主食细粮和杂粮(小米、玉米等)都要吃,但不可过量、过饱,避免身体肥胖。这些饮食调养疗法,从青年时代就要注意,对防治疾病和身体健康都有很大好处。

为了更加直观地讲解,他晒出了自己一日三餐的食谱:早餐,2 个鸡蛋,稀粥或豆腐脑。午餐,五谷类稠粥一碗,青菜一般三种,配少量牛肉、瘦猪肉,盐很少。晚餐,稠粥或荞麦面条,青菜为主。他平时喜吃核桃、牛肉面、羊肉汤等;对山药、枸杞、木耳、冻豆腐、豆芽、杂粮煎饼也情有独钟。

(二)精神

尚德俊说,养生很重要的一点是少欲、心静,淡泊名利。私欲会干扰心神之清静,从而对身体产生伤害。"精神内守"则"病安从来"(《素问·上古天真论》),"志意和则精神专直,魂魄不散,悔怒不起,五脏不受邪矣"(《灵枢·本脏》)。保持心身健康的最好方法就是知足常乐,心胸坦荡,淡泊名利,宁静致远,顺应自然。"志闲而少欲,心安而不惧"(《素问·上古天真论》),达到精神和生理上的和谐统一,才是最完美的健康状态。

尚德俊喜欢文学,上学的时候,文学情结就很浓,国外如苏联高尔基的《我的大学》、《海燕》等文学作品他非常喜欢,国内常读鲁迅、冰心、丁玲等知名作家的作品,如《风波》、《故乡》、《孔乙己》、《狂人日记》、《冰心散文选》、《太阳照在桑干河上》等。

他认为,阅读能提高个人的文化情操,感觉生活很充实,很有滋味。他认为阅读也是很好的放松方式。如今他仍然每天看《齐鲁晚报》、《生活日报》、《作家文摘》,时常翻翻巴金、王蒙、老舍等人的回忆录。

他非常认同养生贵在养心。书一读,心先静。读一本书,就像是和书中的人物在交谈,心情格外愉悦,一切忧愁烦恼都抛到了九霄云外。同时,开卷有益,一本书就是一个世界,与大师对话,可以滋润灵魂,充实生活,使人生快乐。善读书可以使人聪明,其实读书不仅是药,而且是一帖良药,有解除烦恼和宣泄苦闷的效果,能起到调整人心情的作用。尚德俊还爱好写作,写有多篇回忆录散文。有书卷气的人,自然会有合理健康的人生态度、高尚的行为准则和高雅的情趣。

心境的安宁,是养生中"养神"的重要内涵。因此,少私欲,才能保持心境宁静以养神。尚德俊光明磊落,心无邪念,对人友爱。重道德,乐观,精神内守,做到"嗜欲不能劳其目,淫邪不能惑其心",这是他长寿的原因之一。

(三)运动

《黄帝内经》中提倡"形劳而不倦",反对"久坐"、"久卧",强调应"和于术数"。《吕氏春秋》中更明确指明了运动养生的意义:"流水不腐,户枢不蠹,动也。形气亦然,形不动则精不流,精不流则气郁。"尚德俊告诉记者,古人是非常重视运动保健的,"动则不衰"是我们中华民族养生、健身的传统观点,这同现代医学的认识是完全一致的,现代医学认为生命在于运动,运动可以提高身体新陈代谢,使各器官充满活力,推迟向衰老变化的过程,尤其是对心血管系统,更是极为有益。

尚德俊平时喜欢散步,每天都会去家附近的千佛山散步,来去40分钟,五六千米路程。天气不好,他便由室外转到室内行走运动。他认可"一身动则一身强"的养生观点,提倡运动养生,可以选择如慢走、体操、练气功、打太极拳、按摩等活动。也可以根据自己的体质、所处环境和爱好来选择。

事实上,适当的体育运动,可以使生活和工作充满超期蓬勃的活力和轻松愉快的乐趣;可以帮助建立生活的规律和秩序,提高睡眠的质量,保证充足的休息,提高工作效率。可以提高人体的适应和低矮写技能,增加对疾病的抵抗力。总之运动可以使人健全体魄、防病防老、延长寿命。83岁高龄的尚德俊,多年来,就是得益于这样的运动养生方法。

三十四、阮士怡：养生不能限于老年

97 岁高龄的国医大师阮士怡教授总喜欢穿一身笔挺的西装,步伐轻盈,思维敏捷。几个月前,他还每周坚持出门诊,亲自为患者把脉、开方。很好奇这位即将迈入百岁的老人到底有何养生秘诀,他却笑笑说:"长寿的人不少,但健健康康长寿的人很少,我的秘诀就在于按不同年龄段养生。"

(一)儿童保健关乎日后长寿

健康长寿是人们的共同愿望,尤其老年人,更希望达成。可想要健康长寿需要哪些条件? 阮士怡说:"人的寿命和先天禀赋、自然环境、居住条件、医疗卫生条件、营养状况、个人保健、经济状况、社会制度及精神因素等多种因素有关,我很看重营养因素。"他认为,养生绝不能到了中老年阶段才开始注意,老年人五脏六腑俱已退化,此时养生为时已晚。

他主张养生要自孕胎开始。从胎儿 3 个月至 2 岁,母亲就应合理安排营养和饮食,保证婴儿大脑的发育完全,提高智商。他说:"儿童期的健康是基础,和日后长寿关系重大。"

阮士怡对如何保证儿童期的健康自有心得。他认为儿童期的抵抗力和免疫力都较低,很容易遭细菌和病毒的侵袭,如上呼吸道感染、感冒、发烧等病时有发生。这些病如果治疗不及时、不彻底,可能引发支气管炎、支气管扩张、哮喘、心肌炎、肾炎、风湿性关节炎、风湿性心脏病等疾病,严重影响人的寿命。

"正气存内,邪不可干","邪之所凑,其气必虚",这是阮士怡一直强调的理念,他说人的机体若正气充足,病邪就不能侵袭。所以应多让儿童去户外活动,锻炼身体,增强自身的"正气"。并且儿童更要注意合理的膳食,每日蛋白质的摄入量不少于 1.5g/kg 体重,多种营养要素要搭配合理,才能满足身体热量的需要,有条件的话可以咨询营养师订制食谱。

(二)青少年培养良好生活习惯

"上古之人,其知道者,法于阴阳,和于术数,食饮有节,起居有常,不妄作劳,故能形与神俱,而尽终其天年,度百岁乃去。"这是《黄帝内经》中讲的话,也是阮士怡一直遵从的养生方法。

阮士怡对自己的生活习惯非常严格。青年时期他就尽量保证晚上 10 点睡早上 7 点起,按照自己编的健身操,在早晚各练习 10 分钟。他建议可以根据自身条件,坚持早晚活动身体,但活动不需要太剧烈。

他认为青年期的养生方法要注重"无病早防,有病早治"的理念。如今,人们的生活水平不断提高,尤其是年轻人喜欢吃可口的食品,"现在的年轻人喜欢喝饮料、吃零食,喜欢吃偏辛辣刺激性的食品,这些我年轻时候都不喜欢吃,而且我一直保持烟、酒、茶都不沾,饮食清淡。"阮士怡在饮食方面主张"药补不如食补"。他认为大米、白面越是精细,营养成分就越低。"我吃的主食基本是混合面,五谷杂粮反而能保证营养成分的吸收。"他提醒对于泡菜、酱菜、烤、熏的食品要注意,因为它们都含有一定的致癌物质。

(三)老年人调情绪常运动

阮士怡从事中西医结合内科及抗衰老研究已有 70 年,他发现动脉硬化是很多疾病的致病源,也是人体退化的关键。动脉硬化导致推动血液的功能减弱,对各个组织的供养不足,全身各组织器官退化,记忆力减退。因此,解决了动脉硬化问题,内科疾病就解决了一半,人自然会长寿。

阮士怡认为,衰老是以肾脏为中心的肝、心、脾、肺等脏器的自然衰变,这段时期对老年人身体健康程度、衰老速度而言是关键的时期。老年时期人体内分泌混乱,容易得各种疾病。而老年人要想达到健康的状态,还得保护好心脏的泵功能,保护好身体的循环系统。

对于老年疾病,阮士怡认为除了用药物治疗外,还可以通过饮食调节达到延缓的效果。平时注意饮食平衡,多吃绿色蔬菜食品,搭配一些如海带、海鱼、海虾等海产品。另外,还可以增加适当的运动,比如经常散步、打太极拳等,既可以锻炼身体,也可以陶冶情操。还要调节好情志,控制好自己的情绪,避免心情大起大落,保持思想上的安定、清净、心胸豁达,不因小事而烦闷在心,心安而神静,自然会永葆健康。

三十五、金世元:无药养生,贵在规律

不挑食,爱粗粮,常活动,喜读书。思维敏捷,说话中气十足,88 岁的金世元虽已从教学岗位退休,但"人退心不退"的老人,仍为中医药事业四处奔忙。"尽我所能,再多带几个学生,再多为中药传承做点事,挺好。"老人笑笑说。

当问起被尊为"国药泰斗"的他,有没有什么养生的秘诀时,金世元说:养生不用药,规律平常的生活,就是最好的养生。

(一)食饮有节,起居有常

对于饮食,金世元说,自己没有什么讲究,粗茶淡饭就很好。"唯一是要求的,就是每周做一两顿粗粮吃。窝头、贴饼子、棒渣粥……从小在农村长大,吃的就是这些。现在精米精面吃多了,再回头吃这些,那叫一个香!"

在他看来,饮食太过精细不好,而吃得太专也不利于健康。"什么都吃,从不挑食",多吃蔬菜、水果,适当食用粗粮,补充膳食纤维,是他多年来的习惯。

"法于阴阳,和于术数,食饮有节,起居有常,不妄作劳。"《内经》上的这段话,金世元熟记在心,也身体力行地实践着。

早上六点半起床后,金世元都会"干洗脸"、搓搓耳朵、搓搓脚心,促进全身的血液循环。之后,来到楼下的公园里,做几次深呼吸,再花上十几分钟,做上一套保健操。十几年来,无论多忙,这样的锻炼他从没有间断过。除此之外,他还每天坚持散步,一走至少走四里地。"人得常活动着,用进废退,最重要的是坚持。"金世元说。

(二)恬淡虚无,知足常乐

"早上锻炼回来,到家休息十来分钟,再坐下来看书。"阅读也是金世元的一大嗜好。所看的内容,依旧是他钟情一生的中药。"我的知识还有限,还有好多好书看不完啊!"金世元说。

不仅仅是过目,他还会经常背诵一些书中内容。"我要求自己多记些东西,一方面不

知道什么时候就用得上,一方面对思维也是锻炼,脑子总是越用越灵的。"已逾耄耋之年,他的思维依旧敏捷,对于一些经典古籍中的字句更是信手拈来。不仅自己看,给学生指导时,金世元也会引导他们多看书,多背诵。

在金世元看来,生活起居规律,也是养生的一大法宝。"早上六点半准起,晚上九点半准睡。"除了规律生活,恬淡虚无的心境也是他的长寿秘诀之一。"人身体好与坏,重点在心情。顺其自然,知足常乐,不给自己添烦恼。"

70余年钟情于中药,对于业内的一些不良现象,老人一向直来直往、仗义执言:"我这心里存不住事,有啥说啥,直脾气。"直到现在,老人依旧时刻关注着中药发展的前沿,守护着这份中药情缘。

三十六、李振华:养生重在保元气

李振华,1924年出生,河南洛宁县人,河南中医学院原院长,教授、主任医师。为首届国医大师,全国首批老中医药专家学术经验继承工作指导老师,享受国务院政府特殊津贴。临床擅长应用脾胃学说治疗内科杂病。

国医大师李振华教授,身材高大,气宇轩昂,慈眉善目,虽已91岁高龄,依然精神矍铄,面色红润,思维敏捷。李振华常说,养生不必刻意,但保养元气至关重要。元气先由父母所赐,还靠后天水谷精微滋养。中医养生的核心是保养元气,元气盛则体健少病,即病也易康复。李老说:"保养元气不难,就是调四时,宁情志,适动静,节饮食,益肾精。"

(一)生活规律适寒温

李振华说,中医讲究天人合一,一年有寒、热、温、凉,自然界有风、寒、暑、湿、燥、火,所以要"动作以避寒,阴居以避暑",和于四时,顺应自然之气。尤其年老体弱者,更应适宜寒暑,"早卧晚起,必待日光"。早晨活动不宜过早,以见到阳光为宜。冬季三九天,多在室内活动,以免寒气伤阳。夏季三伏天,避暑要及时,但也不宜过凉。总之,人要适应自然,生活要规律,寒温要适度。

(二)情志安宁气血畅

李振华说,喜、怒、忧、思、悲、恐、惊在生活中难以避免,但只要生活中加强修养、爱好广泛、宽宏大量、不计得失恩怨、遇事不躁,就能心静志安,乐观宽宏。情志安宁,气血通畅,人就健康长寿。正如《黄帝内经》所说:"志闲而少欲,心安而不惧,形劳而不倦,气从以顺,各从其欲,皆得所愿。"他谦虚地说,"我只初步做到了一些",但这确是养生中最重要的一个方面,是必做又较难做到的。

(三)爱好广泛手脑灵

李振华认为,健康需要活动,但必须适当,不可劳倦过度,尤其是老年人和病人,一定要选择适合自己的锻炼方式。他多年来的活动方式主要有四种。

1. 每天早晚各慢走一千米,坚持不懈。

2. 坚持门诊看病,为病人解除了病痛,他内心无比欣慰,也有益于脑力活动,一举多得(现年事已高,已不出诊)。

3. 在带徒弟和传承学术经验中,他感受到为中医药事业培养人才的责任感,内心充实和满足,同时也启发他经常思考问题,增强了思维分析能力,加上常与青年人相处,增加了活力,振奋了精神(仍有带教、授徒)。

4. 练习书法,他以练习楷书为主。书法时凝神静气,排除杂念,一笔一画,手指、腕、肘、肩带动全身运动,将精、气、神全部倾注于笔端,意力并用,动静结合,既是一种艺术享受,也增强了手、脑的协调能力。

如今,已至耄耋之年的李老,仍然坚持每天读报。李老对记者说,读报不仅能及时了解国际国内大事,掌握医药卫生政策和中医药信息,还能锻炼脑力,也是养生的一种办法。

国医大师李振华还为中老年人推荐了以下活动:

1. 养花:养花是一种令人愉快的劳动。浇水、施肥、灭虫等,劳动强度虽不大,但可舒筋活络,解除疲劳,增强体内新陈代谢。特别是看到自己亲手培育的花草,发芽吐绿、花蕾绽开的时候,那种愉悦的心情是无法形容的。

2. 下棋:棋类是被众多人喜爱的一种娱乐活动,也是一种斗智的艺术。茶余饭后,两军对垒,杀上几盘,不仅能调节情绪,增长智慧,还能陶冶性情,锻炼意志,其乐无穷。

3. 垂钓:垂钓可谓是一种超然脱俗的活动,静中有动、动中有静。对于净化人的心境、锻炼人的意志有着神奇的作用。钓鱼者要有很强的耐力,这是一种体能的消耗过程,又是心态的调整过程,也是培养毅力的过程。

总之,要经常参加一些动脑、动嘴、动手、动脚而又有益身心健康的文体活动,不仅可以增长知识,提高技巧,而且能愉悦身心、提高身体素质和抗病能力,何乐而不为?

(四)一日三餐有规律

饮食营养适当,是人体生命活动最重要的物质基础,而食物精微全靠脾胃的消化、吸收功能正常,方可将食物的营养成分供养整个机体。金元名医李东垣在其《脾胃论》中记载"内伤脾胃,百病由生",这说明保护肠胃的重要性。

现在许多人饮食太注重口味,而李老在饮食上有三原则:定时、定量、定性。如果没有特殊情况,他坚持每日三餐按时就餐;定量是三餐不过饱,以八成饱为宜,尤其晚餐食少,以易于消化吸收;定性是粗细粮配合,蔬菜水果搭配,吃后以能消化吸收、腹部舒适为准。他爱吃面条,尤其爱吃稀软的带汤水的面条,面条可用细粮也可用杂面,再放些青菜之类,既有营养又易于消化。

他常嘱咐病人注意食疗,如晚餐喝粥适当加入红枣、薏苡仁、核桃仁、山药等以增强脾胃功能,还要结合大便情况对饮食进行调整,以保持大便通畅。

(五)常揉经穴勤活动

李振华非常重视经穴,常以指代针揉搓经穴养生治病。他每日睡前和起床时,常用手指揉搓百会穴及头面部,以促进头面部血液循环;揉搓涌泉穴、膻中穴以补肾、强心、健脑;揉搓听宫穴、耳门穴、颅息穴等穴以助听力;揉搓瞳子髎穴、睛明穴以增强视力;揉搓迎香穴、风池穴以防感冒;指压足三里穴、内关穴、中脘穴、气海穴等,以增强胃肠消化吸收功能。每个穴位揉搓、按压 50~100 次,四肢和腹部穴位揉压 150 次。

他说,通过几十年穴位揉搓、按压,确实收到了行气血、调营卫、益心脑、防外邪、强耳目的效果。为了益肾强齿和促进消化液分泌,他还经常叩齿。

生命在于运动,运动锻炼可强筋壮骨,促进气血流畅,增强机体功能,使人健壮。李老强调,中老年人和病人要选择适合自己的锻炼方式,动静结合,形神合一,使元气充足,健康长寿。五禽戏、气功、太极拳、八段锦等,是比较能够体现这一要求的运动锻炼项目,大家可根据自己的需求进行选择。

三十七、于洋:电影表演艺术家劳逸结合得长寿

电影表演艺术家于洋先生生于1930年,晚年的他满头白发,神采飞扬,所到之处给人留下了深刻的印象,这得益于他的养生有道。

(一)劳逸结合

他说:"人生像一座天平,一头是劳,一头是逸。只有注意调节,才能确保健康。"在生活中他很注意劳逸结合,有时太累了,就主动休息一段时间;太闲了,就参加一些活动,活络筋骨。这种张弛有度的生活习惯,是他身体健康的基础。

(二)喜欢运动

他说:"我身体很健朗,与我常年来参加体育运动不无关系。"年轻时,他骑马、打枪,还爱好各种球类;为了演电影,仅会"狗刨式"的他经过一番苦练,他不仅成功地塑造人物形象,游泳技术也达到了三级运动员的水平。

(三)喜欢垂钓

他说:"钓鱼有不少学问,要了解鱼的生活习惯,要看鱼下菜,投其所好,才能有所收获。"于洋认为,钓鱼是静养功,能调理体内气血,陶冶情操,对预防与治疗一些慢性疾病很有帮助。"久居城市的人,能主动投身到大自然中去,甩上几杆,是一种积极性的休息方式。"

淡泊名利。在银幕上一贯以"正面人物"出现的于洋,在生活中也恪守着他的人生原则。凭他的名气和实力,他完全有机会去捞取更多的"外快"。他说他不能,也不愿意牺牲过去在观众心目中树立起来的良好形象……

对于养生心得,于洋曾写过这样一首诗:"春天后面不是秋,何必为年龄发愁?只要在秋霜里结好果实,又何必在春花面前害羞。"这种达观的人生态度,也是养生的重要方面。

三十八、邵逸夫健康过百岁的秘密

2014年1月7日,著名慈善教育家、电影制作人邵逸夫在家中安详去世,享年107岁。遍布全国各地的爱心助学项目——逸夫楼让他在国人尤其是学子心目中享有美誉,而他的养生秘诀,长寿健康,活过百岁的保健方法值得大家借鉴和学习。

(一)做到"三不"活百岁,工作到老活到老

邵逸夫说,自己有三不做:一不赌钱,二不喝酒,三不做不正常的事。所谓不正常,就是指刺激的事情,这会对身体有不良影响。《素问·上古天真论》中说:"上古之人,其知道者,法于阴阳,和于术数,食饮有节,起居有常,不妄作劳,故能形与神俱,而尽终其天年,度百岁乃去。"说的就是这个道理,只有规律的生活,保持精神与形体的充实,才能长命百岁。

工作是邵逸夫的另一个养生秘诀。他曾说过:只有保持工作才会长寿。直到90岁前,

他还坚持每天上班,100 岁时他还出席每两周一次的公司高层会议。

(二)健身气功勤习练,动作简单效果显

邵逸夫晚年走路几乎不用拐棍,他每天早晨 5 点起床,勤练至少 45 分钟的气功。用他自己的话说:"因为练气功,一天都不疲劳,睡眠质量很好。"

邵逸夫习练的健身气功中有一套叫作"养生剑指桩"的健身方法,很多动作都比较简单,即便没有健身气功基础的人也可以习练健身。比如搓双手、擦面有助于提神醒脑,升阳驱寒;比如干梳头类似于中医养生功法里面的"梳五经",对于健脑益智、预防老年痴呆都有较好的效果;比如搓耳朵,有利于肾及双耳的保健;比如擦大椎有助于预防风寒感冒等呼吸系统疾患;比如循经拍打两臂、前后甩臂有助于预防肩周炎、鼠标手、网球肘、腰背肌肉酸痛等疾患。

(三)笑口常开能宽容,B 型人格乐无穷

邵逸夫是个笑口常开的人,属于典型的 B 型人格。他说,笑是宽容,宽容是一个人的修养和善良的结晶,是生活幸福的一剂良药。

美国心脏病学专家弗里德曼和罗森曼将人的人格分为 A 型人格、B 型人格和 C 型人格三类。研究表明,A 型为竞争性人格,人格特质主要体现为性情急躁、缺乏耐性、成就欲高,生活常处于紧张状态,易得心脑血管疾病。C 型人格性格特征为抑制强烈情感、顺从他人意愿、缺乏自信、避免可能冒犯他人的矛盾或行为、对待生活的态度沉静、有无助和无望的感情取向,与癌症的发病率高相关。B 型人格的主要特点是宽容、心平气和、性情不温不火、对工作和生活的满足感强、喜欢慢步调的生活节奏。研究显示,83%的长寿者来自 B 型人格。

(四)淡泊名利重慈善,仁者爱人仁者寿

邵逸夫多年来为我国教育及医疗事业等捐助过数以百亿计款项,不但是一位慈善家,也是一位仁者。

明代吕坤《呻吟语》有云:"仁者寿,生理完也。"即"仁者"在形、神诸方面都完全具备了有利于生命延续的全部积极因素。邵老置名利于身外,正如《黄帝内经》中所言:"恬恢虚无,真气从之;精神内守,病安从来?"晋代著名养生家葛洪也有云:"常其宽泰自居,恬恢自守,则身安静,灾害不干。"唐代名医孙思邈更是在《千金要方》中教诲世人:"夫养性者,性自为善……性既自善,内外百病皆悉不生,祸乱灾害亦无由作,此养性之大径也。"孙思邈还曾言:"德行不克,纵服玉液金丹未能延寿。"

三十九、百岁"棋圣"吴清源的养生之道

据日本媒体《读卖新闻》消息,围棋大师吴清源在日本当地时间 11 月 30 日凌晨去世,享年 100 岁。吴清源是 20 世纪最著名的围棋大师,有"近代围棋布局的奠基人"、"昭和棋圣"等称号。诺贝尔文学奖获得者川端康成的小说《名人》中都有他的名字。不少网友和围棋爱好者都觉得他能得享百岁之龄与其一生钟爱的围棋有关,其实,他的长寿经还有很多值得我们学习的地方。

(一)居家常开窗通风

吴清源先生从小身体素质较差,曾得过肺结核。在那个时代,肺结核的致死率非常

高,但吴清源得以幸免于难。他曾经回忆说,这可能得益于他的一个养生小举措,就是经常开窗通风。他曾说自己坚持每天开窗通风,适应了寒冷的空气,免疫力也就变强了。

开窗通风对健康的好处的确很多。开窗通风有利于保持屋内空气的新鲜和相对湿度。房间里的湿度减低,中医所说的燥邪出现的概率就会增加,呼吸系统会比较不适,甚至诱发疾病。开窗通风还可以破坏致病因子的生长环境。温暖、空气不流通、光照差的房间很适于许多细菌和病毒生长繁殖,从而增加人们患呼吸道疾病的机会。常开窗,还可以有效利用太阳光中的紫外线,对室内进行消毒,也有利于提升室内的阳气。开窗通风还可以使人获得较多的"空气维生素"。空气中的负离子可以调节人中枢神经系统的兴奋和抑制,改善大脑皮层的功能,促进造血功能和肺的换气能力,提高人的免疫力。而这种负离子在山林、海滨的空气中的含量最高,城镇较低,在冬季密闭的房间内,只有几十个,所以冬季即便天气寒冷也要注意通风,引入室外的负离子,不仅能让暖气充盈的密闭居室和办公室变成细菌和病毒滋生的"温床"。从中医的角度来说,在健康的空气中呼吸也有利于肺的宣发肃降功能的维护。

(二)终身践行《四诫诗》

据吴清源先生生前透露,他自己最早接触"养生"一词是1928年10月他初渡日本的时候。他的义父杨祉庵先生送他的《四诫诗》中有诫尔学养生、诫尔学守身、诫尔学立志、诫尔学读书"四诫"。其诗文为:"诫尔学养生,养生先养气……守静闭龟息,法动张禽戏。役形不役心,妙契合天地。岂惟康乃躬,久久益智慧。"这首养生诗,吴清源自始至终铭记在心,到了老年依然背诵清晰,一字不差,而且终身践行。

南京市中西医结合医院治未病科主任医师倪正介绍说,这首养生诗中提到的"养生先养气"是中医养生精髓。中医认为"气"是构成人体的基本物质,是生命之本。《素问·举痛论》中说:"百病生于气也"。具体来说要做到以下6个方面。

1. 忌大喜,养心气。中医认为"过喜伤心","喜则气缓",这里的"喜"指的是大喜和狂喜。养生虽然要保持喜悦的心情,但过度的喜悦却会使心气上冲,扰乱正常的气机,不宜健康。而吴清源正是做到了"不以物喜,不以己悲"。

冬季最好的养心食物就是红豆,它的养心功效自古就得到医家的认可,按照中医理论,红豆颜色赤红,与心对应,故李时珍把红豆称之为"心之谷",强调了红豆的养心功效。从食疗功效来看,红豆既能清心火,也能补心血。其粗纤维物质丰富,临床上有助降血脂、降血压、改善心脏活动功能等功效;同时又富含铁质,能行气补血,非常适合心血不足的女性食用。寒冷的冬季,想养护心气的人们,不妨来一碗热气腾腾的红豆粥吧!

2. 莫生气,养肝气。中医所指的肝有"将军之官"之称,中医认为"大怒伤肝",养肝气最重要的一环就是要增强对愤怒情绪的调解和自控能力。只有少生气,肝气才能调和,气机的运行才能顺畅。

冬季养护肝气可以睡前按揉太冲穴。太冲穴位于足背侧,第一、二跖骨结合部之前凹陷处。太冲穴为人体足厥阴肝经上的重要穴道之一,是肝经的原穴,大约相当于储存肝经元气的仓库,按摩刺激太冲穴,能很好地调动肝经的元气,使肝脏功能正常。

3. 少忧思,养脾气。中医认为"忧思伤脾","思则气结",如果一个人整日为了琐事胡思乱想、思虑过度,就会伤及脾气,出现腹泻、面色差、神经衰弱等症状。

吃土豆是有助健脾的好方法。中医认为土豆能健脾和胃、缓急止痛，通利大便。土豆中含有大量的优质纤维素，能促进肠道蠕动，保持肠道水分。另外，虽然土豆淀粉含量高，但是同大米相比，所产生的热量较低，可以代替部分主食。

4. 少言语，养肺气。肺主气，司呼吸。这首养生诗中说的"守静闭龟息"就是古人养生"调息养生"的一部分，具体来说要求呼吸要"深细匀长"，大家平时需要锻炼肺活量，增强肺功能。避免成为话痨，因为中医认为"多言耗气"。

平时吃一些润肺养肺的食物，对于预防呼吸系统疾病以及强身健体都有好处。白色食物大都与肺对应，比如杏仁就不错。但是中医说的杏仁有两种，一种味苦，名为苦杏或北杏，多用于临床治疗，还有一种味甜，名为甜杏或者南杏，是食疗的佳品。比如居家做杏仁露也很简单，用豆浆机把杏仁磨浆隔渣后加水、糖、奶煮开，一杯可口的杏仁露就做好了。寒冷的冬季，一杯杏仁露，配上全麦面包、鸡蛋等，一顿营养丰盛的早餐便做成了。

5. 食清淡，养胃气。中医认为"有胃气则生，无胃气则死"，清淡饮食才是养护胃气的一大法宝。

中医认为，粥类饮食最养脾胃，如果平时感觉胃脘隐痛，食欲不太好，容易口干咽燥，甚至形体消瘦、舌红少苔，那么不妨吃些山药百合大枣粥。山药具有补脾和胃之功能；百合清热润燥；大枣、薏苡仁健脾和胃，诸物合用有滋阴养胃、清热润燥的作用。如果因心情不好而引发胃部不适，建议吃些木耳炒肉片。黑木耳益胃滋肾、调理中气，与猪瘦肉合用，可补益脾胃、调理中气。

6. 常咽津，养肾气。中医认为"肾为先天之本"，也是全身的气根，更有"气归于肾"之说。肾气充足，人的生命力便旺盛，就能延迟衰老。反之则会出现一系列肾气虚衰的症状。用叩齿和舌头搅动牙齿的方法刺激口腔津液的分泌，待津液盛满口腔之后，分三次咽下。长期咽津，有利于肾气充盈。

进入冬季，板栗开始大量上市。中医认为，栗子性味甘温，入脾、胃、肾经，有养胃健脾、补肾强腰的功效，适用于脾胃虚弱所致的反胃、腹泻，肾虚造成的腰膝无力及小儿脾胃不健等。此外，栗子还能预防高血压、动脉硬化，老年人常吃栗子，可防老抗衰、益寿延年。比如板栗排骨汤就挺不错。具体的食材和做法是，先准备排骨150g，去壳鲜板栗50g，将排骨洗净焯水后，与板栗一同炖煮至软烂，调味即可。它具有补肾益气的作用，适合肾气虚者食用，其主要症状为气短自汗、面色发白、小便频多、倦怠无力。

(三)心身兼养得长寿

吴清源生前曾说："人生一世就是修行一世，无论是输是赢。"也正是由于他具备了极高的个人修为，才能在围棋艺术领域内先人一步地发现了"调和论"，倡导顾全大局平衡的哲学思想。这一倾注他毕生心血的"调和论"，成为他提出的"21世纪围棋理论"的奠基石。吴清源的自传起名为《中的精神》。他解释说，围棋的理想是"中和"，又可理解为"调和"。"中"这个字，中间的一竖将口字分成左右两部分，这左右两部分分别代表着阴和阳，有了取得阴阳平衡的那一竖，才构成"中"字。要想到达"中"的境地，绝不是容易的事情，需要长期的内心修养。

中医经典著作《素问·阴阳应象大论》中说："阴阳者，天地之道也，万物之纲纪，变化之父母，生杀之本始，神明之府也。治病必救其本。"所以中医养生学的一个重要出发点就是"平衡阴阳",给机体内、外造就一种和谐的环境。《素问·生气通天论》中记载:"阴平阳秘,精神乃治,阴阳离决,精气乃绝。"阴阳之间相对的动态平衡,称之为"阴平阳秘"。"阴平阳秘,精神乃治"是对正常生理活动的概括,一旦阴阳失和即是病态,疾病的发生是阴阳失调所致,而达到阴阳平衡的养生目标就要像吴清源先生那样做到身心兼养!

延伸阅读:吴清源1914年6月12日出生于中国福建省福州市,后举家迁入北京,很早即在围棋上表现出过人的天分,被誉为"围棋神童",14岁时在国内已无敌手,于是东渡日本开始职业棋手生涯。吴清源曾经击败了当时所有超一流高手,被称为"棋圣"。晚年更以毕生之体悟,融汇古老的中华文化,提出21世纪的围棋理论——六合之棋。

自12月以来,微信圈中广泛传播着吴清源先生传奇的一生,参考了他生前的著作和文章,发掘其中在养生方面坚守的方法和理念,并请有关专家解读,希望大家对棋圣吴清源多一些了解并借鉴其养生方法。在编辑本文的同时,编者也被他一生专注围棋,以棋艺入道,历经极端考验,以"中和"为务修身养性的真功夫所折服。他在《中的精神》一书中说,对"六合之棋"的研究过程,使"我对艺无止境有了更深刻的体会。为了能够再接近真理哪怕只是一步,我希望自己能活到100岁。"虽然生活给了吴先生太多考验,包括几番生死考验,但他毕竟完成了活到100岁的自我期许。吴清源说"我有过许多痛苦的时刻。每当那时,我就会背诵白乐天的诗。"

蜗牛角上争何事,石火光中寄此身。

随富随贫且欢乐,不开口笑是痴人。

这是一首陪伴吴先生度过痛苦的诗,也借机分享给大家。

四十、117岁老人付素清:能吃能睡爱劳动

入吉尼斯世界纪录。都说人生七十古来稀,如今,随着生活水平的提高,活到一百岁似乎已经算不上什么稀奇事。四川省太平镇上有一位付素清老人,就是远近闻名的百岁老人,2013年吉尼斯世界纪录组织还为老人颁发了"恭贺付素清老人116岁大寿,世界上最长寿的人"的匾牌。

付素清1897年出生在四川简阳某大山深处,已经跨越了三个世纪,见证了中国百余年来的风云变幻,生活也在她的脸上留下了沟壑纵横般的深深印痕。老人共生育了6个子女,现在只有二女儿徐淑华和三女儿徐桂花健在,老人现五世同堂,名下族人共有54人,重孙的孩子都已经20岁了。当了"高祖祖"的付素清,依然能做些捆柴、除草和种菜的简单农活。

的付素清一辈子都居住在乡村,对土地十分依恋,不喜欢繁华的大城市。老人的三女儿一家人都住在城里,想接老人过去享福,老人却不愿意去,她嫌城里的空气不好,车来车往,整天闹嚷嚷的,不得清静,哪里有乡居生活来得安逸和舒适啊!更何况,老人从小就吃苦受穷,习惯了勤快的劳作,只要一天离开土地,就会浑身不得劲,惦记得慌,就这样,老人一直跟着二女儿居住在乡间的竹林小屋里。

(一)勤劳乐观性随和

竹林深掩的农家小院,大约有200平方米,每天都被付素清老人打扫得干干净净。尽管老人的眼睛现在有些模糊,耳朵也有些背了,但是,老人的手脚挺利落,依然每天坚

持做一些力所能及的家务活,日常饮食起居也不需要女儿操心,冷了知道自己添衣,热了知道摇扇纳凉。

说起老人的长寿,村里人都觉得,这肯定和老人多年来"闲不住"的勤快分不开。平常,老人除了将家里收拾得干干净净外,还把屋前屋后的杂草和落叶都一一清理干净,还养了些鸡、种了些菜。在长期的劳动中,"闲不住"的付素清既锻炼了身体,同时也磨炼了自己的意志,其勤劳乐观的生活态度,深深地影响着周围的邻居。

付素清老人的性格特别随和,和村里的人都相处得很好,她没事的时候还喜欢串门、聊天。因为耳朵背,老人常常听不清楚别人对她说的话,但这对她没有丝毫影响,她会自顾自地说自己的话,一边说还一边笑,常常自己先乐上了。总之,老人不但手脚闲不住,连嘴也闲不住,最喜欢和村里人摆龙门阵,而且说起话来中气实足。

(二)能吃能睡身体健

由于当地生态好空气好,加上老人心情平和,整天乐呵呵的,几乎从不发脾气,也从不与人斗嘴、吵架,能吃能睡,每天要睡上十二个小时左右。用老人自己的话说,"吃饭要吃饱,睡觉也要睡饱,这样的日子才有过头。"这么多年来,李素清老人没有患过大病,活到117岁还能生活自理,除耳背眼花外,身体并无大碍,连感冒发烧这样的小毛病也很少有,实在令人称奇。

其实,在饮食习惯上,付素清老人没有太多的讲究。以前,因为生活贫困,实在是没法讲究,基本上是地里刨出什么食物就吃什么,如红苕、玉米、蚕豆、黄豆、野菜等等;如今,日子变富裕了,老人仍不大讲究,除了吃各类杂粮粥和豆制品外,最为特别的应该是喜欢吃肉,每顿都离不开肉,而且最爱吃的是炖鸡。鸡都是老人自己养的,散养在竹林里,吃的是竹林草丛里的虫虫,喝的清清亮亮的溪水。

目前,付素清老人身体状况良好,手脚利落,生活能自理,且精神矍铄。村里人给她总结出"闲不住"、"吃肉凶"和"爱睡觉"的特点。能吃、能睡、好动、心态好,也许这就是付素清老人的"长寿之道"。

四十一、102岁虞华可:我有自创的健身拳

在重庆市九龙坡区铜罐驿镇,但凡每天早起的人都会发现,只要天上没有刮风下雨,在镇政府广场上,总能准时看到虞华可老人练拳的身影。虽然老人的身手不能给人以疾风暴雨般的快感,但缓慢中不失沉稳,犹如一棵百年老树蕴藏着底气。

102岁的虞华可老人,至今耳聪目明,头脑灵活,是社区里名副其实的"明星",可谓是妇孺皆知。在这里,只要问到老寿星,人人都知道是虞华可。在社区人眼里,虞华可老人就像一道独特的风景,总是让人感慨生命的顽强,感慨生命不可预知的魅力。

虞华可老人的知名,不仅仅是因为他的年纪,还因为他特别爱锻炼,当年退休后,他就自创了一套健身拳术。每天早上五点半,老人身上如同安了发条似的,会准时前往镇政府广场练拳,像是定时参加约会,从不迟到;练完剑回家吃饭后,老人还会翻翻报纸,补充一些精神食粮;下午,他会再下楼练拳,伸展筋骨皮。

老人不仅喜欢锻炼,待人也很和气、很热心,始终与人为善,周边不管哪家邻居家办红白喜事,他都会前去问候,可谓是一副古道热肠。特别值得一提的是,老伴病故后,去

年4月老人再婚,成为九龙坡区民政局婚姻登记中心有史以来接待的年龄最大的新郎,也成为当地一桩美谈。

四十二、101岁丁英中:童心未泯的快乐老单身

在重庆市潼南县上和镇,无论男女老少,没有不知道丁英中的。原因很简单,今年101岁的丁英中是镇里唯一健在的百岁老人,而且老人终身未娶,是住在敬老院里资格最老的"光棍"。用当地人的话说:丁英中老人就像一面镜子,只要看到他,老人们都会变得乐观起来,不会哀叹自个已经老了;同时,他又像敬老院的一块"活招牌",看到他就知道敬老院的生活不错,日子过得很幸福。

丁英中出生于1913年10月14日,家中共有6个兄弟,他排行老大,其余五个都已去世了。老人自小就特别勤快,煮饭喂猪,犁田打耙,栽秧割谷,样样农活都会。但由于家境贫困,老人从未上过学,是个地地道道的文盲,甚至连10以内的加减法都搞不懂,一天到晚只知道埋头干活,因此,很多人都认为他有些傻乎乎的,也没有女人愿意嫁给他,使得他成了远近闻名的"老光棍"。

在2006年之前,丁英中还能自食其力,经常下地干活,一个人的日子过得很开心。然而,到94岁的时候,由于体力逐年下降,老人再也不能下地干活了,镇政府便将他接到了镇里的敬老院。在敬老院日常生活有专人打理照顾。比如,敬老人有专人给老人们洗衣服,但丁英中的衣服从来不让别人洗,即便是冬天,他也要坚持自己洗。他总说洗衣服是自己的事情,何况洗衣服还可以锻炼身体。确实,只要是自己力所能及的事,老人从不要任何人帮忙。而且,每天早晨和傍晚,老人都要拄着拐杖,在院坝里或者到街上溜达一阵,活动自己的身子骨。

或许是打小起早贪黑劳作惯了,丁英中老人从不睡懒觉,每天早早就从床上爬起来,拄着拐棍溜达。而且,老人胃口特别的好,很能吃,在敬老院被大家誉为"吃饭冠军"。虽然饭量大,但老人从不挑食,院里煮啥他就吃啥。用老人自己的话说,五谷杂粮是天底下最好的东西,只要每顿能吃饱饭,这日子就有过头。

丁英中平常少言寡语,不爱说话,也不喜欢看电视,自然也不会跟任何人争吵计较什么。但他有一个特别的爱好,就是喜欢跟小孩子打堆,逗小孩玩。只要一见到孩子,他就特别高兴,不管认识不认识,也不管是在大街上还是在院坝里,他都会主动把孩子叫到身边,让孩子叫他"祖祖"。只要喊了"祖祖",他就会给钱,一块两块不等。敬老院发给他的零花钱,他都通这种方式发给了小孩子。在人们的印象中,只有在跟孩子们逗玩时,少言寡语的丁英中才会开怀大笑,像个天真烂漫的小孩子。

如今,丁英中依然乐此不疲地玩着逗小孩的游戏,一副童心未泯的样子。老人眼不花,耳不聋,面色红润,额头发亮,出行拄拐棍除了手有点抖之外,并不让人觉得老态龙钟。而且,老人很少生病,即便生了头疼脑热的小病,只要吃两包"感冒清"之类的西药,在床上躺上一天就会好。他就像一棵百年老树,按照自己的方式顽强地活着,并将继续活下去。

四十三、韦以宗十三功法防治颈椎病

著名中医整脊专家韦以宗教授,根据《易经》宇宙圆运动规律,研究脊柱运动力学,通过对人类腰曲形成机理及其颈曲关系生物力学的科学研究和临床实践,论证了人类"脊柱四维弯曲体圆运动规律",提示人"久坐"后腰大肌等张收缩(长度不等)失衡,导致腰椎骨关节紊乱继发胸椎侧弯而致颈椎骨关节错位,出现颈椎亚健康甚至病变的病理现象。根据以上研究成果,他创出十三功法防治颈椎病,取得良好效果。

十三功锻炼法及机理:

(一)前后转肩功

功法:正位,双足开平双髋,双手叉腰(手拇指在后,四指在前)固定骨盆。上半身随肩向后转至极限,先右后左,左右各8次。

防治机理:腰椎骨关节活动最频是旋转(下肢通过腰大肌带动),因此腰椎骨关节移位也首先是旋转移位。前后转肩,通过肩及上半身的左右旋转,使腰椎、胸椎的旋转移位得到松解。

注意事项:叉腰双手需固定骨盆,确保上半身旋转时,骨盆不动。

(二)弓步压腿功

功法:正立,双手叉腰,右下肢向前跨步屈膝,左下肢向后伸直,呈弓状,右膝作屈伸动作,反复8次。然后向后转,左下肢在前屈膝,右下肢伸直,呈弓状,左膝作屈伸8次。左右各8次。

防治机理:此法主要锻炼腰大肌的等张收缩(长度不等)肌力的平衡,纠正因其损伤所致腰椎旋转移位。

注意事项:①弓步时需保持上身直立状态。②有膝关节骨性关节炎或其他病变者,不宜用此功法。

(三)甩手转腰法

功法:正立,双下肢开平双髋,全身放松,弯腰呈160°,双手放松下垂,向右后上方甩手转腰(骨盆不动),回复;再向左后上方甩手转腰,左右反复8次。

防治机理:利用上肢(甩手)的动力,带动脊柱(包括胸廓)旋转肌群,调整旋转肌群的不平衡。

注意事项:此法关键是需放松上半身及上肢,处于自然状态,转腰时骨盆及下肢不能转动,需处固定状态。

(四)举手拉胛功

功法:正立,双下肢开平双髋,右手上举至极限,抬头,两目示右手指,左手向下稍后伸,右手及左手呈对抗性拉动肩胛,放下。再左手上举至极限,抬头,两目示右手指,右手向下稍后伸,左右手呈对抗性拉动肩胛,反复8次。

防治机理:颈椎亚健康表现为肩胛粘连,酸胀感。此功法锻炼背阔肌、大小圆肌、前后锯肌及肩胛提肌、斜方肌、岗上肌和其相邻之竖脊肌,松解粘连,改善循环。

注意事项:上举及下拉后伸需用力。

(五)扩胸松胛功

功法:正立,双足开平双髋,上肢双肘屈曲 90°,挺胸抬头,双肩往后伸,极力使双肩胛相触,反复 8 次。

防治机理:同举手拉胛功。

注意事项:此法关键是力求双肩胛向中靠拢相触。

(六)顶天立地功

功法:正立,双足并拢,脚尖着地,挺胸收腹,双上肢十指紧扣,上举,掌心向上,抬头,双目注视手掌,坚持 1 分钟以上,反复 8 次。

防治机理:同“举手拉胛功”,并提升胸肋关节及脊柱骨关节。

注意事项:此法关键需坚持 1 分钟或更长时间。

(七)挺胸后伸功

功法:正立,双足开平双髋,仰头,双手撑腰背,极力后伸,坚持 1 分钟以上回复,反复 8 次。

防治机理:此法锻炼竖脊肌。

注意事项:后伸需坚持 1 分钟以上。

(八)虎项擒拿功

功法:直立,稍仰头,双手合拢颈后,用腕关节拿捏颈后肌肉,并提拔 8×4 次。

防治机理:此为颈肌自我按摩推拿的方法,可松解粘连,缺血者增加血运,提高肌容积,增强肌张力。

注意事项:掌力要沉稳,不要拿伤皮肤。

(九)抱头屈伸功

功法:两目平视,双手屈肘,双掌合拢后脑。

第一步:按压后脑屈颈至下颌抵胸。

第二步:抱头——双手略加压力对抗,使之慢慢抬头并后伸。如此反复 8×4 次。

防治机理:锻炼颈部与损伤之伸肌群,维护对颈曲及颈椎中轴的肌力。

注意事项:胸背不动,如已有病变,屈伸范围以不疼痛为原则。

(十)撞背振胸功

功法:正立,双足开平双髋,双手抱肩,背对圆柱(或砖墙或树干或两人相互对撞),离开约 30 厘米,然后将胸背冲撞圆柱,起落,反复 30 次以上。

防治机理:胸椎侧弯或曲度加大可导致颈椎骨关节紊乱,其亚健康状态即见驼背、肩胛或锁骨高低不对称。此法通过撞击胸背肋弓,纠正胸肋关节位移使之平衡,同时,开可增强心肺功能。

注意事项:①头、腰、臀不可碰撞,需保持距离。②冲撞不宜过于用力,特别老年人冲撞以轻微有振动即可。③严重心肺疾病以及心脏手术放支架或搭桥者禁用此法。

(十一)左右侧颈功

功法:正立,双足开平双髋,双下肢下垂而且平视。头往右侧屈至极限,再往左侧屈至极限,左右反复 16 次。

防治机理:侧屈拉动肩胛提肌及前中后斜角肌,纠正两侧肌力失衡。

注意事项:侧颈时保持两目正视,头不能低。

(十二)左右盼肩功

功法:正立,双足开平双髋,双上肢下垂,两目平视,往右旋转头颈至极限看到肩背,再往左看左肩背,左右反复 8 次。

防治机理:颈椎正常曲度下,其旋转功能可以看到肩背,如不能看到者,提示颈曲有改变。因此,此法既是预防颈椎病重要方法("八段锦"称左右往后瞧),也是早期诊断的功法。

注意事项:如已发现旋转不到位,及时找中医整脊科医生诊治。

(十三)前后松肩功

功法:正立,双足开平两髋,双下肢下垂,耸肩,摇动肩胛,向前摇 8 次,再向后摇 8 下,反复 8 次。

防治机理:此法通过上述十二功法锻炼后,利用肩胛的松摇,颈顺肩胛提肌、斜方肌及大小圆肌、前后锯肌之内平衡。

注意事项:需全身放松,使双肩上举(耸肩)再往前或往后摇动。

四十四、重庆马有度养生保健四基石

心胸有量,动静有度,饮食有节,起居有常。马有度教授是成都中医药大学首届毕业生,现为重庆医科大学教授、主任医师。他中医功底扎实,长期从事教学、中医临床和科普宣传,成绩斐然,被中华中医药学会评为首席中医科普专家。

马有度教授身体力行,在养生保健方面秉承《黄帝内经》理论,参照历代中医养生理论,用现代语言阐述养生保健健康长寿要领,提出富有东方文化特色的养生保健四大基石论,充满东方人的智慧。多年前我在《中国中医药报》就拜读过马有度教授的科普文章,又在海峡两岸四地中医药文化科普发展战略研讨会暨《走好中医科普路》首发式上见到了 77 岁高龄的马有度教授。重温马有度教授的养生保健四大基石,受益匪浅。

(一)心胸有量

中医认为,喜怒哀乐是人之常情,不能太过或不及。太过或不及日久都会对人体造成伤害,引发疾病。造成七情危害的主要原因大多是心胸狭窄,所以胸中有量至关重要,因此马有度教授将它列为四大基石之首。大凡长寿之人大都心胸豁达开朗,不斤斤计较,遇事冷静,有容人让人之雅量。这样,心情平和,气血经络不瘀阻,可减少生病,身体自然健康。

(二)动静有度

凡事有度很重要,不管是静养或者运动对人身体都有好处,人不但需要静养,而且需要运动。《内经》中就有"久卧伤气,久坐伤肉"的记载。体弱多病之人,大都不爱运动。那么,是不是多运动,身体就一定很好呢?据统计,大多数运动员都不长寿。所以,要想身体健康,必须做到动静有度。

(三)饮食有节

《内经》中早就指出:"饮食自倍,肠胃乃伤,膏粱之变足生大疔。"提出饮食厚味影响人体健康。饮食肥甘,是人生之必须,人人所喜,不过只要能适当节制,就不会对人体造成伤害。当然,饮食有节也包括戒烟限酒。烟酒有害健康,必须加以节制。饮食有节超过了世界卫生组织提出的合理膳食、戒烟限酒范畴。笔者认为饮食有节胜过"合理膳食"提法,合理膳食是西方人的观念,膳食怎样才算合理很不好把握。西方人思维习惯凡事都喜欢量化,什么都要精确计算,不符合东方人的思维习惯。马有度教授的饮食有节比较好掌握,饮食有节也要因人而异,不同体质的人食谱不一样。就像重庆市中医药学会会长周天寒在《衣烂从小补,病从浅中医》一文中写道:"一个人的食谱应该广泛,主食除外,有些食物不能天天吃、顿顿吃,这是底线,是原则。"现在有些"三高"病人,去看医生,有的医生就告诉他,这样不能吃,那样也不能吃。有的病人听信了医生的话,结果造成营养不良。其实不管肥肉瘦肉,各自营养成分不同,皆为人体生长之必须。所以说马有度教授倡导饮食有节非常正确,符合东方人的思维习惯,容易把握。

(四)起居有常

《素问·上古天真论》:"上古之人,其知道者,法于阴阳,和于术数。食饮有节,起居有常,不妄作劳。故能形与神俱,而尽终其天年,度百岁乃去。"可见,早在两千多年前,古代养生家就提出人要顺应四时变化,起居有常。

马有度教授将起居有常列为健康四大基石之一意义重大,充分体现了马有度教授对中华传统养生文化的传承。起居有常要作息规律,这样才能保证第二天上班工作精力充沛并有益健康。现代研究表明,每天晚上22时至次日5时是睡眠最佳时间,如果每天能按时休息,形成规律,不但减少失眠,而且可以美容。

马有度教授《名老中医马有度趣谈养生保健》一书要常放在枕边案头,随时翻阅并且付诸行动。虽然马老年届六旬,仍然精力充沛,每天接诊30~50个病人轻松自如。世界卫生组织关于人体健康的四大基石观点经洪昭光教授宣传推广,知晓率很高。但通过以上比较不难看出,世界卫生组织的健康四大基石除了存在保养健康因素不完备外,还有不符合东方文化思维因素,难以为国人健康保驾护航。因此要大力宣传推广传承中华养生文化的马氏健康四大基石,符合中国国情,有益于广大民众身心健康,很有必要。

另外,马有度教授还强调,养生保健妙在适度,不刻意,不强求,不死板。也就是说我们养生保健,不为养生而养生,我们人生还有奋斗目标,还要实现自身价值。作为中医人,还要用所学知识去解除人民群众的疾苦,向人民大众宣传健康养生保健知识,复兴中医大业,还要用实际行动精研中医医术,提高防病治病水平,实现让中医药走向世界的奋斗目标。

四十五、春分遇上睡眠日:五位国医大师教您怎样睡得香

春分将至,为您送上饮食、睡眠、传统功法的养生套餐。

今年3月21日是农历二十四节气的春分,也是"世界睡眠日"。春分节气后,气候温和,雨水充沛,阳光明媚,不少人出现白天"春困",夜里睡不香的现象。如何在春季拥有优质的睡眠质量呢?让我们跟五位国医大师学学吧!

(一)李玉奇:睡好"心"才能睡好觉

国医大师李玉奇被誉为"北国杏林泰斗,辽沈中医柱石"。李玉奇常说:"想睡觉,先睡心。"《素问·灵兰秘典论》记载:"心者,君主之官也,神明出焉。"《素问·调经论》则说:

"心藏神。"中医认为,十二经脉之血皆主于心,十二经脉之气皆感而应心,心失所养,则神不守舍。因此,对失眠的治疗应从补益心气着手。

南宋理学家蔡元定在其所写的《睡诀铭》中已经告诉大家"睡侧而屈,觉正而伸,勿想杂念。早晚以时,先睡心,后睡眼。"唐朝名医孙思邈活了 102 岁,他在著名《千金方》中也提出过关于"能息心,自瞑目"的睡眠理论。所以说睡好"心"才能睡好觉是历代养生专家的共识。

(二)李士懋:坚持午休重养神

80 岁的国医大师李士懋,被学生敬称为"80 后"。他是中国中医科学院第一批传承博士后导师。这个"80 后"国医大师养生的秘诀就在"养神"。这个感悟,来自于他早期的人生经历。1962 年大学毕业后,李士懋被分配到大庆油田总院工作。北大荒条件恶劣,除了精进医术,李士懋最大的业余爱好就是通过读书来凝神静思。李老曾介绍说,直到现在,他都每天很早起来读书,因为他觉得在早晨头脑最灵光。也因为有晨起读书的习惯,为了保证睡眠时间,李老一直坚持午休。

中医认为,午时是从 11 时到 13 时,也是阴阳交会的时候,此时阳气最盛,称为合阳,此时午睡有利于养阳。午睡可以舒缓心血管系统,降低身体紧张度。另外,工作压力过大也会引起血压升高,而午间小睡则有助降低血压。午睡还有助于身体更好地消化处理碳水化合物,令体内激素保持平衡。多项研究发现,即便是 20 分钟的午睡也比早上多睡 20 分钟的休息效果更好。

(三)李振华:睡觉起床揉经穴

国医大师李振华已年过九旬,李老非常重视经穴,常以指代针揉搓经穴养生治病。他每日睡觉和起床时,常用手指揉搓百会穴及头面部,以促进头面部血液循环。通过 20 多年的穴位揉搓按压,他确实收到了行气血、调营卫、益心脑、防外邪、强耳目的效果。

夏公旭说,按摩头面经穴有助于疏通头面部的经络,调畅气血循环,进而促进睡眠,帮助提高睡眠质量。

(四)路志正:睡前沐足睡得香

中国中医科学院主任医师、国医大师路志正已经有 95 岁高龄,陆老习惯早上搓脸和晚上睡前沐足,晚上沐足有助于把血引下来,让大脑容易进入睡眠状态。

有的老年朋友睡不好,可能是因为血瘀体质或者阴阳失衡导致的。除了内服中药,还需结合中医外治的足浴疗法,效果会更好。如血瘀体质人群的泡脚方:艾叶 6g,红花 6g,怀牛膝 30g、丹参 30g,桂枝 10g。大家在使用之前最好找中医师辨证用药,以免误用。

(五)禤国维:睡前先喝半杯水

第二届"国医大师"、广东省中医院的禤国维。每天的作息很规律,多年来坚持每天睡 6 个小时左右,早上五点半起床,晚上 11 点睡觉。他说,熬夜对身体损害较大,最典型的就是易疲劳,导致人体免疫力下降,所以保证一定的睡眠很重要。他有一套自己的喝水方法:一般睡前小口缓慢喝下半杯水后再睡觉。他解释说,睡前半杯水,可以补充睡眠时丢失的水分,特别是有脑梗或心梗病史的人,一定要睡前喝半杯水,以防因缺水而再次引起脑梗或心梗的危险。

中医认为水能补阴、养阴,是滋阴生津的第一天然食材。睡前喝水最大的好处是,可以降低血液黏稠度。因此,睡前即使不渴也最好喝点水,稀释血液黏稠度,减少心肌梗死、心绞痛、脑血栓等突发事件发生的概率。建议心血管病人在床头放一杯水,夜里醒来时还可以抿一口。对于糖尿病人来说,保持一定的水分还有利于控制血糖。

有的人可能会质疑,这样难道不会对肾脏造成负担吗?第二天起床脸会不会水肿?其实,对于绝大多数人而言,睡前喝水没有坏处,关键是要适量,一般睡前半小时喝一小杯水即可。若睡前大量喝水,会增加夜尿的次数,影响睡眠质量。

四十六、百岁老人的立夏养生经

今年的 5 月 5 日是二十四节气中的"立夏"节气,"立夏"的"夏"是"大"的意思,是指春天播种的植物已经直立长大了。中医养生讲究天人相应,立夏后,人的生理状态也会发生一些改变。中医认为"夏气与心气相通","汗为心液",心为阳脏,主阳气。因此,立夏以后的养生以养心为重,专家介绍三种百岁老人的养生方法,帮您强健身心。

(一)百岁老人花间走,颐养心神气血畅

立夏以后,随着温度的增高、汗液排量的加大以及室外活动的减少,老年人和经常久坐的白领一族容易出现不同程度的气滞血瘀症状,如何促使气血流通,心脉无阻,进而预防心血管疾患的发生呢?这要向江苏如皋的百岁老人取取经!

百岁老人数全国居首的江苏省如皋市,超过七成的百岁老人都有养花的习惯。立夏要早睡早起,注意养阳,方能较好地保护心血管。尤其要避免大汗淋漓,因为汗液过多地流失,会导致人体电解质紊乱,伤及体内阳气。但是,不运动也不利于心脏健康,怎么办呢?立夏之后最凉爽的时间段要数清晨了,大家不妨清晨起来在住所附近的林荫花间处散散步,即便是在自己家养花的阳台上散散步也能起到颐养心神的效果,有助于体内阳气的升华,推动血液循环,增强新陈代谢。

(二)药王运睛除眼翳,午睡养眼又养心

立夏后天气渐热,昼长夜短,不少人会渐渐觉得晚间睡眠不足。再经过一个上午繁忙的学习和工作,体力和精力的消耗可想而知。所以,立夏以后,午睡对防病养生起着关键作用。而午睡最为受益的器官之一,无疑是我们越来越过度使用的眼睛!唐代的名医孙思邈,虽然年过百岁但眼睛不花。"目宜长运"便是他平时常用,又传播后世的养眼功法。

中医认为心主神明,也称"心藏神"。广义的"神",是指整个人体生命活动的外在表现,它涵盖了人体的形象、面色、眼神、言语、应答、肢体活动的姿态等;而狭义的"神",即心所主之神志,多指人的精神、意识、思维活动等。很多读者朋友都知道"闭目养神",其实也是在养心。午睡的时候如果能在一开始练练运目,不但会增加午睡质量,还能有效缓解视疲劳,进而提高下午的工作效率。

清代著名养生著作《陆地仙经》中也记载了"运睛除眼翳"的养生防病微运动。眼翳又称翳状赘肉,大部分发生在中老年人身上,但是中青年也应提前预防。翳状赘肉初期对视力影响不大,但若任其生长,等到长至角膜中心位置时,会盖住整个瞳孔,严重影响视力,而且眼翳长得愈大,也就愈往角膜深层侵犯,届时即使施行眼翳切除手术,也会在角膜上留下疤痕,仍然会看不清楚。

"运睛除眼翳"的具体做法是:闭目转睛,左右各 7 次,然后忽然睁大眼睛快速查看物体,自觉眼内有热气。转动眼睛时口鼻短暂闭气,睁眼时尽力用口呵出浊气,吸入清气,各 7 次。从解剖学的角度看,"运睛除眼翳"的本质是眼睛的自我主动按摩,它通过眼睛的主动运动,对眼皮内部神经进行按摩,使眼内气血通畅,改善神经营养,以达到消除睫状肌紧张或痉挛及消除初期翳状赘肉的目的。

(三)梳头保健"拿五经",以指代梳发常黑

立夏之后,不少人白天工作时间都相应延长一些,养生专家提醒大家要及时调整自己工作计划和生活节奏,就算再忙也要记得梳头保健,不但能缓解一天的疲乏,还有助于保持头发黑亮。

家住溧阳市溧城镇倪庄村的闵六英老太太是江苏省常州市最高龄的寿星,2011 年的时候已经 109 岁,头发黑亮的她让人惊叹。据常州媒体报道,其实她在 60 多岁时开始长白发了,后听村上一个医生告诉她,只要多梳头可促进头部血液循环,加快细胞的新陈代谢,增加对头皮及毛发的血氧供应,使头发变得乌黑光润。于是,闵老太就养成了经常梳头的习惯,她把木梳随身带,一有空就梳头,一天要梳一百多次,后来白发就渐渐变成了黑发。无独有偶,家住湖南省桃江县武潭镇八家村,102 岁高龄的老寿星周兆阶的头发也是依然黑亮,也得益于他经常梳头的习惯,他平时随身带把木梳,一有空就梳头,一天要梳 100 多次。

很多人有早上梳头的习惯,但是晚上梳头的人很少的,一天梳一百多次头的人更少。

工作繁忙的人们在公共场合或者办公室拿着梳子梳头,似乎有点不太合适,戴奇斌教大家一个用手指梳头的保健法——"拿五经"。先是用五指分别点按人头部中间的督脉,两旁的膀胱经、胆经,左右相加,共 5 条经脉,所以称之为"拿五经"。每天梳 3~5 次,每次不少于 3~5 分钟,晚上睡前最好再 3 次。中医认为,头为"诸阳之会",梳头"拿五经"可以刺激头部的穴位,起到疏通经络,调节神经功能,增强分泌活动,改善血液循环,促进新陈代谢的作用。经常梳头,可使人的面容红润,精神焕发。此外,还能防治失眠、眩晕、心悸、中风等。像百岁老寿星那样梳头,健康也会从头开始!

四十七、重庆超百岁老人的养生智慧

相关研究表明,虽然长寿和遗传有一定关系,但遗传基因的影响只占约 15%,而 85%都和后天环境、家庭、生活习惯等因素息息相关,其中自我修养占 60%。可以说,良好的生活习惯,适度运动,节制饮食,没有不良嗜好,家庭和睦等因素更有利于长寿。重庆境内的一群百岁老人,应去探寻一番他们的长寿之道。

(一)114 岁郑会芬:爱吃肉爱喝酒爱喝水

郑会芬老人,生于 1900 年 5 月,眼看就要满 114 岁了。她不仅是家族里最长寿的人,也是目前重庆市最长寿的人,2011 年还被中国老年学会誉为"中国十大寿星"。

虽然面部呈现出岁月的沧桑,但郑会芬老人头脑清楚,谈吐正常,能自己在庭院里慢慢行走散步,自己吃饭穿衣、起床和睡觉。人们都惊叹于老人的长寿,想从她身上探听点长寿秘诀,不时有陌生人慕名而来。

其实，老人没什么秘诀，对吃喝毫不讲究，也没有特殊爱好。在饮食方面她总是顺其自然，有啥吃啥，粗茶淡饭；现在老了特别喜欢吃家人为她熬的粥，每餐都要喝一小碗。如果说真有什么特别之处，那就是老人爱吃回锅肉、爱喝白酒、爱喝白水。

也许是自小靠种地为生的原因，老人一生都喜欢劳动。现在每天早上7点起床，自己认认真真梳洗一番，中午要小睡一会儿，晚饭后9点左右就自己去睡觉了，每天还扫扫地，不时在庭院散步走走，有事没事就拿起扫帚在屋里慢慢扫。据家人讲，老人睡觉的屋一直是她自己打扫，每逢晴天，她还要把院坝周围长的杂草拔掉。虽然老人的动作慢腾腾的，像电影里的慢镜头，却给人一种从容之感。

老人看上去很慈祥，一生心态平和，待人忠厚，知足常乐，与人与事没有纷争，表现出异于常人的淡定和坦然。家人说，她做任何事情都不慌不忙，一生做人做事都不是很操心，是家里的一个"和事佬"；而且老人压根就不会吵架，从来没有跟家人或邻居大吵大骂过。如今，老人一家和和睦睦，正慢悠悠地等着她的114岁生日。

(二)111岁周永祯：最离不开的是蔬菜

1903年8月出生的周永祯老人，今年就快满111岁了。据介绍，老人是家族里最长寿的人，她的哥哥也活到了90多岁，不过她的子女全部都已经过世。

周永祯老人看上去远比111岁要年轻，除了听力不好，她眼不花、手不抖，眉毛至今青黑，还可以自己穿针引线缝鞋垫，自己洗衣服，生活上能自理，从不麻烦小辈。可能是过去长年累月干农活，铸就了老人的一副好身板。现在干不动农活了，但老人仍然喜欢劳动，能做的事情尽量自己做，家长里短的琐事少操心。

老人喜欢做手工，爱在太阳下做针线活，她脚上穿的鞋都是自己做的。老人不仅给自己缝制鞋子和鞋垫，还缝制一些送给亲戚、邻居。据家人讲，偶尔还有人特意找上门来，出高价购买老人的手工鞋和鞋垫，想沾沾长寿之气，但老人从不收钱，手头有现成的就顺手送给人家，没有就慢慢做。

除了针线活，老人每天都会走出家门去散步。只要天不下雨，她都会雷打不动地推门而出。家里人担心她年迈，劝她不要出去，或者少出去，但老人假装听不见，依然我行我素，说走就走。老人散步的时间一般是在早饭过后，也不需要家人陪伴，只有一只小黑狗，老人和狗相伴而行，成了当地一道独特的风景。

据家人介绍，老人基本不挑食，无论是稀饭还是苞谷粑，吃啥都可以，但在肉食方面只吃猪肉，鸡鸭鱼还有内脏从来都不吃，而老人最离不开的一样东西就是蔬菜，每天能吃上500g蔬菜。眼下，虽然快满111岁了，但周永祯老人平时很少生病，小感冒都少，即便是感冒了，吃点药也就好了，身体好得叫人羡慕。

(三)111岁月光华：每天清晨烧水做饭洗衣

在月光华老人身上，能明显看到岁月的痕迹。老人身体状态相对稳定，但近两年已出现较严重的听力和视力问题。出生于1903年的月光华老人，虽身高不足1.4米，但在过去的100多年里可是精气神十足，步入老年后，也是忙个不停，每天清晨五六点钟，当人们还在酣梦中，她已起来烧水做饭洗衣，忙着操持家务，比儿孙们还勤快。

据了解，老人一生经历坎坷，初婚因未生育被嫌弃后，于1933年再婚到一个极其贫困的家庭，此后生了7个子女。1958年又遭遇丧偶，后一直未再婚。1959年因房屋火灾，老人搬迁与当时未婚的3个儿子一起生活。老人一生勤俭持家,艰苦朴素,虽然家境清贫,却并不怨天尤人,只是默默地劳作,无怨无悔地守护着自己的儿孙,过着属于自己的简单生活。

应该说,人生的坎坷与生活的清贫,没有给月光华老人造成什么负面影响,她一生性情温和,待人宽厚,知足常乐,常年生活起居都极有规律。如今,虽年迈体弱,但老人非常爱干净,每隔两天都要换一次衣服,每顿饭都要喝汤,日子过得恬静而又有滋有味。用老人自己的话说:"现在的生活比以前好多了,我已经很满足了。"

(四)105岁周敬杰:顿顿吃素就是好

科学的说法是,饮食要均衡,要荤素巧搭配。传统的说法是,吃素更有利于身体健康。在105岁老人周敬杰婆婆身上,似乎传统的说法更显灵验一些。

据称,周敬杰老人一生都吃素食,从不沾油荤。也许是老人小时候生活贫苦,没有油荤可沾,不知油荤的美妙,就像很多人没有条件吃山珍海味,不知其中美妙滋味一样,也就有意无意将其屏蔽在自己的饮食之外。长此以往,便养成了一种根深蒂固的饮食习惯,就算现在不再愁吃愁喝,也会按照惯性继续远离油荤。但到底真正的原因是什么,老人不说,别人也不能妄猜。总之,老人长期吃素也有滋有味,乐在其中。

除了吃素,老人还有一个很特别的习惯,不论春夏秋冬,都喜欢用热水泡脚,就算夏天太阳如火烤,老人也不例外。没人清楚这有什么道理,老人自个也说不清楚,只说自己就是喜欢热水泡脚,泡了之后浑身舒服。

周敬杰老人性情温和,乐善好施。虽已超百岁,但老人的身体却很硬朗,耳聪目明,平时也很少感冒,至今思维清晰,每天还坚持看报。据家里人讲,80岁时,老人还能经营面食店;90岁时,常帮着带小曾孙;95岁时,还能独立上下楼,干些家务活,精神头儿令周边邻里无比羡慕。

如今,老太太吃得香,睡得好,生活有规律,一副好日子大有奔头的样子。

(五)104岁万银和:生命就在于运动

"一天不动弹几下,我浑身上下都会感觉不舒服,好像这日子过得缺了点什么。"104岁老人万银和,提到运动,就满脸喜色,样子看上去像个快乐的小孩子。

万银和老人的家在一栋老式居民楼的5楼,由于修建年代久远,楼里没有电梯,上下楼只能靠步行。对很多人来讲,上下五层楼没有电梯,常常会不由自主发几句牢骚。但在这里住了30多年的万银和老人,不仅没有埋怨牢骚,反而觉得没电梯是件很幸运的事情,每天徒步上下楼,权当锻炼身体。

曾经,家人担心他年纪大行动不方便,就打算买套电梯房,但老人恋旧不想搬,宁愿在这里天天爬楼梯,家人最终只好作罢。用家里人的话说,老人像是把爬楼梯当成了快乐的老年游戏,而且还上瘾了。他每天早晚都要沿着楼梯爬一遍,长期乐此不疲,且劲头十足,无论上楼还是下楼都一鼓作气,虽然不像年轻人那样健步如飞,但也没有想象中的气喘吁吁。

万银和老人属于那种在家里待不住的人,似乎总是被外面的世界吸引。老人年轻时就很爱运动,老了也闲不住,总是喜欢到外面散步。他每天都要到社区里散步,还喜欢逛街,从沙铁村到三峡广场,年轻人步行约10分钟,104岁的万银和老人大约花半个小时,但也算是个奇迹了。

(六)104岁刘昌明:一颗童心伴我行

通常,在人们的想象中,104岁高龄的老人差不多就是一根枯槁木头,耳聋眼花,神情木然呈老年痴呆状。然而104岁老人刘昌明,却远离我们的想象,整个人像是返老还童一般,每天都要耍一阵玩具。

据介绍,自老伴过世后,刘昌明老人就和82岁的女儿刘静一起生活。父女俩都是高龄老人,加上孙子远在美国工作,平时两人的生活起居全靠外孙女打理。说实话,在同一个屋檐下看到这般高龄的父女俩,愉快地过着美好的老年生活,着实叫人惊讶,也叫人十分的赞羡。

刘昌明老人虽然视力不好,但很是关心国家大事,每天坚持听新闻联播,有时还向女儿和外孙女发表一下自己的感想和评论。用外孙女的话说,别看老人的年纪超大,但他觉得自己跟这个世界和社会分分秒秒不可脱离,必须知道这个世界正在发生些什么,所以,他把听新闻联播当成了自己每天的必修课。老人还特别重视后辈的教育,四世同堂中有7人是博士,可谓是人才济济。

如果说老人真有什么长寿之道,也许可以归结为心态好、生活有规律。老人脾气温和,从来不和人争吵。平时不抽烟、不喝酒,口味比较清淡。而且,每天都会按时睡觉、起床、吃饭,长年坚持泡脚。最为特别之处,是老人始终保持着一颗童心,直到现在,他每天都要玩一会儿塑料玩具,并且玩得津津有味,神情很专注。

(七)百岁作家马识途,健康豁达人长寿

对中国现当代文学有所了解的人,应该对马识途不会陌生。记得儿时读书,小学课本里就有马识途的一篇散文,那阵子老师就讲马识途是位老作家。眼下几十年过去了,早已过了不惑之年,而曾经的老作家马识途依然健朗着,只是耳朵有点背,但戴着助听器也能与人正常交流,这不得不说是个奇迹。

2014年迎来百岁寿辰的马识途,就像一条流淌了一个世纪的长河,也像一本撰写了一百年的厚书,其内容磅礴而繁杂,其生命的厚度与高度都令人仰慕。

马识途原名马千木,1915年出生于重庆市忠县,16岁为寻求救国之道,游学于京沪宁,投身于中国人民的解放事业。1938年加入中国共产党,1945年毕业于昆明西南联大文学系。中华人民共和国成立后,曾任四川省建设厅厅长、四川省人大常委会副主任,全国第六、七届人大代表,四川省文联主席、省作家协会主席,中国作家协会理事直至离休。

尤其作为一位杰出的作家,马老自1935年起至今,已在全国报纸杂志发表长短篇小说等文学作品19部。1961年,长篇小说《清江壮歌》出版发行,震动全国。70岁后,马老以惊人的毅力和意志开始学习电脑,且很快就熟练掌握,成为中国作家中年龄最长的换笔人。87岁以后,30万字的电视剧本《没有硝烟的战线》就是他以电脑打字完成的。

在百岁之际,马老依然笔耕不辍。近日,他22万字的新书《百岁拾忆》,即将由三联出版社出版。《百岁拾忆》是百岁老人的回忆录,马老从他的童年开始写起,用朴实的语句讲述不平凡的人生。马老自言:"我已百岁,垂垂老矣,如日薄西山,夫复何为?我偏不认命,还把往年的生活碎片拾掇起来,便是这本《百年拾忆》的书。"或许正是这种"不认命"

的心态,让马老在百岁高龄,看上去依然是那么富有精气神,那么健朗豁达,甚至还透出一股子豪迈之气。

都说人生七十古来稀,马识途已经迈上一百岁的高度,确实令人惊叹羡慕。如此高寿的背后,一方面可能跟马老的家族基因有关,因为他103岁的哥哥也健在;另一方面,显然跟马老特别注重养生有关。

马老的作息时间非常有规律,尤其是离休后的这几十年,他养成了有计划作息的好习惯。他每天早上6点半起床,并准时收听中央人民广播电台的《新闻联播》;早饭后,就读书看报,上午11点休息一会儿;午饭后,他一般不会马上休息,会先写写字,再看看书报,差不多下午两点左右午休,4点起来看书、写字或接待来访的朋友同仁;晚饭后,他会雷打不动地收看《新闻联播》,晚上10点之前便上床睡觉。这些年下来,他几乎不用钟表了,生物钟会准确地告诉他作息时间。

90岁前,马老每天都要到外面去散步1个小时,后来在医生的建议下,就不上街了,但他购置了跑步机、扭腰机,每天坚持活动半个多小时,这每日半小时的锻炼,还让马老找到了写作的内容,他根据室内健身的体验,编写了老年软体操"十段锦",顺序是从头顶到脚面、洗面、揉眼、搓脸、揪耳、敲腿……

这显然跟马老是作家有关,他不像有的百岁老人那样,对养生和自己的长寿说不出个所以然,他能很精练地总结出一首朗朗上口的《长寿三字诀》:"不言老,要服老;多达观,去烦恼;勤用脑,多思考;能知足,品自高;勿孤僻,有知交;常吃素,七分饱;戒烟癖,饮酒少;多运动,散步好;知天命,乐逍遥;此可谓,寿之道。"如今,这首《长寿三字诀》已经在老年朋友中广泛传播,成为大家每天必诵的"长寿经"。

四十八、叩齿吞津,古法养生

叩齿吞津,自古有之。叩齿就是空口咬牙。"叩齿保健法"是传统中医重要养生术之一。古人认为齿健则身健,身健则长寿。据文献记载,梁武帝时的医学家陶弘景,年过八旬,齿紧完好,身体健壮,他就很重视叩齿法。他认为"齿为筋骨之余",叩齿则会筋骨健壮,精神爽快。唐代名医孙思邈主张"清晨叩齿三百下"。明朝有位长寿者叫冷谦,史载活了一百五十岁,他的长寿经验就是"每晨睡醒时,叩齿三十六遍。"宋朝大诗人苏东坡也有叩齿健身的习惯。他曾说:"一过半夜,披上上衣面朝东南,盘腿而坐,叩齿三十六下,当会神清气爽。"乾隆皇帝是清朝在位最久、寿命最长的皇帝,他的长寿秘诀之一也为"齿宜常叩"。古谚语曰"晨起,叩齿三百响,齿坚固"。人随着年龄的增长,身体各器官由成熟逐渐走向老化,其功能渐渐衰退,牙齿也不例外。对中老年人来说,牙齿的健康与否至关重要,切不可掉以轻心。

在叩齿过程中,口腔唾液增多,中医学认为唾液能滋养五脏六腑,现代医学研究证明,唾液中有许多与生命活动有关的物质。养生家把唾液称之为"金津玉液",同精、血一样,是生命的物质基础。《黄帝内经》曰:"脾归涎,肾归唾。"唾液与脾、肾二脏密切相关,对人体健康长寿、摄生保健起着不可估量的作用。李时珍认为唾液有促进消化吸收,灌溉五脏六腑,滋阴降火,生津补肾,润泽肌肤毛发,滑利关节孔窍等重要作用,《红炉点雪》指出:"津既咽下,在心化血,在肝明目,在脾养神,在肺助气,在肾生精,自然百骸调畅,诸病不生。"叩齿吞津所发挥的养生保健作用是多面的。

(一)养生健身益处多

1. 健脾:脾胃为"后天之本,气血生化之源。""百病皆由脾胃衰而生也"(李东坦《脾胃论·脾胃盛衰论》)。叩齿能健脾胃表现为两个方面:一是叩齿能健齿。齿健,则食物易被嚼细,胃负减轻,从而养胃;二是脾"在液为涎"与胃相表里,涎为口津是唾液中较轻清稀的部分,具有帮助食物消化的功能。叩齿催生唾液,咽之有助于胃"腐熟食物"和脾的"运化、升清"(把水谷化为精微物质并将之"灌溉四旁"、布散全身),减轻脾胃的负担,达到健脾胃的目的。

2. 补肾:肾为"先天之本",生命之源。叩齿健肾的机理有二:一是"齿者,肾之标"(《杂病源流犀烛·口齿唇舌病源流》),由肾中精气所充养,肾中精气充沛,则牙齿坚固而不易脱落;肾中精气不足,则牙齿易于松动,甚至早期脱落。牙齿健否是肾健否的标志之一,叩齿能健齿、充肾精,故可健肾。二是肾"在液为唾",唾为口津是唾液中较稠厚的部分,叩齿催生唾液,是谓"金津",又称"玉液","津"通于"精",为肾精所化,咽而不吐,有滋养肾中精气的作用,故可健肾。

强骨益脑:肾主骨,"齿为骨之余"。齿与骨同出一源,为肾精所养。叩齿能健肾,充盈肾精,利及骨骼,持恒进行,能致骨坚,故可健骨。《素问·阴阳应象大论》说:"肾生骨髓",而脑为髓海,肾中精气充盈,则髓海得养,脑发育健全,就能充分发挥其"精明之府"的功能;反之,肾中精气亏虚,则髓海不足而失养。叩齿能健肾,使肾中精气得充,故可健脑。

聪耳明目:《灵枢·脉度》说:"肾气通于耳,肾和则耳能闻五音矣。"肾中精气充盈,髓海得养则耳聪;肾中精气虚衰,髓海失养则耳鸣甚或耳聋。又"肾受五脏六腑之精而藏之"(《素问·上古天真论》),"五脏六腑之精气,皆上注于目"(《灵枢·大惑论》),精气充盈则目能辨五色。叩齿能充盈肾精,故可聪耳明目。

美颜荣发:叩齿可活动面肌,加强面部血液循环,改善面肤的营养,进而美颜。发的生长赖于精血,精血充盈,则发长而光泽;精血虚衰,则发白而脱落。肾藏精,"其华在发",叩齿可使肾精充盈而荣发。

(二)叩齿吞津法要领

早晨醒来后,先不说话,心静神凝,摒弃杂念,全身放松,口唇微闭,心神合一,闭目,然后使上下牙齿有节奏的互相叩击,铿锵有声,次数不限。刚开始锻炼时,可轻叩 20 次左右,随着锻炼的不断进展,可逐渐增加叩齿的次数和力度,一般以 36 次为佳。力度可根据牙齿的健康程度量力而行。此为完成一次叩齿。

从传统中医养生之道来看,叩击结束,要辅以"赤龙搅天池",即叩击后,用舌在腔内贴着上下牙床、牙面搅动,用力要柔和自然,先上后下,先内后外,搅动 36 次,可按摩齿龈,改善局部血液循环,加速牙龈部的营养血供。当感觉有津液(唾液)产生时,不要咽下继续搅动,等唾液渐渐增多后,以舌抵上腭部以聚集唾液,鼓腮用唾液含漱(鼓漱)数次,最后分三次徐徐咽下。

以上为完整的一次"叩齿吞津保健法"。每当做时以十次为佳,一天当中早、中、晚各叩齿十次,多做更佳。其中早晨叩齿最重要,因为人经过一夜休息,牙齿会有些松动,此时叩齿即巩固牙龈和牙周组织,又兴奋了牙神经、血管和牙髓细胞,对牙齿健康大有好处。

(三)注意事项

18岁以下青少年,由于其牙齿可能发育尚未完全,不宜做叩齿动作。叩齿的力量也不求一律,可根据牙齿的健康程度,量力而行。已患牙病者叩齿力度不宜过大,防止牙齿进一步损伤。搅舌、鼓漱时舌尖要紧压牙根部,速度不宜太快,用力要适当均匀,缓慢而周到。如口腔有溃疡或口舌糜烂,影响此法进行时,可暂停数日,待口腔炎症痊愈后再施此法。咽津前,如果口中唾液分泌过多影响其他动作进行,可将唾液部分咽下,不可吐掉。

四十九、体质辨识简易歌诀

"体质九分法"是北京中医药大学王琦教授经过多年潜心研究总结出的一套识别患者体质状态的有效方法。该法在中医临床诊疗过程中被广泛运用。近年来,随着"治未病"工程在全国范围内的大力推广,该法的使用也越来越普遍。为了便于记忆,方便基层使用,笔者在临床实践中总结出了一套"体质辨识简易歌诀",具体如下:

阳虚质

畏寒肢冷易感冒,

怕吹冷风和空调。

穿衣饮食皆需热,

稍冷即觉吃不消。

阴虚质

两颧潮红身烘热,

手心脚心常发烫。

口鼻眼睛皮肤燥,

唇红便秘小便黄。

气虚质

易患感冒易疲倦,

气短心慌头晕沉。

喜静懒言身无力,

稍一活动汗全身。

痰湿质

满面油光大肚汉,

胸闷腹胀身不舒。

稍动易汗眼睑肿,

痰多口黏咽中堵。

湿热质

油光满面生痤疮,

口苦口臭小便黄。

大便黏滞解不尽,

阴部潮湿白带黄。

血瘀质

面色晦暗斑黄褐，
皮下无故有瘀斑。
唇黯健忘黑眼眶，
身有疼痛常不安。

气郁质

闷闷不乐疑神鬼，
焦虑不安易紧张。
多愁善感心脆弱，
唉声叹气常失望。

特禀质

冷热异味易咳喘，
喷嚏流涕鼻敏感。
皮肤划痕起风团，
或见皮肤有瘀斑。

平和质

精力充沛不疲倦，
睡到天亮不失眠。
记忆力好不健忘，
适应外界能力强。

五十、养生顺口溜

早晨起得早，八十不觉老；
早起做早操，一天精神好；
早起练一练，年年体康健；
早起动动腰，一天少疲劳；
早上跑一跑，一天心情好；
常到林中走，活到九十九；
天天练长跑，年老变年少；
练出一身汗，小病不用看；
常把舞来跳，痴呆不会到；
一天舞一舞，长命九十五；
要得身体好，常把秧歌跳；
双手是活宝，一世离不了；
常说口里顺，常做手不笨；
气功能治病，缘由在松静；
气功太极拳，常练成铁汉；
早晚钓一阵，身体不困顿。

五十一、保健养生歌

（一）

谷蔬果禽养生宝，四性五味任选挑

盐醋消炎以防毒，常饮茶叶抗衰老。

红糖益气还化瘀，黑米抗癌也健脑。

红薯健胃强身腰，绿豆解暑最见效。

花生可降胆固醇，筋骨疼痛吃菱角。

崩下虚损食乌鸡，常吃蛋黄记忆牢。

补中益气羊肉香，常吃鱼肉身苗条。

动物肝脏能明目，鱼虾补奶是良药。

蜂蜜润燥且益寿，蛋禽益刮营养高。

（二）

体虚消瘦吃黄鳝，田螺明目通肠道

清心安神百合好，祛寒化湿吃胡椒。

凉血解毒有荸荠，补血健胃用大枣。

平喘化痰吃鲜橘，梨治咳嗽人人晓。

刺梨号称长寿果，神清目明人不老。

玉米抑制癌细胞，抗癌食物数褐藻。

强筋健骨吃板栗，乳癌宜食猕猴桃。

腹泻痢疾吃石榴，糖尿病患食樱桃。

柿子清热解毒素，润肺通便吃香蕉。

山楂散瘀行滞好，荔枝补血品位高。

眩晕目赤请菊花，肠风白痢桂花找。

美容抗衰吃黄瓜，西瓜生津利水尿。

根中玫瑰指洋葱，杀菌止痢治流脑。

腐竹蘑菇健脾胃，芹菜降压都说好。

萝卜俗称小人参，化痰治喘胀气消。

莲藕养胃还滋阴，冬瓜减肥有高招。

止渴消食吃番茄，安寐解郁用萱草。

大蒜杀菌治肠炎，葱姜煎汤治感冒。

五十二、五脏调养歌

饮食有节，脾土不泄；

调息寡言，肺金自全；

动静以敬，心火自定；

宠辱不惊，肝木以宁；

怡然无欲，肾水自足。

五十三、二十四节气养生歌

1. 大寒立春,万物不容,惟木独显。天气冷滞,不得化张。雨水惊蛰,根基不固,水运难行。厥阴无情,营血不布。春分清明,月高风清,一阳升腾。形实郁气,风郁内生。谷雨立夏,嫩阳娇弱,阴盛阳虚。形渐萧萧,气遂腾腾。

2. 小满芒种,郁从心生。丹田积病。勿劳心神,津布气行。夏至小暑,土实形满。热从中生。少食勿积,病患不生。大暑立秋,阳极气盛。形虚动风。血燥发热,遇湿则淫。处暑白露,金水相承,心火因中。脾土难运,阴阳难平。

3. 秋分寒露,阴阳相应,贵在平衡。耗损多燥,劳劳不葆。霜降立冬,令在三焦,节食少欲,疏导通路,滞气自消。小雪大雪,寒水伤木,冻土封山,饱和心火,心平气和。冬至小寒,阴盛阳微,莫饮贪杯,静之以待,内敛生机。

五十四、中医养生诗话谚语

1. 莲藕清热止出血

莲藕虽断丝相连,生在污泥身不染。

凉血止血清肺热,散瘀开胃把脾健。

2. 莲子养心能安眠

莲子养心能安眠,手握莲花入梦仙。

清心怡神健脾肾,慢煮莲粥度百年。

3. 茶叶清心又安神

饮茶强身传佳话,清热解毒助消化。

防癌饮食细思考,柴米油盐酱醋茶。

4. 粗粮杂面看荞麦

粗粮杂面最养人,别嫌黑馍颜色深。

糖尿病人尤适宜,降脂尤降胆固醇。

五十五、醋泡食物益健康

1. 醋泡花生,每日 2 次,每次 10~15 粒,降血压。

2. 醋泡香菇,降胆固醇。

3. 醋泡大蒜,每天两三瓣防感冒。

4. 醋泡海带丝,强健骨骼。

5. 醋泡玉米,每日早晚各嚼服 20~30 粒降血压。

6. 醋泡黄豆,每次服 15~20 粒,每日 3 次,空腹嚼服,降胆固醇。

五十六、山楂治病小偏方

1. 鼻窦炎:山楂、辛夷、苍耳、甘草,泡饮。

2. 消化不良:焦山楂、麦芽,红糖水送服。

3. 降血压血脂:山楂、白菊花、决明子,代茶饮。

4. 产后腹痛:山楂、香附、元胡,水煎服。

5. 产后瘀血:山楂肉、五灵脂、蒲黄,黄酒送服。

6. 痛经:山楂片、乌药,浸于60°白酒。

7. 冠心病:山楂片、桃仁、红花、郁金,沸水冲泡。

五十七、果蔬外敷药

用萝卜煮水洗脚可治脚汗;韭菜煎水洗患处能使外痔逐渐收敛痊愈;鲜丝瓜叶捣烂涂患处可治疖疮、痱子和癣;鲜南瓜叶搽患处可治牛皮癣;柠檬汁涂搽对蚊虫叮咬有消肿、止痒功效;生梨贴于烫伤处有止痛作用;生茄子切开搽患部可治蜈蚣咬伤和蜂蜇;黄瓜皮捣碎擦拭皮肤使皮肤细腻白嫩。

五十八、骨质疏松菜肴

骨质疏松防治:老年人容易骨质疏松,有人补了几年钙,还是骨质疏松,这是酸性体质在作怪。还容易失眠、多梦、疲劳、腰酸背痛、怕冷、便秘、腹泻、身体肥胖、痛风等。平时可食用以下几款菜肴:羊骨羊腰汤、虾皮拌豆腐、核桃粉牛奶、砂锅牛尾、海带菠菜汤。

五十九、中医治宝宝常见病

小儿气管炎:石榴子一把,捣烂加冰糖调水喂,每天三次,三天断根。

小儿腹泻:清凉油,涂小儿肚脐上和尾骨上,每天两次,三天愈。

小儿百日咳:鸡苦胆一个,红糖适量,两者调匀,每日一次,三日即愈。

湿疹:中药苍耳子50g,煎水洗患处,每日两次,二日愈。

六十、家用泡脚小偏方

1. 盐泡:温水中加入盐巴,盐有消炎杀菌、通便的效果。

2. 姜泡:温水中加入打扁的老姜生姜,姜有散寒、除湿的作用。

3. 酒泡:温水中加入一瓶米酒,或用其他酒类,可促进血液循环。

4. 柠檬泡:温水中加入两片柠檬,可顺气提神,预防感冒。

5. 醋泡:温水中加入白醋,可中和体内的酸,滋润皮肤。

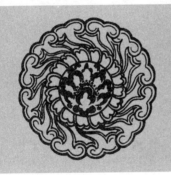

第三篇

中医趣话

中医杂谈

一、走进《黄帝内经》

《黄帝内经》分《灵枢》、《素问》两部分,简称《内经》,是我国现存医书中最早的典籍之一,成书于战国至秦汉时期,是我国劳动人民长期与疾病做斗争的经验总结。它的问世,开创了中医学独特的理论体系,标志着祖国医学由单纯积累经验的阶段发展到了系统的理论总结阶段。

《黄帝内经》其具体作者已不可考。总而言之,《黄帝内经》非自一人一手,其笔之于书,应在战国,其个别篇章成于两汉。《淮南子·修务训》言:"世俗之人多尊古而贱今,故为道者必托之于神农黄帝而后能入说。"因此,《黄帝内经》之所以冠以"黄帝"之名,意在溯源崇本,藉以说明书中所言非虚。

《黄帝内经》主张不治已病,而治未病,同时主张养生、摄生、益寿、延年。是中国传统医学四大经典著作(《黄帝内经》、《难经》、《伤寒杂病论》、《神农本草经》之一),是我国医学宝库中现存成书最早的一部医学典籍。是研究人的生理学、病理学、诊断学、治疗原则和药物学的医学巨著。在理论上建立了中医学上的"阴阳五行学说"、"脉象学说"、"藏象学说"等。

《黄帝内经》是一部综合论述中医理论的经典著作。它的成书是以古代的解剖知识为基础,古代的哲学思想为指导,通过对生命现象的长期观察,以及医疗实践的反复验证,由感性到理性,由片断到综合,逐渐发展而成的。因此,这一理论体系在古代朴素唯物辩证法思想的指导下,提出了许多重要的理论原则和学术观点,为中医学的发展奠定了坚实的基础。

二、中医传染病古籍——《温疫论》

《温疫论》,我国最早的传染病专著。作者吴有性,字又可,是明末姑苏(今江苏吴县)人。吴有性所处的时代,正是传染病大流行的时候。明末公元1641年,正当吴有性49岁的时候,当时传染病遍及山东、浙江、河南、河北等地,许多医生找不到好的治疗办法,以致温疫泛滥。吴有性亲眼目睹当时一些传染病流行地区"一巷百余家、无一家;一门数十口,无一口仅存者"的惨景,刻苦钻研医道,不顾自身安危,深入到疫区,进行医疗实践,通过对当时疾病的详细研究观察,结合他自己丰富的治疗经验,分析、总结,终于在崇祯15年(公元1642年)写成了《温疫论》。

《温疫论》在传染病的病源、病因以及免疫性、流行性的论述方面都很有见地。尤其在17世纪中叶细菌学出现之前,《温疫论》提出了:"夫温疫之为病,非风非寒,非暑非湿,乃天地间别有一种异气所感",这种异气即"戾气"。这种学说在当时是十分先进的。《温疫论》对温疫免疫性的论述非常令人敬佩。书中说:"至于无形之气,偏中于动物者,如牛瘟、羊瘟、鸡瘟、鸭瘟,岂但人疫而已哉?然牛病而羊不病,鸡病而鸭不病,人病而禽兽不病,究其所伤不同,因其气各异。"真是一段绝妙的阐述。

《温疫论》记载了不少治疗传染病的新方法。如书中认为传染病初起宜用达原饮,等到病深些,即所谓"邪毒犯胃"时,即不厌"急证急攻"。这些方法都为后世传染病的治疗奠定了基础。

三、周汉晋名医——皇甫谧

皇甫谧,名静,字士安,自号玄晏先生,安定朝那(今甘肃平凉,一作灵台)人,后随其叔父移居至河南新安(今河南渑池县附近)。其曾祖是汉太尉皇甫嵩,但至皇甫谧时,家境已清贫,而他幼时也不好读书,直到二十岁以后,才发奋读书,竟至废寝忘食,终于成为当时著名文人。《晋书·皇甫谧传》说他"有高尚之志,以著述为务",林亿在校《甲乙经》的序言中称他"博综典籍百家之言,沉静寡欲"。当时晋武帝曾征召他入朝为官,他婉言辞绝,在他的《释劝论》中,表达了他对爱好医术的愿望,对古代医家扁鹊、仓公、华佗、张仲景的仰慕之情,深恨自己"生不逢乎若人"。晋武帝爱惜其才华赐给他很多书。由于他身体素弱,加之长年劳累,也卷入当时社会上服食之风,后来竟罹患风痹,右脚偏小,十分痛苦,几至自杀,自此立志学医,终于习览经方,遂臻其妙。"(皇甫谧《针灸甲乙经·林亿序》人民卫生出版社影印本1995)。对此,他不无感慨地说:"若不精通医道,虽有忠孝之心,仁慈之性,君父危困,赤子深地,无以济之,此因圣人所以精思极论,尽其理也。由此言之,焉可忽乎?"(皇甫谧《针灸甲乙经·自序》)

在原有的医学理论的基础上,他除广泛阅读各种医书外,将《灵枢经》、《素问》、《明堂孔穴针灸治要》三部书中针灸,加以整理归纳,使其"事类相从,删其浮辞,除其重复,论其精要",编成《针灸甲乙经》,成为我国医学史上第一部针灸学专著,为历代研习针灸学的必读课本。

皇甫谧出于自身的感受,即仅以"百日"的治疗,就把自己的风症及耳聋症治愈;又有感于《素问》、《九卷》等之经义深奥难懂;为了著述能条理分明,便于读者寻检,他着实下了一番苦功,从而使《针灸甲乙经》这部专著成为针灸学著作的嚆矢,历代对之评价甚高。王焘认为皇甫氏"洞明医术",认为他的这部著作为"医人之秘宝,后之学者,宜遵用之"。《四库总目提要》盛赞皇甫氏这部著作"与《内经》并行,不可偏废"。除《针灸甲乙经》外,皇甫谧还有不少文史方面的著作,其中影响较大者有《高士传》、《逸士传》、《玄晏春秋》、《帝王世纪》等。

四、周汉晋名医——扁鹊

扁鹊,其真实姓名是秦越人,又号卢医。据人考证,约生于周威烈王十九年(公元前407年),卒于赧王五年(公元前310年)。他为什么被称为"扁鹊"呢?这是他的绰号,绰号的由来可能与《禽经》中"灵鹊兆喜"的说法有关。因为医生治病救人,走到哪里,就为那里带去安康,如同翩翩飞翔的喜鹊,飞到哪里,就给那里带来喜讯。因此,古人习惯把那些医术高明的医生称为扁鹊。秦越人在长期医疗实践中,刻苦钻研,努力总结前人的经验,大胆创新,成为一个学识渊博,医术高明的医生。他走南闯北,真心实意地为人民解除疾病的痛苦,获得人民普遍的崇敬和欢迎。于是,人们也尊敬地把他称为扁鹊。

扁鹊善于运用四诊,尤其是脉诊和望诊来诊断疾病。《史记·扁鹊仓公列传》中记述了与他有关的两个医案：一个是用脉诊的方法诊断赵子简的病，一个是用望诊的方法诊断齐桓侯的病。

有一次，他到了晋国(今山西、河北、河南一带)，正碰到了晋国卿相赵简子由于"专国事"，用脑过度，突然昏倒，已五天不省人事了。大夫(官名)们十分害怕，急忙召扁鹊诊治，扁鹊按了脉，从房里出来，有人尾随着探问病情，显得很焦急，扁鹊沉静地对他说："病人的脉搏照常跳动，你不必大惊小怪！不出三日，他就会康复的。"果然过了两天半，赵简子就醒过来了。准确地用切脉诊病是扁鹊的首创。著名历史学家司马迁高度赞扬说："至今天下言脉者，由扁鹊也。"近代历史学家范文澜也说：扁鹊"是切脉治病的创始人"。

又有一次，他路过齐国都城临淄的时候，见到了齐国的国君齐桓侯。他看齐桓侯的气色不好，就断定他已经生病了，便直言不讳地对他说："你有病在肤表，如不快治，就会加重。"桓侯听了不以为然，说："我没病。"扁鹊见他不听劝告就走了。这时，桓侯对左右的人说："凡是医生都是贪图名利的，他们没有本事，就把没有病的人当有病的来治，以显示本领，窃取功利。"过了五天，扁鹊又来见齐桓侯，一番观察之后，对齐桓侯说："你的病到了血脉，不治会加重的。"桓侯听了很不高兴，根本没有把扁鹊的话放在心上。再过五天，扁鹊又来见齐桓侯，经过细致的观察，严肃地对他说："你的病进入肠胃之间，再不治，就没救了！"齐桓侯听了很生气，当然也没有理睬扁鹊的话。等到扁鹊第四次来见桓侯，他只瞥了一眼，就慌忙跑开了。齐桓侯发觉扁鹊不理睬自己，就派人询问。扁鹊说："病在肤表，用汤熨可以治好；病进入血脉，用针灸可以治好；病到了肠胃，用酒剂也能治愈。如今齐桓侯的病已经深入骨髓，再也没法治了，我只好躲开。"又过了五天，齐桓侯果然病重，派人请扁鹊来治，扁鹊早已逃离齐国，而齐桓侯因误了治病时机，不久也就死了。早在两千四百多年前，扁鹊就能从齐桓侯的气色中，看出病之所在和病情的发展，这是很不简单的。所以，汉代著名的医学家张仲景赞赏不绝地说："余每览越人入虢之诊，望齐侯之色，未尝不慨然叹其才秀也"。

扁鹊不仅善于切脉和望诊，而且善于运用针灸、按摩、熨帖、砭石、手术和汤药等多种方法去治疗各种病症。有一次，他和弟子子阳、子豹等人路过虢国，虢太子恰好患病，病得很厉害，人们都以为他死了。为此，全国正举行大规模的祈祷活动，把国家大事都撂在一边，扁鹊找到了中庶子(太子的侍从官)问道："太子患什么病？"中庶子答道："太子中邪，邪气发泄不出去突然昏倒就死了！"扁鹊进一步了解了太子发病的各种情况，就信心百倍地对中庶子说："你进去通报虢君，就说我能救活太子！"但中庶子不信扁鹊能"起死回生"，不肯去通报，而且嘲讽扁鹊说："你既无上古名医俞跗的本事，反而说你能救活太子，就是不懂事的婴儿也会知道你是骗人的！"扁鹊气愤地说："你这是从竹管里望天，老实告诉你，我秦越人不等切脉、望色、听声、审察病人形态，就能说出病的部位。不信，你试去看看太子，他此刻耳朵该会鸣响，鼻翼该会扇动，从其大腿摸到阴部也该是温热的。"听到这里，中庶子不禁目瞪口呆。因为扁鹊虽没有见过太子，但通过多次询问，对太子的病情已了如指掌，说得头头是道，说明他很有本事，不可小看。中庶子只得进去通报。虢君得知消息，吃了一惊，赶快出来接见扁鹊，说："我久慕先生大名，只是无缘拜见，先生路过我这小国，幸亏主动来救助，这实在是寡人的幸运！有先生救助，我儿就能活命；没有先生救助，就只有把他的尸体埋在山沟罢了。"说着，"流涕长潸"，哭得好悲切。扁鹊告诉虢君,太子患的是"尸厥"(类似今天的休克或假死)。于是,扁鹊叫弟子子阳磨制针石,在太子头顶中央凹陷处的百会穴扎了一针,过一会儿,太子就苏醒过来;接着叫弟子子豹在太子两胁下做药熨疗法,不久,太子就能坐起来,再服二十天的汤药,虢太子就完全恢复了健康。从此以后,天下人都知道扁鹊有"起死回生"之术。而他却实事求是地说,并非他能把死去的人救活,而是病人根本就没有真正死去,他只不过用适当的治疗方法,把太子从垂死中挽救过来而已。

从以上病例看出,扁鹊已经综合运用了我国诊病的"四诊"原则——望、闻、问、切。他自说:"越人之为方,不等切脉、望色、听声、写形,言病之所在",这话已经充分表明扁鹊在临床上运用了"四诊"的诊法。

可以说,扁鹊奠定了祖国传统医学诊断法的基础。难怪司马迁称赞他说:"扁鹊言医,为方者宗,守数精明,后世修(循)序,弗能易也。"他用一生的时间,认真总结前人和民间经验,结合自己的医疗实践,在诊断、病理、治法上对祖国医学做出了卓越的贡献。扁鹊的医学经验,在我国医学史上占有承前启后的重要地位,对我国医学发展有较大影响。因此,医学界历来把扁鹊尊为我国古代医学的祖师,说他是"中国的医圣"、"古代医学的奠基者"。范文澜在《中国通史简编》称他是"总结经验的第一人"。

在治学上,扁鹊不满足于一技一法,而是根据客观实际需要,精通一科,兼通数科,做到一专多能。比如,他到越国都城邯郸,看到当地妇女患病较多,就在妇科病方面下功夫,当了"带下医",治好了许多妇女的多年疾病;他到东周都城洛阳,看见当地许多老年人,患了视听力衰退的疾病,就着眼于五官科疾病的研究,当了"耳目痹医",治好了许多老人的五官病,使不少老人从耳聋眼花中恢复了健康;他到了秦国首都咸阳,看到当地儿童的发病率很高,就研究儿童发病原因,当了"小儿医",治好了许多儿童的多发病。由此可见,扁鹊不仅精通内科,还兼通儿科、妇产科、五官科,甚至外科;他在诊断上,不仅精通"切脉",而且善于"望色、听声、写形";在治法上,不仅精通针灸,还善于用砭石、熨帖、按摩、手术、汤药等。可谓是一位多面手的民间医生。

在上古,神权高于一切;巫术占统治地位。到了扁鹊的战国时代,医巫已经开始分业。扁鹊在医学研究道路上完全抛弃巫医那条死胡同。扁鹊曾明确宣告:"信巫不信医"是"六不治"之一。为了捍卫祖国的医药学,他不惜豁出自己的生命。当时,秦武王有病,召请名闻天下的扁鹊来治。一天,太医令李醯和一班文武大臣赶忙出来劝阻,说什么大王的病处于耳朵之前,眼睛之下,扁鹊未必能除,万一出了差错,将使耳不聪,目不明。扁鹊听了气得把治病用的砭石一摔,对秦武王说:"大王同我商量好了除病,却又允许一班蠢人从中捣乱,假使你也这样来治理国政,那你一举就会亡国。"秦武王听了只好让扁鹊治病,结果太医令李醯治不好的病,到了扁鹊手里,却化险为夷。在这场技术高低的较量上,扁鹊彻底战胜了李醯。李醯自知"不如扁鹊",就产生忌嫉之心,使人暗下毒手,杀害了扁鹊。

千百年来,扁鹊深为广大人民爱戴和崇敬,人们称他为"能生死人"的"神医"。在他行医经过的路途上,历代人民为他建陵墓、立碑石、筑庙宇、朝香火。在伏道村扁鹊庙的墙上,有这样一首诗,概括了他的一生,同时寄托了人民对他的哀思:

昔为舍长时,方伎未可录。

一遇长桑君,古今皆叹服。

天地为至仁,既死不能复。

先生妙药石,起虢效何速!

日月为至明,覆盆不能烛。

先生具正眼,毫厘窥肺腹。

谁知造物者,祸福相倚伏。

平生活人手,反受庸医辱。

千年庙前水,犹学上池绿。

再拜乞一杯,洗我胸中俗。

五、中医称"堂"的来历

古往今来,我国许多行医者,多把自己的药铺、药店以"堂"相称,以堂为荣,如"天益堂"、"同仁堂"、"济益堂"等。据考证,这"堂"字之称,原是从我国古代医圣张仲景那时兴起的。

张仲景,名机,汉末著名医学家,南阳郡(今河南南阳市)人。自幼聪颖好学、博览群书。后拜本郡名医张伯祖为师,酷爱医学、潜心钻研。医术迅速超群,深受平民百姓爱戴。相传汉献帝建安中期,张仲景任长沙太守,那时,当地伤寒流行,百姓死亡者甚多,张仲景为拯救百姓,常常是在公堂上,边断官司边行医,忙里偷闲给穷苦百姓切脉开方,分文不收,他常在自己的名字前冠以"坐堂医生"四个字。

后来,张仲景弃官行医,走街串巷,深入民间为百姓治病,广泛搜集单方、验方草药等,著书立说,为弘扬祖国医学做出了重大贡献。后人行医者为纪念和弘扬他的高尚医德,便效仿沿用"坐堂医生"的称呼,故此为中医"堂"之来历也。

六、庄子养生论

庄子(约公元前369—268),战国时哲学家,宋国蒙邑(今安徽蒙城)人。所著《庄子》为道家经典著作之一。鲁迅评价其文章说:"汪洋捭阖,仪态万方,晚周诸子之作,莫能先也。"《庄子》的养生理论在《老子》基础上大加发挥,形成道家学派的养生理论体系。

(一)清静无为,忘我无欲

庄子极力提倡"清静无为"、"无欲"。他是这样说的,也是这样做的,他拒绝给楚威王当卿相。将老子的"少私寡欲"发展成"无欲",并指出"忘我"才能"无欲",才能真正"清静无为"获得养生之道,而尽其天年。

(二)认识自然、攫取自由

庄子要求人们首先认识自然,掌握自然规律,然后按照客观规律办事,就可能不受自然的摆布,就能攫取自由。养生就像庖丁解牛那样,找出规律,游刃有余,不受损伤,便可达到保身、全生、延长寿命的目的。

(三)发展气功,动静结合

在养生方面,庄子十分注重气功的锻炼,他不仅提倡老子的静气功,强调吐故纳新,增强新陈代谢,还主张像彭祖那样动静结合,"吹嘘呼吸"、"熊经鸟伸",尤其是对彭祖调息与模仿禽兽动作的导引作了充分肯定,对后世影响极大,华佗的五禽戏以及后来的八段锦、易筋经等,都受到了庄子的启发。

庄子的养生理论,除全面继承和发扬老子的观点外,在气功方面更是大有发展,对后世影响也极为深远。

七、老子养生论

老子,春秋时期思想家。著作《道德经》,被后世奉为道家经典,从医学角度来看,《道德经》共八十一章,五千字,其中不少养生的观点,对中国传统医学产生了深远的影响,后来中医著名经典《黄帝内经》所论的养生之道,多是对老子学说的发挥,所以称"黄老之学"。《道德经》涉及养生主要有:

(一)顺乎自然,祛病延年

老子说:"人法地,地法天,天法道,道法自然",老子认为,自然界是人类生命源泉,人要维持生命活动,必须顺乎自然,适应自然变化规律。

(二)少私寡欲,恬淡为上

老子要求少私念,去贪心,知足常乐。认为追逐荣利,嗜欲无穷,是招灾惹祸之源,伤身损寿之根。

(三)静气致柔,以静为正

老子认为柔和之气是人体最富生机之气,就像出生婴儿生机盎然,朝气蓬勃,是有利于人体的真元之气,被后世医家称为元气,指导着养生理论,演化成以柔克刚,以静制动的道家气功基础。

老子的顺乎自然,恬淡寡欲,静养柔气的养生观点。两千多年来不仅一直成为道家养生的指导思想,而且被我国传统医学所接受,后经历代医家和养生学家的不断补充、提高,逐渐发展成为我国独特的"中医养生之道"。

八、李时珍养生观

李时珍(1518—1593年),字东壁,号濒湖山人,明朝蕲州人。14岁考中秀才,但此后一连三次科举失意,于是打消"科举致仕宦游之路"的念头,弃儒学医。在《本草纲目》中,他明确提出:"饮食者,人之命脉也,而营卫赖之。故曰:水去则营竭,谷去则卫亡。"他认为一个人的健康长寿,首先取决于合理的饮食结构和方法。

在李时珍之前,不少养生家已研究过饮用水,并普遍认为:天是一,地是二,水生于天,谷成于地,人之先天只是一滴水,所以要以水和谷食为主,以菜肴佐之。而李时珍则认为:"水者坎之象,上则为雨露霜雪,下则为海河泉井";流水者,"其外动而性静,其质柔而气刚";"水性本咸而体重,劳之则甘而轻,取其不助肾气,而益脾胃也"。他还把江湖水归为"地水",并将它分为"顺流水"、"逆流水"和"急流水"三种。其中,"顺流水"性顺而下流,又名甘澜水;"逆流水"乃洄澜之水,其性逆而倒上;"急流水"因湍水上峻急,其性急速而下达。所以,他称"天水为一","地水为二",认为"地水"不如"天水"好;而"地水"中的江湖水,又以"顺流水"为饮用佳品。关于食补和食疗,李时珍论述很多:如豆芽"甘温无毒"，可治"湿痹膝痛，五脏不足，脾胃气结积。壮气力，润肌肤，益颜色，填骨髓，补虚损"；胡萝卜，"性甘、辛、微温，无毒"，可治"下气补中，利胸膈肠胃，安五脏，令人健食"。家禽中鸭肉，"主大补虚劳，最清毒热，利小便，除水肿，消胀满"；若将鸭肉同糯米煮粥食之，有养胃补血、生津作用，对病后体虚者，大有裨益；乌鸡"性甘、微温，无毒"，可治"肚痛，心腹恶气，除风湿麻痹，安胎"。家畜中羊肉是大补之物。李时珍说，它能和人参、黄芪相比；"黄芪补气，而羊肉补形"。吃羊肉时，肚子要留有余地，不可吃得太饱，饱则伤脾坏腹。关于鱼类的营养及吃法，李时珍也有诸多论证。如鲤鱼"性甘，平，无毒"，若煮食，可治"咳逆上气，黄疸，止渴。"生者，可治"水肿脚满，下气。治怀妊身肿，及胎气不安。"李时珍提倡老年人食粥。他认为：老人牙齿损坏者多，脾胃功能虚弱，实行粥养最佳。"每日起食粥一大碗，空腹虚，谷气便作，所补不细，又极柔腻，与肠胃相得，最为饮食之妙诀也。"做粥的原料最好是粳米，因其性甘平，是健脾胃、培中气的良药。在《本草纲目》中，李时珍还写了胡萝卜粥的制备与服法：新鲜胡萝卜适量，切丁，同粳米煮粥，每日早晚服用。胡萝卜甘辛微温，若经常食用，现代研究看来，可防治高血压，增强老年人体质。

至于饮酒，李时珍在其《本草纲目》中这样写："酒，天之美禄也。少饮则活血行气，壮神御寒，消愁遣兴。痛饮则伤神耗血，损胃亡精，生痰动火"。"若夫沉湎无度，醉以无常者，轻者致疾败行，甚则丧邦亡家，而陨躯命。其害不胜言矣！"还说："过饮不节，杀人顷刻……善摄生者宜戒之。"此外，李时珍强调酒后不要饮茶。他写道："酒后饮茶伤肾脏，腰脚坠重，膀胱冷病，兼患痰饮水肿，消渴挛痛之疾"。若从中医阴阳学说来看，饮酒会升阳发散，促进血液循环；而茶苦味，属阴，主降。若酒后饮茶，必将酒性驱于肾。而肾主水，水生湿，从而形成寒滞；寒滞则导致小便频浊，大便结燥。所以，酒后不宜饮茶，而应吃些水果。

九、杏林医海话养生

养生学是中医学的一个重要组成部分，从华夏祖先开始认识疾病，用中医药治疗疾病时，养生学就应运而生。如果追溯到有文字记载，大概从甲骨文时代起就已经产生了，甲骨文曾记载有疾首、疾腹、疾胸等胸腹一类的疾病。据考证，这些疾病多由饮食不洁、酗酒等原因造成，人们已经开始注意到影响人类身体健康的一些不良因素。当时的养生学还有些封建迷信色彩，人们把生老病死的这种新陈代谢和自然规律归咎于天谴神罚，举行各种祭祀活动，祈祷神灵保佑，以求吉祥平安，表达人们向往健康、向往长寿的良好愿望，这算是早期养生学的萌芽。

到了西周时期，人们对养生有了较深的认识，《周礼》一书记载："四时皆有疠疾，春时有痟首疾，夏时有痒疥疾，秋时有疟疾，冬时有嗽上气疾"等等，认识到不同季节产生不同疾病并对人体健康的影响。为了采取措施防治疾病，提高人们健康水平，朝廷设置了"庶民掌除毒蛊"、"壶琢氏掌除水虫"的环境卫生官吏，认识到蚊虫、毒虫及水源清洁与疾病的传播有很大关系，这比商王朝又有了一定的进步。

春秋战国时期，人们对健康养生不断进行新的探求。孔子曾经指出："人有三死，而非其命也，已取之也。夫寝处不适，饮食不节，劳逸过度者，疾共杀之。"这些都是造成身体损害、不善养生的原因。老子也认为：精神与健康长寿也有密切关系，如欲望太过也能损寿。当时有些学者提出："淫生六疾"、"过则为灾"，特别提出了注意节制房事，"近女室，不节不时"，"淫则生内热惑蛊之疾"等。长沙马王堆三号汉墓出土的《养生方》更是一个有力的论证。该书记载非常详细，提出了养生保健功，即房中导引功，在做此功时，要注意饮食、呼吸吐纳等等。"合男女必有则"，达到"善用八益去七损，耳目聪明，身体轻利，阴气益强，延年益寿，居处乐长"的目的。不仅如此，《养生方》还提出了一套比较完整的养生理论，对现在的临床都有一定的指导意义。

战国末期思想家荀况提出了"唯圣人为不求知天"、"制天命而用"的思想，反对封建迷信思想，反对祈祷神灵。健康和寿命的长短，决定于能否保持身心愉快、饮食适度、房事节制等因素，人的生死与长寿，并非"天命"所注定。把养生学引向了一个健康发展的轨道，为养生学奠定了良好的基础。当时《吕氏春秋》是一部极其重要的史学著作，其中在养生学方面也发表过一些独到见解，论述了人与自然界的关系，人与运动的关系。认为人要顺应人体生理的自然规律，在房事方面，纵欲和禁欲都不利于健康，声色厚味能引起早夭和疾病。西汉时期还有一个叫枚乘的人写过一篇《七发》的文章，文中论述说"纵耳目之欲，恣支体之安者，伤血脉之和。且夫出舆入辇，命曰抬蹶之机；洞房清宫，命曰寒热之媒；皓齿蛾眉，命曰伐性之斧；甘脆肥脓，命曰腐肠之药"。他举出了很多对健康不利的因素，形成了比较完整的理论。从以上内容我们可以看出，先秦时期养生学的主要观点是顺应自然，清静养神，少思寡欲，动以养形。

到了汉唐时期，由于长时期战事少，国泰民安，中医养生学又有了进一步的发展和完善，出版了很多专著，如汉王充的《论衡·气寿》、唐名医孙思邈的《千金要方·房中补益》、嵇康的《养生论》、葛洪的《抱朴子》、陶弘景的《养性延命录》等著作相继问世，这些都是有影响的养生学代表作。

到了宋元明清时期，养生学又提出了一些新的观点。如"保养气血"、"省约俭育"、"保养阴精"及道德修养、药食调养等观点，还有各种流派的气功。与此同时，相继出现了一大批养生学专著和一些养生学家。具有代表性的有金元时期的四大家刘河涧、李东垣、朱丹溪、张子和。他们是当时红极一时的医学养生家。还有如陈直、邹铉、邱处机、王洼等，当世名声显赫。其中比较有影响的《养老奉亲书》、《保生要录》、《摄生消息论》、《泰定主生养论》等，继承和发展了《黄帝内经》的养生思想，使中国养生学日臻完善。明清时期，养生学的理论不但进一步丰富和发展，更突出的是这些理论在广大民众中逐渐得到普及和应用，全民健身运动从此开始，这对于促进人们的健康长寿、对炎黄子孙的繁衍昌盛、素质的提高，无疑都有着十分重要的作用。明清以前，养生主要是一些皇家贵族、达官贵人。所以明清时期，养生在民众中得到普及是养生学的发展和进步。这个时期出现了很多有价值的著作和一流的名医。在众多的佼佼者中，首推张景岳的《传忠录》，该著作概述了很多养生理论；还有李时珍的药学专著《本草纲目》，主要是发展和丰富了饮食调养的论述。

清朝和民国时期，由于战争频繁，国难深重，民不聊生，医家和养生学家自然无心议论"养生"之事，所以这一时期养生著作寥寥无几，仅有任廷芳的《延寿新书》、胡宣明的《摄生论》及一些气功类书籍，多为平平之作，难以作为名流巨著。

新中国成立后，随着党和政府对中药医事业的重视和关怀，养生学也得到了极大的发展,社会稳定,国泰民安,人们普遍关心健康和长寿,现在一个修身养性健身的运动正在神州大地上蓬蓬勃勃的展开,人们寿命也普遍增长。中医养生学日益发展的现代科学技术,越发显示出其光彩和魅力。

十、张仲景与祛寒娇耳汤的故事

张仲景,东汉末年著名医学家,被称为医圣;他从小嗜好医学,"博通群书,潜乐道术"。张仲景不但医术高超,而且医德高尚,一生为民医病,深受老百姓爱戴。下面是关于他用祛寒娇耳汤治病救人的故事。

张仲景在长沙做官,在告老还乡退休的时候,正赶上那年冬天,寒风刺骨,雪花纷飞。在白河边上,张仲景看到很多无家可归的人面黄肌瘦,衣不遮体,因为寒冷,把耳朵都冻烂了,心里十分难受。回到家后,他潜心研制了一个可以御寒的食疗方子,叫"祛寒娇耳汤"。他让徒弟在南阳东关的一个空地搭了个棚子,支上大锅,为穷人舍药治病,开张的那天正是冬至,舍的药就是"祛寒娇耳汤"。祛寒娇耳汤就是把羊肉、辣椒和一些祛寒的药物放在锅里煮,熟了以后捞出来切碎,用面皮包成耳朵的样子,再下锅,用原汤再将包好馅料的面皮煮熟。面皮包好后,样子像耳朵,又因为功效是为了防止耳朵冻烂,所以张仲景给它取名叫"娇耳"。张仲景让徒弟给每个穷人一碗汤,两个"娇耳",人们吃了"娇耳",喝了汤,浑身发暖,两耳生热,再也没人把耳朵冻伤了。

俗话说,医不自治,张仲景也是人,不是神。有一年,张仲景病了,他自己也知道,生命的灯油就要烧干了。有长沙来看望他的人说,长沙有一个风水很好的地方,想让张仲景百年之后在那里安身,可南阳的人不干了,双方就争吵起来。张仲景说:吃过长沙水,不忘长沙父老情;生于南阳地,不忘家乡养育恩。我死以后,你们就抬着我的棺材从南阳往长沙走,灵绳在什么地方断了,就把我埋葬在哪里好了。那一年的冬天,张仲景驾鹤西去,当送葬的队伍走到当年张仲景为大家舍"祛寒娇耳汤"的地方的时候,棺绳忽然断了。大家按照张仲景的嘱托,就地打墓、下棺、填坟。两地的百姓你一挑、我一担,川流不息,把张仲景的坟垒得大大的,还在坟前为他修了一座庙,这就是现在的医圣祠。张仲景是在冬至这天去世的,又是在冬至这天为大家舍"祛寒娇耳汤"的,为了纪念他,从此大家在冬至这天都要包一顿饺子吃,并且都说,冬至这天吃了饺子,冬天耳朵就不会冻了。

"祛寒娇耳汤"现在很少有人吃了,但经过岁月的冲刷,大家在冬至这天吃饺子的习俗流传了下来,并且饺子的种类和形状也有了很大改进,现在有中国人的地方就有饺子,饺子也成了阖家团圆的代表食品,但张仲景的名字却很少有人提到了。

十一、孙思邈最早提出食疗治病

据说,第一位提出食疗治病的是孙思邈。孙思邈能最早提出食疗治病,还得从一段故事说起。

相传,唐时长安城内有几个富翁身患一种奇怪的疾病,只见脚胫日趋浮肿,浑身肌肉酸痛麻木,身倦乏力,众医诊治均束手无策。于是请孙思邈诊治,经药石下肚,仍不见转机,孙思邈由于难揭其谜,终日甚感不安。

有一天,严太守也患此病请孙思邈治疗,为了查明病因,他住进严府中仔细观察了十几天，只见严太守的贴身家童也精神萎靡不振，下肢照样浮肿，只是比严太守稍轻些。孙思邈仍百思不得其解，他又到厨房内调查，厨师说严太守不喜欢大鱼大肉，但他对粮食精制特别讲究，派人将米面反复加工精碾细磨后才作为主粮食品。

随后孙思邈又去拜访了其他几位同样症状的富翁，发现他们都喜食精粮，此时孙已领悟出其中的玄妙。他立即建议严太守将每日主食全改成粗粮糙米，并且将一些细谷糠、麦麸皮煎水服用，半月之后这种疑难病竟神奇的康复了，病人精神好转，浮肿全消退了。消息一传出，长安城内外市民一片震惊，赞扬孙思邈真是天下神医！

孙思邈终于将谜揭穿，他用食疗方法成功治愈因精粮引起的"脚气病"，在他潜心编写的医学巨著《千金要方》和《千金翼方》中有详细的记载。其中《千金要方》中收载有果实、蔬菜、谷米、鸟兽共计154种食物和性味、功能及主治病症的内容，最先提出用食物治病的科学理论，为传统医学"食疗法"的发展奠定了基础。

后来，孙思邈在《千金方》中专列谷、肉、果、菜等食物治病的作用，还专门介绍用赤小豆、乌豆、大豆等治疗脚气病；用谷皮(褚树皮)煮粥常吃以预防脚气病。孙思邈还特别指出："若能用食平疴，释情遣疾者方称为良工。"这些重大的发现，推动了祖国医学养生学的发展，做出了重要贡献。

从上述故事中不难看出，食疗治病并非空穴来风。

十二、趣说摸脚治眼病的中医奇闻

脚与眼有何关系，摸脚怎么能治眼病呢？这还要从叶天士为他人治眼病的故事说起。

叶天士是清代著名医学家。有一次，叶天士遇上一位两眼通红的病人，病人眼眵堆满眼角，眼泪直往下淌，不断地用手去揩，神情十分忧虑。

见此情景，叶天士详细地询问病情，然后郑重地告诉病人说："依我看，你的眼病并不要紧，只需吃上几帖药便会痊愈。严重的是你的两只脚底七天后会长出恶疮，那倒是一个麻烦事儿，弄不好有生命危险"。

听到这，病人大惊失色，赶忙说："既然红眼病无关紧要，我也没心思去治它了。请你快告诉我有什么办法渡过这个难关吧"？

叶天士思索良久，正色说道："办法倒有一个，就怕你不能坚持"。病人拍着胸脯保证一定会坚持。于是叶天士向他介绍了一个奇特的治疗方案：每天用左手摸右脚底三百六十次，再用右手摸左脚底三百六十次，一次不少，如此坚持方能渡过难关。

听到如此奇怪的医治方法，病人半信半疑，但想到这是名医的治法，便老老实实地照着做，七天后果然脚底没长出毒疮，更令他惊异的是：红眼病竟不知不觉地痊愈了。

于是，他高兴地向叶天士道谢，叶天士哈哈大笑，向他和盘托底，说道："实话告诉你吧，脚底长毒疮是假的，我见你忧心忡忡，老是惦记着眼病，而你的眼疾恰恰与精神因素相关，于是我想出这个办法，将你的注意力分散到别处。除掉心病，眼疾便慢慢好了"。病人听完，惊奇不已，连声赞叹叶天士医术高明。叶天士摸脚治眼病的故事就这样流传开来了。

十三、诗圣杜甫与中草药解不开的"情缘"

近期,我国古代伟大的现实主义诗人杜甫,被网友们调侃为"杜甫很忙"。杜甫时而手扛机枪,时而挥刀切瓜,显然一副"很忙"的样子。您知道吗?他除了是诗圣外,同时又是一位辛勤躬耕在田野上的药农,与中草药有不解的情缘。

杜甫一生颠沛流离,崎岖坎坷,生性狂狷,嗜酒成癖,竭力揭露封建当权势力的腐败和贫富的对立,同情广大劳动人民。另外,杜甫又是我国伟大的诗圣,在他的笔下,花草树木、山水人物等都形象鲜明,栩栩如生。不仅把梅、兰、荷、桂、菊等名花描述得争奇斗艳,而且把中草药的决明、栀子、女萝、丁香等也阐述得生动、形象、美丽、芬芳。杜甫35岁到长安求仕,很不得志。安史之乱后,他过着流亡生活,处境窘困,48岁入蜀,在成都营建草堂,这段时光他潜心创作的同时,并躬耕种植草药、上山采药,他还炮制中草药,卖中草药。可以说,如果摘去诗圣这顶桂冠,他是个地地道道的药农。杜甫为何要学会种中草药?笔者认为,一是他身弱多病,贫困潦倒,无钱买药治病;二是他弃官为民,无官一身轻,勤于耕作草药,这也是他的精神寄托。

写诗是他对时代的不满和呐喊,种药是他渴望追求"世外桃源"的生活。杜甫在青年时代就学习了不少种植中草药材的知识,酷爱耕耘,入蜀后,他经常吟着"故山多药物,胜概忆桃源"的诗句。白天他在田地种植女萝、丁香、栀子、决明等草药,有时他也翻山越岭上山采药。诗云:"缚蓬石成东,采药山北谷","移船先主庙,洗药浣花溪"。他精心炮制,晒干后贴上标签贮藏好,以便自服或外卖。他在诗文中写道:"晒药安垂老"、"采药吾将老"、"看题检药囊"。他还诗曰:"楠树色冥冥,江边一盖青;近根开药圃,接叶制茅亭。"由于他付出了汗水和耕耘,药材长势良好,举目眺望:"药条药甲润青青,色过棕亭入草亭。"他对自己种植的草药自我欣赏,自我陶醉。他常常喝了酒之后,"寻常绝醉困,卧此片时醒"。就连生病时,他还冒着狂风暴雨扶杖去"朝行视园树",药圃成了他生活的重要部分,解忧醒酒的乐园。拜读杜甫种草药的诗文,就像身临其境,仿佛看到成都市郊杜甫的"草堂"里各种药材翡翠,枝叶繁茂,姹紫嫣红……

一位参观过杜甫草堂的老中医,他说相传确实杜甫在草堂旁边开耕了一亩左右的药材苗圃,杜甫称它是药国,民间流传着很多种草药的故事。长期与中草药打交道,杜甫对中草药有很强的鉴别能力,他把草药的特性、姿态描写得淋漓尽致。他写决明是"雨中百草秋烂死,阶下决明颜色鲜",写丁香是"细叶带浮毛,疏花披素艳";写栀子是"红取风霜实,青看雨露柯"。诗文描写各种草药涉笔亮丽,轻松明快,表达了诗圣热爱生活,热爱大自然、热爱绿色的心态和情感。

十四、孙思邈红线诊脉救长孙皇后

红线诊脉,想必大家在古装电视剧中都见过,大家也一定会疑惑红线诊脉真的能准确无误的诊断出病情吗,事实上,医术高明的医生是可以做到的。红线诊脉由来已久,相传在唐代就有孙思邈"红线诊脉"的故事。

唐朝贞观年间,唐太宗李世民的长孙皇后怀孕十多个月了,不但不能分娩,还得了重病,虽经宫廷太医的精心诊治,病情仍然不见好转。

一天，唐太宗对徐茂公说："爱卿可知哪里还有名医能治好娘娘的病？"徐茂公说："臣闻京兆华原(今陕西省耀州区)有一名医叫孙思邈,疑难杂症一经他手,即可妙手回春。"太宗听后说："既有这样的名医,卿可派人速速请他进宫,为娘娘除患,为朕解忧。"徐茂公遵照太宗的吩咐,即派人火速去请孙思邈。

孙思邈被召进宫中,唐太宗急忙让他给皇后治病。但是,在封建社会,由于有"男女授受不亲"的礼教束缚,医生给宫内妇女看病,大都不能接近身边,只能根据旁人的口述,诊治处方。孙思邈是一位民间医生,穿着粗布衣衫,皇后的"凤体"他更是不能接近。于是他一边叫来了皇后身边的宫女采蛾细问病情,一边要来了太医的病历处方认真审阅。他根据这些情况,作了详细的分析研究,已基本掌握了皇后的病情。然后,他取出一条红线,让把线系在皇后右手腕上,一端从竹帘拉出来,隔着罗帐,捏着这条线为娘娘"切脉"。根据丝线的抖动,片刻工夫,孙思邈即对娘娘的疾病做出了诊断。然后,他向太宗禀告说："娘娘迟迟不娩,只需在中指上微刺一针即可,再吃几服汤药,娘娘的玉体就能康复。"

唐太宗欣然同意为皇后施针,宫女们遵从孙思邈的吩咐,便将娘娘的左手扶出帐外。孙思邈手持银针,在皇后的中指(中冲穴)上迅速刺拔。针后不久,皇后果真顺利分娩了。随后,孙思邈又为皇后开了药方,皇后服药后,精神日渐好转,不多日,居然能下床走动了。

皇后病愈康复,太宗龙颜大悦。一日,群臣朝贺,太宗将孙思邈宣上金殿,命他执掌太医院。但是,孙思邈立志为民治病,不愿在朝做官,对太宗的任命婉言谢绝。太宗不好强留,又赏他黄金千两、绸缎百匹、金牌一面。临别时,太宗亲率文武百官,依依不舍地将孙思邈送出京城。

十五、丹溪捉"鬼"治病

朱丹溪是我国元代著名的医学家。由于丹溪医术高明,治病往往一帖药就见效,被人们称为"朱一帖"、"朱半仙"。关于他的传说,还有一段"捉'鬼'治病"的历史传说。

据说,有一天,一位叫冯九爷的人来找朱丹溪诊病,只见他精神恍惚,坐卧不安。这是为何呢？冯九爷说,他前日夜里赶路,走到一个村的祠堂口,见里面有火,想进去点支烟,谁知,他走进祠堂后,隐隐约约见里面有一具死尸,旁边点着长明灯。他正要凑上前去对火,不料那"死尸"呼的一声竖了起来,他吓了一跳,赶紧往回跑,谁知,那"死尸"追了上来,他不管三七二十一,用自己的长烟管朝那"鬼"打去,只听"哇"的一声,他头也不敢回,一口气跑回了家。回家后,冯九爷心神不宁,终于病倒了。

丹溪听冯九爷讲完事情经过,对见"鬼"不大相信,于是让冯九爷服了些安神的药,并亲自到祠堂实地查看一下。丹溪来到村口,正迎面遇上了村里的周老头,他头上缠着一块青布,老远就喊："朱先生,我正要找你,我的头被小偷打破了,请给我开点治伤的药吧。"

原来,周老头是一位棺材头,专替人家守槥抬死人。前天,村上死了人,他值夜。到了后半夜天冷,他便拉过死尸身上的被子盖上,自己躺在门板上,把死尸撂在一边。谁知,半夜里冯九爷来这里对火,周老头以为是遇上了小偷,这才演出了"鬼抓小偷"的闹剧。

看到此处,相信您已经知道事情原委了,丹溪将周老头带到冯九爷家,并让两人说出各自的"奇遇",化解了误会,冯九爷的病也就好了。

十六、神农氏为何被称为五谷爷

神农氏是中国历史上一个传奇的人物,据说,他不但对中医的发展贡献巨大,还有传说他开创了古代农业。我们一起去回顾古代神农那历史的天空。

传说神农一生下来就是个"水晶肚",几乎是全透明的,五脏六腑全都能看得见,还能看得见吃进去的东西。那时候,人们经常因乱吃东西而生病,甚至丧命。神农为此决心尝遍百草,能食用的放在身体左边的袋子里,介绍给别人吃,或作药用;不能够食用的就放在身体右边袋子里,提醒人们注意不可以食用。

神农氏所处的时代,是中国从原始畜牧业向原始农业发展的转变时期。那时,人口已生育繁多,维持生计的是猎物和植物的果实。可是,天上的飞禽越打越少,地上的走兽越打越稀,所得食物难以果腹。怎样才能解决人们的吃食问题,让神农氏苦苦思索,可谓绞尽脑汁。

一天,一只周身通红的鸟儿,衔着一棵五彩九穗谷,飞在天空,掠过神农氏的头顶时,九穗谷掉在地上,神农氏见了,拾起来埋在了土壤里,后来竟长成一片。他把谷穗在手里揉搓后放在嘴里,感到很好吃。于是他教人砍倒树木,割掉野草,用斧头、锄头、耒耜等生产工具,开垦土地,种起了谷子。

神农氏从这里得到启发:谷子可年年种植,源源不断,若能有更多的草木之实选为人用,多多种植,大家的吃饭问题不就解决了吗。那时,五谷和杂草长在一起,草药和百花开在一起,哪些可以吃,哪些不可以吃,谁也分不清。神农氏就一样一样的尝,一样一样的试种,最后从中筛选出了菽、麦、稷、稻、黍五谷,所以后人尊他为"五谷爷"、"农皇爷"。

十七、张仲景创造了三个世界第一

张仲景所著的《伤寒杂病论》在医学史上作用巨大,产生的影响深远,不但国内人士赞叹有加,在国外也备受推崇,被公认为中国医学方书的鼻祖,并被学术界誉为讲究辨证论治而又自成一家的最有影响的临床经典著作。

《伤寒杂病论》是后世业医者必修的经典著作,至今仍是中国中医院校开设的主要基础课程之一,仍是中医学习的源泉。在这部著作中,张仲景创造了三个世界第一:首次记载了人工呼吸、药物灌肠和胆道蛔虫治疗方法。

《伤寒杂病论》成书近 2000 年的时间里,一直拥有很强的生命力,它书中所列药方,大都配伍精当,有不少已被现代科学证实,后世医家按法施用,每能取得很好疗效。历史上曾有四五百位学者对其理论方药进行探索,留下了近千种专著、专论,从而形成了中医学术史上甚为辉煌独特的伤寒学派。据统计,截至 2002 年,光是为研究《伤寒杂病论》而出版的书就近 2000 种。

《伤寒杂病论》不仅成为中国历代医家必读之书,而且还广泛流传到海外,如日本、朝鲜、越南、蒙古等国。特别在日本,历史上曾有专宗张仲景的古方派,直到今天,日本中医界还喜欢用张仲景方,在日本一些著名的中药制药工厂中,伤寒方一般占到 60% 以上。

日本一些著名中药制药工厂如小太郎、内田、盛剂堂等制药公司出品的中成药(浸出剂)中,伤寒方一般也占60%以上(其中有些很明显是伤寒方的演化方)。

综上所述,《伤寒杂病论》在整个世界都有着深远的影响,也体现了中国医学文化博大精深,源远流长。

十八、因地制宜

因地制宜,是指根据不同地域的具体情况,制订与之相应的措施。这个成语出自《吴越春秋·阖闾内传》:春秋末年,伍子胥逃到吴国,吴王很器重他。一次,吴王征询伍子胥有什么办法能使吴国强盛起来,伍子胥说:"要想使国家富强,应当由近及远,按计划分步骤做。首先要修好城市的防御工事,把城墙筑得既高又坚实;其次应加强战备,充实武库,同时还要发展农业,充实粮仓,以备战时之需"。吴王听了高兴地说:"你说得很对,修筑城防,充实武库,发展农业,都应因地制宜,不利用自然条件是办不好的。"

这种"因地制宜"的措施果然使吴国很快强盛起来。无独有偶,18世纪,法国的启蒙思想家孟德斯鸠也提出一项因地制宜治理国家的政策,即"地理环境决定论"。他认为:土地膏腴,出产丰富,使人因生活富裕而柔弱怠惰,贪生怕死,这些地区的国家常是"单人统治的政体";土地贫瘠和崎岖难行的多山国家,人民勤奋耐劳,生活俭朴,勇敢善战,他们不易被征服,常是"数人统治的政体"。他建议立法者考虑不同的地形环境、气候因素来制定恰当的法律。

中医强调因地制宜治疗疾病,因为不同的地区所引起的疾病各不相同。在西北高原地区,气候寒冷,干燥少雨,当地人们依山陵而居,常处在寒风凛冽之中,多吃牛羊乳汁和动物骨肉,故体格健壮,不易感受外邪,其病多内伤;而东南地区,草原沼泽较多,地势低洼,温热多雨,人们的皮肤色黑,腠理疏松,多易致痈疡,或易致外感。因此,治疗时就应该根据地域不同,区别用药。如同为外感风寒,则西北严寒地区,用辛温发散药较重;而东南地区,用辛温发散药较轻,这就是因地制宜原则在中医学上的具体应用。

《内经》专设《异法方宜论》一篇,讨论不同地域的人们易患的病种,以及病变和治法特点等。可见,古代中医学家十分重视因地制宜治疗疾病。

十九、因势利导

《史记·孙子吴起列传》记载了这样一个故事:战国时期,齐国有位名叫孙膑的大将,他运筹帷幄,决胜千里,用兵如神。当时,魏国进攻韩国,韩向齐国求援。齐国便派田忌为将军,孙膑为军师,领兵攻魏。在战斗中,孙膑利用敌人骄傲狂妄、轻视齐军的心理,向田忌献策,他说:"善战者,因其势而利导之",建议用逐日减灶的计策,伪装溃败逃跑,诱敌深入。田忌采纳了他的计谋,骄傲的魏军果然中计,大摇大摆地尾随齐军进入一个叫马陵的险恶地带。这时,早已埋伏好的齐兵万弩齐发,一举歼灭魏军。这便是历史上有名的"马陵之战"。

孙膑利用敌人的骄傲心理,诱敌上当,所以取得战役的胜利,中医也很强调因势利导,要求医生根据患者体质、病位等因素而施治。

早在两千多年前的中医古籍《内经》里就有"因其轻而扬之,因其重而减之,因其衰而彰之"、"其高者,因而越之;其下者,引而竭之"等治疗法则。这里的"轻"、"重"、"衰"、"高"、"下"等都是疾病的"势",根据各种不同的情况采取相应的治疗措施,便是"因势利导"的体现。病在上部较轻浅的,宜轻扬宣散,清代医家吴鞠通常选用质地较轻、气味较薄的药,即"治上焦如羽,非轻不举"的治法。古人还根据"其高者,因而越之"的法则,创立吐法,主张服盐汤或用鹅毛刺激喉管引起呕吐,使病邪从上而出。再如,夏秋时令,误食腐败不洁之物,腹泻腹痛,医生亦常因势利导,让病人继续泻下秽臭之物,腹痛、腹泻亦渐好转,若此时止泻,逆其病势,反而有可能加重病情。

孙膑讲的虽然是兵法,但与中医治病原理相通。难怪清代名医徐灵胎说:"用药如用兵"。他甚至还说:"孙武子十三篇,治病之法尽之矣",认为中医的治疗思想贯穿在《孙子兵法》中,这话颇有几分道理。

二十、病入膏肓

相传,晋国的君主晋景公生病,先请来装神弄鬼的巫医替他治疗,病情反而有增无减。于是,他派人到秦国求医,秦国派了一位名叫医缓的医生去给他治病,医缓的高明医术全国上下无人不知。

当医缓还在去晋国的路上时,晋景公做了个梦,他梦见两个小人。其中一个说:"医缓是医术高明的医生,可不比前次那个巫医,他恐怕要抓住我们,该往哪里躲避呢?"另一个回答说:"到心的下面、膈的上面,叫'膏肓'的那个地方去吧,看他能把我们怎么样?"医缓到了晋国,给晋景公辨证后为难地说:"这病不可治啦,病在膏肓,不能采取攻伐的治法,何况药物也不能到达那里去发挥药效。"

后来,人们常用"病入膏肓"形容病情严重,难以医救。这句话进一步引申时便用来形容一个人犯错误到了不可挽救的地步。

二十一、防微杜渐

《后汉书·丁鸿列传》记载了一则故事:东汉和帝即位时仅十四岁,由于他年幼无能,便由窦太后执政,部分大权实际上落入窦太后的兄弟窦宪等人手中。他们为所欲为,密谋篡权。司徒丁鸿见到这种情况,便上书和帝,建议趁窦氏兄弟权势尚不大时,早加制止,以防后患。他在奏章里说:"'杜渐防萌'则凶妖可灭。任何事情,在开始萌芽时容易制止,等到其发展壮大后再去消除,则十分困难。"和帝采纳了他的意见,并任命他为太尉兼卫尉,进驻南北二宫,同时罢掉窦宪的官。窦宪兄弟情知罪责难逃,便都自杀了,从而避免了一场可能发生的宫廷政变。

在医学上,防微杜渐体现了预防为主的原则。中医十分重视早期诊治疾病。《内经》说:"善治者治皮毛,其次治肌肤,其次治筋脉,其次治六腑,其次治五脏"。任何疾病都有一个由浅入深的发展过程,高明的医生应该趁疾病轻浅的时候治疗,若疾病已到深重,会变得比较棘手。《内经》还生动地比喻说:"夫病已成而后药之,乱已成而后治之,譬犹渴而穿井,斗而铸锥,不亦晚乎!"因此,中医把一个医生是否能对疾病做出早期诊断和治疗当作判断这个医生医技是否高明的标准,提出"上工治末病"。上工,即高明的医生。

这个成语故事启示我们:隐患要及时清除,以免酿生更大祸端;疾病应及早治疗,以免给机体带来更大的危害。

二十二、对症下药

华佗是东汉名医。一次,府吏倪寻和李延两人都患头痛发热,一同去请华佗诊治。华佗经过仔细地望色、诊脉,开出两个不同的处方,交给病人取药回家煎服。两位病人一看处方,给倪寻开的是泻药,而给李延开的是解表发散药。他们想:我俩是同一症状,为什么开的药方却不同呢,是不是华佗弄错了?于是,他们向华佗请教。华佗解释道:倪寻的病是由于饮食过多引起的,病在内部,应当服泻药,将积滞泻去,病就会好;李延的病是受凉感冒引起的,病在外部,应当吃解表药,风寒之邪随汗而去,头痛也就好了。两人听了十分信服。便回家将药熬好服下,果然很快都痊愈了。

中医强调辨证治疗,病证虽一,但引起疾病的原因不同,故治疗方法也不一样。后来,人们常用"对症下药"这个成语比喻针对不同情况,采取不同方法处理问题。

二十三、七情和合

是一中医术语,《神农本草经》说:"药有单行者,有相须者,有相使者,有相畏者,有相恶者,有相反者,有相杀者,凡此七情,和合视之。当用相须相使者,勿用相恶相反者。"《神农本草经》提出的"七情和合"原则在几千年的用药实践中发挥了巨大作用。七情和合的具体含义如下:

单行:一味药独立发挥作用。如独参汤、独圣丸(五灵脂)、首乌片。

相须:两种作用相似的药配伍,有相互协同的作用。如大黄与芒硝,乳香与没药,当归与白芍。

相使:两种作用不同的药配伍,可相互促进。如黄芪与茯苓,白术与防风,巴戟天与覆盆子。

相畏:一种药能抑制或减轻另一种药的烈性。如桔梗畏白芨,远志畏珍珠,丁香畏郁金。

相杀:一种药能减轻或消除另一种药的毒性。如大黄与附子,甘遂与赤芍,石膏与粳米。

相恶:两种药合用会降低或丧失药效,属配伍禁忌。如元参恶干姜,巴戟恶雷丸,狗脊恶败酱。

相反:两种药合用能产生毒副作用,属配伍禁忌。如乌头反半夏,大戟反芫花,细辛反藜芦。

上述七情和合指明了药与药之间相生相克的关系,这些都是业医者或从事药物学研究的人员必备的基本专业知识,十分重要,不可轻忽一分半毫。

二十四、孙思邈治癫诀窍

酸枣仁为鼠李科植物酸枣的种子,主产河北、陕西、辽宁、河南等省,以粒大饱满,肥厚油润,外皮紫红色,肉色黄白者为佳。它具有养肝、宁心、安神、敛汗功效,可用于失眠等病症的治疗。

唐代永淳年间,相国寺有位和尚名允惠,患了癫狂症,经常妄哭妄动,狂呼奔走。病程半年,虽服了许多名医的汤药,均不见好转。允惠的哥哥潘某,与名医孙思邈是至交,潘恳请孙思邈设法治疗。孙详询病情,细察苔脉,然后说道:"令弟今夜睡着,明日醒来便愈。"潘某听罢,大喜过望。孙思邈吩咐:"先取些成食给小师父吃,待其口渴时再来叫我。"到了傍晚时分,允惠口渴欲饮,家人赶紧报知孙思邈,孙取出一包药粉,调入约半斤白酒中,让允惠服下,并让潘某安排允惠住一间僻静的房间。不多时,允惠便昏昏入睡,孙再三嘱咐不要吵醒病人,待其自己醒来,直到次日半夜,允惠醒后,神志已完全清楚,癫狂痊愈,潘家重谢孙思邈,并问其治愈道理,孙回答:"此病是用朱砂酸枣仁乳香散治之,即取辰砂一两,酸枣仁及乳香各半两,研末,调酒服下,以微醉为度,服毕令卧睡,病轻者,半日至一日便醒,病重者二三日方觉,须其自醒,病必能愈,若受惊而醒,则不可能再治了。昔日吴正肃,也曾患此疾,服此一剂,竟睡了五日才醒,醒来后病也好了。"这一巧治癫狂之法,取其酸枣仁有安神之功,配伍朱砂,故收到理想疗效。

孙思邈这一治癫之法,后世也有承袭,在宋《太平惠民和剂局方》中有一"宁志膏",治丧心病狂,其方药及方义与孙法相似:酸枣仁微炒去皮,人参各一两,辰砂研细水飞半两,乳香一分。四药研末,炼蜜为丸,如弹子大,每服一粒,温酒化下,也可用酸枣仁煎汤,空心临睡前服。

二十五、神医董奉敷浴治疠疫

董奉东汉建安时期名医,董奉医术高明,治病不取钱物,医术的高明和不求名利、乐善好施的高尚医德被人们传为佳话,千秋流传。下面就让我们一起来看看董奉敷浴治疠疫是怎么回事。

一天,婆媳二人用板车拉着一中年男子来到杏林草堂,一见董奉,纳头便拜。董奉连忙扶起老妇人,问明情由。原来中年男子是老妇人的独生子,多年来肢体疼痛、麻痹,近来发展到手脚难以屈伸,周身肌肤溃烂不堪,体臭难闻,疼痛难忍。

董奉将三人让入草堂,仔细察诊观脉,见患者腕、肘、膝、踝红肿如罐粗,舌苔泛白,脉象时急时缓,病证、病因和疗法,心中已然有数。董奉叫患者在内房坐着休息,自己取出杏树皮、杏树根、桑葚、蒲公英等药物和一匹麻布置于锅中同煎,汤药煎熬好了,令患者除去全身衣物,赤身裸体,遂用蘸有药水的麻布将其全身裹得严严实实,此为外敷疗法。少顷,患者大汗淋漓,说感到好像有一条一尺长的舌头在舔舐他的全身,疼痛难耐,气息如牛。

董奉听后,确诊此为"疠疫"无疑,感到外敷已起功效,就将事先准备的中药煎剂放入加有温水的浴桶之中,让患者泡浴半个时辰。随后,董奉拿了20包药,让患者回家每日如此泡浴一次,且不要吹风,就会痊愈了。

患者来时,用车载之,回时已能自己行走。回家10多天内,患者身上表皮脱落全无,疼痛难忍,经过泡浴,疼痛全消。20天后,疾病痊愈,且肌肤像新生婴儿一般,白皙如凝脂。

二十六、六神丸的来历

六神丸是由麝香、牛黄、蟾酥、雄黄组成,是水丸,百草霜为衣。具有解毒、消肿、止痛的作用,主治烂喉丹痧、喉风、乳蛾、咽喉肿痛、咽下困难等症。此外,治疗静脉炎,取六神丸用白酒调糊状外敷,对因注射引起的尤佳;治疗腮腺炎或带状疱疹,用六神丸100粒左右(视皮损大小而定)食醋调糊状外敷,一日1次,一般3日显良效。

相传,康熙年间有个叫雷允上的郎中,从江西来到苏州,在观前街摆了个草药摊。此时,恰逢江苏一带生疮的人很多,并有传染蔓延之势。雷允上凭着自己多年行医经验,用蟾蜍、麝香等药制成药丸,并称是靠神仙指点制成的。因天神有六路,故取名为"六神丸"。这药丸当如菜籽,疗效神速,只要是热毒疔疮,一吃就好。顿时名扬四方,各地商人纷纷前来进货,雷允上就此发了财。后来他的子孙又在上海开设雷允上南号、北号、支店等中药铺,六神丸甚至远销东南亚。

二十七、《金瓶梅》中出现的"中成药"

《金瓶梅》是我国史上第一部文人独立创作的长篇白话言情章回小说。《金瓶梅》中的西门庆飞黄腾达的过程代表了中国旧社会里流氓、土豪劣绅发迹的过程。西门庆最早在县门前开着个生药铺,就是今日的中草药房,第七十九回西门庆临死前嘱咐的话中提到生药铺的本钱达五千两银子,可见规模不小。遗憾的是书中对生药铺的描述只字全无。

《金瓶梅》中医生为病人诊脉开方的成药有很多,其中的大多数我们仍在使用。

1. 暖宫丸

第七十六回月娘受潘金莲的气,头疼脑涨,任医官为她诊脉,西门庆曰:"学生第三房下(孟玉楼)有些肚冷,望乞有暖宫丸药见赐来。"暖宫丸见《何子淮女科经验集》,温肾摄精,主治女子冲任不足,女子胞宫寒冷而不孕者。方中有紫石英、鹿角片、肉桂、熟地、艾叶等饮片。明代王肯堂《证治准绳》中也提到暖宫丸。另《妇人大全良方》中有白芷暖宫丸,《仁斋直接》中有艾附暖宫丸。

2. 梅苏丸

第六十七回西门庆与应伯爵等吃衣梅,应伯爵觉得小吃与梅苏丸有相似之处。梅苏丸见于《奇效良方》中。组方为白梅肉、紫苏叶、乌梅肉、麦冬、百合等,每服一丸,不拘时含化。可以生津解渴,主治消渴烦躁隔热津少等症。另有冰霜梅苏丸,有生津解渴兼治寒热感冒,胸中满闷,头目眩晕等作用,组方是乌梅肉、紫苏叶、薄荷、葛根等。

3. 归脾汤

第六十一回李瓶儿在重阳节上喝了些酒,使崩漏复发加重。任医官诊脉后云:"老夫人脉息,比前番甚加沉重些,七情感伤,肝肺火太盛,以致木旺土虚,血热妄行,犹山崩而不能节制。"开汤药归脾汤,趁热喝后血越流不止,可见李瓶儿的病情很重,归脾汤是古代很早就已使用的方剂。

4. 百补延龄丹

第六十七回西门庆荒淫无度,身上酸胀,腰背疼痛,任太医认为是虚之太极。送给西门庆补药百补延龄丹,用人乳清晨饮用。金元时期,战争频繁,疾病流行。受社会当时的唯物主义思想和改革思想的影响,医术界出现了有名的"金元四家"的学术争鸣。养阴派代表朱展亨的医著《丹溪先生心法》卷三"补损部"有"延龄丹"的记述:"主治脾肾不足,真气伤惫,肢节困倦,举动乏力,怠悄嗜卧,面无润泽,不思饮食……其功不可具述。"可见林真人进献给圣上,任后溪送给西门庆的百补延龄丹就是这种"延补丹"。

此外还有广东的牛黄清心蜡丸、朱砂安神丸、滋阴降火汤等。书中提到了怀胎和生男孩的药方。第四十回吴月娘请教王姑子怀胎的方法,王姑子云:"用着头生孩子的衣胞(胎盘),拿酒洗了烧成灰,伴着符药,拣壬子日,人不知鬼不觉,空心用黄酒吃了。算是日子不错,至一个月,就坐胎气……"薛姑子云:"拣了壬子日,空心服,到晚夕与官人在人处,管情一度就成胎气。……缝个锦香囊,我赎道朱砂雄黄符儿安放在里面,带在身边,管情就是男胎,好不准验。"这些偏方有很大的迷信成分。现代常用的中成药有调经种子汤,滋肾养阴汤,解郁平肝散,升阳燥湿汤等。

二十八、中药命名概说

中药材的命名与名称都与医疗应用有很大的关系,特别是它的命名具有一定的意义,顾名思义,可以帮助了解一些药物的性能,更重要的是利用药材的形、色、气味来治疗疾病,所以有的药材用它的突出点命名,有药材因为具有特效而流传成故事,因此也用来命名,有的药材是该地道产质量最好,以产地冠以命名,更有的是某些药材有生长特性,药用部分,从国外进口、名称译音等,都以此作为药材命名的依据,现将它们的命名分述如下。

(一)以药材的产地命名

例如:川牛膝,川贝母,川白芷,川木通,川芎,巴豆,广防己,广藿香,广豆根,杭麦冬,杭白芷,怀山,怀牛膝,银柴胡(银川),多伦赤芍(内蒙古)。

(二)以药材采收季节命名

例如:冬桑叶,夏枯草,半夏,冬虫夏草(夏季采收),冬花(茎叶经冬不凋、花冬季盛开)。

(三)以药材的形态命名

例如:马鞭草,鸡爪黄连,半边莲,乌头,皂角刺,人参,牛膝,木蝴蝶,凤尾草,罂粟壳、金樱子(都有一个"罂"字即大腹小口之瓶)。

(四)以药材的颜色命名

例如:朱砂(红色),赭石(猪肝色),血竭(血红色),丹参(外皮红色),红花(红色),橙皮(橙黄色),黄连(皮肉俱黄),白芷(断面色白如粉),白术(断面白色),白花蛇舌草(其花色白),玄参(断面黑色),青黛(表蓝色),紫草(内外皆紫色),紫色地丁(其花色紫)。

(五)以药材的质地命名

例如:沉香,浮石,浮小麦,轻粉,桑螵蛸,海螵蛸等。

(六)以药材的气命名

例如:麝香,沉香,苏合香,安息香,藿香,木香,香薷,鸡屎藤,臭牡丹等。

(七)以药材的味命名

例如:细辛之辛,甘草之甘甜,酸枣仁之酸,苦参之苦,咸翻新石之咸,淡竹叶之味淡,五味子具五种不同之味等。

（八）以药材的入药部位命名

例如：麻黄根，葛根，山豆根，白茅根，杏仁，桃仁，月季花，鸡冠花，金银花，洋金花，桑枝，栀子等。

（九）以药材功效命名

例如：益母草（专治妇科疾病），防风（能治诸风），远志（益智强志），泽泻（胜湿利水），肉苁蓉（补而不峻），千年健（祛风湿，强筋骨），决明子（清肝明目，治目赤肿毒），大风子（治疗麻风）等。

（十）以传说或人物故事纪念发明人命名

例如：使君子，相传潘州有一个姓郭名使君的医生，善用该药治疗小儿疳积，因而出了名。何首乌，相传古时有一性何乳名田儿的老头，身体虚弱，头发皆白，不曾有子，他在夜间看见一种藤本植物自行缠绕，自感好奇，挖根煮吃，久而久之，身体好转，头发发黑，寿长而百余岁，故有何首乌之名。徐长卿，相传古时有一个姓徐名长卿的人专以此药治疗邪病，而故名。杜仲，李时珍在《纲目》中谓："杜仲，人名也。昔用杜仲服此得道，固此名之。"刘寄奴，此药为甯高祖刘裕所发明，以他乳名寄奴命名。

（十一）以国外进口命名

例如：番泻叶，胡黄连（历史上习惯将异邦称为"番"或"胡"），西红花，西洋参，东洋参，高丽参（朝鲜参）。

（十二）以外国语言的译音命名

例如：曼陀萝，诃子（诃黎勒）等。

（十三）以药材集散地命名

例如：藏红花，广木香等。

（十四）以加工的药材改变原有的性状而形成特有的体质命名

例如：炙甘草，炮姜，焦白术，熟大黄，建曲，六神丸，阿胶，黄明胶，鹿角胶等。

（十五）以数码命名

例如：一点红，一支黄花，一枝蒿，二月律，三七，三棱，四季青，四块瓦，五味子，五谷虫，五倍子，六月雪，七叶一枝花，八月紥，八角茴香，九节菖蒲，九香虫，十大功劳，百草霜，千金子，万年青，七厘麻，七叶莲。

（十六）以十二生肖命名

例如：龙胆草，蛇床子，牛蒡子，马兜铃，羊蹄，猪苓，狗脊，猴枣，菟丝子（兔耳风），鸡内金（鸡冠花，鸡血藤），鼠粘子（鼠妇虫），虎杖，虎耳草。

（十七）以药材生长方位命名

例如：东防风，东贝母，西大黄，西河柳，南沙参，南梗桔，北五味，北细辛，北沙参，北豆根，中麻黄。

（十八）以药材物理性质命名

例如：磁石。

二十九、南宋诗人辛弃疾与中药名词

南宋辛弃疾不仅是一位伟大的爱国诗人，而且还是一名以药名填词的行家。大约在南宋淳熙十五年时,他用药名写了一首《定风波·用药名招婺源马荀仲游雨岩·马善医》:"山路风来草木香,雨余凉意到胡床。泉石膏肓吾已甚,多病,提防风月费篇章。孤负寻常山简醉,独自,故应知子草玄忙。湖海早知身汗浸,谁伴?只甘松竹共凄凉。"这首词里写山、写水、写石、写草、写风、写雨,眼前这些自然景象,都寄托着诗人对往昔坎坷不平道路的情思,抒发了诗人内心世界的愤懑。其中用药名本字、谐音字等嵌入的药有木香、禹余粮(雨余凉)、石膏、吴萸(吾已)、栀子、紫草(知子草)、防风、海藻(海早)、甘松等,药名与词意,浑然一体。

辛弃疾早年就擅长填词,据传,他在新婚之后,便赴前线抗金杀敌,疆场夜静闲余,便用药名给妻子写了一首《满庭芳·静夜思》,来表达自己的思念之情:"云母屏开,珍珠帘闭,防风吹散沉香,离情抑郁,金缕织硫黄。柏影桂枝交映,从容起,弄水银堂。惊过半夏,凉透薄荷裳。一钩藤上月,寻常山夜,梦宿沙场。早已轻粉黛,独活空房。欲续断弦未得,乌头白,最苦参商,当归也!茱萸熟,地老菊花黄。"其中共用了云母、珍珠、防风、沉香、郁金、硫黄、柏叶、桂枝、苁蓉、半夏、薄荷、钩藤、常山、宿沙、轻粉、独活、续断、乌头、苦参、当归、茱萸、熟地、菊花等20多个中药名。

三十、古代皇帝与中药名变换

中医中药是中国的传统文化瑰宝,它伴随着祖国的发展经历了时间的考验。在其发展过程中,一些位高权重的统治者对它的发生和变化起了一定的作用。下面将为大家介绍皇帝与中药名称变化的渊源。

在中国古代,有一种避讳制度,不仅在写文章时要注意,就是医生开处方时也得要注意,例如健脾止泻的山药,原名"薯蓣",因"蓣"字与唐代宗李豫之名同音,故避讳改称薯药;过了几代,宋英宗赵曙登位,因薯曙同音,薯药又只好避讳改称山药,一直沿用至今。

但是,也有不避讳的皇帝,据《南史》记载:刘寄奴年少时,一次出猎,用箭射中一条巨蛇,但蛇一闪就不见了。他觉得很奇怪,次日再去那里寻找,当来到一条小河边时,听到附近的树林中有杵臼之声,他顺声看去,是两个仙童在捣药。一位仙童说:"我们大王昨天被刘寄奴射伤了"。另一仙童说:"大王有天大本事,怎么不把刘寄奴杀了"。听到这里,刘寄奴大吼一声,仙童吓得不见了,只留下臼和草药。以后,刘寄奴率军南征北战,灭了南燕和后秦,于公元420年自立为宋武帝。在战争中,刘寄奴用仙童留下的草药,治愈了许多受伤的将领和士兵,人们非常感激这种草药,就以皇帝的乳名称它为"刘寄奴"。

除此之外,治骨折筋损的良药——骨碎补,就是由五代十国时的后唐明崇皇帝李嗣源亲自赐名的。传说,有一次明崇皇帝围猎,突然从附近的草丛中窜出一只金钱豹,吓得身旁的皇妃从马上摔下来,筋断骨裂。当时,恰逢御医不在身旁,一名卫士从岩石上采来一种草药,捣烂涂在皇妃的伤口上,不久,断骨再续,伤口痊愈。皇帝大喜,亲笔题名这种草药为"骨碎补"。

籍皇帝而成名远扬的药物还有"何首乌"。明代嘉靖皇帝明世宗早年无子,出诏书于天下,求得子良方,何首乌乃应诏入宫,以此药为主,制成七宝美髯丹,皇帝服此丹后不久,喜得龙种,同时,发黑体壮,稳坐江山45年,何首乌于是扬名天下。

此外,除了这些中药名称的变化和皇帝有关之外,还有一些中成药的制作与配方与皇帝有关。总之,中医中药的发展与社会的各个阶层有着密切的关联,是劳动人民长期实践的结晶。

三十一、被迫"改名换姓"的中药

避讳是中国历史上一种特殊的文化现象,也可视为一种封建迷信,在古代为了避讳帝王的一些忌讳,人们在言行上常常会受到很大的约束,就连一些中药也是难逃"劫难"。下面这些中药就是为了避讳某位君主而被迫"改名换姓"的。

山药:是一味补脾益肾的佳品。在历史上经历了 2 次改名换姓。山药入药始见于《神农本草经》,其名为"薯蓣"。到了唐代,为了避讳唐太宗(李豫)之讳(因"蓣"与"豫"同音),改名为"薯药"。到了宋代,又为了避讳宋英宗(赵曙)之讳(因"薯"与"曙"同音)而改名为"山药",并一直沿用至今。

玄参:具有滋阴降火作用的玄参,其入药始见于《神农本草经》。玄者,黑也,故有"黑玄参"之名。到了清代,因避讳康熙皇帝之名玄烨,改"玄"为"元"。"元参"之名便由此而得。

玄明粉:是从中药芒硝中提炼所得,又被称为"风化硝"。在清代,遭受了与玄参相同的命运,因避讳康熙皇帝(玄烨)之讳,改"玄"为"元",故得名"元明粉"。

延胡索:常常用来治疗胃脘痛的延胡索,在历史上也经历了数次的"改名换姓"。早在南北朝时期该药已开始入药,名为"玄胡",唐代始有"玄胡索"之名(见于陈藏器的《本草拾遗》)。元代名医王好古曰:"本名玄胡索,避宋真宗讳,改玄为延也。"该药因此而得名"延胡索"。明代贾所学在《药品化义》中称其为"元胡索",现常简称为"元胡"。

三十二、中医抓药的由来

众所周知,有了中医,后来就有了药方,就得抓药。提起抓药,你就不得不说一段故事,这故事就是关于抓药的由来。

唐代药王孙思邈经常外出行医采药,无论走到哪里,只要有好的药材,他就不畏艰难困苦地去采药,或进入深山老林,或攀登悬崖绝壁,或穿越河川峡谷。因为采的药材很多,它们的性味功用又不相同,所以不能混杂放在一起。为了便于分类放置和使用,他就特意做了一个围身,在围身上缝制了许多小口袋,凡采到一种药材,就装到一个小口袋里,使用起来就方便多了。

一次,孙思邈行医采药来到一个村庄,忽然间一阵狗叫,只见有一妇女躺在地上,嘴里不断发出哎呀哎呀的痛苦喊声,原来这位妇女的小腿被狗咬伤了,鲜血直流。他急忙从围身口袋里拿出一种药来,给这位妇女敷上,不大一会,这位妇女小腿上的血止住了,疼痛也减轻了许多。她的丈夫赶来,见此情景,十分感激,忙拜谢药王的救治之恩。

药王就是这样,采药走到哪里,行医治病到哪里。他给病人诊治后,就从口袋里拿出药来,因为药物配伍不需要很多,总是从小袋里一小撮一小撮地抓出来,所以人们就把它叫抓药。后来,人们开药店,为了使众多药物不易混杂,更便于分类取药,店主也仿照药王的办法,将药柜内做成一个格子一个格子的小抽屉,小抽屉里再隔成三个或四个方格,来贮藏放置各种药材。小抽屉的外边写上中药名称,以便记取,免于混淆。中医抓药流传至今,现在大家有了药方,还是说去抓药,看了上述故事,大家也就知道了抓药的由来了吧。

三十三、中药及剂型名称拾趣

中药是中国特产,看似土生土长,其实,它也不断吸收外来"营养"。汉魏时期,曾从西域引进不少药物,在中药家族中,特意为这些新成员加上"胡"字作为标识,如胡桃、葫芦巴、胡萝卜等。南北朝以后,东南海路开通,又从海上传入许多药物,这些新品种都是"海"字辈兄弟,如海零、海棠、海桐皮等。

宋、元、明、清各个历史时期,从域外吸收而进入中药大家庭的就更多了。

按时间先后而言,先引进的称"番"或"舶",后引进的称"洋",如番泻叶、舶乳香、洋姜、洋参等。中药经过加工制作,一般有丸、汤、散、膏、丹等不同剂型。若欲考究丸之为丸、散之为散的奥义,其中还真有些趣闻。

原来"丸"的读音,在方言中与"缓慢"的"缓"十分相近,在吴方言中几乎相同,所以,大凡丸药,药效来得迟缓,却能久存体内,慢慢作用;相反,"汤"的读音与"涤荡"的"荡"颇为近似,所以,与丸药相比,药效来得迅猛。至于"散"在中药剂型中,皆示散化之意,常用来治疗痼疾;而"膏"这类中药剂型,则独含膏滋之意,用于内服,每有养身、强体的功能。何以为"丹"? 朱丹原是一种矿物,而用矿物炼制的中药,也就常被称为丹了。

三十四、中药"国老"——甘草

甘草,是中药中应用最广泛的药物之一。其药性和缓,能调和诸药。所以,在许多处方中都由它"压轴",称"甘国佬"。关于甘草的发现,民间流传着一段有趣的传说。

(一)甘草的由来

从前有一老医生,医术精湛,一次他赴外地为人看病,临行给徒弟留了几包事先开好的药,准备应付家里来的病人。谁知他多日未回,留的那几包药快要用完了,徒弟无法,只好把院里烧水用的嚼起来甜丝丝的干柴切碎包起来,妄称是师傅走时留下的,谁知那些患了脾胃虚弱的病人、患有咳嗽痰多的病人、患有咽痛的病人、患有痈疽肿痛的病人、患有小儿胎毒的孩童吃了这些甜丝丝的干柴,病都好了,这种干柴,就是甘草。从此,甘草入药,沿用至今。

(二)"国老"的由来

甘草作为人们颇为熟悉的中药,有"国老"之称。关于"国老"这个美称,据说是我国南朝齐、梁时期的著名医药学家陶弘景最先提出来的,那是在梁武帝年间,陶弘景隐居曲山(即茅山),研究老庄哲学和葛洪的神仙道学,梁武帝多次礼聘,他却坚持隐居,而朝廷每遇大事就要向他咨询,时人称为"山中宰相"。一日,梁武帝侍从又到句曲山,请陶弘景火速面君,不得有误陶弘景情知事急,迅速进京。原来,梁武帝连日来不思饮食,上吐下泻,众御医会诊无效。梁武帝便想到了陶弘景,他深知陶弘景不仅是道学思想家,而且对历史、地理医学也有研究,而在医学方面造诣更为精深。

陶弘景见梁武帝荣卫气虚,脏腑怯弱,心腹胀满,肠鸣泄泻,便处方:"国老(炙)、人参

（去芦）、茯苓（去皮）、白术各等份，研为细末，每服二钱，水煎服。"众御医见之，不解"国老"为何物。陶弘景笑曰："国老者，甘草之美称也，甘草调和众药，使之不争，堪称国老矣。"众御医点头叫好，梁武帝经陶弘景诊治，身体日渐康复。

《本草正》言"甘草，味至甘，得中和之性，有调补之功，故毒药得之解其毒，刚药得之和其性，表药得之助其外，下药得之缓其速。祛邪热，坚筋骨，健脾胃，长肌肉。随气药入气，随血药入血，无往不可，故称国老"。

三十五、华佗三试茵陈蒿，治疗黄疸有奇功

相传，有一个黄痨病人（黄疸），面色姜黄，眼睛凹陷，极度消瘦，找到华佗："先生，请你给我治治病吧。"华佗皱眉摇摇头说："眼下医生还没有找到治疗黄痨病的办法，我也无能为力呀！"

半年后，华佗又碰见那个病人，发现他变得非常健康，身体强壮，满面红润。华佗很吃惊，急忙问："你这病是哪位医生治好的？"那人回答道："我没请医生看，病是自己好的。"华佗不信："哪有这种事！你准是吃了什么药吧？""药倒没有吃过，不过因为春荒没粮，我吃过些野草。""草就是药，你吃了多少天？""一个多月。""吃的什么草啊？"他们走到山坡上，那人指着一片绿茵茵的野草说："就是这个。"华佗一看是青蒿，便采了一些，给其他黄痨病人试服，但试了几次，均无效果。华佗又问那人，吃的几月的蒿，病人说是三月的。华佗醒悟到，春三月百草发芽，也许三月蒿子有药力。

第二年春天，华佗又采了许多三月青蒿，给黄痨病人服用，吃一个好一个。

为摸清青蒿的药性，第三年，华佗把根、茎、叶分类试验，发现只有幼嫩的茎叶可以入药治病，取名"茵陈"。华佗还编歌供后人借鉴："三月茵陈四月蒿，传给后人切记牢。三月茵陈治黄痨，四月青蒿当柴烧"。

三十六、最"香"和最"臭"的中药

中药材品类繁荣，飞禽走兽、草木花果，可以说无所不有：酸甜麻辣，辛涩苦咸，无味不具。香的沁人心脾，臭的掩鼻不及。

芳香药物中，麝香为最，其香浓烈持久，馥郁特异。麝香是鹿科动物麝雄体香囊内的分泌物，每逢求偶佳期，雄麝的香囊内便散发出奇芳异香，引诱雌麝与之交配，以繁衍后代。麝香的主要成分是麝香酮，另外还含有脂肪、树脂、蛋白质、无机盐类等，是开窍、通经、活血、散瘀的珍稀药材。

与麝香相反，阿魏以它独有的特异臭味成为药材中最臭的药。阿魏所以臭，是因为它含有的挥发油中，主要成分是有强烈臭气的有机硫化物。可是，别嫌阿魏臭，不臭还不治病呢！有一种"香阿魏"，臭倒是不臭，可惜不能供药用。阿魏是一种油胶树脂，产于新疆，具有抗凝血、兴奋神经和祛痰作用，是消积、杀虫、散寒药。

麝香与阿魏，真可谓流芳遗臭，各有其用。

三十七、神农氏起死回生与生姜取名的故事

相传，"生姜"是神农氏发现并命名的。一次，神农氏在山上采药，误食了一种毒蘑菇，

肚子疼得像刀割一样,吃什么药也不止痛,就这样他晕倒在一棵树下。等他慢慢苏醒过来时,发现自己躺倒的地方有一丛尖叶子青草,香气浓浓的,闻一闻,头不晕,胸也不闷了,原来是它的气味使自己苏醒过来的。于是,神农氏顺手拔了一兜,拿出它的块根放在嘴里嚼,又香又辣又清凉,过了一会儿,肚子里咕噜咕噜地响,泄泻过后,身体全好了。他想这种草能够起死回生,就想给它取个好名字,因为神农姓姜,就把这尖叶草取名"生姜",意思是它使自己起死回生,作用神奇。

据《神农本草经》记载,生姜性味辛温,入肺、脾、胃经。有解表散寒、温中止呕、化痰止咳功能。常用来治风寒感冒、胃寒呕吐、咯痰咳嗽。中医认为生姜能够解鱼蟹毒,因此我们吃螃蟹的时候总要蘸一些姜汁,不光是为了调味,也有防止中毒的功效。据现代药理研究,生姜含有姜醇、姜烯、姜辣素等多种成分,具有解热、镇痛、抗炎、镇静、催眠、抗惊厥、兴奋心脏等作用。生姜性味辛温,对于虚寒体质或性质属寒性的病症较适宜,热性体质或温热的病症必须慎用或不用。

三十八、中药荜拨治好唐太宗李世民痢疾

唐太宗李世民,是唐朝第二位皇帝,他名字的意思是"国泰民安",陇西成纪人,祖籍赵郡隆庆(今邢台市隆尧县),政治家、军事家、书法家、诗人。

一次李世民得了痢疾病,病情很严重,腹中阵痛,腹泻频繁。太医院的医生用多种方法治疗毫无效果,又请了不少"名医"到宫内诊治,也无济于事。以宰相魏征为首的大臣们非常焦急,最后一个办法是张贴皇榜诏告天下,谁能医好皇上的痢疾将得到重赏。

有个名叫张宝藏的民间医生,看到朝廷的诏令后,即把自己多年来医治痢疾的经验方写出呈送到宫廷,太医们正在束手无策,只好照方使用试试看。这个药方很简单,只用中药荜拨一味,以牛奶煎服。想不到唐太宗服了这个单方后,腹痛消除,腹泻很快就止住了,拖了多日的痢疾霍然告愈。唐太宗非常高兴,关照宰相魏征提拔民间医生张宝藏为五品官。

荜拨治痢是有依据的,中医书籍《医宗必读》载述:"荜拨定泻理心疼。"这个"心",很可能是指腹部。现代医学研究表明,荜拨含胡椒碱等成分,有医治腹痛、腹泻、痢疾的功用。从单方治好唐太宗痢疾这个故事又一次说明,我国民间蕴藏的单方、验方,是很值得发挥和整理的。

三十九、神奇中草药使高僧肉身千年不朽

您听说过用中草药可使肉身不朽的历史传说吗?如果没有,赶快来看一下关于中草药如何使唐代高僧无际禅师肉身千年不朽的故事吧。

据资料记载,在日本东京的一个研究所里,至今仍保存着我国唐代高僧无际禅师的肉身,历经千余年至今保存完好,被学术界视为"世界唯一奇迹"。而这一奇迹的创造,要归功于神奇的中草药。

唐贞元六年(公元790年),91岁高龄的无际禅师自知来日不多,悄然返回故乡湖南衡台的南台寺,停止进食,只嘱门徒将他平素收集的百多种草药熬汤,他每天豪饮10多碗,饮后小便频繁,大汗淋漓。一个月后,他清瘦了,但脸色红赤,两目如炬。

有一天,他口念佛经,端坐不动,安详地圆寂了。数月余,禅师的肉身不但不腐,而且芳香四溢,门徒及当地信徒大感惊诧,认为这是禅师功德无量的结果,便特地建了寺庙敬奉,该寺香火甚旺,历久不衰。

20世纪30年代军阀割据,战乱频繁,潜伏在湖南一带以牙科医生为掩护的日本间谍渡边四郎乘乱毒死寺内小和尚,将无际禅师的肉身移至寺庙外隐藏起来。抗战末期,渡边偷偷地将禅师肉身伪装成货物,装船偷运到日本。初时,放置在他所在乡的乡间,后来移至东京郊外的一座地下仓库里,秘而不宣。1947年,渡边身亡,在清理遗物时,人们从其日记中得知这一重大秘密。

日本当局当即派人打开仓库,只见禅师盘腿而坐,俨如活人。专家指出,木乃伊的保存是人工药制的"躯壳",并不太奇怪。但暴露于空气中的肉体千年不朽,实为世界唯一奇迹。经检查,禅师腹内无污物,体内渗满了防腐药物,嘴及肛门均封住,这些都是肉身不朽的基本原因。

至于大师当时所服用的中药都是那些种,至今仍是个谜,这个资料记载是否是事实,亦需大家去考证。

四十、扁鹊错中得牛黄巧治病

相传有一日,扁鹊正准备将煅好的青礞石在桌上研成细末,为邻居阳文治疗中风偏瘫后的痰壅。门外突然喧闹阵阵,扁鹊出门问其原因,原来是阳文家的一头大黄牛近来日渐消瘦不能耕作,儿子阳宝请人将牛宰杀,发现牛胆囊中有异物,众人感到奇怪,于是拿来请扁鹊诊视。扁鹊从中取出几粒蚕豆大小的石头,擦拭干净后回到桌前,推开礞石,准备细看这奇怪的石头。这时屋外一阵惊呼,阳宝奔来告急:"家父一口气上不来,又在抽搐了!"扁鹊放下手中的怪石,立即前去诊视,急急吩咐阳宝:"快去将我家桌上的礞石拿来!"阳宝慌忙取来了药石,扁鹊令他研成细末,然后取出五分给阳文灌下。一会儿,阳文抽搐渐止,气息渐平。

扁鹊回到家里,发现桌上放的最大一块怪石不翼而飞,忙问道:"是何人动了桌上之物?"家人告诉他:"是阳宝动过,说是你叫他来拿的。"扁鹊沉思片刻自言自语道:"今日用此怪石治阳文之病,疗效神速,难道此物还有豁痰定惊的作用?!"以后,扁鹊有意用牛的结石取代礞石治病,并暗中观察。三天以后,阳文的病竟奇迹般好转,甚至偏瘫的病体,也能够稍稍动弹。

由此,扁鹊始知牛胆囊中的结石"苦凉入心肝,能清心开窍,清热解毒",并将此结石取名为"牛黄"。

牛黄,甘、凉,归心、肝经。有熄风止痉,开窍化痰,清热解毒之功效。常用于热病神昏,中风痰迷,惊痫抽搐,癫痫发狂,咽喉肿痛,口舌生疮,痈肿疔疮等。本品为牛科动物牛干燥的胆结石,牛黄完整者多呈卵形,质轻,表面金黄至黄褐色,细腻而有光泽。内服治高热神志昏迷,癫狂,小儿惊风,抽搐等症。外用治咽喉肿痛、口疮痈肿、疗毒症。由于天然牛黄很珍贵,国际上的价格要高于黄金,现在大部分使用的是人工牛黄。

四十一、苦瓜为何被李时珍称为"一等瓜"

苦瓜在民间受到的待遇两极分化严重,不少人很"好"这一口,也有人对其敬而远之。但真正给它"好身份"的却是明代大医学家李时珍,他称其为"一等瓜",是不可多得的抗癌瓜。

西医更证明,苦瓜的抗癌功效来自一种类奎宁蛋白,它是一种能激活免疫细胞的活性蛋白,通过免疫细胞做"二传手",将癌细胞或其他不正常的细胞杀掉。苦瓜种子中含有一种蛋白酶抑制剂,能抑制肿瘤细胞分泌蛋白酶,从而抑制癌细胞的侵袭和转移。

明代以前医书没有对苦瓜记载,明代《救荒本草》《本草纲目》始列入,疑为三宝太监下西洋时,从南洋群岛移植过来。清代王孟英的《随息居饮食谱》说:"苦瓜清则苦寒,涤热,明目,清心。可酱可腌。……中寒者(寒底)勿食。熟则色赤,味甘性平,养血滋肝,润脾补肾。"即是说瓜熟色赤,苦味减,寒性降低,滋养作用显出,与未熟时相对而言,以清为补之。其实吃苦瓜以色青未黄熟时才好吃,更取其清热消暑功效。

可见,苦瓜是好东西,常吃可抗癌,不过需注意的是,苦瓜性凉,脾胃虚寒者不宜食用。

四十二、华佗冒雨寻白前

白前,又名水杨柳、鹅白前、草白前、白马虎、石蓝、嗽药。有降气化痰、止咳之效。多应用于咳嗽痰多,气喘。该品性微温而不燥烈,长于祛痰,降肺气以平咳喘等,无论属寒属热,外感内伤,新嗽久咳均可用之。说到白前,不得不说一说白前的由来。

据传,其名字的来历与名医华佗有关。那年,华佗在河南行医,一天,他来到一个名叫白家庄的村子,天却下起了瓢泼大雨,他便留宿在一白姓老板开的客店里。睡到半夜,华佗被阵阵小孩的哭声惊醒,仔细听,孩子还咳嗽得厉害。他睡不着了,便起床叫醒白老板:"谁家的孩子在哭呀?"老板答:"店后边那家的孩子,都几天了。"华佗认真地跟老板说:"这孩子的病很重,必须马上治疗。"老板摆摆手:"大半夜的,哪里找郎中啊?"华佗不由分说,拉起老板"我就是郎中,听孩子咳嗽的声音不对,走,看看去。"于是,老板领着华佗,敲开了患儿的家门。家里人一听来了郎中,仿佛见了救星,都慌忙打躬作揖,哭泣哀求。华佗摆摆手,他看看孩子的面色、舌头、手指,听听声息,又坐下切过脉,然后果断地说:"要救孩子,亟须找到一种药草。"家里人正觉为难,华佗吩咐孩子的父亲:"你点个灯笼照亮儿,我去找找。"

此时,雨下得更大,路泥泞湿滑,孩子的父亲打着灯笼,随华佗冲进了茫茫雨幕中,甚至连简单的遮雨物具都没拿。他们找遍了村子的前前后后,费了好长时间,淋了满身泥水,最后才在客店门前一条小河沟的土坡上,找到了想要的药草。华佗把药草挖回来,切下根洗净,嘱这家人煎水给孩子喝。就这样,到黎明时分,孩子的咳嗽果然明显减轻了。华佗拿来那药草的叶子对孩子的父亲说:"你拿这个做样子,天亮再挖些来,让孩子多吃几次,病就会好。这是止咳化痰的良药啊!"

患儿的父亲按华佗的吩咐去做,仅两天,孩子的病就全好了。一家人对不认识的好心恩人感激涕零,连忙备足礼物想当面拜谢,可当他们赶到客店时,才知道恩人已经走了。白老板告诉他们："你们想不到,那郎中就是当今名医华佗呀,他临走时我才知道的。"一家人惊叹不已,对着华佗辞行的方向连连拱拳:"真是医道高、心肠好的活神仙啊！"

华佗又行医四方了,但他却使白家庄人认识了一味止咳药草。村民们采挖它、使用它,却没问清它的名字。那个患儿的父亲想这药草是在白老板客店门前找到的,提议叫"白前",获得大家认可,便流传开来。

四十三、刘邦与桑椹

相传公元前 205 年,刘邦在徐州曾被项羽打得丢盔卸甲,一败涂地,好不容易才冲出重围,率十余骑仓皇逃去。岂料前有高山挡路,后有追兵赶来,走投无路之下,刘邦一行人急匆匆躲进了一个阴暗的山洞里,项羽扬鞭纵马,追至洞前,见洞口已是蛛网密布,料定不会有人闯入,于是徘徊观望一阵,方呼啸而去。

刘邦虽然躲过了这一劫难,但却因惊怕过度,头痛、头晕的老毛病突然复发,以致头痛如裂,天旋地转,随即腰酸腿软,连大便也难以排出,痛苦不堪。好在当时身处的黄桑峪有桑林密布,所结盖压枝头。为度难关,刘邦只得渴饮清泉,饥食桑椹。奇怪的是,没出几日,头痛、头晕竟不知不觉地痊愈了,大便也痛痛快快地解出来了,但觉精神清爽,身体强劲有力。后来刘邦虽黄袍加身,成了汉朝的开国皇帝,仍念念不忘桑椹的救命之恩。御医顺着他的心意,遂将加蜜熬膏,让他常年养生服用,受益匪浅。

桑椹又名桑实、桑果,以桑科植物桑的果穗入药,含有糖、鞣酸、苹果酸、维生素、胡萝卜素以及微量元素锰等。它色泽紫红,质地油润,甜酸可口,故又为入夏的时令水果,兼具药食两用价值。全国大部分地区均有出产,而以江苏、浙江、湖南、四川、河北等地产量较大。

在临床上多用于治疗虚弱不足等症。取洗净、晾干,炼为蜜膏,即为膏,可治头痛头晕、唇干口燥、手脚心发热及腰酸腿软。取适量,水煎服,可治失眠、大便干结。取加粳米煮粥食用,可防治视力减退、须发早白、儿童智力发育迟缓。早在旧时,人们还常将它晒干,以备灾年充饥。

入夏,正是上市的旺季。但因有缓泻作用,长期大便稀溏,腹泻者,属中医学所谓脾胃虚寒者不宜多食。

四十四、王勃与中药豆豉

唐代诗人王勃,其文《滕王阁序》古今流传,享誉文坛。传说王勃在为滕王阁作序的时候,与中药豆豉还有一段有趣的故事。

唐上元二年间,洪帅(南昌)都督阎某,于重阳节为重修滕王阁落成而大宴宾客。这一天,"初唐四杰"之一的王勃恰好路过洪州,也被邀请而来。席间,阎都督展宣纸备笔墨,请文人学士为滕王阁作序。年少气盛的王勃欣然命笔,一气呵成,阎都督不由为其拍案称绝。翌日,他又为王勃专门设宴,连日宴请,阎都督贪杯又感外邪,只觉得浑身发冷,汗不得出,骨节酸痛,咳喘不已,胸中烦闷,夜不得寐,急得家人、幕僚四处寻医问药,请来了当时十多位名医诊治,众医虽然意见不一,但都主张以麻黄为君药。

谁知,这个阎都督最忌麻黄,他说:"麻黄峻利之药,岂能乱用,况且我已年迈,汗出津少,用发汗之药,就同釜底添薪,不可,不可!"医生们你看着我,我瞪着你,一筹莫展,不用麻黄,症候难解,药效不佳,这可怎么办呢?

正在这时,王勃前来告辞,他听说此事后,不觉想起几天前自己在河旁遇见的情景:

"你晒这大豆干啥?"在沙滩上,王勃见一位老翁正在翻晒大豆,便问。

"做菜。"老人头也不抬。

王勃望着一大片豆豆,抓了一把细细观看,奇怪地问:"这么多,如何做菜?"

老人指了指茅屋前的两口大缸。王勃迈前几步,见一口缸里浸泡着药汁。他在长安跟名医学过草药,能认出是辣蓼、藿香、苏叶、荷叶。

老人见他识药,指着另一缸说:"这是麻黄浓煎取汁,两缸药汁相混,用以泡浸大豆,再煮熟发酵,做成豆豉,便可以做小菜。"老人告诉他:"当地老表可爱吃啦,放点葱头、辣椒、大蒜一炒,又辣又咸,香中带甜,下饭好极了。"

王勃抓了几粒豆豉,放在口中咀嚼,一股清香直冲鼻窍,他赶紧掏出银钱,买了一大包。

今天,王勃见众医束手无策,心想:"都督久霸一方,无法勉强。然而,麻黄是方中要药,不用则无可治疗,古人用豆卷代之称为过桥麻黄,我何不用豆豉呢?"于是,他把想法说了出来。别说众名医讪笑,连阎都督都直摇头:"当地土民小菜,焉能为药。""不妨一试,况且豆豉不过食物,无妨身体。"王勃相劝。阎都督连服三天,果真见效:汗出喘止,胸闷顿减,能安然入睡,几天后痊愈。不日,阎都督又上滕王阁为王勃饯行,取重金相谢。王勃固辞不受:"河旁老翁独家经营豆豉,深受百姓喜爱。都督若要谢我,何不扩大作坊,使其不至失传。"阎都督含笑点头。从此,豆豉不仅洪州,而且行销大江南北,至今不衰。

四十五、李时珍与曼陀罗花的故事

在李时珍的故乡蕲州,许多地方都可以看到曼陀罗花。独茎直上,显得素雅端庄,花叶相间,又显得秀美清丽,不禁使人想起李时珍跋山涉水寻觅它的情景,想起李时珍献身本草的高贵品质。

"曼陀罗",是印度佛教名词,梵文 Mandala 的译音。另译"曼荼罗"、"满拿啰"等。其意译应为"坛"、"坛场",取平坦之义。所谓"坛",是印度密教在修"密法"时为防止"魔鬼"侵入,在修法场地画上一圈或建一土坛,有时在上面画佛和菩萨像。这样以修法场地或坛场,通称曼陀罗。

曼陀罗药,是以曼陀罗命名的药物,是一种重要的麻醉药。明朝以前的医书未见记载,是李时珍第一次将其收入《本草纲目》的。李时珍在解释这个名称时说:"法华经言,佛说法时,天雨曼陀罗花。"又"道家自来有陀罗量使者,手执此花,故后人因以此为花名"。由此可见,曼陀罗花这一名称,带着浓厚神秘的宗教色彩。

李时珍对曼陀罗花很感兴趣,他翻山越岭跑了很多地方,最后在道教圣地武当山发现了其踪迹,欣喜之余,不由得手舞足蹈。他从武当山带回了许多曼陀罗花种子,把它们撒在故乡的土地上。在研究曼陀罗花的性能和功用时,李时珍听人说:"笑采其花酿酒饮,令人笑;舞采其花酿酒饮,令人舞。"他对此半信半疑,决定亲自尝试一番。

这一天,李时珍准备了曼陀罗花酒,喊来徒弟,打算共饮。李时珍先饮了两杯,不觉已有些醉意,徒弟望着师傅醉意朦胧的样子,忍不住合掌而笑。师徒二人亦笑亦舞而不知所终。

后来,李时珍把自己亲自尝试曼陀罗花酒的情景写进《本草纲目》:"相传此花笑采酿酒,令人笑;舞采酿酒,令人舞。予尝试之,饮酒半酣,更令一人或笑或舞引之,乃验也。"

关于曼陀罗花的麻醉作用,他还介绍说:"八月采此花,七月采火麻子花,阴干等分为末,热酒调服三钱,少顷昏昏如醉,割疮灸火,宜先服此,则不觉苦也。"这是李时珍把我国劳动人民用曼陀罗花作外科麻醉的经验,第一次做了简明的阐述。

用于麻醉只是曼陀罗花功能的一个方面。李时珍在《本草纲目》(第十七卷)曼陀罗花的"主治"条里,首先写道:"诸风及寒湿脚气,煎汤洗之。"于"附方"条里,还介绍了三个验方:

1. 面上生疮,用曼陀罗花晒干研末,少许贴之。

2. 小儿慢惊风,曼陀罗花七朵,天麻二钱半,全蝎少十枚,天南星(炮)、丹砂、乳番各二钱半为末,每服半钱,薄荷汤调下。

3. 大肠脱肛,曼陀罗子连壳一对,橡斗十六个,同锉,水煎三五沸,入朴硝少许,洗之。这些单方、验方既具科学性,又简便廉验,极具实用性。

神秘的曼陀罗花,就这样被李时珍掀开了面纱。

四十六、圣果沙棘助成吉思汗远征

沙棘在过去是一种不被人们注意的野生灌木,如今已被生态学、营养学、医药学、经济学家们纷纷列为科研课题,进行培育、开发和利用。

传说在公元 1200 年,成吉思汗率兵远征赤峰,由于气候等环境条件十分恶劣,很多士兵都疾病缠身,食欲不振,没有战斗力。战马也因过度奔驰疲软而吃不下粮草,体力欠缺,严重影响部队的战斗力,成吉思汗对此毫无办法。下令将这批战马弃于沙棘林中,待他们凯旋再次经过那片沙棘林的时候,发现被遗弃的战马不但没有死,反而都恢复了往日的神威,将士们惊讶小小的沙棘竟有如此的神奇功效。便立刻向成吉思汗禀报此事,成吉思汗得知后下令全军将士采摘大量的沙棘果随军携带,并用沙棘的果、叶喂马。不久,士兵们的疾病霍然痊愈,个个食欲大增,身体越来越强壮。而战马更是把粮草吃的干干净净,能跑善驰。此后,道家宗师丘处机根据当地丰富的沙棘资源以及唐朝医书《月王药珍》中记载的资料,为成吉思汗调制出了一种以沙棘为主的药方。成吉思汗便视沙棘为"长生天"赐给的灵丹妙药,将其命名为"开胃健脾长寿果"和"圣果"。

从此以后,成吉思汗便让御医用沙棘调制成强身健体的药丸。每次征战便随身携带,以抵御疾病,强身健体。成吉思汗年过六旬仍能弯弓射雕,与长期食用沙棘是分不开的。蒙古大军远征欧亚,横扫千军,累立战功,建立起前所未有的强大帝国,沙棘也是有一份功劳的。从成吉思汗开始,沙棘在蒙古民族的生活中便占据了重要的地位。蒙古民族是一个游牧民族,需要有强健的体魄,才能在草原恶劣的气候环境中生存。沙棘因其特殊的抵御疾病、强身健体的功效,而在蒙古民族中代代相传,成为成吉思汗子孙们常用的食品和保健品。

而今,人们用沙棘嫩叶制成的沙棘绿茶,不但对治疗心脏病有效,且有增进胆汁分泌、利尿、消炎止痛等作用。沙棘果、种子甚至叶片,都可用于治疗烧伤、烫伤、辐射损伤、褥疮及其他皮肤病,可治疗胃肠疾病、静脉曲张,甚至对治疗癌症,缓解动脉粥样硬化、病毒性肝炎的疗效也比较显著,是难得的保健和医药用品之一。

四十七、华佗夫人与"白芍"的故事

东汉神医华佗在其后宅辟药园、凿药池、建药房、种药草,广为传授、种植、加工中药材技术,他对每味药都要仔细品尝,弄清药性后,才用到病人身上。

有一次,一位外地人送给华佗一棵芍药,他就把它种在了屋前。华佗尝了这棵芍药的叶、茎、花之后,觉得平平常常,似乎没有什么药性。

一天深夜,华佗正在灯下看书,突然听到有女子哭声。华佗颇感纳闷,推门走出去,却不见人影,只见那棵芍药。华佗心里一动:难道它就是刚才哭的那个女子?他看了看芍药花,摇了摇头,自言自语地说:"你自己全身上下无奇特之处,怎能让你入药?"转身又回屋看书去了。

谁知刚刚坐下,又听见那女子的啼哭声,出去看时,还是那棵芍药。华佗觉得奇怪,喊醒熟睡的妻子,将刚才发生的事给她描述了一遍。妻子望着窗外的花木药草说:"这里的一草一木,到你手里都成了良药,被你用来救活了无数病人的生命,独这株芍药被冷落一旁,它自然感到委屈了。"华佗听罢笑道:"我尝尽了百草,药性无不辨得一清二楚,该用什么就用什么,没有错过分毫。对这芍药,我也多次尝过了它的叶、茎、花,确实不能入药,怎么说是委屈了它呢?"

事隔几日,华夫人血崩腹痛,用药无效。她瞒着丈夫,挖起芍药根煎水喝了。不过半日,腹痛渐止。她把此事告诉了丈夫,华佗才知道他确实委屈了芍药。

后来,华佗对芍药做了细致的试验,发现它不但可以止血、活血,而且有镇痛、滋补、调经的效果。

四十八、杜甫智斗邪药方

诗圣杜甫晚年贫困潦倒,辞官后回成都种中草药,后在沙头镇的大街上开了一个"百草堂"中药铺。

杜甫经营的百草堂药物货真价实,童叟无欺,买药的人络绎不绝。但杜甫的"百草堂",使几家地主老财开的药店冷落萧条下来,直至无人光顾。几家药店的财主便凑到一起,决定先用银两收买了节度使卫伯玉衙门的一个书吏,打算用卫佰玉的权势把"百草堂"除掉。

书吏在卫佰玉面前挑拨说:"杜甫开了个中药店,自夸天下诸药最全,还自以为是才学最深,会写诗,连你老人家都瞧不起呢!"卫佰玉一听火冒三丈,开了一服"行运早,行运迟,正行运,不行运"的邪药方,递给书吏说:"快去,送到百草堂,立即把药抓齐,否则对他不客气。"

杜甫看了看那个邪药方,手捋胡须,轻轻冷笑说:"好,我给他抓。"不一会,抓出四味药,放在柜台上说:"卫大人要的四味药我给他全抓齐了,拿回去吧。"书吏一看,竟是一片萝卜干、一块生姜牙、一颗红皮鲜李子、一颗干桃僵。

杜甫指着萝卜干对书吏娓娓道来,萝卜干是"甘罗"之意,当年甘罗十二岁当了宰相,这叫"行运早"。生姜牙是姜子牙之意,姜子牙八十遇文王,这叫"行运迟"。李子虽然酸溜溜的,却正是目前市场上卖的俏货,这当然叫"正行运"。干桃僵是隔年的桃子,经过雪冻霜打算不得鲜果,只能入药,便叫"不行运"。

书吏听过后无言以对,只好抓着四味药溜走了。从此,那些财主对杜甫的"百草堂"药店更没法了,"百草堂"药店越办越红火。

四十九、柳太后与黄芪

《旧唐书·方技传》记载唐朝许胤宗在南陈新蔡王手下做官时,柳太后突然患中风说不出话来,请遍名医治疗都没有效果。柳太后因为口噤不能服药,眼见病情一天比一天加重,众医束手无策,新蔡王更是心急如焚。而精通医药的许胤宗不但不着急,反而提出用热汤气熏蒸法为太后治病。于是用黄芪、防风两味药煮汤数十斛,放到柳太后的床下,药汁弥漫,烟雾缭绕,柳太后当天晚上就能说话。以后经过一段时间调理,太后便康复如前。

柳太后猝患中风,是因年老体弱、气血失调的结果。而黄芪性温,善补气升阳、固表行滞;防风性微温,善散风胜湿止痛。李杲说黄芪得防风其功愈大。二者相伍,既能补气固表而健体,又能散风行滞而调气血,恰中病理。再加上热蒸气既能温通经络,促进气血运行,又能润肌肤、开毛窍,促进药物成分的吸收,故能在较短时间内收效。

五十、张籍与款冬花的趣闻

张籍是唐代著名诗人,唐贞元中进士,曾任太常寺太祝、水部员外郎等职。张籍家境贫寒,一生体弱多病,后还因患眼疾而失明,所以在当时就有"贫病诗人"之称。

有一次,张籍不幸外感风寒,连续数日咳嗽不绝,因无钱医治,病情日渐加重。张籍此时心急如焚,一筹莫展。此时,他忽然记起曾经有一位僧人向他说起一种叫款冬花的中药,治疗久咳特别有效。于是,他嘱家人采来款冬花,煎服几次后,病情大减,咳嗽也止。随之他即兴写下了这样一首诗:"僧房逢着款冬花,出寺吟行日已斜,十二街人春雪遍,马蹄今去入谁家。"张籍这首诗既反映了他对那次亲身经历的回忆,更表达了诗人对中药款冬花的由衷赞美。

有意思的是,宋代药学家苏颂的《图草本经》还记载款冬花一种特殊用法:疗久咳熏法。每旦取款冬花如鸡子许,稍用蜂蜜拌润,纳入一密闭铁铛内,铛上钻一小孔,插入一笔管。铛下着炭火,等烟从笔孔口出,以口含吸咽之,烟尽乃止,数日必效。单独用款冬花烟熏吸入以止咳,此法不能不说是一种颇有创意的发明,至今也值得借鉴研究。

五十一、时珍听谜语知草药"浮萍"的故事

在一个风雨交加的下午,李时珍采药避雨来到一条小船上。老渔翁和他的两个不到10岁的孙子热情地接待了他。老渔翁为李时珍端来吃的,李时珍也从包里拿出一瓶酒,招呼主人一齐坐下共酌。交谈了一会儿,老人对李时珍身份便清楚了,老人把自己知道的药物知识全告诉了他。末了,老渔翁想起一个问题,说:"我们这里还有一种草药,能治

身痒、癣疮。"

李时珍问："它生长在什么地方,有什么特征呢?"

"这种草长在水上,离我们很近。"老渔翁笑哈哈地又说了四句话:"天生灵芝本无根,不在山间不在岸。始因飞絮逐东风,浮根青青泛水面。"在一旁大孙子听后说了一首童谣:"有根不带沙,有叶不开花。最爱随风飘,江河都是家。"

接着,小孙子也唱了一段儿歌:"有根不着地,有叶不开花。整日随风飘,四海就是家。"

"这三个谜语都是一个谜底,你们祖孙三人出题考我也!"李时珍低头思索了一会儿,忽然眼睛一亮,抬头看到船外,一种水草在风雨中依然团聚不散,飘飘游游,便指着船外说"就是它!"它是什么?您能猜得出吗?

它的谜底就是"浮萍"。浮萍是指浮萍科植物紫背浮萍或青萍的全草,在我国各省都是常见的水面浮生植物。它具有发汗、祛风、行水、清热、解毒功效。可治疗时行热痛,斑疹不透,风热痛疹,皮肤瘙痒,水肿,经闭,疮癣,丹毒,烫伤等症。

五十二、李时珍解释鸡屎丸子救子

明朝时,江西湖口县附近的一个小镇上有个姓刘的郎中,他见自己儿子身体瘦弱,就开了人参、燕窝等补药,叫家人煎给儿子喝。不料,儿子吃了补药后,反倒落得全身浮肿。老刘慌了神,赶快请了个走方郎中来为儿子治病,那走方的游医原是个"冒牌货",压根就不懂医道,怎能治好这种疑难杂症呢?他心中一急,便假装上茅厕,想办法怎么来蒙混过关。蹲在茅坑里,他忽然来了灵感,把一撮泥土拌上一摊稀鸡屎,搓成几粒丸子,要病孩服下。第二天,病孩的疾病竟然被他治好了,老刘非常高兴,立即大摆酒席,宴请游医。席间,老刘再三恳请游医公开那个"秘方",游医没法子,只好对他实话实说,老刘听后大惊。鸡屎丸子何以能治好儿子的病呢?他百思不得其解。

几天后,名医李时珍行医来到这个小镇,老刘连忙把名医请进家门,虚心向他请教鸡屎丸子治病的道理。李时珍经过详细询问之后,沉思片刻,推断说:"令公子浑身浮肿,八成是中毒了。中毒的原因则可能是药中混入了有毒的虫子,那毒虫很有可能是一条大蜈蚣,而鸡屎却能解五毒,茅厕里的泥土沾有人尿,亦有解毒作用。所以,鸡屎丸子能治好令公子的中毒症,也就不足为怪了。"老刘听了,半信半疑,于是,他去查看倒在屋旁的药渣,果然,他在药渣中找到一条被煮死的大蜈蚣。老刘对李时珍的料事如神,十分佩服。后来,他逢人就夸李时珍医道高超。

五十三、孔明与大蒜

三国时期,蜀军军师诸葛孔明为征服南蛮,率百万大军南征,擒拿孟获。岂料,孟获也非等闲之辈,他暗施毒计,把孔明军队诱至秃龙洞,此地山岭险峻,道路狭窄,常有毒蛇出没,更有瘴气弥漫,蜀兵皆染瘟疫,面临不战自溃,全军覆没的危险。

孔明情知不妙,带领兵将数十人前往察看,见此状乃长叹道:"吾受先帝之托,兴复汉室,大业未成,却临大难,何以报答先帝之恩?"说着声泪俱下。此时,一老者伏杖迎面而来,孔明叩拜,以求解救之计。老者道:"此地有哑泉、灭泉、黑泉和柔泉水,人若饮之,无药可医,又瘴气密布,人若触之,乃可致死。"孔明叹道:"蛮军不灭有负于先帝之托,不如死焉!"说罢,欲投崖自尽。老者急忙制止,授计道:"此去正西数里,有一隐士,号万安隐者,草庵前有一仙草名'韭叶芸香',口含一叶,则瘴气不染。"孔明拜谢,依言而行,果真全军平安。

孔明征服南蛮,凯旋回朝后,向一位老郎中求教,才得知"韭叶芸香"就是家喻户晓的大蒜。

大蒜为百合科多年生草本植物,每株有九片叶子,故名"韭叶芸香"。大蒜入药始载于《本草经集注》,中医认为,大蒜性味辛、温,功效为行滞气,暖脾胃,消癥积,解毒,杀虫。临症主治饮食积滞,脘腹冷痛,水肿胀满,泄泻,痢疾,百日咳、肿毒、白秃癣疮,蛇虫咬伤等症。

五十四、有情树开花是合欢

合欢又名绒花树、夜合花,因昼开夜合故名夜合,合欢既可作为观赏植物,亦可入药。其味甘,性平,归心、肝经。下面就给大家介绍合欢的由来。

话说古时泰山脚下有个村子,村里有位何员外,何员外晚年生得一女,取名欢喜。这姑娘生得聪明美貌,何员外夫妻俩视如掌上明珠。欢喜18岁那年清明节到南山烧香,回来得了一种难治的病,精神恍惚,茶饭不思,一天天瘦下去,请了许多名医,吃了很多药,都不见效。因此,何员外贴出告示,重金酬谢能够医治小姐疾病者。

西庄有一位秀才虽穷,却长得眉清目秀,天资聪慧,除了文采过人,还精通医道。苦于无钱进京赶考,看到告示,秀才便揭榜进门。见到小姐,秀才即全然知晓病情,原来那日小姐南山烧香,与秀才邂逅,喜欢上他了,回家后日夜相思,此番见到秀才,病就好了一大半。于是,在诊脉后秀才说:"这位小姐是因心思不遂,忧思成疾,情志郁结所致。"又说南山上有一棵树,人称"有情树",羽状复叶,片片相对,而且昼开夜合,其花如丝,清香扑鼻,可以清心解郁,定志安神,煎水饮服,可治小姐疾病。

听了秀才的话,员外随即派人和秀才一起前往南山采集此花。按照秀才所讲方法,小姐服用后,不久痊愈,因此对秀才更生好感。在小姐的资助下,秀才进京赶考,考中状元,又赢得小姐芳心,金榜题名之时,即为洞房花烛之夜。

后来,人们便把这种"有情树"叫作合欢树,这花也就叫合欢花了。

五十五、凤仙花的传说

凤仙花,又名指甲花、染指甲花、小桃红等。因其花头、翅、尾、足俱翘然如凤状,故又名金凤花。凤仙花属凤仙花科一年生草本花卉,产中国和印度。凤仙花有活血消肿的奇效,是外治跌打损伤和妇科调经的良药。

相传很早很早以前,在福建龙溪有个叫凤仙的姑娘,长得亭亭玉立,秉性温柔善良,与一个名叫金童的小伙子相爱。一天,县官的儿子路过此地,见凤仙这般漂亮可爱,顿生歹心,前来调戏,被凤仙臭骂一顿后灰溜溜地走了。凤仙知道这下可闯了大祸,县官儿子肯定要来找麻烦,于是决定与金童一起投奔外地。

凤仙只有父亲,金童只有母亲,两老两少连夜启程远走他乡逃难。途中金童的母亲患病,闭经腹痛,荒山野岭又无处求医访药,四人只好停步歇息。再说县官听说儿子被村姑骂了一通,就命手下前来捉拿凤仙,眼看就要追上,无奈之中凤仙、金童拜别父母,纵身跳入万丈深渊,以示保洁,两位老人强忍悲痛,将凤仙和金童二人合葬。晚上两位老人依坟而卧,凤仙和金童夜间托梦给父母,告之山涧开放的花儿能治母亲的病。次日醒来,果见山涧满是红花、白花,红的似朝霞,白的似纯银。老人采花煎汤,服后果真药到病除。后来,人们就把这种花命名为凤仙花以示纪念。

五十六、"刮骨疗毒"话乌头

《三国演义》中,有一段华佗为关公"刮骨疗毒"的故事,说的是关公攻打樊城时,右臂中了毒箭,华佗检视后,发现系乌头箭毒所致,需行刮骨治疗。于是征得关公同意后施行手术。当时未做麻醉,关公饮了几杯酒,华佗乃下刀割开皮肉,直至于骨,见骨已青,遂用刀刮骨,沙沙有声,帐上帐下见者皆掩面失色。而关公饮酒食肉,谈笑弈棋,全无痛苦之色。华佗刮去骨上之毒,敷上疮药,进行缝合,术后关公即觉右臂伸舒自如。

这个故事流传甚广,那么,乌头究竟是何毒物呢?其实,有毒的乌头也是一味中药,因其主根呈圆锥状,似乌鸦之头,故名乌头。本品有猛毒,古代作为箭毒,涂在箭头上射人猎兽,中箭即倒。其实,毒箭猎兽、伤人,致猎物倒地,战将落马,并非骨肉之痛,而是因为毒物袭击了心脏和神经系统。现代研究证明,乌头中含有乌头碱,过量的乌头碱可使感觉和运动神经麻痹,迷走神经兴奋,能直接作用于心肌,造成心律失常。由此可以推测,关公中箭落马,右臂之伤痛非主要原因,或许是短暂的心律失常而不能稳坐战骑之故。

乌头虽然有毒,然而只要炮制得当和用量适宜,能发挥良好的治疗作用,有祛风散寒的功效,因此常为医家所遣用。

乌头为毛茛科植物,母根叫乌头,为镇痉剂,治风庳,风湿神经痛。侧根(子根)入药,叫附子。有回阳、逐冷、祛风湿的作用。治大汗亡阳、四肢厥逆、霍乱转筋、肾阳衰弱的腰膝冷痛、形寒肢冷、精神不振以及风寒湿痛、脚气等症。主产四川、陕西,目前云南、贵州、河北、湖南、湖北、江西、甘肃等省有栽培。

五十七、红绳系"人参"

人参是珍奇药材,在中国自古被当作精灵,因而入山采参带有神秘而特殊的山规、习俗。采挖人员通常有严密的组织。采参时,每人手持一根索拨棍(俗称"索罗棍")横挑前进压草寻参,按山规不许多说一句话,一发现人参时立即大声呼叫:"棒槌!"(据说叫一声"棒槌",人参就会被"定住"不再逃跑)。接着又用草帽覆盖,使人参束手就擒,并用红绳把参绑在树枝上,这样才算捉住了人参。采参人的语言也有讲究,挖参叫"抬参",充满敬意,参农们不仅"挖"出了严密的劳动组织、完整的生产程序,还总结出一套按季节上山采挖的规律。

采参可分几个阶段:阴历四五月间,参苗萌发,叫"放芽草";六七月间,参叶藏在杂草中难找,叫"放黑草",民间称"青榔头市";八九月间,秋天参籽成熟,鲜红光洁,形似鸡腰,冠诸团生细杆之上,很像榔头,民间称"红榔头市",这是采参的黄金季节;九月以后,参籽落净,又叫"放刷帚头"、"放黄罗伞",或称"放韭菜花"。这几个俗语形象地概括了人参生长各个季节的不同形态,在民间广为流传。

几千年来,采挖人参的过程中所形成的独特生产文化,成了采参地区所特有的民俗,这些风俗现在看来似乎不可理解,却无疑透露出祖祖辈辈热爱生活、征服自然的强烈信念。

人参,多年生草本植物,喜阴凉、湿润的气候,多生长于昼夜温差小的海拔 500~1100 米山地缓坡或斜坡地的针阔混交林或杂木林中。由于根部肥大,形若纺锤,常有分叉,全貌颇似人的头、手、足和四肢,故而称为人参。古代人参的雅称为黄精、地精、神草。人参被人们称为"百草之王",是闻名遐迩的"东北三宝"(人参、貂皮、鹿茸)之一,是驰名中外、老幼皆知的名贵药材。别名:山参、园参、人衔、鬼盖(《本经》),土精、神草、黄参、血参(《吴普本草》),地精(《广雅》),百尺杵(《本草图经》),海腴、金井玉阑、孩儿参(《纲目》),棒棰(《辽宁主要药材》)。具有大补元气,固脱生津,安神之效。治劳伤虚损,食少,倦怠,反胃吐食,大便滑泄,虚咳喘促,自汗暴脱,惊悸,健忘,眩晕头痛,阳痿,尿频,消渴,妇女崩漏,小儿慢惊,及久虚不复,一切气血津液不足之证。

五十八、中药橘家"七姐妹"

橘家"七姐妹"是指我们常见的橘叶、橘皮、橘络、橘红、橘核、橘饼、橘肉,它们都是很好的中药材。

大姐橘叶,用橘叶捣汁内服(或用橘叶捣碎外敷)具有疏肝,行气,化痰,消肿毒,治胁痛、乳腺炎的功效。如治疗水肿,可用鲜橘叶一把,水煎,甜酒送服。

二姐橘皮,亦称陈皮,具有利气调中、燥湿化痰的功效。可用来治疗胸腹胀满、不思饮食、呕吐、咳嗽痰多等症。如用来治疗大便秘结,可用橘皮 30g,白酒 200g,浸泡 24 小时后,水煮软,焙干,研细末,每次 6g,每日 3 次,温酒送服。如果治疗产后初期乳腺炎,可用橘皮 30g,水煎服,一般 2~3 天可愈,而且不会影响乳汁分泌。如果用来治疗冻疮,每日晚上临睡前,用鲜橘皮适量,煎汤熏洗患部,效果很好。

三姐橘红,是橘皮去掉了内层中果皮,所剩外层红色薄皮,具有利气消痰、宽中散结的功效,主要用来治疗风寒咳嗽、恶心、吐水、胸痛胀闷等病症。如治疗产后小便不通,可用橘红若干,研为细末,每次 6g,每日 2 次,空腹温酒送服。

四姐橘络,是橘瓣上的白色丝络,也叫橘筋。有通血脉、利气止痛、化痰的功效,主治久咳胸痛,痰中带血,伤津口渴。橘络煎汤饮有很好的解酒效果。

五姐橘核,具有利气、止痛的功效,可治疝气、睾丸肿痛、乳腺炎、腰痛等。治疗乳腺炎的方法是:橘核若干,研成细末,25%酒精或一般甜酒、白酒(适量稀释)调温,均匀铺于纱布上,敷于患处,干燥即更换。

六姐橘饼,是橘子瓣用蜜糖加工而成,具有宽中下气、化痰止咳的功效。

七姐橘肉,就是橘瓣,可治咳嗽。方法是成熟的橘子 1 个,用刀削去上面的五分之一,用筷子刺上几个小孔,孔内放入冰糖,蒸熟后吃橘瓣,每日 6~10 个。

五十九、菠菜又叫鹦鹉菜的有趣传说

日常生活中,很多人喜欢吃菠菜,用它来做汤,或者做菜,味道鲜美。您知道吗?菠菜有很多别名,其中一个别名叫鹦鹉菜。下面说说关于菠菜又叫鹦鹉菜的有趣传说。

说是乾隆下江南时,微服私访,饥渴难耐,于是和随从在一农家用饭,农家主妇从自家的菜园里挖了些菠菜,给皇上做了个菠菜熬豆腐,乾隆食后颇觉鲜美,极是赞赏。饿了吃什么都香,否则传说中朱元璋吃的翡翠白玉汤(臭豆渣,剩汤)都当成无比的美味。但也说明农家主妇手艺的确不错,乾隆问其菜名,农妇说:"金镶白玉版,红嘴绿鹦哥"。乾隆大喜,封农妇为皇姑,从此菠菜多了个别名叫鹦鹉菜。

菠菜生命力顽强,在寒冬之日依然不凋(零下十五摄氏度才枯萎,其根零下三十五摄氏度依然存活,见《中国大百科全书农业卷》菠菜)。于是苏轼在一首诗写到"北方苦寒今未已,雪底波棱如铁甲"(见《苏轼全集》卷九诗六十九春菜),就表明菠菜的耐寒,菠菜如同披了铁甲一样不怕冻(可惜穿铁衣服更冷,因为铁具有良好的导热性)。

菠菜富含纤维,有促进肠道蠕动的作用,可通肠导便。便秘者可多加食用,但是需要注意的是,菠菜炖豆腐虽然是好菜,但菠菜富含草酸,与豆腐钙质结合,影响钙质流失,因此烹调前最好过水焯一下,以减少草酸含量。另外菠菜不易多吃,尤其结石更注意,草酸沉淀易结晶,会诱发结石。

六十、云南白药的传说

提起云南白药,人们都会知道这是一种珍贵的药品,可以治疗内伤、外伤、骨折……也可以用它止血。它是怎样得来的呢,这里面有一段神奇的故事。

传说在很早以前,在美丽富饶的澜沧江畔,有一座景色秀丽的山叫无量山。山上有个采药的老人,生活非常贫困,一生孤苦伶仃,无儿无女,除了几间破草屋外,身边只有几个不会说话的牲畜:一头毛驴,膘肥体壮,性格温驯;两只大芦花母鸡,个大体胖,下的蛋又大又圆,白里透红,像玉石雕成,要多好看有多好看;另外还有一条黄毛大狗。

一天,老人骑着毛驴上山采药去了,整整一天没有回来。黄毛大狗蹲在家里,从清晨就没有吃上一点食物,它真是饿极了,发疯似的围着园子转来转去,可是园里一点吃的东西也没有,正在绝望的时候,猛然一眼瞅见站在门槛上打盹的芦花鸡,它灵机一动,偷偷钻进芦花母鸡下蛋的窝里,两只爪儿使劲抱住又大又圆的鸡蛋送进嘴里,大口大口地吃下去。傍晚,老人从山上回来了,他卸下沉重的药篓,拍掉袖上的灰尘,打开屋门,生着炉子准备烧水做饭。忽然间,他想起应该先去捡蛋,走到鸡窝跟前一看,窝里是空的,旁边只有几片破碎的蛋壳。老人立即明白了,顺手抓起一根碗口粗的木棒,蹑手蹑脚走到狗窝前。不看则罢,一看更气,举起木棒,对准备酣睡的嘴边还粘着蛋黄的黄毛大狗的臀部用力击去,不想打偏了,只打中了狗的一条后腿,狗被这突然的打击惊醒,疯狂地号叫着,不顾一切地闯开一条路狂奔而去。

一连几天,狗都没有回来,老人非常后悔自己不该打跑这个看门守园的得力帮手,于是,他每天清晨都早早地把园门打开,心里盼望着它说不定哪天会回来。

等到狗逃走的第四天,老人照例一大早就起了床,蹲在门槛上,"吧嗒""吧嗒"地吸了

一锅烟,然后直起身,轻轻地拉开了那早已腐朽了的破门。呀!他有点不敢相信自己眼睛!那天被他打跑的黄毛大狗,突然一下子跳到他的身边亲热地舔着他的手心,老人真是高兴极了!

回身拿了一大块高粱面饼扔给这条回到主人身边的狗,但是他觉得很奇怪:这条狗的伤,为啥好得这么快?转眼之间,小半年过去了,当美丽的迎春花开的时候,老人又上山了。他看见黄毛大狗正在吃草的毛驴的身后,挠毛驴的蹄子。它见毛驴毫无反应,以为毛驴怕它,就大胆地叼着毛驴的尾巴,使劲向后扯,毛驴被激怒了,扬起坚硬的蹄子,恰好一下子踢在狗的腹部,肚子给踢破了,露出半截肠子,黄毛大狗疼得没命地"嗷嗷"惨叫着,紧紧地夹着尾巴,从门板缝隙里逃走了。——这一情景,都被采药归来的老人看在眼里。过了两天,黄毛大狗又完好地回来了。老人感到十分奇怪,觉得狗一定是在山里吃了什么东西,不然伤不会好的这么快!他下了决心,一定要解开这个谜!于是他就故意把狗打伤。等狗逃走后,老人紧跟在后边,仔细地观察着狗的一举一动,到了山上,他发现狗没命地啃起了地上的青草,老人觉得,秘密一定在这些青草上,于是他认真地一棵一棵地拨下狗吃过的青草。拿下山来分开一数,不多不少,整整是一百种!他从每一种青草中取出一点,先用刀剁碎,再把自己的手弄破,然后吃下那切碎拌匀的青草。嘿,真灵!就像有什么东西把伤口堵住了似的,流血的伤口顿时停止了,不出几天伤就好了,老人非常高兴。

从此以后,他用这种珍贵的药物治好了很多的病人,后来人们就把它叫作"白药"。直到现在,它还被广泛地应用着。

六十一、中药升麻原名是竹马

麻为东北道地野生药材系列之一,用于风热头痛,齿痛,口疮,咽喉肿痛,麻疹不透,阳毒发斑,脱肛,子宫脱垂等。其实,升麻原名竹马,你知道吗?

从前,有一户姓赵的人家,爹在外做小买卖,娘在内持家,女儿青梅帮助别人家洗点衣服补贴家用。日子虽然清苦,倒也和和美美。不料青梅娘得了子宫脱垂病,没几天竟卧床不起,不能进食,面色苍白。青梅父女急得像热锅上的蚂蚁,请郎中治疗,几剂药下去没见好转,看来青梅娘快要不行了。一天,青梅对双眉紧锁的爹说:"爹,发愁也没有用,这样吧,我们贴个告示,谁能治好娘的病,我就嫁给他。"青梅爹十分吃惊:"女儿呀,婚姻大事岂能儿戏!"青梅劝道:"家中穷苦,我们没有钱给娘治病,娘劳苦一生,我们可不能让她就这么走了。我已经决定了,不论富贵贫贱,残老鳏丑,只要能治好娘的病,我就嫁给他。"青梅爹看看女儿,想想日子一贫如洗,只得同意了,于是贴出了治病招亲的告示。

晚上,青梅梦见了一位老神仙对她说:"青梅呀,你救母的一片孝心感动了上苍。玉帝派我告诉你一句话:'竹马到来日,洞房花烛时。'切记切记!"青梅醒来后百思不解其意。

说来也巧,有一个穷苦的青年,父母双亡,以采药为生,一天晚上,他也梦见一位老神仙对自己说:"牢记'竹马送来日,洞房花烛时',快上山挖仙药,能成就好姻缘。"第二天,他就听说了青梅家治病招亲的事儿。于是,他立刻背上药篓去找老人们曾说过能治疗子宫脱垂病的"竹马"。

真是功夫不负有心人,他终于在一片野草下发现了跟传说吻合的棕黑色的"竹马",急忙挖出来,给青梅家送去。青梅娘喝了几天用"竹马"熬的药后,病渐渐地好了起来,青梅和那位青年成了亲,一家人恩恩爱爱,过着幸福生活。人们由此知道了"竹马"的神奇功效,一传十,十传百,天长日久,"竹马"被传成了"升麻",于是就作为一味中药名传了下来。

六十二、小葱的药用价值不可小觑

平时大家多把小葱当作调料,关注小葱营养的人很多,其实小葱除了营养价值高以外,小葱的药用价值也不可小觑。

小葱富含维生素 A、钾、钙等营养成分。葱白味辛性温,能通阳解毒,对春天的风寒感冒作用极佳,且有助于通便、消疮肿,煲汤时加小葱营养功效更佳。小葱除了含有大量维生素和矿物质之外,还含有挥发油,其中的主要成分为葱素,具有较强的杀菌或抑制细菌、病毒的功效。

研究发现,人体内二丙醇增多会引起细胞损伤,导致衰老和疾病。小葱能显著降低丙二醇含量,增加抗衰酶活性,延缓组织和器官老化,特别是对血管内皮细胞的保护作用明显,能防止血栓形成和降低血脂,对预防冠心病、脑血栓等大有好处。

可见,平日里菜品中起点缀作用的小葱还会有如此大的营养价值,真可谓处处留心皆学问。倘若以这份钻研之心重新观察我们的生活,想必你会有更大的发现呢!

六十三、认识何首乌

大家都知道何首乌是一味名贵中药材,有解毒,消痈,润肠通便之效,具体如下:

1. 何首乌的藤亦能入药,叫夜交藤,有养血安神、舒筋通络作用,同时对四肢发麻、老年皮肤瘙痒也有治疗效果。可用来补肝肾、益精血。主治肝肾不足,精血亏虚,症见头晕、眼花、腰膝酸软、须发并白等,经常与补养精血药同用。

2. 何首乌还可以解毒、截疟、润肠:可治疮疡,瘰疬;久疟体虚,气血两亏,配益气养血药;精血不足,肠燥便秘。

3. 治肠燥便秘,三五日见效,直接泡水喝!

4. 何首乌还能抑制人型结核菌,有报道曾用何首乌 15g、茯苓 9g、五味子 2g 制成抗痨饮,作为肺结核、颈淋巴结核综合治疗措施之一,可使患者的体质明显改善,加快康复。

5. 何首乌确能治疗少年头发早白,每天煎鲜何首乌、鲜生地各 30g,常可收到满意的效果,何首乌对老年人的更大作用在于能降低血清胆固醇,有利于防治动脉粥样硬化和冠心病,这可能是卵磷脂的作用。

6. 何首乌还含有泻下作用的蒽醌类成分,其作用与泻药大黄相同,但何首乌的泻下作用较大黄缓和,因此可作老年习惯性便秘的良友,痔疮便血也可以使用。

上述是何首乌的六大功效的具体说明,需要注意的是,生制首乌性味相同,功效主治不同,所以大家在使用何首乌的时候一定要区别对待。

六十四、中药白术的食用方法

白术,是常用的中药,有健脾益气、燥湿利水、止汗、安胎之效。用于脾虚食少,腹胀泄泻,痰饮眩悸,水肿,自汗,胎动不安。然而,白术不但是药,也是菜。下面就让我们一起去看看白术的食用方法。

1. 生白术:拣净杂质,用水浸泡,浸泡时间应根据季节、气候变化及白术大小适当掌握,泡后捞出,润透,切片,晒干。

2. 炒白术:先将麸皮撒于热锅内,候烟冒出时,将白术片倒入微炒至淡黄色,取出,筛去麸皮后放凉。(每白术片 100kg,用麸皮 10kg)

3. 焦白术:将白术片置锅内用武火炒至焦黄色,喷淋清水,取出晾干。

4. 土炒白术:取伏龙肝细粉,置锅内炒热,加入白术片,炒至外面挂有土色时取出,筛去泥土,放凉。(每白术片 100kg,用伏龙肝粉 20kg)

在《本草蒙筌》中记载:"白术咀后,人乳汁润之,制其性也,润过陈壁土和炒。";在《本草备要》中记载"白术,用糯米泔浸,陈壁土炒,或蜜水炒,人乳拌炒",这也白术的两大食用方法。可见,白术入食,历来已久。

六十五、核桃的相关传说

传说,核桃和蟠桃一样,是西王母的圣果,又称长寿果,一般的凡人根本看不到,摸不着。后来,西王母追随玉皇大帝来到卢氏,随身把核桃和蟠桃也带了来。有一年,卢氏发生了瘟疫,神医扁鹊带着弟子到玉皇山采药,灵芝、天麻、枣皮、金银花都采到了,独独少了最主要的一味药——核桃。因为核桃去皮后极像人的大脑,它不仅温肺补肾,对哮喘咳嗽、肾虚腰痛等病有明显的疗效,最重要的是对人的脑神经系统有不可替代的滋补作用。到哪儿找核桃呢?弟子子阳建议:进瓮潭沟,向住在瓮城瀑布上面瑶池旁边的西王母讨要。扁鹊来到瓮潭沟口,被西王母的丫鬟杜鹃挡了驾,说七仙女们正在瓮城瀑布戏水,请君少待片刻。又等了一会儿,杜鹃说,仙女们转移到上面瑶池去了,请君入瓮吧。

瓮潭沟口小肚子大,生得真像是个瓮。扁鹊进到沟里一看,两边山坡上尽是中草药:杜仲、辛夷、山茱萸,连翘、娑罗、八月札,就连溪水里游来荡去的甲鱼、大鲵等,用于救死扶伤也都是上好的补品。扁鹊走到瀑布跟前,只见几十米高的瀑布像长空白练,从半空中咆哮而下,在高耸的崖壁间发出嗡嗡的回声。扁鹊正在为瓮城瀑布的壮丽景观惊叹不已,这时杜鹃送来了核桃种子,并且告诉他,这一个核桃救不了多少人,不如把它种在沟口,经王母娘娘一点化,马上就能长成大树,就能结许多核桃。扁鹊走到沟口,按杜鹃的说法把核桃埋进土里,眨眼间,面前便长起一棵大树,并且结了无数的核桃。扁鹊就用这棵树上的核桃作药引子,救活了无数的人,最终扑灭了瘟疫。

后来,卢氏人就不断地到这儿采种育苗,使全县百姓们的房前屋后、沟旁渠边到处都长着核桃树,让它一年又一年、一代又一代地向人们奉献着阴凉。

六十六、辛夷花的传说

辛夷花为木兰科落叶灌木木兰的干燥花蕾,味辛性温,入肺、胃经,能通鼻窍,散风寒,治鼻渊头痛、风寒感冒。说起来,辛夷花还有一段动人的传说。

相传古时候有一个姓秦的秀才,得了鼻孔流脓水的病,经常鼻塞不通,浊涕常流,腥臭难闻,连自己得妻子儿女都回避他。他求了不少名医,用过不少药物,总不见好转,内心非常苦恼,于是产生了轻生的念头。一日,他在一棵古树下准备自缢,被一个过路的樵夫救下,问明缘由后,樵夫告诉他说:"此山中有一种药可治此病。"秦秀才忙问药名,并拿出银两酬谢。樵夫笑笑说:"老夫认柴不认药,救人一命值几何?心诚意肯香扑面,活命自不惧坎坷"。说着用手往深山一指,就走了。

秦秀才按照樵夫的指点,攀缘到深山中寻找,终于发现一种花树,叶茂花大,香气四溢。他采了一些花蕾,煎水连服数天,果真痊愈,他高兴异常,又采了一些种子,精心种在自家院子里,以此树的花为得此病的人医治,皆得奇效。有人问他这药何名?他想了想,觉得这药是樵夫暗言指点,自己意会所得,就叫"心意花"吧,天长日久,就成了后世的"辛夷花"了。

六十七、趣事话地黄

古时对地黄的药用价值,给予了很高的评价,并视为珍品。《抱朴子》一书记载:楚文子服地黄八年,夜视有光。在《朝野金载》中记载:有一山鸡被老鹰叨伤,山鸡便逃到地里用地黄叶点之而愈。

宋朝诗人谢灵云《山居赋》中有:"采石上之地黄、摘竹下之天冬"的诗句。

唐代白居易《采地黄者》诗云:"麦死春不雨,禾损秋早霜,岁晏无口食,田中采地黄,采之将何用?持以易糇粮。凌晨荷锄去,薄暮不盈筐,携来朱门家,卖与白面郎,与君啖肥马,可使照地光,愿易马残粟,救此苦饥肠。"

宋朝苏东坡《小圃地黄》:"地黄食老马,可使光鉴人,吾闻乐天语,喻马施之身。丹田自宿火,渴肺还生津,愿饷内热者,一洗胸中尘。"

《苏东坡与翟东玉尺牍》:"药之膏油者,莫如地黄,啖老马皆复为驹,乐天诗已言之,今人不复知此法。吾晚学道,血气衰耗如老马矣。欲多食生地黄而不可常致。近见人言循州兴宁令欧阳叔向,于县圃中多种此药。意欲作书干求而未敢。君与叔向故人,可为致此意否?此药以二八月采者良。如许,以此时寄惠为幸。欲烹为煎也。"

陆游曾作《梦有饷地黄者味甘如蜜戏作数语记之》五言古诗(诗长不录)。

古人深信地黄真如《神农本草经》之所言,多方访求,甚至形之梦寐。唐朝白乐天,宋朝苏东坡、陆游,南史谢灵运等皆文学史中名人,而笃信地黄,并不是随便说说,而是亲自实验对身体有补益的良效。至于以地黄喂马,亦出《抱朴子》:"韩子治用地黄苗喂五十岁老马,生三驹,又一百三十岁乃死。此说古之学者多信之而亲服用之。"

苏颂《本草图经》中记载:"崔之亮海上方,治一切心痛,无问新久。以生地黄一味,随人所食多少,捣绞取汁,搜面作馎饦或冷淘食,良久当利出虫,长一尺许,头似壁宫,后不复患矣。昔有人患此病二年,深以为恨,临终戒其家人,吾死后当剖出病本。从其言果得虫,置于竹节中,每所食皆饲之。因食地黄馎饦;亦与之,随即坏烂。由此得方。"刘禹锡《传信方》亦记其事之:"贞元十年,通事舍人崔抗女,患心痛垂绝,逐作地黄冷淘食,便吐一物,可方寸匕,状如蛤蟆,无足目,似有口,遂愈。"

六十八、柴胡的传说

相传很久以前,有一个地主家的长工名叫胡大。一天,胡大突然得了怪病,一时高烧不退,一时又冷得打寒战。

地主怕这种病会传染,于是打发两个手下人深夜悄悄地把胡大扔到一个水塘边。一阵冷风吹来,胡大从昏迷中醒来了,他感到又渴又饿,便不管三七二十一,随手抓了些塘边的柴草根充饥,不料第二天竟然退烧了。不久,怪病在村里蔓延开了,地主的独生子也被染上了,心急如焚的地主央求胡大说:"胡老弟,我儿子病得快不行了,求求你告诉我,你是吃了什么药治好病的?"

胡大说:"你们把我扔到塘边,我又渴又饿,没办法只好吃当柴烧的那种草根啊!"地主的儿子吃后居然很快就好了。消息传开,村里患疾病的人争相效仿,果然都化险为夷。

一个老秀才说:"那药草原来只当柴草烧,既然是胡大第一个发现它能治病救人,那就叫它'柴胡'吧"!

六十九、降逆温肾话"丁香"

传说有一显贵,自恃才高八斗,瞧不起平民百姓。一日过河,无船无桥,央求一农夫背他,并许以银两。

农夫说:"我出一上联,你若能对出,不要银子背你过去。"显贵欣然应允。

农夫说:"水冷酒,一点,二点,三点水。"显贵百思不得其意,回去后卧床不起,遍请名医,金石无效,竟呜呼哀哉了。后在坟头长出一株丁香花,其同僚见了大悟:"他终于把下联对出来了——丁香花,百头,千头,万(万)头。"这里所说的丁香花,就是中药"丁香"。丁香为桃金娘科植物丁香的花蕾,味辛,性温,有温中降逆,温肾助阳功效。临床常用于:

1. 呃逆常与柿蒂、高良姜伍用;若中虚有寒之呃逆,可加人参或党参、生姜等。

2. 呕吐或泻,脘腹绞痛,可配半夏、生姜;如为妊娠呕吐,当与人参、藿香配伍;若脘腹胀满,暖气吞酸,与三棱、莪术、神曲、青皮等制成丁香脾积丸,疗效甚佳。

3. 丁香与附子、肉桂、巴戟天、狗脊等煎汤内服,可治疗阳痿精冷,腰膝酸软无力。

此外,丁香加川楝子、茴香、当归、附子可治疝气疼痛;用丁香煎液或酒精浸液涂擦,能治疗头癣、股癣、体癣、手癣等皮肤疾患。

丁香有公、母之分。母丁香即鸡舌香,为丁香的成熟干燥果实,药性、功能、主治与丁香相似而药力略逊。

七十、川芎——仙鹤衔来的良药

川芎为伞形科多年生草本植物川芎的根茎,具有活血行气、祛风止痛的功效,用于月经不调、经闭痛经、癥瘕腹痛、胸胁刺痛、跌打肿痛、头痛、风湿痹痛。主产于四川,系人工栽培,五月采挖,除去泥沙,晒后烘干,再去须根,用时切片或酒炒。关于川芎的来历,还有一段离奇的传说呢!

唐代初年,药王孙思邈偕徒弟从终南山云游到了四川的青城山,这天,师徒二人累了,便到青松林内歇脚,这时忽见林中山涧边的一只大雌鹤正带着几只小鹤涉水嬉戏,没过一会儿,突然听到几只小鹤不断地惊叫,药王师徒一瞧,原来那只大雌鹤头部低垂,双脚颤抖,不断哀鸣。小鹤们看见"妈妈"扑扑颠颠,也吓得凄楚怪叫。药王心里明白,这只雌鹤一定患了急病,没过多久,天空中传来一阵阵鹤鸣,只见几只白鹤落下,从它们嘴里掉下几片叶子落入病鹤巢中。徒弟捡起落在地上的叶子,发现形状很像红萝卜的叶子,便满不在乎地丢在地上,但药王却若有所得,命徒弟把叶子捡起来保存好。

次日,药王师徒再次来到青松林,但已听不到病鹤的呻吟声了。抬头仰望,只见几只白鹤在空中盘旋,嘴里又掉下几朵小白花。徒弟依然不觉得稀奇,药王却又命徒捡起来保存好,此时药王发现病雌鹤的身子已完全康复,又率领小鹤们嬉戏如常了。

细心的孙思邈还观察到白鹤爱去元顶峭壁的古洞,那儿长着一片绿茵茵的野草,野草的花、叶都与往日从白鹤嘴里掉下来的一样,不禁联想到雌鹤的病愈与这种草有关,他对这种药草进行尝试后发现,其根茎苦中带辛,具有特异的浓郁香气,根据他多年的经验断定,此品有活血通经、祛风止痛的作用。于是,他便叫徒弟携此药下山,用它给病人对症治病,果然灵验。"药王兴奋地随口吟道:"青城天山幽,川西第一洞,药草过仙鹤,苍穹降良药"。这药就叫川芎。

川芎辛散温通,既能活血,又能行气,为"血中气药",能"下调经水,中开郁结"。治妇女月经不调、经闭、痛经、产后瘀滞腹痛等,临床上常用于血瘀气滞的痛证;同时,川芎辛温升散,能"上行头目",祛风止痛,治头痛,无论风寒、风热、风湿、血虚、血瘀,均可随证配伍用之。但凡阴虚火旺、多汗及月经过多者,应慎用。

七十一、中草药"沙棘"的典故

沙棘是一种落叶性灌木,沙棘果实入药具有止咳化痰、健胃消食、活血散瘀之功效。现代医学研究,沙棘可降低胆固醇,缓解心绞痛发作,还有防治冠状动脉粥样硬化性心脏病的作用。据说,它曾帮助过蜀国的大军。

相传在三国时期,蜀国的一次冬征中,蜀国大军来到金沙江和澜沧江畔地带,由于山路险恶,人疲马乏,后继粮草又接济不上,很快就陷入了饥饿的危境中。这时,有人在荒山野岭中发现了一种被称为"刺果"的植物,鲜艳的果实挂满枝头,可是却没人敢吃。直到几天以后,士兵们发现一些战马吃了这些野果后迅速恢复了体力,才纷纷采食,由此渡过了难关。这种植物就是广泛分布在四川、云南山岭中的亚乔木植物——沙棘。

沙棘在过去是一种不被人们注意的野生灌木,如今已被生态学、营养学、医药学、经济学家们纷纷列为科研课题,进行培育、开发和利用。它广泛分布在我国干旱、半干旱和高寒地区。早在古希腊,人们就发现那些被他们丢弃的病马、瘦马,在随处可见的一种灌木丛中游荡一段时间之后,竟奇迹般地恢复了健康,变得膘肥体壮,毛皮也闪闪发光。后来才发现,原来是沙棘的叶子和果实滋养了这些病瘦的马匹,于是他们就给这种灌木起了一个形象的名字:闪闪发光的马。

在古代,沙棘除了可作水果食用外,它还是大自然赐予人类的一种很好的药物。藏医《四部医典》中,就记载了沙棘的神奇妙用,说它有祛痰利肺和活血化瘀的功效,能协调肝、胃、肾、心的功能平衡,对创伤有止痛、促进愈合的再生功能等。

如今,人们用沙棘嫩叶制成的沙棘绿茶,不但对治疗心脏病有效,且有增进胆汁分泌、利尿、消炎止痛等作用。沙棘果、种子甚至叶片,都可用于治疗烧伤、烫伤、辐射损伤、褥疮及其他皮肤病;可治疗胃肠疾病、静脉曲张,甚至对治疗癌症,缓解动脉粥样硬化、病毒性肝炎的疗效也比较显著,是难得的保健和医药用品之一。

沙棘是植物及其果实的统称。植物沙棘为胡颓子科沙棘属,是一种落叶性灌木,其特性是耐旱,抗风沙,可以在盐碱化土地上生存,因此被广泛用于水土保持。国内分布于华北、西北、西南等地,沙棘为药食同源植物,沙棘的根、茎、叶、花、果,特别是沙棘果实含有丰富的营养物质和生物活性物质,可以广泛应用于食品、医药、轻工、航天、农牧渔业等国民经济的许多领域。沙棘果实入药具有止咳化痰、健胃消食、活血散瘀之功效。现代医学研究,沙棘可降低胆固醇,缓解心绞痛发作,还有防治冠状动脉粥样硬化性心脏病的作用。

七十二、三七——止血不留瘀

以前,有兄弟俩,哥哥行医看病且种植药材。有一天,弟弟突然得了急症,七窍出血。哥哥急忙刨了一棵草药煎汤给弟弟服下,连服几服后,痊愈。弟弟在得知服用的是祖传的止血草药后,便也在自家院子里栽了棵草药的小苗。

第二年,这棵草药已长得枝繁叶茂。这时,邻村有家财主的儿子也得了出血病,弟弟听说后,就把那棵草药挖出来,给财主的儿子煎汤喝了,没想到服用了几服后人便死了。财主告到县官那里,弟弟被抓了起来,哥哥得知后,急忙前去申诉,他说,弟弟给财主儿子用的确实是止血草药熬的汤,只不过这种草药才生长了一年,还没有药性,要长到三到七年时药力才最强。后来,人们就给这种草药起名叫三七,意思是生长三至七年的药效最佳。

三七,又名田三七、参三七,味甘、微苦,微温。《本草纲目》中记载,三七"主治止血、散血、定痛、金刃箭伤,跌扑杖疮血出不止者,嚼烂涂,或为末掺之,其血即止",并说"亦主吐血、衄血、下血,大肠下血,妇女血崩,产后出血,产后血多,男、妇赤眼,无名痈肿,虎咬虫伤"等。三七在清朝药学著作《本草纲目拾遗》中亦有记载:"人参补气第一,三七补血第一,味同而功亦等,故称人参三七,为中药中之最珍贵者。"三七是伤科必用之品,著名的"云南白药"就是以三七为重要原料。

据研究,三七含有多种皂甙、丰富的铁质、钙质、蛋白质和糖类,具有缩短凝血时间、增加血小板的作用,能像漆那样把伤口黏合起来,所以又叫山漆;因为它对各种出血症有止血功能,又叫它血见愁。

三七既有止血又有活血的功效,有"止血不留瘀"之说,为伤科之要药。在化瘀止血方面,可用于多种出血,兼有瘀滞者疗效更佳。单用即有效,或配其他止血药共同使用。在活血定痛方面,可用于外伤引起的瘀痛及胸痹引起的心绞痛,多配活血药共同使用。用量一般为3~10g,可研末吞服,每次1~1.5g,外用可按照需求使用。但血虚无瘀的病人,是要忌服三七的。

七十三、兵败荒野患血尿,马夫巧得车前草

相传两千多年前,西汉大将马武有一次奉命率兵打仗,由于战略失策,打了败仗。他

率败兵溃退到一个荒岛,因大军长途跋涉,人困马乏,又值暑热时节,久晴不雨,大部分士兵病倒,患了尿血症,连匹匹战马也尿血不止。

马武将军的部下有位马夫,也患了尿血症。他非常爱怜战马,心急如焚,但是没有办法。偶尔有一天,马夫发现三匹战马不再尿血了,这是怎么回事呢?他好奇地观察战马的活动,原来在马车附近的地面上长着一种叶片椭圆形的野草,一连几天战马都在吃这种野草。马夫心想,可能这种野草能治疗尿血症吧。于是决定自己先试一试,就采回野草煎汤服了,连续几日,结果"药到病除"。

马夫急忙把此事向将军禀报,将军下令全军挖吃那种草药。几天以后,竟出现了奇迹,患病的人和马都痊愈了!

马武将军十分高兴,把马夫叫到面前问:"此草如此灵验,长于何处?"

马夫指着不远的一处地方说:"将军,就在大车跟前!"

车前草也由此得名。

七十四、中药薏苡与成语典故

有一味中药叫"薏苡",与一个叫"薏苡明珠"的成语有关,这个成语是指无端受人诽谤而蒙冤的意思。相传东汉名将马援(伏波将军)领兵到南疆打仗,军中士卒病者甚多。当地民间有种用薏苡治瘴的方法,用后果然疗效显著。马援平定南疆凯旋归来时,带回几车薏苡药种。谁知马援死后,朝中有人诬告他带回来的几车薏苡是搜刮来的大量明珠。这一事件,朝野都认为是一宗冤案,故把它说是"薏苡之谤"。白居易也曾写有"薏苡谗忧马伏波"之诗句。

薏苡作为一种中药,有其悠久的历史,早在《神农本草》中即有记载。薏苡是禾本科植物薏苡的种仁,其性味甘、淡、凉,入脾、肺、肾经。有健脾、补肺、清热、利湿等功用。

现代医药学研究表明,薏苡含蛋白质、多种氨基酸、维生素和矿物质,其营养价值在禾本科植物中占第一位。薏苡仁用于临床治疗,可以强筋骨、益气、和中、消水肿等,此外,阑尾炎、关节炎、脚气病乃至肿瘤皆可使用,也可煮粥作为病后调养。薏苡的根、叶也可入药。薏苡的根除了具有清热、利湿、健脾的作用外,还可治黄疸、驱蛔虫以及治疗牙痛、夜盲等症。薏苡叶可代替绿茶,并有利尿作用。

薏苡还有养颜和美容功效,对年轻人身上或面部的瘊子,有很好的疗效。用法为:成人每天用带壳的薏苡仁 50g,洗净后加入两杯半水,煮熬到水减至一半时即可服用。一般服一个月,此种薏苡仁汤还对皮肤粗糙、雀斑、疙瘩等病症有治疗作用。

七十五、中药"知母"的传说

知母是一味常用的清热药。其性甘寒质润,故有清热泻火与滋阴润燥并举的特点,可治疗肺胃实热、阴虚燥咳、骨蒸潮热、阴虚消渴、肠燥便秘等病证,临床常与石膏、贝母、黄柏、花粉、首乌等同用,影响较大的代表方药有白虎汤、知柏地黄丸、二母散等。关于知母这味药药名的由来,还有这样一段有趣的传说。

从前有个孤寡老太婆,无儿无女,年轻时靠挖药为生。因她不图钱财,把采来的药草都送给了有病的穷人,所以年老了却毫无积蓄。这苦日子倒能熬,但老人有块心病就是自己的认药本事无人可传，想来想去，她决定沿街讨饭，希望能遇上个可靠的后生，认作干儿子，了却自己的心病。

一天，老人讨饭来到一片村落，向围观的众人诉说了自己的心事，一时间，讨饭老太要认干儿子传授采药本事的消息便传开了。不久，有一个富家公子找到了她，这公子有自己的小算盘："学会了认药治病，岂不多条巴结官宦的路子。"于是便把老太婆接到家里，好衣好饭伺候着。但过了十几天，却一直不见老太婆提药草之事，这天，他假惺惺叫了老人一声"妈"，问起传药之事，老太婆答道："等上几年再说吧。"这下子把公子气得暴跳如雷，他叫嚣起来："白养你几年，你想骗吃骗喝呀，滚你的吧！"老人也不愠怒，冷笑一声，换上自己的破衣裳，离开了公子的家门。

她又开始沿街讨饭，没多久，又有个商人找到他，愿认她当干妈。这商人心里盘算的是卖药材，赚大钱。他把老太婆接到家，先是好吃好喝招待，可过了一个多月，仍不见老人谈传药之事，心里就忍不住了，便又像公子一样，把老人赶出了家门。

一晃两年过去了，老人仍不停地沿街乞讨，说着心事，竟被很多人当成疯子、骗子。这年冬天，她蹒跚着来到一个偏远山村，因身心憔悴，摔倒在一家门外。响声惊动了这家的主人，主人是个年轻樵夫，他把老太婆搀进屋里，嘘寒问暖，得知老人饿着肚子，急忙让妻子做了饭菜端上。老人吃过饭就要走，两口子拦住了："这大冷的天，您上哪儿去呀？"当老人说还要去讨饭时，善良的两口子十分同情，劝她说："您这把年纪了，讨饭多不容易，要是不嫌我们穷，就在这儿住下吧！"老人迟疑了一下，最后点了点头。

日子过得挺快，转眼春暖花开。一天，老人试探着说："老这样住你家我心里过意不去，还是让我走吧。"樵夫急了："您老没儿女，我们又没了老人，咱们凑成一家子过日子，我们认您当妈，这不挺好吗？"老人落泪了，终于道出了详情。而樵夫夫妇却没有介意："都是受苦人，图啥报答呀，您老能舒心就行了。"从此，樵夫夫妇忙着活计，很孝顺老人，老人就这样过了3年多的幸福时光，到了80岁的高龄。

这年夏天，她突然对樵夫说："孩子，你背我到山上看看吧。"樵夫不明就里，但还是愉快地答应了老人。他背着老人上坡下沟，跑东串西，累得汗流如雨，但还不时和老人逗趣，老人始终很开心。当他们来到一片野草丛生的山坡时，老人下地，坐在一块石头上，指着一丛线型叶子、开有白中带紫条纹状花朵的野草说："把它的根挖来。"樵夫挖出一截黄褐色的草根问："妈，这是什么？"老人说："这是一种药草，能治肺热咳嗽、身虚发烧之类的病，用途可大啦。孩子，你知道为什么直到今天我才教你认药么？"樵夫想了想说："妈是想找个老实厚道的人传他认药，怕居心不良的人拿这本事去发财，去坑害百姓！"老太婆点了点头："孩子，你真懂得妈的心思，这种药还没有名字，你就叫它'知母'吧。"

后来，老婆婆又教樵夫认识了许多种药草。老人故去后，樵夫改行采药，但他一直牢记老人的话，真心实意为穷人送药治病。

七十六、中药蔓荆子

安徽省太湖县是全国中药材蔓荆子五大产区之一，据考究具有600多年的悠久历史，而且太湖县生产的蔓荆子在省内外都颇有名气。然而蔓荆子是怎样在太湖县扎根、开花、结果、繁衍后代的呢？

在太湖县民间一直流传着这样一个传说。

蔓荆子在《神农本草经》中列为上品,具有疏散风热、清利头目、止痛的功效。太湖县生产的蔓荆子为单叶蔓荆马鞭草科,落叶小关木蔓荆的成熟果实。相传在洪武年间,太湖县有位名叫刘焘的人在广西柳州做知府,回太湖县省亲时,带回蔓荆子种子,赠送给家人种植。其家人将种子撒在河滩上,后逐年生产繁殖,但当时人们对蔓荆子认识不够,对它的生长无人问津,结果还是寥寥无几。到公元 1883 年,几场大雨冲破了圩坝,淹没了万顷良田,时过水落,皆淤成了高低起伏的沙滩,蔓荆子才获得了生长繁衍的环境。

如今蔓荆子主要产区分布在太湖县长河两岸沙滩上,此地气候好,雨量丰富,再加上蔓荆子适应性强,群集蔓生,耐干旱,适宜在土质疏松、通透良好的沙质土生长。中医上,蔓荆子又名白背木耳、白背杨、水捻子、白布荆。其性味:辛、苦、微寒,归膀胱、肝、胃经,疏散风热,清利头目,用于风热感冒头痛,齿龈肿痛,目赤多泪,目暗不明,头晕目眩。

七十七、趣谈枸杞子

我国宋代医家王怀隐、郑奇、陈昭遇等人编写的《太平圣惠方》医书中,有一则关于枸杞子的故事。

传说有一使者去西河出差,路逢一女子,年方十五,却正在打一个八九十岁的老人,使者深感奇怪,问其女子:"此老人是何人?"

女子曰:"我曾孙。"

"打之何故?"

"他不肯食枸杞,致使年老不能行步,所以决罚。"

使人遂问:"你今年几岁?"

女子回答:"年 372 岁。"

使者又问:"药有几种,可得闻乎?"

女云:"药唯一也,然有五名。春名天精,夏名枸杞,秋名地骨,冬名仙仗,亦名王母仗。以四时采服之,命与天地齐寿。"

这个故事,具有明显的传奇色彩,故事中 300 余岁的女子可能是虚构的,无法考证。但枸杞子健身延年、抗衰老的作用,后人曾有过许多详细的论述。

《本草经疏》认为:"枸杞子,润而滋补……专于补肾、润肺、生津、益气,为肝肾真阴不足,劳乏内热补益之要药。"《食疗本草》则明确指出,本品有"坚筋耐老"的作用。

据现代医学科验证,枸杞子含有胡萝卜素、硫胺素、核黄素、烟酸、抗坏血酸、亚油酸等成分。据动物实验和临床观察,枸杞子有降低血脂、降低血压、抗脂肪肝、保护肝脏、兴奋呼吸、扩张血管等作用。值得重视的是,枸杞子能促进乳酸杆菌生长,而乳酸杆菌被认为是一种可以助消化、健身、益寿之品。

从上述研究看出,《太平圣惠方》关于枸杞子的抗衰老作用,可说是"奇中有理"。枸杞子虽然并不可能使人寿至三百余岁那么"奇",但将本品当作一种健身延年药,确实有一些科学道理。

七十八、中药"黄连"的故事

从前,在土家族居住的黄水山上,有一个姓陶的医生。他家有个园子专种药草,他用这些药草给人治病,由于医术高明,远近都有人来请他去治病,陶医生出门的时候多,就请了一个姓黄的帮工来经管园子。

陶医生的女儿叫妹娃,长得漂亮、聪明、活泼,老两口视如掌上明珠。妹娃也喜欢栽花种药,每天早上起来,第一件事就是到园子里看花看药。

正月的一天早上,寒霜未化,冷气袭人。妹娃来到园子里,见花未开,草未萌芽,就开了后门,沿着小路往山上走。忽然,她看到路边有一朵油绿色的小花开放了,妹娃越看越喜欢,就用手指把四周的泥土掏松,把它连根挖起,种在园子里。帮工看到这株在天寒地冻的正月就开花的野草,也很喜欢,天天浇水,月月上肥,那草越长越茂盛,后来结了籽,帮工把这花的籽洒在园子里,第二年,园里绿色的小花就开得更多了。

不料,妹娃得了一种怪病,满身燥热,又吐又拉,只三天,就瘦得皮包骨头了。陶医生到外地给人治病尚未回来,妹娃的母亲只好请当地另一名医前来给女儿治病,这位名医是陶医生的朋友,诊治十分细心,可连服三剂药都未见效,肚子越拉越厉害,还屙起血来,母亲整天守护在床前,急得吃不下,睡不着,想起女儿的病就掉泪。帮工看在眼里,很焦急,怎么办呢?忽然,他想起那绿色的小花,前个月自己喉咙痛,偶然摘下一片叶子,嚼了一下,虽然苦得要命,但过了一个时辰,喉咙痛居然减轻了。接着,他又嚼了两片叶子,当天就不痛了。妹娃这个病,这种花草能不能当药呢?不妨试一试。想到这里,他就连根带叶扯了一株起来,煎成一碗水,趁妹娃的妈妈去煮饭时,端给妹娃喝了,谁知早上喝的,下午病就好多了;再喝了两次,病居然全好了。这时,陶医生回来了,一问经过,非常感动,连声感谢帮工说:"妹娃害的是肠胃湿热,一定要清热燥湿的药才医得好。这开绿花的小草,看来对清热燥湿很有功效呀!"

因为这位帮工姓黄名连,为了感谢他,这药材也就取名为黄连。

七十九、紫花地丁的传说

地丁的全称叫"紫花地丁",是堇菜科多年生草本植物,因花开紫色而得名。传说古时候有两个苦难兄弟在偶然中发现了它清热解毒的奇特功效。

从前,有两个要饭郎整天在一起乞讨,日久便结拜为兄弟。有一天,弟弟的一根手指突然生了疔疮,红肿发亮,痛得坐卧不安,哥哥带弟弟来到附近镇上一家卖疔疮药的"济生堂"药铺,谁知老板一看是要饭的却不"济生"了,任兄弟俩磕头求情也不行。兄弟俩又找问了好几处,也没能买到疔疮药。转眼到了傍晚,他们来到一片山坡上歇息,弟弟突然哭起来,直叫"手指烧痛",哥哥急忙安慰着,却也一筹莫展。此时,满天晚霞照在山坡上,哥哥蓦然发现眼前有片紫草花,在霞光中格外鲜艳,便不由得掐了几朵放在嘴里嚼着,觉得苦丝丝凉爽爽的。他灵机一动,连忙把嚼着的花瓣吐出来,顺手按在弟弟的手指头上,安慰说:"先让这湿花瓣给你凉凉!"

没想过了一会儿,弟弟高兴地告诉哥哥,他的手指头舒坦多了,再一会儿,竟不痛了。哥哥闻之一跃而起,大声说:"哎呀,天不绝人,说不定这花草是良药,能治疔毒!"于是连根带叶挖了许多,回到夜宿的庙里,他们把草分成两份,一份捣烂外敷,一份煎水喝,两天后,弟弟的疔疮全好了。

想起最初求医去的那家药铺老板,兄弟俩决定扔掉讨饭棍,以上山采药为穷苦人治疗疔毒为生。为了让人们记住这种顶头开紫花的草药,兄弟俩给草药起名叫"紫花地丁"。

地丁是清热解毒类中药里功卓力宏的一种,它突出的功效是清热解毒、消痈散结,对痈肿、疔疮、丹毒、乳痈、肠痈、毒蛇咬伤、瘰疬、跌打损伤等外科领域的热、毒、肿、痛、结类疾病都有确切的疗效。此外,地丁对内科领域的目赤肿痛、黄疸、痢疾、肠炎等也有很好的效果。

八十、中药诗欣赏

1. 香附
雀头香可达封函,香附连根未许芟。
气病总司权实重,女客主帅品非凡。
渔翁冒雨堪为笠,孝子垂绥好作衫。
人乳童尿和酒醋,由来西制必用盐。

2. 牡丹皮
牡丹富贵占春多,入药根皮去积疴。
理却劳伤经自利,除将吐衄血俱和。
骨皮退热功同等,黄柏滋阴效更过。
贵重浑如金百两,排脓还好痔疮科。

3. 川芎
体及穹窿可上交,真芎须向蜀中捎。
血同归芍堪滋补,风配羌防莫混淆。
却喜引经偏有用,只愁耗气欲相抛。
头疼单把头来救,谁为庸工一鲜嘲。

4. 柴胡
芦头豹子独称雄,须记柴胡忌火烘。
和解少阳表里半,热寒疟疾往来中。
胁疼堪止睛无赤,口苦能除耳不聋。
种别鄞州宜怯症,参芪偕力奏肤功。

5. 防风
铜芸茴草锦屏新,防御风邪气味辛。
赤肿不愁昏满目,拘挛何虑痹周身。
黄芪共理功偏大,荆芥同行意便亲。
卒伍虽居卑贱职,各随经引尽称神。

八十一、钱乙与马兰头

钱乙是我国医学史上著名的儿科专家,他所撰写的《小儿药证直诀》,是我国现存的第一部儿科专著。钱乙在治学上最突出的地方,就是"专一为业,垂四十年",他的逸闻趣事也让后人津津乐道。

钱乙白天看了一天病人,晚上总算得了休闲,于是和好朋友聊天喝酒,菜是用钱乙妻子在河边挑来的野菜马兰头做的。忽然,远处传来了小孩嚎哭声,由远渐近,不一会儿,一位母亲携带着号啕大哭的小孩来到了门前,她一见钱乙,连忙跪下磕头,哭着说:"孩子在山上玩耍,腿被毒蛇咬了,疼痛不已,请神医救救孩子"。钱乙愁眉不展地瞟了瞟小孩的伤口,私下里想,此时街市药铺早已关门了,药到什么地方去取?忽然,钱乙灵机一动,桌上吃的马兰头不是也能治毒蛇咬伤吗?钱乙马上抓了好几大把马兰头给那妇人,告诉她回去将这野菜洗净,用其中的一把捣烂挤汁敷在小孩患处,剩下的马兰头,水焯,挤干切末,用麻油、酱油、糖拌和,早中晚作菜肴给小孩吃。那妇人感恩不尽,回家后遵照钱乙的吩咐,一一照办。第二天,那小孩果然疼痛减轻了,不久,被毒蛇咬伤的患处逐渐好了。

马兰头不仅能治毒蛇咬伤,它还能治多种疾病,如高血压、咽喉炎、肝炎、扁桃腺炎、口腔炎、上感发热、咳嗽、牙周炎、结膜炎、乳腺炎、吐血、衄血、血痢、创伤出血、疟疾、黄疸、水肿、丹毒、痈肿、青光眼、急性睾丸炎等。

八十二、中药使君子的故事

宋年间,潘州一带有个叫郭使君的郎中,精通医道,深得乡邻尊敬。

一天,他上山采药被一种结在藤状植物上的果实所吸引。果实形如山栀,又似诃子,去壳尝之,其味甘淡,气芳香,于是摘下一些带回家来想研究它的药性。

几天后,郭使君见这些果实未干透,怕久放发霉,就放到锅中炙炒。不一会儿,浓郁的香气弥散开来,诱得年幼的孙子嚷着要吃,使君无奈,就拣出炒熟的三枚给孙儿吃。

没想到次日早晨,孙子解大便时竟排出了几条蛔虫,使君思想其缘故,莫非这果儿能驱除蛔虫?

于是就又给孙子吃了八九枚,这下子可把孙儿折腾坏了,又是一个劲打嗝,又是呕吐,郎中断定是过量中毒,忙用甘草、生姜等给孙儿解了毒。

几天后,他再次给孙子服了三四枚,果然孙儿又顺利排出了几条蛔虫。这孙儿本偏食,面黄瘦弱,吃果子不仅驱了虫,而且食欲大增,身体也渐渐强壮起来。

此后,郭郎中在行医时,遇到疳积、虫积的患儿,就酌量用这种果实去医治,每获良效。

人们问起这果子的名字,郎中一时想不出,最后应允了大家的叫法,取名"使君子"。

八十三、肺疾圣药——鱼腥草

据传说,在战国时期,越王勾践成了吴王夫差的人质。勾践在吴期间忍辱负重,假意归顺吴王,后被放回越国,回去正遇越国罕见干旱,荒年无收,举国发生饥荒大难,为了与灾民共渡难关,勾践翻山越岭,四处寻找可充饥可食用的野菜。

一天,勾践过于疲乏,倒在山脚草丛中,待醒来时发现小溪边有一大丛绿油油的野草,他亲自去摘了数片叶子,一闻味道清香伴有鱼腥味,即命随从煮熟喂马,第二天马不但未中毒,且比昨天更有精力了。勾践即命名为"鱼腥草",并广泛栽培,由于此草生长特别快,割去又长,长生不息,越国上下就靠鱼腥草度过了饥饿灾难。但由于历史局限,勾践当时还未发现鱼腥草的药用价值。

话说金代名医刘完素在山上采药,突遇暴雨淋透全身,回家后即发暴病。刘完素高热、寒战、急性咳嗽伴浓稠痰液,自己用了很多药仍不见奏效。正在危难之时,遇一老翁,须发皆白,路过此地,身上背了药囊和无数草药,完素徒弟前去打听有无神奇草药,可以解除师父疾病。老人听其介绍病情,即从布袋中取出一些草药,并嘱煎浓汁服用,可见效。徒弟急去煎药,并将煎好的药水送到刘完素面前,刘十分犹豫,这种汤色如红茶的草药水能把肺痈重症治好吗?无奈之下,只好将气味辛香的大碗药水徐徐吞下,连用三天,果然刘完素热退痰消,咳嗽也减少了,几日后,严重的肺疾就这样化险为夷。

刘完素细看这种草药,鱼腥扑鼻,即前往老人处请教,老人正准备离去,便告诉刘完素此乃蕺菜,又称鱼腥草,功能清热解毒,祛痰止咳,消痈排脓,此是鲜品,干品鱼腥味自消。刘完素叩头致谢,老人即又云游四海,济世活人去了。从此之后,刘完素特别喜爱使用鱼腥草,并命徒弟在菜园种植该草药,向病人推广使用。

现代药理研究认为,鱼腥主含癸酰乙醛,为挥发油,还含有甲基正壬酮、月桂醛、钾盐等,叶片含槲皮甙,花及果中含异槲皮甙,能增强机体免疫力,其提取的鱼腥草素等能增强白细胞的吞噬能力,有明显的利尿作用,还有镇痛、止咳、止血、促进组织再生等作用。

试验研究发现,鱼腥草提取物对金黄色葡萄球菌、溶血性链球菌、肺炎双球菌以及多种杆菌、真菌、部分病毒均有较好的抑制作用。

鱼腥草的药用价值很高,是治疗肺疾炎症疗效显著的药物,被现代人视为"植物抗生素"。古越国勾践充饥遇圣草,金完素疗肺疾登门请教,山间小草原是救命之宝,药食两用防治炎症神奇多奥妙!

八十四、千年银杏"夫妻树"

游客在某旅游胜地游览胜时发现,雌雄异株的两株千年古银杏枝繁叶茂,雌树果实累累,相互牵手,交相辉映,守望在千米高山之巅,见证沧海桑田,成为森林生态游的一大景观。这对银杏夫妻树生长在海拔1100多米的高寒山地,高30多米,直径3米,5人合抱不下。两树相距7米左右,枝权相连犹如挽手交臂,恩爱缠绵。特别是雌银杏树心腐朽,皮厚腹空,千疮百孔,曾有火烧痕迹,仅靠浅薄皮木层支撑高大挺拔的"树伞"。树洞乾坤大,能容五人立,游客纷纷钻进"树屋"拍照留念。

据考察,这对千年银杏"夫妻树"位于竹溪、竹山和陕西平利三县接壤处,属人工栽培,附近有唐代古庙寺院建筑遗迹,树龄在1200年以上。古银杏树旁有一口半封闭的古井,山泉凛冽甘甜,常年不溢不枯,滋润着古银杏及伴生植物茁壮成长,现成为游客解渴的"天然矿泉水"。据山下的村民说,古银杏年年花繁果丰,白果产量达500kg以上,每年秋收时附近村民纷纷上山拣拾落地"胜利果实",换得丰厚收入。

银杏树浑身是宝,种子供药用和食用,养生延年,属高级滋补保健品。外种皮可提栲胶。木材浅黄色,细腻轻软,供建筑、家具、雕刻及其他工艺品用。中医学上以种子入药,性平、味苦涩,有小毒,功能敛肺定喘,主治痰咳哮喘、遗精、带下、小便频数等症。种子含有氢氰酸、组胺酸、蛋白质等。银杏叶片的化学提取物达160多种,是防治高血压、心脏病重要的医药原料。银杏叶也可以作为农药使用,其药液防治红蜘蛛、丝棉金尺蠖、菜青虫、叶螨、桃蚜、二化螟等害虫效果好,而且无残留。

八十五、橘红遇雨扬芳名

据民间传说,清初有一官吏,性情急躁如火,在广东化州为官时,曾患咳喘病,遍请当地名医诊治,服药无效,每逢气候变化,心情不好,病辄发,甚为苦痛。

某夜,大雨不止,官吏的咳喘病骤然加重,剧咳不止,喘促难卧,无奈夜雨倾盆,延医不便,急忙叫女婢将日间所服之药再煎服用。女婢因屋内无净水,准备到水井中汲清泉,但因雨急路滑,恐怕耽误时间要遭到斥骂,仓促间便顺手悄悄取阶前缸中的屋檐雨水倒入药罐,以此水煎药。

一会儿药煎成,官吏服下后自觉舒服,后又再服,咳喘竟大减,以至一夜好睡。第二天,官吏一觉醒来,精神爽快,心中大喜。但转念一想,又不禁感到十分奇怪,此药昨日白天与夜晚的疗效竟大相径庭呢?

"来人,把昨晚煎药的女婢叫来。"女婢过来,十分恐慌,见所问正是昨晚之事,更觉胆战心惊,除了上下牙颤抖之外,说不出一句话。

官吏软硬兼施,女婢才实言相告,大家远远近近地望着房子,纷纷议论着,但又得不出结论。后来,有一幕僚说:"州衙瓦上有橘红之落花甚多,风雨把落花带入小缸,是不是橘红治好了病也很难说。"

后试之,果然如此,于是橘红便闻名于世了。

八十六、本草的厚朴哲学

荷上的露水、草间的鸣虫,是有着诡异的神奇作用的药引子;半夏、乌头,本有毒性,可一经独到的炮制,却即成疗病的秘药……中国人对药草的理解,像高山与清风;中国人与药草的关系,像鱼儿与水。历经数千年锤炼的中药,在西方人眼里是"玄虚",而在中国文化中却是"玄妙"。老子云"玄而又玄,众妙之门"。《中华遗产》2010年第4期特别策划"中药玄机"包括《药名:本草的厚朴哲学》、《中药炮制:因神思而神奇》、《药引子:翩翩而来的使者》三篇文章,带大家走进中药这扇玄妙之门,领略一番中药独特的玄机。

"厚朴"是一味中药。中医药书称其因"木质朴而皮厚"得名。但这看似简单的药名却实在不简单。厚,是淳厚的厚;朴,是质朴的朴,它们是中国人一向赞美的品德,很巧地落在一味药草上。在数千种中草药中,有很多这样初看自然质朴,细品却韵味十足的药名。数千年来,究竟是谁、又是如何为中药取名的? 药名中又蕴含着怎样耐人寻味的道理?

本草的命名有一套很自然的规律,比如以药物的自然形态来取名,听其名,知其貌:比如七叶一枝花,它只有一根独茎,茎上生有一轮叶子,共七片,花也只有一朵,就生在这七片叶子围护的植株顶端,越发显得娇俏艳丽——药名与药草甚是合拍。还有半边莲、猫爪草,它们不仅是药名,也是采药的识别特征。同样,人参必然形如人体,越逼真越名贵,钩藤一定要有两个向下弯曲的钩,乌头形似乌鸦之头,金银花则因一蒂二花、黄白相映而得名。

其次是考虑入药的部位,譬如以根入药的葛根、板蓝根;以叶入药的枇杷叶、淡竹叶;以种子、种仁入药的有菟丝子、桃仁、杏仁;以皮入药的陈皮、桂皮;以花入药的有芫花、藏红花;以全草入药的有仙鹤草、车前草;以藤、茎入药的有海风藤、鸡血藤等。

遍布山间草野的植物有着最为天然的美好色彩,生长于斯的药草便有了色彩斑斓的名字,如白色的白芷、白及,紫色的紫草,红色的红花,青色的青黛,黄色的黄芩;造物主给予世间生命质朴的芳香,于是这些自然气味也成了药名的来源,如麝香、乳香。这麝香很有意思,药品本是成熟雄麝脐下香囊中的干燥分泌物,其气味极浓烈,香气能远射,于是麝香恰如"射香"了。

在中国人眼中,药草吸山水土地之精华而生长,就如一方水土养一方人,不同产地的药草功效也不尽相同,所以,道地的药材是要挑产地的。比如,有一味中药原名芎䓖,《本草纲目》说,"人头穹窿穷高,天之象也,此药上行,专治头脑诸疾,故有芎之名"。但是这种药材四川产的质量最好,后来干脆就叫"川芎"了。此外还有东北产的北细辛、杭州的杭菊花、河南怀庆府(今河南新乡地区)的怀山药等等,都是因为此地所产之药功效独到而得名。当然,按本身的功效来命名的药物也不少:益母草自是用来活血、调经;决明子、千里光,听其名,用以明目一定疗效不错;续断、骨碎补,治骨折有奇效;伸筋草,顾名思义,有利于筋脉的屈伸,当然是舒筋通络的。还有治风通用的防风,乌须黑发的何首乌,《本草纲目》中收录了一味益智、安神、强志的草药,名字就叫"远志"。诸如此类的药名也会给患者以心理上的慰藉和鼓励,有益于疗病。

每到严冬时节,在四川、青海、河南、陕西等地的冰天雪地之中,有一种不畏严寒独傲冰霜的小草就会开出黄艳艳的小花,它虽没有蜡梅那清雅、高洁的知名度,却能润心肺,益五脏,是润肺下气、化痰止咳的良药。它还有一个美好的名字"款冬花",款,在此为古意"至",此名便来自采药的季节。而"款"字却因今天的常用意"轻缓、柔慢"令人对花儿有了动态美感的联想。各种药用植物,都有一定的采收季节,以采药时节命名的,除了款冬花,还有仲夏成熟的半夏、夏至成熟的夏枯草、经霜采收的冬桑叶等等,都是在它们疗效最好的时期采摘,从而得名。

也有人名入药,比如徐长卿、使君子、刘寄奴,名字的背后都有着美好的传奇故事。比如本草"刘寄奴"学名叫奇蒿,是一种菊科植物,而历史人物刘寄奴就是南北朝时的宋武帝刘裕,"寄奴"是他的乳名。传说刘裕在做皇帝之前,有一次外出打猎,用箭射中了一条巨蟒,在寻索这猎物时,见两个白衣童子背着竹篓采摘一些近似菊花的蒿草。两人在密林中一边捣药为他们的"巨蟒大王"疗伤,一边问大王为什么不杀刘寄奴,大王说:"不能杀,刘寄奴将来要做皇帝。"刘寄奴闻言,大吼一声跳将出来,两童子急忙逃窜,留下药臼杵槌和草药。后来刘裕驰骋疆场,就用这种敛疮消肿的草药治愈了不少受伤的将士,因不知其名,索性以自己的乳名命之

本草的命名美妙而质朴,当我们拿到一张药方,上写诸如车前子、麻黄、贯众一类的药名,初看您可能甚觉迷惑,其实很简单:车前子因其多生于道路两边车马之前而得名;

麻黄不过是味麻而色黄；贯众则因"叶似凤尾，其根一本而众枝贯之"，故草名凤尾，根名贯众；我们常见的治疗风热感冒的连翘，"其实似莲作房，翘出众草"，故而得名。诸如此类的中草药命名俯首皆是，比起西药的碳酸氢钠片、葡萄糖酸锌片要自然、贴近得多了。比如前文所说的百合，英文名 lily，按西医方式解读，其化学成分为酚酸甘油酯、丙酸酯衍生物等等，用这些成分取个药名，哪有"百合"二字来得有情趣有神韵，引人遐想？

八十七、酸枣仁的传说

酸枣始载于《神农本草经》，并将其列为上品。《名医别录》云："生河东叫泽，八月采实，阴干。"《新修本草》曰："此即樲枣实也，树大如大枣，实无常形，但大枣中味酸者是。"《开宝本草》指出："此乃棘实，更非他物。若谓是大枣味酸者，全非也。酸枣小而圆，其核中仁微扁；大枣仁大而长，不类也。"

酸枣仁为鼠李科植物酸枣的种子，主产河北、陕西、辽宁、河南等省，以粒大饱满、肥厚油润，外皮紫红色，肉色黄白者为佳。它具有养肝，宁心，安神，敛汗功效，可用于失眠等病症的治疗。

重庆医学院名老中医马有度，读中学时曾因严重失眠，头昏心悸，先后到几家医院多方求医，全用西药，毫无效果，最终被迫休学，后请一位老中医诊治，其处方中的第一味药就是酸枣仁，连续服药 10 剂，病情一天天好转，由此马老相信中医确能治病。后来竟报考了中医学院，走上了中医之路。以往，马氏用枣仁治不寐，一向遵照惯例用炒制品，或入汤剂，或单用粉剂睡前吞服，均有效果，后来亲自到药房参加配药工作，才发现药房屡次所配枣仁，皆是生品，因而悟出生枣仁亦能安眠。马老本人素来夜寐欠安，于是自用生枣仁粉 6g 睡前吞服，果然奏效，亲自实践证明，炒枣仁与生枣仁均有镇静作用。那么，用枣仁安眠，生、炒枣仁究以何者为优？古今许多医家的经验都提示熟者为佳，例如李时珍说："熟用疗胆虚不得眠"。近人焦树德教授也说："我治失眠是用炒枣仁，最好是新炒的"。于是，马老又自用新炒枣仁粉 6g 睡前吞服，安神效果的确较生品为好。

马老用酸枣仁，还有一个绝招。早在 20 世纪 50 年代末，他在农村工作时，不少干部患不寐症，用"酸枣仁汤"中的主药酸枣仁炒香研粉，并嘱患者用夜交藤、鸡血藤煎汤送服，自拟方名"枣仁双藤方"，居然获效。到了 60 年代末，马老带学生下乡巡回医疗，发现单用醋炒延胡索粉治疗痛证，日服二三次，多有良效，不仅疼痛迅速缓解，而且昏昏入睡。尽管查遍历代本草文献，也未见延胡索有安神之用。后来，从一份内部资料中得知有人将延胡索的有效成分试用于失眠患者，确有一定效果。此后，每遇虚烦不眠者，马老便在"枣仁双藤方"的基础上，再加入延胡索粉，果然收效更捷，而且头晕头痛的症状也迅速缓解。此后又将此方命名为"双粉双藤方"。有的病人无法煎药，便减去双藤，仅用双粉，同样获得良好安神效果。对于各种类型的失眠，在对症处方中，加入酸枣仁粉与延胡索粉，疗效更佳。这一偶然发现，提示二药在安神方面似有协同作用。后来，马老便约请四川中药研究所药理研究室进行药理实验，结果证实：酸枣仁的浓煎液和延胡索的有效成分，在镇静催眠方面确有协同效果，随着酸枣仁剂量的增加，其协同增效尤其明显。几经改进，他们终于研制出安神新药——速效枣仁安神胶囊。

八十八、鹿茸的由来与传说

雄鹿的嫩角没有长成硬骨时,带茸毛,含血液,叫作鹿茸,它是一种贵重的中药,对治疗身体虚弱、神经衰弱等症有一定的疗效。关于鹿茸名字的由来,民间流传着一个有趣的传说。

相传,从前有三兄弟,父母死了以后,他们就分了家。老大为人尖刻毒辣;老二为人吝啬狡诈;老三为人忠厚老实、勇敢勤劳,受到人们的称赞。

有一天,兄弟三人相约,一起去森林里打猎。老三勇敢地走在前面,老二胆小走在中间,老大怕死跟在后边。

走着走着,树林里发出了异样的响声,老大、老二都吓得躲在大树后面,蹲下来不敢动弹,只有老三无畏地向发出声音的地方走去。哦!原来是一只长着嫩角的鹿,老三不慌不忙,端起了猎枪,扣动扳机,"砰"一声,马鹿被击中头部,倒在草丛里一动不动了。把鹿打死了,怎么分呢?"我看就这样分吧!大哥是一家之首,就应该分头;弟弟是一家之尾,应该分脚和尾巴。"狡猾的老二说,"我不上不下,不前不后,不头不尾,应该分身子。"尖刻的老大连连摆手说:"不行不行,打猎还分什么我大你小!最合理的办法是,谁打着哪里就分那里,打着什么分什么。"精明的老二就极力表示赞同。

忠厚的老三争不过他们只好提着一个没有肉的鹿头回家了。按照寨规,不管谁打得野味,都要分一部分给大家尝尝。老三难办极了,鹿头上一点肉也没有,怎么分给大家呢?他想出一个办法:去借了一口大锅来,满满两挑水倒进去。然后就把鹿头放到锅里煮,由于太少,鹿角也不像过去那样砍下来扔掉了,都放进去,熬成了一锅骨头汤,把汤给寨子里的每个乡亲都端去一碗。

怪事出来了,吃了很多鹿肉的老大老二没有把身子补好,而喝了鹿头汤的人,却个个觉得全身发热,手脚有了使不完的劲,人也强壮了。

"这到底是为什么?"有经验的老人想,以前吃鹿肉从没吃过鹿角在一起做的,所以就没起到什么作用,这次老三把一对嫩角都放进去煮了,所以效果截然不同。"以后,人们反复试了几次,证明嫩鹿角确实有滋补身子的功效!因为嫩鹿角上长有很多茸毛,大家就把这种大补药叫作鹿茸了。

八十九、万寿菊传说

万寿菊又名臭芙蓉、金菊,黄菊、红花、柏花、金鸡菊等。它含有吉祥之意,被人们视为敬老之花。此外,它还可药用,具有清热解毒、化痰止咳的功效,主治上呼吸道感染、百日咳、结膜炎等症。关于万寿菊的来历还有一段传说,颇为有趣。

相传在 500 多年前有位西班牙的军官去到墨西哥,偶尔在郊外发现了万寿菊的野花,他觉得非常可爱,于是就把种子带回欧洲。当时许多人看见它开的全是金色的花朵,因而用来供奉在圣母玛利亚的像前。按英文起名为 Mary is Gold,即意为"金色的玛利亚"。

到 16 世纪中叶最早传到华南,当时人们不知其名,由于它的花和叶都有一股臭青的异味,只好随便称之为"瓣臭菊"。

据说有个县大人六十寿辰,管家为了增添气氛,遂在大门口摆上两列盆花,顿时黄绿交辉,耀眼异常,县官大喜。间道:"这是何花?"管家答曰:"是瓣臭菊"。谁料县官听错了,说"啊,是万寿菊,好呀,好呀!"管家连忙恭维道:"对,对,祝老爷万寿无疆!"从此,万寿菊之名便不胫而走。1688年清代陈扶摇所撰写的《花镜》一书中,正式写上了"万寿菊"的芳名。

万寿菊叶绿花艳,人们喜欢用它绿化、美化环境。逢年过节,特别是老年人寿辰,人们往往都以万寿菊作礼品馈赠,以示健康长寿。现代研究发现,万寿菊橙黄色的鲜花中含有丰富的天然叶黄素,具有抗氧化、稳定性强、无毒害、安全性高等特点,广泛运用于食品、化妆品、烟草、医药及禽类饲料中。

关于中药万寿菊的记载,中医典籍中有相关介绍,《民间常用草药汇编》言其可"祛风降火,化痰止咳"。《南宁市药物志》曰其"平肝清热,治头晕目眩,小儿惊风"。

九十、毒死南唐后主李煜的中药——马钱子

马钱子,又名番木鳖、苦实、大方八、马钱,为马钱科马钱的种子。味苦,性寒,有大毒。经炮制后入药,有通经络、消结肿和止疼痛之功效。据说,李后主就是被它毒死的。

五代南唐最末一个皇帝李煜,世称"李后主"。在历代帝王中,他是最有才华的一个,又是结局最为悲惨的一个。

据历史传说,南唐灭亡后,末代皇帝李煜(李后主)成了宋朝的俘虏,可想而知,从一个至尊无上的帝王,转眼变成了阶下囚,自然是过着饱受屈辱,以泪洗面的日子。李煜洞晓韵律,诗词歌赋,无所不精,经常借填词咏诗以表示对昔日帝王生活的思念,对今日牢笼似的生活百般惆怅悲愤,抒发自己哀怨忧伤之情。

公元978年,是李煜被囚禁的第三个年头,在这年中秋之夜,仰对皓月,不禁触景生情,勾起了亡国之恨,于是诗兴大发,写了一首千古名作《虞美人》:"春花秋月何时了?往事知多少。小楼昨夜又东风,故国不堪回首月明中。雕栏玉砌应犹在,只是朱颜改,问君能有几多愁?恰似一江春水向东流。"当这首《虞美人》传到宋太宗赵光义那里时,引起了他的震惊:这首词绝非吟花弄月之作,而是寄托了对故国怀念的深情,李煜决非醉生梦死之辈,妄图有朝一日东山再起。宋太宗认为此人不除,实为大宋江山之隐患。于是乎下了一道密旨,派专人用"牵肌酒"混在酒菜之中,以毒杀李煜,并由太监宣谕:"李煜听旨,尔国破家亡,尚能写出许多优美感人的诗词,今赐醇香美酒,美味佳肴,尔可开怀畅饮,尽情享用。"李后主三杯人肚,佳肴略尝,顿觉肌肉抽动,吞咽困难,牙关紧闭,呼吸窒息而亡。李后主饮的"牵肌酒",据说就是用马钱子制成的。

专家提醒,马钱子不宜生用、多服久服、体质虚弱及孕妇禁服。过量中毒可引起肢体颤动、惊厥、呼吸困难,甚至昏迷。《本草经疏》:"气血虚弱、脾胃不实者,慎勿用之。"马钱子含有番木鳖碱,成人用5~10mg即可发生中毒现象,30mg可致死亡。曾报道用马钱子治疗白喉总剂量达50.54mg时,引起中毒。

九十一、飞狐峪里的良药——五灵脂

相传古时候,飞狐峪有种叫寒咕虫子的鸟。这种鸟很奇怪,一到冬天天冷的时候,身上的羽毛就会脱光,冻得实在可怜。某日天上百鸟之首凤凰路过飞狐峪,看到寒咕虫子

鸟在山崖冻得瑟瑟发抖顿生同情之心,于是招来百鸟,命令每只鸟给寒咕鸟捐献一根羽毛以使其不再受冻。这寒咕鸟自从得了这百鸟羽毛后,一下子变得美丽起来,每天飞来飞去,见人便说:"瞧!我这一身羽毛,多么的漂亮,我聚集了百鸟之羽,我的美丽无人能比,我比天上的凤凰还要美!"许多鸟见寒咕虫子鸟如此之美的羽毛,也纷纷羡慕,于是寒咕虫子鸟这下更骄傲无比了。但不久它的话便传到了凤凰那里,凤凰非常生气,心想:"我当时可怜你受冻,没想到你不但不知报恩,反倒与我比起美来了!"于是一道命令收回了羽毛,顷刻间寒咕虫子身上所有的羽毛都拔了个精光,连哭也来不及了。

入冬,天气越来越冷,寒咕虫子鸟只好钻在窝里不能出来,也没有食物可吃,就吃自己拉下的粪,吃了拉,拉了吃,如此循环下去那粪却保住了它的性命。当地百姓掏此粪给中寒气而肚子剧痛的人吃,一吃便好,简直是灵丹妙药,于是人们便给此鸟的粪起名为"五灵脂"。

五灵脂虽好,但却极其难采。飞狐峪地势险恶,它的鸟窝经常在山崖峭壁的石缝中,采药者须胆儿大,用很粗很长的绳子一头拴铁挝,一头绑在人身上,用铁挝钩住山壁岩石,然后人吊在绳子上攀着大绳下去寻鸟窝淘粪。有时石缝狭小,还得用铁铲凿,极其危险,一不小心掉下来摔不死也得致残,所以五灵脂药价极高,十分稀有。如今你走到飞狐峪,人们都会告诉你五灵脂的故事,但真正敢采此药者却极为少见,千寻万找,也只能在飞狐峪一带找到采药人。

五灵脂始载于《开宝本草》,云:"出北地,此是寒号虫粪也。"《嘉祐本草》曰:"寒号虫四足,有肉翅不能远飞。"《本草图经》曰:"今淮河东州郡有之。云是寒号虫粪,色黑如铁,采无时。"

九十二、神秘之物"接骨草"的传说

在古代的医书和民间传说中,流传着一些关于柳枝接骨和接骨草的趣闻。这些趣闻和传说带有一定的神秘色彩,令人不觉震撼。

在傅青主《金针度世》一书中就有关于柳枝接骨的记载:把剥去了皮的柳枝整成骨形,柳枝中间打通成骨腔状,然后放在两段碎骨头的切面中间,代替被切除的骨头,在按放时,木棒的两端和骨头的两个切面都要涂上热的生鸡血,再把一种能生长肌肉的"石青散"撒在肌肉上,把肌肉缝好,在接合部位上敷上接血膏,夹上木板以固定骨位,便大功告成。植入骨中的柳枝,会渐渐被钙化,成为骨骼。自然的植物成为人体组织的延伸,可谓是上帝的造化了。

据载,哈尼族有个著名的接骨医生,他自采自制的接骨药方,医治骨折竟有意想不到的疗效,被人们誉为接骨"神医"。有趣的是,这种接骨医术并非出于他本人,而是缘于蜈蚣的传授。

一天,这位哈尼族医生在大树下休息,突然间看到一条20多厘米长的大蜈蚣爬过来。他担心蜈蚣刺伤自己,便拔出长刀,把蜈蚣斩成两截。过了一会儿,他发现另一条雄蜈蚣爬过来了,绕着两截尸体转了转,用嘴触一下,便匆忙往草丛里爬去了。

哈尼族医生出于好奇心,仔细地看,只见不多久,这条雄蜈蚣嘴里噙着一片嫩绿的叶子又爬回来了,它先把两截蜈蚣尸体放在一起,然后将这片嫩叶覆在连接处的上面。

大约过了半个多时辰,奇迹出现了:那条被斩成两段的蜈蚣竟然连在一起,慢慢地蠕动了几下,爬进草丛里。

哈尼族医生捡起那片遗留在地上的叶子,仔细地辨别,认出这是长在一种细藤上的叶子,他猜想这种叶子可能有接骨的功能。于是,他采了一大包背回山寨,第二天,他先将这种叶子捣碎,然后抓来一只公鸡,折断其腿,把碎叶敷在鸡腿骨上包扎好,过了三天,解开一看,鸡腿骨竟然连接起来了。

据相关记载,接骨草是忍冬科植物,茎草质,叶对生,卵形小叶,春天开花,黄白色,在枝端密集成复伞状花序,产于我国西南山区,枝、叶可入药,有祛风湿、行血通络的功效,能治风湿痹痛、跌打损伤,筋脉不利。

这些民间传说和趣闻虽然具有一定的夸大性,但是从另一方面也说明了中医药的神奇功效和博大精深。

九十三、茶花的医药典故和传说

茶花是中国传统名花,世界名花之一,也是云南省省花,浙江省金华市和温州市的市花。据说在古南木街的龙潭里,不管远近都能看到茶花的倒影。关于茶花,民间流传着一个这样的故事。

相传,古时有个勤劳、善良的妇女,名叫达布,她虽孤独一人,却早出晚归地劳动,有吃有穿,生活过得很舒心。

达布年纪越大,却越来越喜爱花草,院内院外,她种了不少花草。一有空,就给花草浇水、锄草、捉虫。红、白、黄、紫,无所不有;春、夏、秋、冬,都有花开;争奇斗艳,万紫千红,清香扑鼻,沁人肺腑。

但达布十分喜爱的花,却没有一丛,总想找一株她最喜爱的花,栽在她的院心里。她四处寻找,山山岭岭都看过了,她最喜爱的花呀,仍然没有找到。

有一天,达布到魁阁龙潭,去背水浇花,走到龙潭边,见一株九蕊十八瓣的花,映在水面上,色彩极为鲜艳,就看呆了。看了一阵,她抬头看四周,也没有发现一株在水面上的那种花,就灌满了水,背着回家了。

达布看见水面上显映出的那株花后,出门想起那种花,进门又想起那种花,睁眼想起那种花,闭眼也想起那种花。想呀想的,不几天,就生了病,不吃不喝,整天躺在床上。她生了什么病?她也不知道,很多医生来给她治病,也没有把她的病治好,她的病却一天比一天重啦!

不知病了几天,达布快要死了,危急时,一个美丽的姑娘,跨进门槛,来到达布床边,甜蜜蜜地叫她一声阿妈,说来给她治病。达布睁眼一看,见姑娘头上插着的花,胸前挂着花,和她在水面上见到的那种一模一样,不吃一丸药,病就好啦!达布倏地翻起身,冬地跳下床,一眼都不眨,望着姑娘。姑娘带笑的脸,也同她见到的那种花一般。达布问姑娘戴的是什么花,她说是山茶花,问她有没有花秧,她就送了达布一株。

姑娘走后,达布拿着锄头,就将茶花种在院心里,达布天天给茶花浇水,月月给茶花施肥,季季给茶花锄草,像抚养奶娃那般细心、周到。不几年,茶花树就长大了,开花了,那株茶树,树姿遒劲优美,绿叶四季不凋;那一朵一朵的花,大如牡丹,灿如云霞,风姿绰约,耀眼生辉! 更为奇怪的是,那株茶花盛开时节,周围村寨的人,用金盆打水,能看见茶花的倒影;去龙潭边背水,也能在水面看见茶花的倩影。

不知过了多少年,达布死了。据说,送茶花给达布的那个姑娘,是天上的茶花仙女! 为了纪念茶花仙女,也为了纪念达布,就在种茶花的地方,盖了一座庙,取名叫茶花庙,清末年间,茶花庙毁坏了,但关于茶花的传说,至今仍然传颂着!

临床研究发现,茶花粉不仅口感好、营养物质含量丰富,而且具有深层保养或改善肌肤的功效,能有效预防皮肤的各种不良现象,增强皮肤活力,另外可提高神经系统的正常兴奋性,改善眨眼,增强智力,抗衰老。

九十四、治疗顽疾的奇药——桑叶

桑叶为桑科植物桑的干燥叶,又名家桑、荆桑、桑椹树、黄桑等。其治病入药始于东汉,《神农本草经》里列为"中品",其意是养性。据说,它可以治疗 20 多年的顽疾。

相传宋代时,某日严山寺来一游僧,身体瘦弱且胃口极差,每夜一上床入寐就浑身是汗,醒后衣衫尽湿,甚至被单、草席皆湿,20 年来多方求医皆无效。

一日,严山寺的监寺和尚知道了游僧的病情后,便说:"不要灰心,我有一祖传验方治你的病保证管用,还不花你分文,也没什么毒,何不试试?"翌日,天刚亮,监寺和尚就带着游僧来到桑树下,趁晨露未干时,采摘了一把桑叶带回寺中,叮嘱游僧焙干研末后每次服二钱,空腹时用米汤冲服,每日 1 次。连服 3 日后,缠绵 20 年的沉疴竟然痊愈了。游僧与寺中众和尚无不惊奇,佩服监寺和尚药到病除。

中医认为,其味甘、苦,性寒,无毒,入肝、肺经,具有疏风清热、凉血止血、清肝明目之用,其实桑叶还有止盗汗的作用。《神农本草经》中亦早就有"桑叶除寒热、出汗"的记载;《丹溪心法》中亦有"桑叶焙干为末,空心米汤调服,止盗汗"的记录。

九十五、七叶一枝花——治疗蛇毒的圣药

七叶一枝花又名七叶莲、重楼等,它是一味清热解毒的草药,具有败毒抗癌、消肿止痛、清热定惊、镇咳平喘等功效,而且被人们誉为治疗蛇伤痈疽的圣药。关于它名字的由来,民间流传着一个神奇的传说。

话说很久以前,浙江天日山区住着一个青年叫沈见山,父母早逝,又无兄弟姐妹,靠上山砍柴为生。一天,他在砍柴时,草丛中突然窜出一条毒蛇,还未及躲避,他的小腿就被蛇狠狠咬了一口。不一会儿,他就昏迷在地,不省人事。说来也巧,这时天上的七仙女正好脚踏彩云来天目山天池里洗澡,看到了昏倒的沈见山,便动了恻隐同情之心,她们将他围成一圈,纷纷取出随身携带的罗帕盖在他的伤口四周。更巧的是,王母娘娘这时也驾祥云到此,看到了青年、伤口和女儿们的罗帕,明白了一切,于是随手拔下头上的碧玉簪,放在七块罗帕的中央。或许是伤口得到了罗帕和碧玉簪的仙气,蛇毒很快就消散了,沈见山竟渐渐苏醒过来。苏醒后的一瞬间,他只听"嗖"地一阵风响,罗帕和碧玉簪一起落在了地上,即刻变成了七片翠叶托着一朵金花的野草。他惊呆了,仿佛刚做了一场梦,又看看自己的小腿,了无伤痕。最后他想明白了,是这好看的野草救了自己的蛇伤。于是,下山后,他给村民们反复讲述被蛇咬伤后获救的奇特经过,并带村民上山认药。村

民们推测说,这药草蕴含有仙气,能克蛇毒妖魔云云,故而每遇有蛇咬伤患者,都采挖此药,并获神效。当大家好奇地询问药草的名字时,沈见山想了想说:"七叶一枝花。"

其实,七叶一枝花是百合科植物,系以形状得名。其叶2~3层,每层6~8片,通常7片,夏季开花,从茎顶抽出花茎,顶端着花一朵,故名。其根呈节状扁圆柱形,略弯曲,密生层状突起的粗环纹,像睡眠中的跳蚤,又似叠叠楼层,故《神农本草经》等书又名"蚤休"、"重楼"等。目前入药的主要是其根茎。中医认为,其性味苦微寒,有清热解毒、消肿止痛、息风定惊、平喘止咳等功效,常用来治疗痈肿、淋巴结核、喉痹、蛇虫咬伤、慢性气管炎、小儿惊风抽搐、婴儿湿疹、腮腺炎、乳腺炎、恶性肿瘤等症。

九十六、茉莉花——理气开郁的良药

宋代诗人江奎的《茉莉》赞曰:"他年我若修花使,列做人间第一香。"关于它的由来,民间流传着一个传说。

茉莉花茶,又叫茉莉香片,它的香气一直为广大饮花茶的人所喜爱,被誉为可窨花茶的玫瑰、蔷薇、兰蕙等众生之冠。相传它是由北京茶商陈古秋所创制,陈古秋为什么想出把茉莉花加到茶叶中去呢,其中还有个小故事。

有一年冬天,陈古秋邀来一位品茶大师,正在品茶评论之时,陈古秋忽然想起有位南方姑娘曾送给他一包茶叶未品尝过,便寻出那包茶,请大师品尝。冲泡时,碗盖一打开,先是异香扑鼻,接着在冉冉升起的热气中,看见有一位美貌姑娘,两手捧着一束茉莉花,一会工夫又变成了一团热气。陈古秋不解就问大师,大师笑着说:"陈老弟,你做下好事啦,这乃茶中绝品'报恩仙',过去只听说过,今日才亲眼所见,这茶是谁送你的"。陈古秋就讲述了三年前去南方购茶住客店遇见一位孤苦伶仃少女的经历,那少女诉说家中停放着父亲尸身,无钱殡葬,陈古秋深为同情,便取了一些银子给她,并请邻居帮助她搬到亲戚家去。

三年过去,今春又去南方时,客店老板转交给他这一小包茶叶,说是三年前那位少女交送的。当时未冲泡,谁料是珍品,大师说"这茶是珍品,是绝品,制这种茶要耗尽人的精力,这姑娘可能你再也见不到了。"陈古秋说当时问过客店老板,老板说那姑娘已死去一年多了。两人感叹一会,大师忽然说:"为什么她独独捧着茉莉花呢?"两人又重复冲泡了一遍,那手捧茉莉花的姑娘又再次出现。陈古秋一边品茶一边悟道:"依我之见,这是茶仙提示,茉莉花可以入茶。"次年便将茉莉花加到茶中,果然制出了芬芳诱人的茉莉花茶,深受北方人喜爱,从此便有了一种新茶类茉莉花茶。

从古代开始,茉莉花就为亚洲,中东,乃至地中海沿岸的人们所喜爱。日落时分,因其四溢浓郁的天象,因而在印度得名"夜之女王",与玫瑰一样成为人们最爱的花草之一。因具有风情万种的香味,茉莉花也一直作为春药沿用至今。

《中药大辞典》中记载:茉莉花有"理气开郁、辟秽和中"的功效,并对痢疾、腹痛、结膜炎及疮毒等具有很好的消炎解毒的作用。常饮茉莉花,有清肝明目、生津止渴、祛痰治痢、通便利水、祛风解表、疗瘘、坚齿、益气力、降血压、强心、防龋防辐射损伤、抗癌、抗衰老之功效,使人延年益寿、身心健康。

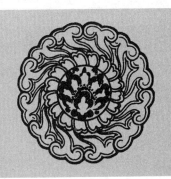

第四篇

验方药膳

第一节 验方集锦

一、感冒

【处方 1】 风寒感冒民间验方

组成:葱白 3 节 生姜 3 片 红糖适量

功效:疏风散寒解表。

主治:风寒感冒。

用法:每日 1 剂,水煎分 2 次服。

【处方 2】 民间验方

组成:葛根 15g 大青叶 15g 绿豆 30g

功效:辛凉解肌,清热生津。

主治:流感,症见头痛、口渴、项背强痛。

用法:先煮绿豆 20 分钟,再入二味药煎服,每日 1 剂。

【处方 3】 流行性感冒方

组成:桂枝 10g 芍药 10g 甘草 6g 生姜 10g 大枣 4 枚

主治:风寒客表、营卫不和,流行性感冒。

用法:每日 1 剂,水煎分 2 次服。

【处方 4】 预防感冒方

组成:葛根 30g 柴胡 10g 黄芩 10g 制半夏 10g 荆芥 10g 防风 10g 桂枝 10g 细辛 6g 生黄芪 30g 生姜 10g 炙甘草 10g

用法:每日 1 剂,水煎分 2 次服。

二、中暑

【处方 1】 民间验方

组成:青蒿 30g 绿豆 30g

功效:清热凉血解暑。

主治:中暑眩晕。

用法:先煮绿豆 20 分钟,再入青蒿煎服,每日 1 剂,煎汤代茶饮。

【处方 2】 民间验方

组成:寒水石 12g 滑石 18g 芦根 9g 麦冬 9g 甘草 6g

功效:清热养阴,除烦止渴。

主治:中暑、热病烦渴。

用法:水煎服,每日 1 剂。

三、不寐

【处方 1】 枣仁五味饮

组成:生熟酸枣仁各 9g 南北五味子各 9g 生焦白术各 15g 枸杞 10g

主治:失眠多梦,神经衰弱。适合于各类人群,主要用于失眠多梦,健忘,难入睡,心烦,肝功异常等。

用法:水煎服或代茶饮。

【处方 2】 失眠小妙方

组成:威灵仙 30g 鸡血藤 30g 茶叶 10g

主治:失眠。

用法:睡前用上方煮水泡脚。并按揉神门、内关、安眠、心俞、三阴交、百会每穴 1~2 分钟。

注意:不喝茶、咖啡及碳酸饮料,用红枣泡茶喝。

四、口疮、口臭

【处方 1】 绿豆蛋花汤

制法:鸡蛋 1 个,打入碗内捣散,将适量绿豆浸泡 10 多分钟,煮沸 1~5 分钟,用此汤冲蛋花。

主治:口疮。

用法:早晚各服一次,服 1~2 天。

【处方 2】 民间除口臭验方

1. 鲜芦根 50g 洗净,加水煮沸后去渣,当茶饮服,一般口臭者可常饮用。

2. 藿香、佩兰各 10g,冰片 0.5g,煎汤去渣。口臭较重者可含漱 1 分钟左右再缓缓咽下。

按语:口臭是常见的一种现象,究其原因有饮食性和病理性之分。饮食性口臭包括:食入某些本身具有异味臭味的食物,如大蒜、霉变食物(如霉豆腐、霉百叶、霉菜梗等),而在口腔中留有异味臭味,本人或旁人都能闻到;还有是由于抽烟、嗜酒或过嗜甜食(糖在口内酵解),使口内产生异味臭味。这些口臭者只要改变饮食习惯,少吃或不吃上述食物,食后漱口刷牙或嚼口香糖或用茶水漱口后,再拿一小撮茶叶放在口中咀嚼,便可使口臭减轻或消失。病理性口臭往往是由消化系统和呼吸系统疾病所致,如齿龈炎、龋齿、口腔溃疡、舌炎、口腔霉菌感染、食管炎、胃炎、十二指肠炎、胃及十二指肠溃疡、便秘和慢性肺部感染、支气管扩张症、老慢支、肺脓肿等。这种口臭则需针对不同的疾病给予及时治疗,病愈则口臭自消。中医药有不少可治口臭的方药和单方,针对性地选用能收到较好的效果。上面介绍 2 方,供参考试用。

五、口腔溃疡

【处方】民间验方

(1)取茶叶少许,白砂糖少许,研末。含在口里。

(2)大黄 10~15g 煮水,用水漱口,早中晚各一次。

(3)草木灰(一定要是烧草木的锅上取下的)适量,用白蜜和匀,涂敷患处。忌:羊肉,狗肉及酸辣刺激性食物。

主治:口腔溃疡。

六、慢性咽炎

【处方】民间验方

组成：元参 20g　生地 20g　黄柏 10g　金银花 20g　桔梗 6g　当归 10g　炒白芍 20g　肉桂 3g　升麻 6g　炙甘草 10g

主治:慢性咽炎。

用法:水煎服,每日两次饭后 2 小时服用(儿童减半)。

七、腮腺炎

【处方】民间验方

制法:赤小豆 50g,研末,醋调外涂。

主治:腮腺炎。

按语:内服普济消毒饮加银花,蒲公英,丹参。

八、颈椎病

【处方1】民间验方

组成:穿山甲 15g　木瓜 15g　鹿衔草 30g　黑木耳 10~12g　甘草 6g

功效:祛风解肌,通络止痛。

主治:颈椎病。

加减:气候变化时症状加重者,加豨莶草、汉防己;椎动脉型或合并冠心病者加丹参、红花;合并高血压者加玄参、钩藤;气虚者黄芪;肾虚者加淫羊藿、补骨脂。

用法:水煎服,每日 1 剂,早晚分服。

【处方2】民间验方

组成：黄芪 15g　白芍 25g　木瓜 12g　淫羊藿 15g　威灵仙 12g　续断 20g　牛膝 15g　甘草 6g

功效:散风祛湿,活血化瘀,舒筋止痛。

主治:颈椎病。

用法:水煎服,每日 1 剂。

【处方3】民间验方

组成：葛根 18g　威灵仙 15g　秦艽 12g　羌活 12g　透骨草 15g　鸡血藤 20g　当

归 18g　生地 20g　白芍 25g　香附 15g

功效:通筋活络,养血止痛。

主治:颈椎病,因风寒湿邪侵袭,邪阻经脉,筋络失养者。

用法:水煎服,每日 1 剂。

【处方4】　民间验方

组成:淫羊藿 12g　仙茅 12g　当归 15g　威灵仙 12g　豨莶草 12g　黄芪 15g　姜黄 9g　羌活 15g　防风 9g　葛根 20g　鸡血藤 15g　三七 5g

功效:温经通络,除湿止痛。

主治:颈椎病,风寒湿型。症见头痛掣肩,手臂麻木,阴雨天加重。

用法:水煎服,每日 1 剂。

【处方5】　颈痹汤

组成:熟地 15g　山茱萸 30g　山药 30g　茯神 30g　丹参 30g　五味子 12g　白术 30g　天麻 12g　钩藤 30g　菊花 30g　防风 15g　玉竹 30g　生龙骨 15g　生牡蛎 30g　蚤休 10g

功效:滋水涵木,平肝潜阳,佐以熄风。

主治:颈椎骨质增生性眩晕。

用法:水煎 3 次,兑均后分 3 次服,日服 2 次,每剂可服一天半。

【处方6】　白芍瓜藤汤

组成:白芍 30g　鸡血藤 30g　木瓜 15g　葛根 10g　甘草 10g

功效:舒筋活血,滋阴止痛。

主治:颈椎病。

用法:每日 1 剂,水煎 2 次,分服。

按语:本方白芍为君药,可重用至 60g,但白芍味酸性寒,少数患者发生腹泻时,可同时加炒白术 15g、山药 15g。

【处方7】　加减葛根桂枝汤

组成:白芍 30g　葛根 20g　木瓜 15g　鸡血藤 12g　羌活 9g　桑枝 9g　桂枝 9g　炙甘草 6g

功效:养荣柔肝,活血舒筋。

主治:颈椎病。

加减:若血瘀明显者,加川芎、当归、桃仁;头痛、眩晕,加枸杞子、菖蒲、蔓荆子;伴高血压病,加钩藤、山楂、豨莶草;手臂麻木较重者,重用鸡血藤、桑枝,加川芎、桔梗;腹泻便溏,加炒白术、茯苓、防风。

用法:水煎服,每日 1 剂,日服 2 次。

按语:方中葛根升津解肌,桂枝、鸡血藤,温经通络,桑枝祛风止痛,白芍、甘草、木瓜酸甘化阴柔肝,和营舒筋。合用共收养荣柔肝、活血舒筋之功。

【处方8】　民间验方

组成:威灵仙 15g　麻黄 10g　白芥子 10g　桃仁 10g　姜黄 10g

功效:疏通筋骨。

主治:颈椎病骨质增生。

用法:上药为1次量,共研为末,用醋调成糊状,外涂后项压痛最明显处,纱布固定,每日换药1次。

按语:本药刺激性强,一般3次后局部皮肤可发疹或起泡,暂停用药,常规消毒处理。

【处方9】 民间验方

组成:当归20g 元胡索15g 粉葛根30g 秦艽30g 威灵仙30g 制川乌(先煎)10g 独活10g 天麻6g 蜈蚣3条

功效:舒筋活络,祛风湿,止痹痛。

主治:颈椎病。

用法:水煎服,每日1剂。

【处方10】 民间验方

组成:白芍30g 葛根20g 制乳香10g 威灵仙15g 当归20g 元胡15g 制川乌(先煎)10g 独活15g 制没药10g 蜈蚣2条

功效:活血通络止痛。

主治:颈椎病。颈椎骨质增生,强直疼痛、麻木、头晕、失眠。

用法:水煎服,每日1剂。

【处方11】 民间验方

组成:白芍30g 葛根25g 透骨草20g 威灵仙20g 鸡血藤20g 蜈蚣(研冲)2条 甘草6g

功效:滋阴清热,通络止痛。

主治:颈椎病。头晕痛,晨起颈部酸胀板硬,上肢麻木无力。

用法:水煎服,每日1剂。

【处方12】 民间验方

组成:鸡血藤30g 白芍20g 制附子(先煎)15g 当归15g 桂枝12g 防己12g 黄柏10g 甘草10g 炙麻黄5g 制川乌(先煎)5g

功效:清热活血,温经止痛。

主治:颈椎病。肩背疼痛,寒热夹杂。

用法:水煎服,每日1剂。

【处方13】 民间验方

组成:丹参30g 夜交藤25g 钩藤20g 茯苓15g 白芍15g 天麻10g 半夏10g 葛根20g 骨碎补12g 鹿衔草10g 全蝎10g 僵蚕10g

功效:清热养血,通络止痛。

主治:颈椎骨质增生,眩晕。

用法:水煎服,每日1剂。

【处方14】 民间验方

组成:葛根30g 鹿衔草20g 当归15g 路路通15g 黄芪15g 寻骨风15g 桂枝10g 全蝎10g 山甲珠10g 甘草6g 蜈蚣2条

功效:活血通络止痛。

主治:颈椎病。

用法:水煎服,每日 1 剂。

【处方 15】 民间验方

组成: 桂枝 9~15g 白芍 30g 木瓜 15g 鸡血藤 15g 葛根 20g 元胡 15g 丹参 15g 甘草 9g

功效:舒筋活血,通络止痛。

主治:颈椎病。

用法:每日 1 剂,水煎 2 次,分服。

【处方 16】 民间验方

组成: 丹参 15g 黄芪 15g 葛根 30g 白芍 30g 桂枝 12g 田七粉 7g 炙甘草 10g 生姜 3 片 大枣 5 枚

功效:舒筋活血,通络止痛。

主治:颈肩综合征。

加减:手臂麻木疼痛者加秦艽 10g、桑枝 12g;胸闷不舒者加枳壳 12g、郁金 9g;腰背疼痛者加金毛狗脊 15g、盐炒杜仲 12g。

用法:每剂水煎 2 次,煎出液混合后,分 3 次温服。

【处方 17】 民间验方

组成:丹参 30g 川芎 15g 当归 18g 羌活 15g 桂枝 12g 赤芍 15g 鸡血藤 15g 威灵仙 15g 姜黄 10g

功效:活血化瘀,通络止痛。

主治:颈椎病(神经根型)。症见头颈、肩背、手臂放射性疼痛、麻木及相关的肌肉痉挛、萎缩和无力。

用法:水煎服,每日 1 剂。

【处方 18】 民间验方

组成: 白花蛇 10g 麝香 1.5g 肉桂 6g 乳香 6g 没药 6g 川乌 5g 草乌 5g 川椒 5g 白芥子 5g 冰片少许

功效:祛风散寒,化痰通络。

主治:颈椎病(神经根型)。

制法:先将白花蛇焙黄,乳香、没药去油后,再同上药共为细末,装瓶密闭备用。

用法:用时在胶布上撒药粉少许,贴于颈部压痛最明显处。

【处方 19】 民间验方

组成:羌活 15g 片姜黄 10g 桂枝 9g 川芎 12g 当归 15g 鸡血藤 15g 威灵仙 15g 赤芍 12g 丹参 30g 甘草 6g

功效:养血活血,祛风通络。

主治:颈椎病(神经根型)。

加减:项背强硬加葛根;头晕目眩加天麻、钩藤;手臂冷痛加制川乌,重加桂枝;口干唇燥去桂枝,加生地、麦冬;胃纳不佳加白术、陈皮;伴高血压加炙地龙、怀牛膝。

用法:加黄酒 100ml 入煎,早晚各煎服 1 次,每日 1 剂,连服 30 剂为 1 疗程。

【处方 20】　威灵苁蓉汤

组成:威灵仙 15g　肉苁蓉 15g　熟地 15g　青风藤 15g　丹参 15g

功效:益肾除痹。

主治:颈椎、腰椎及足跟骨质增生,老年骨关节炎疼痛等。

加减:上肢麻木疼痛加姜黄 10g,下肢麻木疼痛加怀牛膝 10g。

用法:每日 1 剂,水煎分 2 次服,或研末炼蜜为丸,每丸重 10g,每服 1 粒,每日 2 次。

按语:老年骨性关节炎患者应注意关节保护,避免过度负重,避寒保暖,肥胖者宜注意饮食,设法减轻体重,以减少负重。

【处方 21】　舒筋汤

组成: 海桐皮 15g　宽筋藤 15g　当归 10g　白芍 10g　羌活 10g　防风 10g　续断 10g　姜黄 10g　松节 10g　甘草 6g

功效:舒筋活络,散风止痛。

主治:颈椎病、骨性关节炎。

用法:每日 1 剂,煎 2 次和匀,每日 2 次分服。或研末炼蜜为丸,每粒 10g,每服 1 粒,日 2 次。

【处方 22】　民间验方

组成: 鹅不食草 2500g　透骨草 2500g　水泽兰 5000g　生川乌 750g　生草乌 750g　马钱子 750g

功效:散寒通络。

主治:颈椎病。

用法:共研细末,取 60g,先用 200ml 水煮开后,将其炒 5~8 分钟,再加白酒 20ml 调匀,装入纱布袋内,贴敷患处。一日 1 次,每次 2~3 小时,3 天更换药物 1 次。6 次为 1 个疗程,疗程间隔 3~5 天。

【处方 23】　民间验方

组成:葛根 40g　丹参 30g　威灵仙 30g　防风 30g　荆芥 30g　桑枝 30g　桂枝 30g　五加皮 30g　当归 30g

功效:舒筋活络,化瘀止痛。

主治:颈椎病。

加减:麻木甚者可加细辛 15g、川椒 30g;疼痛甚者可加乳香 15g、白芍 20g。

用法:以上中药加水 3000ml,稍浸渍后煮沸 15 分钟,去渣。用毛巾蘸药液趁热洗敷颈肩部,洗后擦干。每日洗 2 次,每次 30 分钟,每剂可用 3 天。

【处方 24】　民间验方

组成:伸筋草 20g　五加皮 20g　乳香 12g　没药 12g　秦艽 10g　当归 12g　红花 10g　土鳖虫 10g　路路通 10g　桑叶 10g　桂枝 12g　骨碎补 15g　川乌 10g　草乌 10g

功效:活血化瘀,通络止痛。

主治:颈椎病。

用法:煎水温浴患处。一日 1 次,每次 20 分钟,7 次为 1 个疗程。

【处方 25】 药枕方

组成：当归 300g　羌活 300g　藁本 300g　制川乌 300g　制附片 300g　川芎 300g　赤芍 300g　红花 300g　广地龙 300g　广血竭 300g　菖蒲 300g　灯芯 300g　细辛 300g　桂枝 300g　紫丹参 300g　防风 300g　莱菔子 300g　威灵仙 300g　乳香 300g　没药 200g　冰片 20g

功效：活络通经。

主治：颈椎病。

用法：以上前 20 味药研成粗末末，然后加入冰片，兑均，装入枕芯，做成药枕，让患者将药枕垫于项下，每日使用 6 小时以上，30 天为 1 疗程。

【处方 26】 民间验方

组成：伸筋草 30g　透骨草 30g　路路通 30g　荆芥 30g　防风 30g　附子 30g　千年健 30g　威灵仙 30g　桂枝 30g　秦艽 30g　羌活 30g　独活 30g　麻黄 30g　红花 30g

功效：活血化瘀，舒筋活络，温经止痛。

主治：颈椎病。

用法：以上 14 味药共研粗末，分装 2 个药袋，用时将药袋加水煎煮 20~30 分钟，稍凉后将药袋置于患处热敷，每次 30 分钟，每日 1 次，2 个月为 1 疗程。

九、肩关节周围炎

【处方 1】 民间偏方

组成：鲜姜 20g

功效：温经止痛。

主治：肩周炎，肘臂腕痛。

用法：捣如泥，敷患处，每日 1 次。

【处方 2】 民间偏方螃蟹泥

组成：螃蟹

功效：消肿散瘀，舒筋止痛。

主治：肩关节周围炎，亦治疗背部肩胛骨疼痛。

制法：取活螃蟹 1 个，小的可取 2 个，先让螃蟹在清水中泡半天，待其把腹中的泥排完，取出捣成肉泥备用。

用法：将捣好的螃蟹泥，放在敷料上，直径不超过 8cm，贴敷在肩部最痛的区域。晚上 8 时贴上，贴敷 12 小时疼痛就可缓解，并嘱加强肩部功能锻炼以促进康复。

【处方 3】 民间偏方

组成：葱白 30g　食醋少许

功效：通络止痛。

主治：肩周炎。

用法：将葱白捣烂如泥，再加入食醋调匀成糊状，敷于患处，每日 1 次。

【处方 4】 民间验方

组成：川乌 90g　草乌 90g　樟脑 90g

功效:通经止痛。

主治:肩周炎疼痛较重者。

用法:研末,据疼痛部位大小取药末适量,用老陈醋调成糊状,匀敷压痛点。

【处方 5】 民间偏方

组成:白芍 200~300g 蜈蚣 12 条 姜黄 12~15g

功效:养阴通络止痛。

主治:肩周炎。

用法:共研细粉冲服,每日 3 次,每次 12~15g。

【处方 6】 民间验方

组成:羌活 18g 桂枝 15g 生地 20g 透骨草 30g 鸡血藤 30g 丹参 30g 当归 18g 香附 12g

功效:祛风除湿,活血通络。

主治:肩周炎。

用法:水煎服,每日 1 剂。

【处方 7】 麻桂温经汤

组成:炙麻黄 6g 桂枝 10g 姜黄 6g 白芥子 10g 制附子(先煎)10g 当归 12g 淫羊藿 15g 熟地 15g 制乳香 6g 制没药 6g

功效:温经散寒,通络止痛。

主治:肩关节周围炎

用法:水煎服,每日 1 剂,早晚各服 1 次。5 天为 1 疗程。

按语:治疗期间,肩部勿受风寒,并配合功能锻炼,疗效尤佳。

【处方 8】 释凝汤

组成:黄芪 15g 白术 15g 防风 10g 淫羊藿 12g 鹿角片 12g 羌活 15g 姜黄 10g 海桐皮 10g 桂枝 10g 当归 15g 白芍 12g 炙甘草 6g

功效:止臂痛,通经络。

主治:肩周炎,痛不可忍,活动受限。

用法:水煎服,每日 1 剂,日服 2 次。

按语:屡用效佳,一般连服 8~12 剂即可显效或治愈。

【处方 9】 玉竹汤

组成:玉竹 30g 桑寄生 30g 鹿衔草 15g 白术 15g 茯苓 15g 怀牛膝 15g 白芍 15g 炙甘草 9g

功效:益肾濡筋,燥湿除痹。

主治:肩周炎。

用法:每日 1 剂,水煎分 2 次服。

按语:一臂或两臂痹痛而致不能高举或转动不灵者,不论病之新久,均可服用,若再另用玉竹 30g,煲兔肉或老母鸡佐膳,疗效更为理想。

【处方 10】 民间验方

组成:威灵仙 20g 丹参 15g 桂枝 12g 羌活 15g 姜黄 15g 蜈蚣 4 条

功效:活血通络止痛。

主治:肩周炎。

用法:水煎服,每日1剂。

【处方11】 民间验方

组成:黄芪50g 红花20g 泽兰叶15g 木瓜15g 地龙15g 赤芍15g 羌活15g 独活15g 桑寄生15g 桂枝15g 苏木10g 乳香10g 没药10g 地鳖虫10g 蜈蚣3条

功效:活血化瘀,通络止痛。

主治:肩周炎,肩部及上肢麻木疼痛为主者。

用法:水煎服,每日1剂。

【处方12】 民间验方

组成: 桑枝30g 鸡血藤30g 丹参15g 威灵仙15g 桂枝12g 川芎12g 橘络12g 丝瓜络12g 香附12g

功效:活血通络止痛。

主治:肩周炎。

用法:水煎服,每日1剂。

【处方13】 民间验方

组成: 桂枝12g 黄芪15g 片姜黄15g 羌活15g 独活15g 威灵仙18g 赤芍30g 白芍30g 青风藤30g 桑枝30g 木瓜30g 当归15g 红花10g 细辛5g 甘草6g

功效:益气活血,通络止痛。

主治:肩周炎,以肩部疼痛,肩关节活动受限为主。

用法:水煎服,每日1剂。

【处方14】 民间验方

组成: 山萸肉20g 生黄芪30g 党参20g 鲜生姜10g 嫩桑枝10g 桂枝10g 杜仲12g 当归15g 川芎10g 白芍15g

功效:滋补肝肾,活血通络。

主治:肩周炎。

加减:腰痛加川断,下肢痛加牛膝,腰冷便溏加白术、茯苓、广木香、肉桂,失眠加百合、炒枣仁,脘痞纳差加半夏、陈皮。

用法:水煎服,每日1剂,早晚2次分服。

【处方15】 民间验方

组成:生白术30g 炮附子15g 生姜3片 大枣3枚

功效:宣痹止痛,调和营卫。

主治:肩关节周围炎,肩周发凉,遇风寒加重,患侧臂活动受限。

加减:年久病重,根据症情,生白术量可加至60g。

用法:水煎服,每日1剂。

【处方 16】　民间验方

组成:土鳖虫 6g　乌梢蛇 5g　当归 15g　炙甘草 5g

功效:通络活血止痛。

主治:肩周疼痛。

用法:水煎服,每日 1 剂。

【处方 17】　民间验方

组成:制草乌 9g　制川乌 6g　建曲 9g　苍耳子 9g　甘草 3g

功效:通经止痛。

主治:肩周炎痛重者。

用法:以 500ml 白酒浸泡上药 7 天后服用药酒,服时摇匀,每晚睡前饮 3~6ml。

【处方 18】　民间验方

组成:桑枝 90g　槐枝 60g　柏枝 60g　柳枝 30g　松枝 30g　艾叶 30g　桂枝 30g

功效:温经通络止痛。

主治:肩周炎。

用法:水煎去渣,加白酒 50ml,熏洗患处,每日 3~5 次。

【处方 19】　民间验方

组成: 伸筋草 20g　透骨草 20g　红花 12g　桂枝 12g　艾叶 12g　钩藤 15g　苏木 15g　赤芍 15g　川断 15g　鸡血藤 15g　当归 15g　羌活 15g

功效:活血通络,散寒止痛。

主治:肩周炎。

用法:水煎熏洗,每日 2~3 次。

【处方 20】　民间验方

组成:铁屑 500g　陈醋 60ml

功效:祛风散寒,活血止痛。

主治:风寒性肩周炎。

用法:取温水与陈醋混合(比例为 3:2),再与铁屑拌匀,装入布袋,敷贴患处。每次 15~30 分钟,一日 1 次,12~15 次为 1 个疗程。

【处方 21】　民间验方

组成: 生南星 20g　生川乌 20g　生草乌 20g　羌活 20g　苍术 20g　姜黄 20g　生半夏 20g　白附子 15g　白芷 15g　乳香 15g　没药 15g　红花 10g　细辛 10g

功效:活血温经,通络止痛。

主治:肩周炎,疼痛较重者。

用法:上药共研细末,加食醋、蜂蜜、白酒、葱白(捣烂)、鲜生姜、白胡椒各适量,炒热后用布袋装好敷患肩。每日 2 次,每次 30 分钟,每剂用 5 天。

十、腰椎间盘突出症

【处方 1】　民间验方

组成: 制川乌 10g　桃仁 10g　羌活 10g　制乳香 10g　制没药 10g　枳壳 10g　炒

五灵脂 10g　红花 15g　甘草 5g　当归 20g　丹参 20g　牛膝 15g　制香附 15g　三七粉(冲服)6g

功效:活血散瘀,祛风除湿,理气止痛。

主治:腰椎间盘突出症。

用法:每剂水煎 3 次,取汁兑均后分 3 次服,每日服 2 次。

【处方 2】　民间验方

组成:雷公藤 15g　青风藤 30g　海风藤 30g　蜈蚣 2 条　金毛狗脊 30g　杜仲 15g　白芍 20g　地龙 15g　制乳香 10g　制没药 10g　牛膝 15g　熟地 20g　肉苁蓉 20g

功效:活血化瘀,通络止痛。

主治:腰椎间盘突出所致的坐骨神经痛。

用法:水煎服,每日 1 剂。

【处方 3】　民间验方

组成:制马钱子　地鳖虫　牛膝　麻黄　僵蚕　全蝎　甘草　乳香　没药　苍术

功效:温经活血,通络止痛。

主治:腰椎间盘突出症。

用法:上药各等份,共为细末,每次冲服 3g,每日 2~3 次。

【处方 4】　民间验方

组成:地龙 50g　白花蛇 50g　土鳖虫 25g　全蝎 25g　穿山甲 15 条　蜈蚣 15 条

功效:祛风通络。

主治:腰椎间盘突出症。

用法:共研极细面,每次冲服 3g,每日 2~3 次。1 个月为 1 疗程。

【处方 5】　民间验方

组成:乳香 12g　没药 12g　杜仲 12g　麻黄 10g　自然铜 10g　马钱子 6g　生川乌 6g　生草乌 6g　骨碎补 20g

功效:活血通络,壮腰健肾。

主治:腰椎间盘突出症。

用法:炼制成膏,取适量贴敷患处,一日 1 次,10 次为 1 个疗程

【处方 6】　民间验方

组成:生草乌 10g　生川乌 10g　三七 20g　马钱子 12g　醋适量

功效:舒筋活络。

主治:腰椎间盘突出症。

用法:先将以上前 4 味研为细末,再用醋调成膏状,敷于患处,纱布固定,2 日换药 1 次。治疗过程中应卧床休息,不宜过多活动。

十一、腰痛

【处方 1】　治岔气方

组成:白芷、姜黄各等份。

功效:行气活血止痛。

主治:闪腰岔气所致腰背、胁肋胀困疼痛。

用法:上药共研成散,用黄酒冲服,每次 6g,每日 3 次。

【处方 2】　民间验方

组成:土鳖虫 30g　煅自然铜 30g

功效:活血通络。

主治:闪腰岔气。

制法:先将土鳖虫焙干,再与煅自然铜共研为末,备用。

用法:一次 1.5g,一日 2 次,开水冲服。

【处方 3】　民间验方

组成:葱白 5 根　大黄末 15g　姜汁适量

功效:活血散寒通络。

主治:腰扭伤。

用法:共捣烂,炒热后敷患处。

【处方 4】　民间验方

组成:茴香 20g　丁香 10g　红花 12g　白酒适量

功效:活血化瘀,通络止痛。

主治:急性腰扭伤引起的腰痛。

用法:以上前 3 味共研细末,加入白酒调成糊状,贴敷于患处。

【处方 5】　民间验方

组成：马钱子 12g　骨碎补 20g　生南星 10g　三七 20g　威灵仙 12g　羌活 10g 独活 10g　乳香 12g　桃仁 12g　红花 6g　大黄 10g

功效:活血化瘀,舒筋活络。

主治:扭伤所致的腰痛。

制法:以上 11 味共研细末,用凡士林调拌成膏状,装瓶备用。

用法:敷于腰部,每日换药 1~2 次。

【处方 6】　桃仁杜仲汤

组成:红花 10g　桃仁 10g　独活 15g　赤芍 12g　川断 10g　木瓜 15g　小茴香 10g 破故纸 10g　杜仲 15g　黄酒(兑入药汁)20ml

功效:补肾壮腰,理气止痛。

主治:急性腰扭伤。

用法:水煎服,每日 1 剂,分 2 次饭前服。

十二、坐骨神经痛

【处方 1】　民间验方

组成:老鹳草 50g

功效:利湿通络。

主治:风湿阻络型坐骨神经痛。

用法:水煎服。

【处方2】 民间验方

组成:土鳖虫4个

功效:化瘀止痛。

主治:气滞血瘀型坐骨神经痛。

用法:焙干烧研细末,早晚各服1次,黄酒送下。

【处方3】 民间验方

组成:老鹳草50g 白酒500ml

功效:祛湿通络。

主治:风湿阻络型坐骨神经痛。

制法:将老鹳草制成粗末,在白酒中密封浸泡14日后沥出备用。

用法:每次饮药酒15~20ml,每日2次。

【处方4】 民间偏方

组成:蜂1~5只

功效:止痛。

主治:坐骨神经痛。

用法:取蜂行疼痛部位螫刺,1~2日1次。

【处方5】 民间验方

组成:斑蝥 艾条

功效:温经止痛。

主治:坐骨神经痛。

用法:将斑蝥研极细末,密贮备用。敷灸前先在3cm左右胶布中央剪一小孔如黄豆大,贴在风市穴上,然后取斑蝥粉适量放于剪孔上,上盖胶布固定,同时施灸,0.5~2.5小时,以局部发红为度。

【处方6】 民间偏方

组成:生乌头25g 醋适量

功效:祛寒止痛。

主治:坐骨神经痛。

制法:先将生乌头加醋调成糊状,入砂锅内熬至酱色,摊于布上,制成膏药备用。

用法:贴于疼痛部位,每日换药1次。

【处方7】 民间验方

组成:赤芍60g 甘草9g 威灵仙15g

功效:活血通络胜湿。

主治:坐骨神经痛。

用法:水煎服。

【处方8】 民间验方

组成:生川乌30g 生草乌30g 吴茱萸10g

功效:散寒止痛。

主治:坐骨神经痛。

用法:共为粗末,入食盐 125g,炒至盐变深黄色,入少许白酒,立即用布包熨患处,日 2~3 次。

【处方 9】　民间验方

组成:虎杖 60g　老鹳草 60g　土牛膝 150g

功效:利湿通络。

主治:坐骨神经痛。

用法:水煎服。

【处方 10】　民间验方蜈蛇散

组成:乌梢蛇 10g　蜈蚣 10g　全蝎 10g

功效:祛风逐湿,通络止痛。

主治:坐骨神经痛,劳损易加重,属风寒湿型。

制法:乌梢蛇与蜈蚣、全蝎共研细末。

用法:每日服 3g,分 1~3 次服下,黄酒或开水冲服,10 天为 1 疗程。

按语:蜈蛇散服后少数患者有恶心呕吐等反应,改装胶囊可减轻胃肠不适。

【处方 11】　坐骨神经痛方

组成:制川乌 6g　草乌 6g　当归 9g　灵仙 15g　晚蚕沙 15g　川续断 9g　秦艽 9g 蕲蛇 15g

功效:祛湿、通络、镇痛。

主治:坐骨神经痛,天气寒冷痛甚者。

用法:每日 1 剂,水煎分 2 次服。

【处方 12】　乌头汤加减

组成:制川乌 (先煎 2 小时)30g　黄芪 15g　白芍 15g　麻黄 6g　桂枝 10g　川芎 10g　红花 6g　牛膝 10g　蜈蚣 2 条　炙甘草 10g

功效:祛风散寒,活血通经。

主治:坐骨神经痛。

用法:每日 1 剂,水煎分 2 次服。

【处方 13】　经验方

组成:白芍 30g　独活 15g　羌活 12g　桑寄生 15g　防风 10g　当归 15g　川芎 10g 茯苓 15g　牛膝 10g　川断 10g　杜仲 10g　党参 15g　桂枝 10g　甘草 6g　马钱子 0.5g

功效:祛风活络止痛。

主治:坐骨神经痛。

用法:每日 1 剂,水煎分 2 次服。

【处方 14】　祛湿活络方

组成:川芎 10g　红花 10g　肉桂 6g　独活 12g　防风 12g　木瓜 20g　炮山甲 15g 苡仁 60g　桑枝 30g　地龙 12g

功效:祛湿清热,通络止痛。

主治:坐骨神经痛,证属风湿阻络型。症见腰腿痛呈游走性,关节屈伸不利。

用法:每日 1 剂,水煎,分 2 次服。

【处方 15】 温经止痛方

组成：麻黄 10g 熟地 30g 鹿角霜 15g 干姜 12g 白芍 30g 甘草 10g 制川乌(先煎)15g 黄芪 30g 白芥子 10g

功效：温肾益气,逐寒通络。

主治：坐骨神经痛,寒湿内闭型。症见腰腿冷痛,麻木沉重。

用法：每日 1 剂,水煎,分 2 次服。

【处方 16】 经验方

组成：桂枝 12g 防风 12g 白芍 12g 麻黄 6g 白术 15g 知母 12g 生姜 15g 甘草 6g 制附片(先煎 1 小时)30g

功效：祛风散寒除湿。

主治：坐骨神经痛之属寒湿者。

用法：水煎服。

【处方 17】 经验方

组成：羌活 15g 独活 15g 桑寄生 12g 鸡血藤 15g 丝瓜络 10g 桂枝 10g 川芎 10g 牛膝 12g 白芍 12g 甘草 6g 元胡 15g 威灵仙 12g

功效：通经活络止痛。

主治：原发性坐骨神经痛。

用法：加水 300ml,煎至 150ml,每剂煎 2 次,每日 1 剂,早晚分服。15 天为 1 个疗程。

【处方 18】 经验方

组成：桂枝 12g 白芍 30g 丹参 30g 制川乌 9g 甘草 9g

功效：活血通络,散寒止痛。

用法：水煎服。

【处方 19】 祛瘀止痛方

组成：当归 15g 丹参 30g 乳香 10g 没药 10g 黄芪 30g 牛膝 12g 鸡血藤 30g 蜈蚣 2 条 全蝎 6g 桃仁 10g

功效：益气活血,通络止痛。

主治：坐骨神经痛,证属气滞血瘀型。症见痛有定处,痛如针刺,舌质紫暗,舌有瘀点或瘀斑。

用法：每日 1 剂,水煎,分 2 次服。

【处方 20】 经验方

组成：老鹳草 30g 丹参 30g 威灵仙 15g 鸡血藤 15g 当归 12g 防风 9g 制川乌 6g

功效：活血祛湿,通络止痛。

主治：坐骨神经痛。

用法：水煎服。

【处方 21】 经验方

组成：黄芪 60g 白芍 20g 川续断 五加皮 威灵仙 制川乌 制草乌 牛膝 当归 桂枝各 12g 甘草 6g 生姜 5g 大枣 2 枚

功效:活血通络,温经止痛。

主治:坐骨神经痛,阵发性或持续性向下肢后侧及足背外侧放射性疼痛,并常伴有腰部及臀部疼痛。

用法:水煎服。

【处方22】　经验方

组成:当归 30g　秦艽 10g　白芍 15g　茯苓 15g　制川乌(先煎)10g　制附子(先煎)10g　肉桂 10g　蜀椒 10g　细辛 5g　干姜 10g　甘草 5g　大枣 3 枚

功效:活血温经止痛。

主治:坐骨神经痛。

用法:水煎服。

【处方23】　经验方

组成:白芍 50g　炙甘草 50g　延胡索 15g　罂粟壳 15g

功效:养阴止痛。

主治:坐骨神经痛。

用法:水煎服。

【处方24】　经验方

组成:乌梢蛇 10g　威灵仙　独活　千年健　红花各 15g　土元 6g　川芎 10g　当归　鸡血藤　黄芪各 15g　细辛 5g

功效:养血通络,活血止痛。

主治:坐骨神经痛。

用法:以黄酒 2000ml 浸泡 3 天后服用,每次服 10ml,日 2 次。酒尽为 1 疗程。

【处方25】　经验方

组成:威灵仙 50g　五加皮 50g　防己 50g　宣木瓜 50g　千年健 10g　白酒 1000ml

功效:祛湿通络散寒。

主治:坐骨神经痛。

用法:白酒泡药 15 天后饮酒,一次 20ml,一日 2 次。

【处方26】　桂枝酒

组成:桂枝 12g　当归 12g　防风 12g　白芷 12g　苍术 12g　牛膝 12g　苍耳子 12g　赤芍 12g　穿山甲 12g　杜仲 12g　制川乌 6g　制草乌 6g　广三七 6g　木香 6g　骨碎补 15g　金毛狗脊 15g　黄精 15g　黄芪 15g　红花 10g　自然铜 30g

功效:祛风除湿,舒筋活络。

主治:坐骨神经痛。

用法:上药用酒(男用白酒,女用黄酒)2500ml 浸泡 10~15 天后即可服用。每日服药酒 30ml,分 2 次服,20 日为 1 疗程。

按语:笔者验之临床,依此法配制服用,一般 1 料,最多 2 料,即可有较好疗效。

【处方27】　经验方

组成:全蝎 3g　三七粉 3g　土鳖虫 6g　地龙 6g　制乳香 10g　制没药 10g

制法:先将全蝎、土鳖虫、地龙焙干,与乳香、没药共研细末,再加入三七粉拌匀。

功效:活血通络止痛。

主治:坐骨神经痛。

用法：一次 3g,一日 2 次,开水冲服。

【处方 28】 经验方

组成：制马钱子 10g　五倍子 10g　乳香 10g　没药 10g　血竭 10g　红花 12g　赤芍 15g

功效:活血化瘀,通络止痛。

主治:腰腿痛,坐骨神经痛。

用法:共研细粉,加酒炒温,用布包好,揉擦患处,一日 3 次。

【处方 29】 经验方

组成:当归 20g　川芎 60g　牛膝 60g　红花 30g　苏木 100g　川断 100g　金毛狗脊 100g　防风 100g　独活 100g　羌活 100g　乌蛇 60g　鸡血藤 150g　制乳香 20g　制没药 20g　血竭 60g　儿茶 60g

功效:祛风散寒,燥湿止痛。

主治:风寒湿邪所致的坐骨神经痛。

用法:上药加水煎煮,去渣,待药液温度 40℃~50℃时洗浴全身,每日 1 次,每次 40 分钟,连续 15~30 天可见效。

十三、膝关节疼痛

【处方 1】 民间验方

组成:木瓜 60g　栀子 30g　大黄 150g　黄柏 30g　蒲公英 60g　地鳖虫 30g　乳香 30g　没药 30g　凡士林适量

制法:以上前 8 味共研细末,再用凡士林调成膏状,备用。

功效:祛风除湿,通络止痛。

主治:膝关节扭伤。

用法:敷于患处,每日 1 次,连用 3~5 次为 1 疗程。

【处方 2】 民间验方四虫丸

组成:全蝎、蜈蚣、地龙、土鳖虫各等份。

功效:搜风祛风,消肿散结,活血止痛。

主治:对于膝关节骨性关节炎,关节肿胀疼痛,久治不愈的患者效果较好。

用法:研成细粉,用蜂蜜做成小丸药,每次吃 5g,每日 2 次,也可以装成胶囊(装 0.5g/粒),每次吃 4 粒,每日 3 次。

十四、踝关节疼痛

【处方 1】 民间偏方

组成:大葱适量

功效:通络,止痛,消肿。

主治:踝关节扭伤。

用法:先将大葱捣烂,然后炒热,热敷患处,凉则更换,每次 20~40 分钟,每日 1~2 次,连用 3~5 次为 1 疗程。

【处方 2】 民间验方

组成:五倍子 50g 栀子 30g 大黄 30g 生草乌 30g 生南星 30g 地鳖虫 20g 乳香 20 没药 20g 细辛 10g 食醋适量

功效:清热消肿,活血散瘀,行气止痛。

主治:踝关节扭伤之肿痛剧烈者。

用法:以上前 9 味共研细末,用食醋调为糊状,将药糊摊于消毒纱布上,然后贴敷于患处,外用绷带包扎固定,每日换药 2 次,连用 10 次为 1 疗程。

十五、跟痛症

【处方 1】 民间验方鹿茸酒

组成:鹿茸 10g 白酒 500ml

功效:补益肝肾,强筋壮骨,活血通络。

主治:足跟痛。

用法:用白酒浸泡鹿茸,7 天后开始服用,每次服 10ml,每天服 3 次。

按语:足跟痛为常见的老年病,现代医学认为多属跟骨骨质退变增生所致。中医认为肾主骨,为先天之本,老年患者多肾气虚,并外感风寒湿,则引起足跟痛。鹿茸补肾阳、益精血、强筋骨,酒活血通络,故有显著疗效。

【处方 2】 民间验方

组成:白芍 30g 赤芍 15g 防己 30g 制乳香 9g 制没药 9g 甘草 6g

功效:活血止痛。

主治:足跟痛。

用法:水煎服,每日 1 剂。

【处方 3】 民间验方

组成:川牛膝 15g 鸡血藤 25g 威灵仙 30g

功效:活血通络。

主治:跟痛证。

用法:水煎服,每日 1 剂。

【处方 4】 民间验方

组成:白芍 60g 甘草 30g 木瓜 30g

功效:舒筋和络,缓急止痛。

主治:跟骨骨刺。

用法:水煎服,每日 1 剂。药渣加水煎外洗。

【处方 5】 民间验方

组成:独活 15g 桑寄生 15g 秦艽 10g 当归 15g 熟地 20g 枸杞 15g 骨碎补 12g 防风 10g 木瓜 15g 元胡 15g 陈皮 10g 细辛 5g 鸡血藤 30g 肉桂 6g 甘草 6g

功效:祛湿活络,养血止痛。

主治:跟骨骨刺。

用法:水煎服,隔日 1 剂。

【处方 6】 民间验方

组成:生白芍 30g 炒白芍 30g 生赤芍 30g 炒赤芍 30g 生甘草 30g 炒甘草30g

功效:补肾强筋,活血止痛。

主治:足跟骨刺疼痛。

用法:水煎服,每日 1 剂。

【处方 7】 民间验方

组成:补骨脂 20g 杜仲 15g 牛膝 5g 胡桃肉 30g 大蒜 1 头

功效:补肾养肝,强筋通络。

主治:胖胝跟骨骨刺所致的足跟痛。

用法:水煎服,隔日 1 剂。

【处方 8】 民间验方

组成:川乌 30g 草乌 30g 木瓜 30g 红花 30g

功效:散寒止痛。

主治:老年性足跟痛。

用法:水煎浸泡足跟,每日 3 次,每剂药用 2 天。

【处方 9】 民间验方

组成:鸡血藤 20g 细辛 20g 白芍 30g 川芎 15g 防风 15g 麻黄 15g 生南星 10g 生半夏 10g 透骨草 15g 元胡 15g 红花 10g

功效:活血通络止痛。

主治:跟骨骨刺。

用法:水煎外洗,每日 2~3 次,每次 10~15 分钟。一剂药可洗 2 天。

【处方 10】 民间验方

组成:透骨草 30g 寻骨风 30g 老鹳草 30g 独活 15g 乳香 10g 没药 10g 血竭 10g 青蒿 20g

功效:活血化瘀,通络止痛。

主治:各型跟骨骨刺。

用法:煎水洗足,一日 2 次,每次 10~15 分钟,7~10 天为 1 个疗程。

【处方 11】 民间验方

组成:透骨草 30g 鸡血藤 30g 荆芥 30g 威灵仙 30g 川牛膝 15g 白芷 15g

功效:温经通络,化瘀消散。

主治:足跟骨刺,疼痛不耐久立,无红肿。

用法:水煎熏洗,一日 2 次,一剂用 3 天。

【处方 12】 民间验方

组成:白芷 10g 白术 10g 防风 10g 醋 100ml

功效:祛风活络止痛。

主治:足跟骨骨刺。

用法:水煎熏洗,一日 2 次。

【处方 13】　民间验方

组成:当归 10g　丹参 10g　川芎 10g　生乳香 10g　生没药 10g　炮甲珠 10g

功效:活血化瘀止痛。

主治:跟骨骨刺。

用法:共研细末,食醋调敷患处,纱布包扎。

【处方 14】　民间验方

组成:透骨草 10g　寻骨风 10g

功效:祛风除湿,活络止痛。

主治:足跟痛。

用法:以上 2 味药共研细末,然后做成药鞋,让患者白天穿药鞋,,30 天为 1 疗程。

【处方 15】　民间验方

组成:川芎 15g　当归 20g　乳香 15g　栀子 15g

功效:活血行气,祛风止痛。

主治:脚跟骨刺。

用法:以上 4 味研为细末,用薄棉纱布做成鞋垫,将药末撒在消毒棉纱布之间,让患者每日使用鞋垫,一般 3~7 天后即可见效。

十六、多关节疼痛

【处方 1】　治扭伤方

组成:生栀子　面粉各等份

功效:和血止痛。

主治:诸关节扭伤后肿胀疼痛。

用法:栀子研粉,与面粉况匀,取适量加入 50°以上白酒少许,再用鸡蛋清拌成糊状,敷贴在肿胀疼痛部位,局部皮肤破损者忌用。

【处方 2】　民间验方

组成:大黄　山栀子各等量　醋或酒精适量

功效:清热凉血,通络止痛。

主治:关节扭伤疼痛。

用法: 以上前 2 味共研细末,24 小时内用醋调药末成糊状敷患处;24 小时后用酒精调药末敷患处。敷药范围以直径大于肿区 2cm 为度,厚约 0.5cm,用敷料覆盖、绷带包扎固定,一般 6 小时换药 1 次。

【处方 3】　民间验方

组成: 大黄　黄柏　栀子　地鳖虫　五灵脂　红花　泽兰　香附　赤小豆　白芷蒲公英各等份　食醋适量

功效:清热消肿,活血散瘀,行气止痛。

主治:关节扭伤挫伤。

用法:以上前 11 味共研细末,用食醋调为糊状,将药糊摊于消毒纱布上,然后贴敷于患处,外用绷带包扎固定,每日换药 1 次。

【处方 4】 民间验方

组成: 三七 10g　川芎 15g　血竭 15g　乳香 15g　姜黄 15g　没药 15g　杜仲 15g　白芷 15g　天麻 10g　川椒 5g　麝香 2g

功效:活血化瘀,通络止痛。

主治:颈肩腰背扭伤、疼痛、肿胀。

用法:上药共研细粉,加入 150ml 白酒,微火煎成稠糊状,或用米醋拌成糊状,摊在纱布上,将麝香搽在上面,敷于患处,每剂可连用 3~5 次。

十七、阳痿、早泄

【处方】 民勤验方

组成: 酒地 15g　枸杞 12g　菟丝子 9g　五味子 6g　仙茅 9g　淫羊藿 9g　胎盘一付(焙干研细)

功效:滋阴壮阳。

主治:阳痿、早泄。

用法:水煎服,每次冲服胎盘粉 3g,每日 1 剂。

十八、产后失眠

【处方】 产后不眠方

组成:元参 30g　生地 24g　麦冬 24g　枳壳 9g　郁李仁 9g

功效:滋阴润燥。

主治:产后失眠。

用法:水煎分服,一日 1 剂。

十九、产后头痛

【处方】 产后头痛方

组成: 生地 12g　当归 9g　川芎 4.5g　白芍 9g　党参 18g　黄芪 15g　白术 9g　甘草 8g　蔓荆子 9g

功效:益气补血。

主治:产后血虚头痛,面色苍白。

用法:水煎分服,一日 1 剂。

二十、小儿厌食

【处方】 民间医偏方

组成:炒麦芽　焦山楂　炒神曲各 10g　炒内金 5g　炒莱菔子 6g

主治:小儿厌食。

用法:共为细面,加白面和水调成糊状,睡前敷患儿脐上,外用纱布固定,次晨取下,每日 1 次,5 天为 1 疗程。

疗效:1 疗程即愈。

第二节　药膳食疗

一、感冒

【处方 1】　豆豉炖豆腐

组成:豆腐 400g　淡豆豉 20g　生姜 3g

功效:解表散寒,发汗祛风。

主治:适用于风寒感冒、头痛畏风。

用法:豆腐、淡豆豉、生姜,再加适量的盐一起隔水炖煮,趁热食用。

【处方 2】　香葱拌豆腐

组成:香葱 20g　葱白 15g　豆腐 300g

功效:散寒祛风,发汗解表。

主治:适用于风寒感冒、鼻塞骨痛。

用法:葱白洗净、切碎,加香葱、豆腐和盐少许,一起拌匀后食用。

【处方 3】　姜汁干丝

组成:生姜 10g　豆腐干丝 100g

功效:散寒解表,和胃止呕。

主治:适用于风寒感冒、胃纳不佳、恶心呕吐。

用法:先将生姜压取姜汁,再以姜汁及适量的盐、酒等调料拌豆腐干丝后即可食用。

【处方 4】　藿佩冬瓜汤

组成:鲜藿香 5g　鲜佩兰 5g　冬瓜 500g

功效:消暑祛风。

主治:适用于夏季感冒、头痛胸闷、食欲不振、小便短赤。

用法:先将藿香、佩兰煎煮,取药汁 1000g,再加入冬瓜(去皮子)及盐适量一起煮汤食用。

【处方 5】　民间验方鸡蛋酒

组成:鸡蛋 1 枚　酒 25ml　白糖少许

功效:辛温解表。

主治:感冒,属风寒证。

用法:酒 25ml,倒进锅中煮,蒸发掉酒精,再打入一个鸡蛋,搅散后加一匙白糖,用时兑开水冲淡而饮。

按语:患者出现恶寒、鼻塞的感冒症状,即配鸡蛋酒,喝一杯盖被休息,鼻塞、流涕、喉咙痛等症状,就可以逐渐消失。如气候变冷,喝一杯鸡蛋酒可预防感冒。

二、中暑

【处方 1】 凉拌西红柿

组成:西红柿 250g　白糖适量

功效:清热生津,解暑止渴。

主治:适用于夏季中暑、发热口渴以及高血压病、牙龈出血。

用法:西红柿去皮,白糖适量一起拌匀后食用。

【处方 2】 西瓜皮炒毛豆

组成:西瓜皮 100g　新鲜毛豆子 100g

功效:清热利水,消暑解渴。

主治:适用于暑热口渴、小便不利。

用法:西瓜皮去外面青皮后切丁,用盐腌片刻;新鲜毛豆子 100g,同炒后食用。

【处方 3】 冬瓜西红柿汤

组成:冬瓜 500g　西红柿 150g

功效:清热利水,生津止渴。

主治:适用于夏季发热口渴,小便不利。

用法:冬瓜去皮、子,加西红柿,再加盐后一起煮汤食用。

【处方 4】 苦瓜焖鸡翅

组成:苦瓜 20g　鸡翅 20g

功效:清热解暑,健脾补气。

主治:适用于夏季暑热、发热口苦、胃呆胸闷。

用法:先将苦瓜、鸡翅洗净切块,在油锅内爆炒后,再加入酒、姜、葱、盐等调料,盖锅焖煮后即成。

【处方 5】 地骨皮豆腐汤

组成:地骨皮 25g　豆腐 250g

功效:清热解暑,解渴除烦。

主治:适用于夏季发热、五心烦热、午后潮热。

用法:先将地骨皮煎煮取药汁 500ml,再加入豆腐及鲜汤、盐、葱等调料一起煮汤食用。

【处方 6】 炒绿豆芽

组成:绿豆芽 250g

功效:清热解暑,解渴利尿。

主治:适用于夏季发热口渴、小便不利。

用法:先将绿豆芽去杂质、洗净,起油锅翻炒,加入盐等调料即成。

三、咳嗽

【处方 1】 青白止咳经验方

组成:青果 5 枚　白萝卜半个

功效:化痰止咳利咽。

主治:咳嗽,咽部红肿。

用法:水煎服,日服 2 次。

【处方2】 民间偏方枇杷猪肉煎

组成:枇杷叶 30g 瘦猪肉 150g

功效:清肺化痰,下气止咳。

主治:咳嗽,凡风、热、燥、火等所致的咳嗽,皆可治疗。

制法:取枇杷叶 30g,去其毛,切成适当小片,与瘦猪肉 150g,切成小片加水炖。

用法:待肉熟后吃肉喝汤,连服 10 天。

【处方3】 民间验方

组成:白萝卜 120g 鸭梨 2 个 鲜生姜 30g

功效:生津润肺。

主治:久咳不愈,干咳少痰。

用法:上三味药切碎,捣取汁,口服,分 3 次一天服完。

【处方4】 百合莲子烩肉

组成:莲子 50g 百合 50g 瘦猪肉 250g

功效:补肺养心,养阴清热。

主治:适用于肺虚咳嗽、肺热口渴、心悸失眠、五心烦热。

用法:莲子、百合、瘦猪肉,加水及盐、姜、酒等调料,用文火煨熟后食用。

【处方5】 川贝生梨炖鸽子

组成:川贝母 10g 生梨 2 只 鸽子 1 只

功效:养肺补元,润肺化痰。

主治:适用于肺虚久咳、肺结核、肺气肿。

用法:生梨去皮及核、切块,鸽子去毛及内脏、洗净,加入川贝母,再加盐、酒、姜等调料后一起隔水炖煮,熟后食用。

【处方6】 南瓜炖牛肉

组成:瘦牛肉 250g 南瓜 500g 冬瓜子 50g 南沙参 50g

功效:补肺益气,化痰降气。

主治:适用于咳嗽痰多、胸闷气短。

用法:先将冬瓜子、南沙参一起煎煮取汁,再将牛肉、南瓜及盐、姜、酒等调料放入药汁内一起炖熟。

【处方7】 海蜇荸荠汤

组成:海蜇 100g 荸荠 200g

功效:清热化痰,解渴消肿。

主治:咳嗽胸闷痰多、发热口渴、淋巴结肿大。

用法:海蜇洗净,荸荠去皮、切片,加水煮汤食用。

【处方8】 萝卜葱白饮

组成:萝卜 1 个 葱白 6 根 生姜 15g

功效:宣肺解表,化痰止咳。

主治:小儿咳嗽,风寒咳嗽,痰多泡沫,伴畏寒,身倦酸痛等。

用法:用水三碗先将萝卜煮熟,再放葱白、姜,煮剩一碗汤,连渣一次服。

【处方9】 芫荽汤

组成:芫荽(香菜)30g 饴糖 30g 大米 100g

功效:发汗透表。

主治:治伤风感冒引起的咳嗽。

用法:先将大米洗净,加水煮汤,取大米汤三汤匙与芫荽,饴糖搅拌后蒸 10 分钟。趁热一次服,注意避风寒。

【处方10】 白萝卜蜂蜜方

组成:大白萝卜 1 个 蜂蜜 30g 白胡椒 5 粒 麻黄 2g

功效:发汗散寒,止咳化痰。

主治:风寒咳嗽。

用法:将萝卜洗净,切片,放入碗内,倒入蜂蜜及白胡椒,麻黄等共蒸半小时趁热顿服,卧床见汗即愈。

【处方11】 民间验方

组成:葛根 10g 白茅根 30g 芦根 15g 板蓝根 10g 麦冬 6g 带皮梨(大便干 1 个,不干用梨皮) 冰糖少许

主治:咳嗽,口干有异味。适合各类人群,但大便稀,内有寒者不得应用。

用法:水煎服。

四、喘证

【处方1】 治喘偏方

组成:白果 20 个 蜂蜜 1 汤匙(约 10g)

功效:纳气平喘。

主治:年老体虚,咽干喘促。

用法:将白果打碎煎取汁 50ml,溶入蜂蜜,每晚临睡前服下。

【处方2】 荸荠炒肉片

组成:荸荠 150g 银杏 50g 瘦猪肉 250g

功效:化痰平喘,补肺降气。

主治:适用于肺气肿、哮喘、肺虚咳嗽、痰多胸闷。

用法:荸荠去皮切片,银杏去壳、皮并泡熟,瘦猪肉切片。起油锅翻炒并加入葱、盐、酒等调料。

五、健忘

【处方】 鸡子黄淫羊藿汤

组成:鸡子黄 2 枚 淫羊藿 40g

功效:滋阴养血,补益脾肾。

主治:健忘。

制法:淫羊藿 40g,加水 300ml,煮到 100ml 后,与煮好的鸡子黄调和,即成鸡子黄淫羊藿汤。

用法:每次服 10ml,一日 3 次,连服半个月。

按语:食鸡子黄可提高记忆力;淫羊藿有补肾壮阳,益气强志之功效,对于老年人昏睡,中年人健忘,元阳衰败引起的证候,皆可治疗。

六、胃痛

【处方 1】　豆蔻猪肚

组成:豆蔻仁 5g　猪肚 1 只

功效:理气和血,补血强壮。

主治:适用于胃寒冷痛、神疲乏力、贫血、消瘦。

用法:将猪肚去杂、洗净,豆蔻仁放入猪肚内,用慢火炖煨,熟后调味食用。

【处方 2】　民间验方鸡蛋黄酒饮

组成:鸡蛋 3 枚　冰糖 120g　黄酒 150ml

功效:温中散寒,和胃止痛。

主治:胃痉挛性疼痛,属寒邪客胃型。

制法:用新鲜鸡蛋 3 枚,打碎搅匀,加冰糖 120g、黄酒 150ml,一起熬成焦黄色。

用法:每日饭前服 15ml,一日 3 次。

【处方 3】　陈皮鸡

组成:陈皮 25g　母鸡 1 只

功效:益气补中,温肾理气。

主治:适用于胃脘疼痛、贫血体虚、食欲不振。

用法:将母鸡去毛杂、洗净,陈皮放入母鸡腹内,再加入姜、盐、酒等调料后用文火煨熟,缓慢食用。

【处方 4】　民间验方威灵仙鸡蛋汤

组成:鸡蛋 2 枚　威灵仙 30g　红糖 5g

功效:温中散寒,通经止痛。

主治:胃痛,属寒邪客胃型。

制法:取威灵仙 30g,加水 200ml,煎半小时去渣取汁,加生鸡蛋 2 枚,去壳,兑入药汁,再加红糖 5g,共煮成蛋汤。

用法:每日服 1 剂,约 30 分钟见效,若效果不明显可连服 2 剂。

按语:威灵仙蛋汤适用于胃寒痛,症见胃腹恶寒,手足冷,嗳气呕恶,不思食,舌苔白,脉弦细。

七、便秘

【处方 1】　芝麻菠菜

组成:菠菜 250g　芝麻 25g

功效:滋阴清热,润肠通便。

主治:适用于阴虚内热所致的便秘。

用法:先将菠菜拣洗干净,在沸水中烫透后,再撒上芝麻、盐、味精、麻油等调料即成。

【处方2】 木耳黄瓜

组成:黄瓜250g 水发木耳50g

功效:清热利水,养阴润肠。

主治:适用于阴虚内热所致的大便不畅、发热口渴。

用法:先将黄瓜洗净、切成片并用盐腌一下,挤去水分,再将木耳及酱油、味精、麻油等一起调匀。

八、病毒性肝炎

【处方1】 田基黄鸡蛋饮

组成:鲜田基黄100g(干品50g) 鸡蛋5个

功效:清热解毒,舒肝利胆。

主治:适用于急慢性肝炎、早期肝硬化。

用法:先将鸡蛋煮熟后剥去壳,与田基黄一起煎煮,饮汤食鸡蛋。

【处方2】 玉米须冬瓜汤

组成:玉米须100g 冬瓜500g

功效:清热利水,解暑利胆。

主治:适用于肝炎、胆囊炎、胆石症以及夏季暑热,小便不利。

用法:冬瓜去皮、子,将玉米须煎汤取汁,再以此汁煮冬瓜汤,加入适量的盐、味精等调料即成。

【处方3】 民间偏方猪肉煎

组成:柴胡12g 丹参10g 白芍12g 龙胆草6g 滑石12g 茵陈10g 栀子6g 木通6g 瘦猪肉90~120g

功效:疏肝清热,活血利湿。

主治:病毒性肝炎,血清谷丙转氨酶增高,症见口苦、胁痛、发热、口渴喜冷饮、小便短赤、周身疲乏,时而身痒易搔抓出血或成斑片,遇热而甚,舌苔黄腻而厚,脉弦。

制法:上述七味药,同瘦猪肉一起蒸,每剂用瘦猪肉90~120g,切成大块,先将猪肉放入大碗内,在肉上铺一层纱布,把药放在纱布上,泡上水,水面要淹没全部药渣,然后放入笼内蒸3小时,揭笼后将纱布提起稍拧,药渣倒掉。

用法:吃肉喝汤,日服1剂,连服15剂。

按语:此为热毒亢胜,用偏方猪肉煎治之,对病毒性肝炎,尤其是降低转氨酶有卓效,对恢复肝功能有较好的疗效。

九、头痛

【处方1】 民间验方川芎脑芷汤

组成:羊脑1个 川芎6g 白芷10g

功效:活血行气,祛风止痛。

主治:顽固性头痛。

用法:将羊脑热水烫之,使脑质变硬,挑净其中的筋血,放入砂锅内,加 500ml 水,并放入川芎、白芷后盖上盖煎煮,1 小时后除去药渣,吃脑喝汤。

用法:一天服 1 剂,服 2~3 剂为宜。有时 1 剂就可治年久不愈的顽固性头痛。

【处方 2】 核桃仁拌芹菜

组成:核桃仁 50g 芹菜 300g

功效:平肝益肾,清热利水。

主治:适用于肾虚肝旺引起的头胀头痛、头晕耳鸣等。

用法:芹菜拣洗干净,起油锅煸炒核桃仁、芹菜,并加入盐、味精、麻油等调料。

十、高血压病

【处方 1】 高血压病食疗方一

组成:杭州黄菊花 绿茶

功效:平肝熄风,利尿降压。

主治:血压升高,头痛不甚者。

用法:上药各适量,泡茶饮。

【处方 2】 高血压病食疗方二

组成:山楂肉 30g

功效:消积降脂。

主治:高血压病,胆固醇偏高者。

用法:煎汤加红糖适量调服。

【处方 3】 芹菜豆腐干

组成:芹菜 250g 豆腐干 50g

功效:清热解毒,平肝熄风。

主治:适用于高血压病、高脂血症以及发热咽痛。

用法:先将芹菜洗净,切成段,豆腐干切成丝,起油锅煸炒,同时加入盐等调料后食用。

【处方 4】 海带黄豆汤

组成:水发海带 100g 黄豆 150g

功效:清热平肝,软坚化痰。

主治:适用于高血压病、脑动脉硬化以及单纯性甲状腺肿大。

用法:水发海带切丝与黄豆,再加入盐等调料一起煮汤食用。

【处方 5】 罗布麻降压茶

组成:罗布麻叶 6g 大山楂 15g 五味子 5g 冰糖适量

功效:此药膳茶平肝熄风,活血化瘀,滋肾敛肺,可治高血压,失眠,头晕,降低血脂,此茶还可防治冠心病。

制作:罗布麻叶 6g、大山楂 15g、五味子 5g、冰糖适量,肥胖者不放糖。

服法:饮用,以开水冲泡代茶用。

【处方6】 菊花乌龙茶

组成:杭菊花 10g 乌龙茶 3g(冬天宜红茶,夏天宜绿茶)

功效:此药膳茶平肝疏风散热,生津止渴利尿,可降低血清胆固醇和预防动脉硬化的功能。对肝阳上亢和阴虚阳亢型高血压适用。

制作:滚水泡茶用。

服法:饮用。

【处方7】 芹菜粥

原料:芹菜 40g 粳米 50g 盐 1g 花生油 5g 味精 0.5g 葱白 5g

功效:平肝熄风,滋阴清热。此粥清热止血,利大小肠,治感受风寒、热引起的头痛,身热,烦渴,大小便不利。阴虚阳亢:眩晕头痛,生心烦热,腰酸膝软,耳鸣健忘,舌红苔薄,脉弦细数。

制作:先将芹菜洗净,切去根,到入油烧热,爆葱,添米,水、盐,再煮粥,熟后倒入芹菜,调味精。

服法:煮粥服用。

【处方8】 夏枯草煲猪肉

原料:夏枯草 20g,瘦猪肉 50g。

功效:此药膳清肝热,滋阴补虚,可治虚症型高血压病。

制作:猪肉切薄片,小火炖汤。

服法:每天服 2 次。

十一、高脂血症、动脉硬化症

【处方1】 民间验方鸡蛋醋饮

组成:鸡蛋 1 枚 醋 100g

功效:滋阴润燥,散瘀通络。

主治:动脉硬化症。

制法:陈醋 100g,放入带盖茶杯,放 1 个新鲜鸡蛋,盖上盖封闭 4 天后,将鸡蛋壳取出,把鸡蛋和醋搅匀,再盖上盖密封 3 天后即可服用,1 剂可服 7 天,第 1 剂药服到第 3 天可制下 1 剂。

用法:每次口服 5ml,一日 3 次。

按语:鸡蛋醋可以改变老年人体内的酸碱平衡,此偏方具有防治动脉硬化的作用。

【处方2】 首乌粥

组成:制首乌 50g 粳米 100g 冰糖适量

功效:益肾补肝,降脂润肠。

主治:老年人高脂血症、动脉硬化症、高血压病以及头发早白、大便干燥。

用法:制首乌入砂锅煎取浓汁,粳米加入首乌汁,再加冰糖适量同熬为粥食用。

【处方3】 木耳粥

组成:黑木耳 5g 粳米 100g 冰糖适量

功效:益肾补元,养阴和血。

主治:老年人动脉硬化,高凝血状态以及头晕、腰酸。

用法:黑木耳研粉浸泡半天,同粳米、冰糖适量同熬为粥食用。

【处方4】　蘑菇青菜

组成:鲜蘑菇 250g　青菜心 500g

功效:清热平肝,降脂降压。

主治:适用于高脂血症、高血压病以及冠心病。

用法:将蘑菇和青菜心拣洗干净后切片,另起油锅煸炒,并加入盐、味精等调料后食用。

【处方5】　柏子仁烧香菇

组成:水发香菇 250g　柏子仁 100g

功效:降脂降压,养心安神。

主治:适用于高脂血症、冠心病、高血压病。

用法:起油锅翻炒水发香菇、柏子仁并加入盐、味精等调料后食用。

【处方6】　玉米须豆腐汤

组成:玉米须 100g　豆腐 300g　水发香菇 50g

功效:清热利水,降脂平肝。

主治:高脂血症、高血压病、水肿、黄疸。

用法:将玉米须煮汤取汁,再将豆腐、香菇放入,加盐、味精等调料一起煮汤后食用。

十二、肾炎

【处方1】　民间验方玉米须饮

组成:玉米须 60g

功效:泄热利尿通淋。

主治:慢性肾炎。

用法:煎汤代茶,连服半年。

按语:玉米须性味甘、淡、平,具利尿通淋之功,其作用主要表现在利尿、肾功能改善、浮肿消退或减轻、尿蛋白消失或减低等方面。部分病例连续服用 6 个月未见毒性副作用。用于肾炎水肿、热淋、石淋等,配方用 15~30g。

【处方2】　车前草冬瓜汤

组成:车前草 20g　冬瓜 500g

功效:清热利水。

主治:肾炎、肝炎、各种水肿以及夏季发热、小便短赤。

用法:冬瓜去皮、子与车前草,加少量盐后一起煮汤,饮汤吃冬瓜。

【处方3】　黄芪炖猪腰

组成:黄芪 100g　猪腰 2 只

功效:益肾补腰,利水退肿。

主治:肾炎水肿、腰脊酸楚、四肢无力。

用法:猪腰去杂、洗净与黄芪,加入少量酒后一起炖煮后食用。

十三、阳痿

【处方1】 菟丝子狗肉汤
组成:菟丝子 10g 狗肉 500g
功效:壮阳补肾,强筋健骨。
主治:适用于阳痿、早泄、腰脊酸楚。
用法:菟丝子、狗肉,加适量的酒、姜、盐等调料一起煮汤,食肉喝汤。
【处方2】 麻雀炖肉
组成:麻雀 10 只 瘦猪肉 500g
功效:补肾壮阳。
主治:阳痿、早泄、老年人畏寒、尿频。
用法:麻雀去头、足、毛杂并洗净与瘦猪肉,加入适量酒、姜、盐、葱等调料一起隔水炖煮,熟后食肉。

十四、遗精

【处方1】 藕炒肉片
组成:藕 200g 瘦猪肉片 250g
功效:益肾固精,补肺止血。
主治:遗精尿频、肺虚咯血。
用法:藕去皮、切片与瘦猪肉片,起油锅翻炒,并加酒、盐等调料后食用。
【处方2】 金樱子炖肉
组成:金樱子 100g 瘦猪肉 500g
功效:益肾固精,补气养血。
主治:肾虚遗精、腰酸尿频。
用法:金樱子、瘦猪肉,再加适量酒、姜、盐等调料隔水炖煮食用。

十五、紫癜

【处方1】 民间偏方
组成:花生衣 20g
功效:止血。
主治:紫癜。
用法:水煎服。
【处方2】 民间偏方
组成:红枣 120g 仙鹤草 60g
功效:清热止血。
主治:紫癜。
用法:水煎服。

十六、消渴

【处方】 民间验方

组成:绿豆 30g　鲜玉米须 60g　干玉米须 30g　薏米 30g

功效:清胃健脾。

主治:消渴。

用法:水煎服,每日 1 剂。

十七、自汗、盗汗

【处方 1】 五味子炖鸡

组成:五味子 10g　童子鸡 1 只

功效:益气固表,补血止汗。

主治:适用于自汗、盗汗、头晕乏力、心悸气短。

用法:将鸡去毛杂、洗净,五味子放入鸡腹内,再加入酒、姜、盐等调料一起炖煮食用。

【处方 2】 民间偏方山萸肉茶

组成:山萸肉 20g　地骨皮 3g　黄芪皮 3g

功效:补益肝肾,收敛固表。

主治:消渴汗多证。

制法:将地骨皮、黄芪皮切碎,山萸肉研粉,放在茶杯内代茶饮之。

用法:每日服 1 剂,连服 5 剂。

按语:山萸肉性酸而涩,有收敛止虚汗之功;黄芪皮性甘温,固表止汗;地骨皮性甘而寒,善清虚热,故此偏方为治疗消渴汗多的良方。

【处方 3】 民间偏方元肉枇杷饮

组成:桂圆肉 15g　蜜枇杷 15g

功效:益血安神,清热敛汗。

主治:盗汗。

制法:上药加水 500ml 煎至 300ml,备用。

用法:临睡前半小时温服,1 剂服 2 次,连服 4 日。

十八、痹证

【处方 1】 民间偏方牛膝蹄筋汤

组成:牛膝 50g　猪蹄筋(或鹿筋)50g

功效:补肝益肾,强筋壮骨,活血通络。

主治:风湿痹痛、腰膝扭伤、老年体虚、四肢无力。

用法:先将牛膝煎煮取汁,以此汁煨煮蹄筋至熟烂。

【处方 2】 民间验方

组成:核桃仁 20g　黑豆 30g　生艾叶 5g

功效:温经通络。

主治:痛痹。

用法:水煎服。

【处方3】 民间验方

组成:赤小豆 30g 白米 15g

功效:除湿清热。

主治:湿痹。

用法:白糖适量,先煮赤小豆至熟,再加白米作粥加糖,临卧空腹温服。

【处方4】 民间偏方

组成:木瓜 4 个(蒸煮去皮为泥) 白砂糖 1000g(炼净)

功效:祛湿通络。

主治:湿痹。

制法:将二物调匀,用瓷器收贮。

用法:每日空腹用开水冲调 1~2 匙。

【处方5】 民间偏方

组成:土牛膝 50g 木瓜 30g 猪蹄 1 只

功效:祛湿通络。

主治:风湿痹痛。

用法:上药加水炖熟,一日分 2 次,食蹄喝汤。

【处方6】 民间偏方

组成:木瓜 30g 薏苡仁 30g 猪蹄 1 只

功效:祛湿通络。

主治:风湿痹证。

用法:上药加水共炖熟,一日分 2 次,食蹄喝汤。

【处方7】 民间验方

组成:制附子 30g 狗肉适量

功效:温阳祛寒。

主治:历节病偏于寒湿者。

用法:炖服。

【处方8】 民间偏方

组成:羊肉 100g 大葱 30g 生姜 15g 大枣 5 枚 白醋 30g

功效:调和营卫。

主治:痹证,营卫不和之痹阻证。

用法:加水适量,做汤 1 碗,日食 1 次。

【处方9】 民间偏方

组成:枸杞叶 500g 羊肾 2 对 羊肉 250g 葱 1 茎 粳米 50g 五味子适量

功效:温补脾肾。

主治:痹证,脾肾阳虚痹阻。

用法:先煮前 3 味,并入佐料五味子,汤成,下米熬成粥。早晚各服 1 次。

十九、腰痛

【处方1】 川断烧狗肉

组成:川断100g 狗肉500g

功效:温肾壮阳,舒筋健骨。

主治:适用于肾虚腰痛、阳虚胃寒、筋骨冷痛。

用法:先将川断煮汤取汁,再加入狗肉及酱油、酒、姜等调料一起炖煮食用。

【处方2】 韭菜炒肉丝

组成:韭菜250g 猪肉丝250g

功效:温肾壮阳,补气养血。

主治:适用于肾虚腰痛、四肢萎软。

用法:起油锅同炒韭菜、猪肉丝并加入酒、盐等调料后食用。

【处方3】 民间偏方

组成:威灵仙15g 猪肾1对

功效:补肾壮腰。

主治:腰痛。

用法:将威灵仙研末,再将猪肾剖开,刮去内膜,将药末装入肾中,用白菜叶包裹,煨熟食之。

【处方4】 民间偏方

组成:大黑豆125g 猪肾1对

功效:补肾活络。

主治:腰痛。

用法:共炖熟,一日分2次,食肉喝汤。

【处方5】 民间偏方

组成:淫羊藿30g 猪蹄适量

功效:补肾壮腰。

主治:肾虚腰痛。

用法:共炖熟,一日分2次,食肉喝汤。

【处方6】 民间验方

组成:核桃仁3个 黑豆50g 生艾叶5g

功效:温经补肾。

主治:腰痛。

用法:水煎服。

【处方7】 民间验方

组成:薏苡仁60g 丝瓜60g 山楂60g

功效:清热利湿通络。

主治:湿热腰痛。

用法:水煎60~90分钟,每日早晚作粥食之。

二十、甲状腺肿大

【处方 1】 海带豆腐汤

组成:水发海带 50g 豆腐 250g

功效:清热化痰,软坚利水。

主治:适用于单纯性甲状腺肿大、高血压病、动脉硬化。

用法:水发海带、豆腐,加入适量味精、盐等调料后煮汤食用。

【处方 2】 紫菜虾米汤

组成:紫菜 25g 虾米 10g

功效:清热软坚,化痰通络。

主治:单纯性甲状腺肿大及动脉硬化。

用法:紫菜、虾米,加入少许酱油、味精等调料后煮汤食用。

二十一、痛经

【处方 1】 痛经小妙方五红水

组成:水 红糖 红花生 红枣 红豆 枸杞

主治:痛经。

用法:来完月经一个星期之后就可以煮后喝。

【处方 2】 敷肚脐治痛经方

配方:肉桂、小茴香、干姜、元胡、五灵脂、生蒲黄、没药、赤芍各 6g。

制作:研细末,放密封瓶里。

主治:这种方法最适合寒凝血瘀的痛经。痛经的女生,月经前一周在肚脐上敷药,行经时就不会那么痛了。

用法:用时洗净肚脐,取适量药末,醋调敷,纱布覆盖,胶布固定。两天换药一次,经前用 3 次。

二十二、闭经

【处方 1】 益母草鸡蛋

组成:益母草 100g 鸡蛋 5 个

功效:活血调经。

主治:闭经、痛经、月经不调等妇科病。

用法:先将鸡蛋煮熟去壳,再与益母草一起煎煮,饮汤食蛋。

【处方 2】 当归煨牛肉

组成:当归 50g 牛肉 500g

功效:温经补血,养血调经。

主治:血虚闭经、痛经、月经不调。

用法:当归、牛肉,加入酒、酱油、姜、葱等调料一起煨煮后食用。

二十三、崩漏

【处方】　鸡腹蛋芪汤

组成:鸡腹蛋 1 副　黄芪 50g　葱根 30g　姜 30g　麻油适量

功效:补气摄血,养血调经。

主治:崩漏,属脾虚证。

制法:用鸡腹内未成熟之黄色小鸡蛋一副,大葱根、姜各 30g,用麻油在锅内同炒后取出葱姜,同黄芪 50g 煎汤为引。

用法:顿服。

按语:崩漏即子宫出血,若崩漏久治无效者,可选用鸡腹蛋芪汤治疗。此方有大补气血之功,有升气止血之能。

二十四、胎漏（先兆流产）

【处方】　民间验方艾叶蛋

组成:鸡蛋 2 枚　炒艾叶 20g

功效:温经止血,养血安胎。

主治:对胎动不安、先兆流产、习惯性流产有一定疗效。

制法:将艾叶 20g,清水洗净后放入药锅,加水 300ml,煎 10 分钟,放新鲜鸡蛋两个,煎 10 分钟取出鸡蛋,剥壳后再放入艾叶汤内煮 5 分钟。

用法:每次清晨吃两个艾叶鸡蛋,并服 15ml 艾叶汤。

按语:此方在流产后也可服用,起到养血补虚,康复再孕的目的。

二十五、妊娠呕吐（妊娠恶阻）

【处方 1】　灶心土研粉,少量水冲服。

【处方 2】　鲜猕猴桃 100g,生姜 10g,分别绞汁,早晚各服 1 次。对妊娠呕吐有作用。

【处方 3】　绿豆 50g,粳米 100g,白糖适量,煮粥喝,每天 1 剂。

【处方 4】　鲜芦根 60g,粳米 100g,白糖适量,煮粥喝,每天 1 剂。

二十六、产后痹

【处方 1】　民间偏方

组成:黄芪 50g　当归 10g　嫩母鸡半只　绍酒 15ml　味精 1.5g　胡椒粉 1.5g　食盐 1.5g　葱姜适量

功效:益气补血,散风祛湿。

主治:产后气血虚痹。

用法:将鸡除内脏及爪洗净,再用开水焯去血水,捞在凉水中冲洗干净,沥净水分。当归、葱、姜洗净,姜切成大片,葱剖开切成长段。将当归、黄芪装入鸡腹内,腹部向上放于盘或大碗内,摆上葱、姜,注入清汤,加入盐、绍酒、胡椒粉,放在笼屉内蒸熟,去葱、姜,加入味精,调好味即成。

【处方 2】 民间验方

组成:羊肉 500g 制附片 9g(包布) 生姜 12g 葱 12g 胡椒 1.5g 食盐 2.5g

功效:温经壮阳,散寒止痛。

主治:产后寒痹及阳虚痹。

用法:羊肉洗净入沸水内,加姜、葱各 6g,焯至断红色,捞出切成约 2.5cm 方块,入清水中浸去血水。将附片装入纱布袋内扎口,姜洗净拍破,葱缠成团待用。将砂锅内注入清水,置于火上,入葱、姜、胡椒、羊肉,附片入汤中,用武火煮沸约 30 分钟后,改用文火炖烂,去附片即成。

二十七、缺乳

【处方 1】 民间验方黄花菜炖猪爪

组成:黄花菜(即金针菜)200g 猪蹄 2 个

功效:益气补血,通奶催乳。

主治:产后乳汁不足。

用法:黄花菜、猪爪,加入酒、姜、盐等适量调料一起炖煮后食用。

【处方 2】 民间缺乳秘方

组成:当归 15g 黄芪 15g 白芷 9g 猪蹄 1 个

功效:养气血,催乳汁。

主治:产后乳汁不足。

用法:武火烧开后去浮油,再用文火熬至猪蹄熟烂,喝汤食猪蹄,食后俯卧,每日 1 剂。

【处方 3】 涌泉汤

组成:黄芪 20g 当归 10g 熟地 15g 漏芦 10g 王不留行 10g 猪蹄 1 个

功效:益气、化郁、通乳。

主治:产后乳汁分泌不足。

加减:脾虚气弱,胃阳不振,神疲乏力者加党参 10g,白术 10g。

用法:药煎二遍去渣及浮油,再次放入猪蹄浓煎,分 3 次早、中、晚喝汤及吃猪蹄。

二十八、不孕症

【处方】 民间验方红花孕育蛋

组成:鸡蛋 1 枚 藏红花 1.5g

功效:滋阴润燥,活血通经,养血安胎。

主治:不孕症。

制法:取鸡蛋 1 枚,打一小孔,放入藏红花 1.5g,搅匀蒸熟即成。

用法:经期临后一天开始服红花孕育蛋,一天吃 1 个,连吃 9 个,然后等下一个月经周期的临后一天再开始服,持续 3~4 个月经周期,若服后下次月经未来就暂停。

按语:红花孕育蛋是治不孕症的有效偏方,在民间流传很广。此方为调经治疗不孕症之妙方,亦为健身强壮之佳品。

二十九、遗尿

【处方1】　民间验方龙骨蛋汤

组成:龙骨 30g　鸡蛋 2 枚

功效:滋阴养血,收敛固涩。

主治:小儿遗尿。

制法:取煅龙骨 30g 水煎,用此药汁荷包鸡蛋 2 枚;第二次亦用龙骨 30g,同前一次煮后之龙骨同煎,仍用此药汁煮 2 枚鸡蛋;第三次煎如此逐日加入。约有 200g 龙骨煮 12 枚鸡蛋为一疗程剂量。

用法:3 岁以下每日吃 1 个龙骨煮鸡蛋,8 岁以上每日吃 2 个龙骨煮鸡蛋。根据病情可坚持服用。

【处方2】　山药炖猪肚

组成:淮山药 150g　猪肚 1 只

功效:益肾健脾,缩尿强壮。

主治:适用于少儿、老年尿意频急。

用法:猪肚去杂、洗净与淮山药,加入适量的盐、姜、酒等调料后一起煮,烂后食用。

三十、骨关节病

【处方】　经验方

组成:桂枝 15g　秦艽 15g　木瓜 15g　当归 15g　川牛膝 15g　补骨脂 15g　地龙 10g　瓜蒌 15g　厚朴 10g　钩藤 10g　杜仲 15g　全蝎 6g　僵蚕 9g　蜈蚣 5 条　乌梢蛇 10g　仙灵脾 15g　金毛狗脊 15g

功效:滋补肝肾,祛湿通络。

主治:年迈体衰,肝肾虚损之骨关节痛。

用法:将上药装入 1 只新杀的乌鸡肚内(去皮及内脏),用白酒 500ml 左右,将药浸 2 小时,随后加适量水,不加油盐佐料,煎至鸡肉离骨,剩药液 600ml,将肉与药液均分 4 份,每早晚各空腹温服 1 份,再将剩下的鸡骨及药渣烤干,研末均分 15 包,一日 3 次,一次 1 包,黄酒冲服。

三十一、颈椎病

【处方】　经验方

组成:山药 30g　熟地 20g　枸杞子 15g　莲子肉 15g　党参 15g　黄芪 15g　当归 9g　母鸡 1 只

功效:益气滋阴,活血养血。

主治:颈椎病。颈部板硬疼痛,夜间尤甚。

用法:母鸡去毛及内脏,加水共炖,饮汤食肉,2 日 1 剂。

三十二、风湿性关节炎

【处方】 民间偏方

组成:伸筋草 120g 川牛膝 30g 猪蹄 1 个

功效:祛湿通络止痛。

主治:风湿性关节痛。

用法:上药加水共炖熟,一日分 2 次,食蹄喝汤。

三十三、雷诺氏病

【处方】 民间偏方

组成:生姜 60g 鲜羊肉 250g

功效:散寒通络。

主治:雷诺氏病。

用法:炖熟后分两次,连同生姜食下。

三十四、痛风

【处方1】 民间偏方

组成:骨碎补 60g 狗肉适量

功效:散寒通络。

主治:风寒湿痹阻型痛风。

用法:炖服。

【处方2】 三则简便痛风食疗方

1. 米仁红枣汤:取米仁 50g、红枣 5 枚煮汤,喝汤食米仁、红枣。有助于缓解关节疼痛。

2. 玉米饮:取玉米或玉米须、根、叶 100g 煎汤代茶,经常饮服有助于排除尿酸。

3. 胡桃泥:胡桃仁 250g、山药 100g。将胡桃仁浸在含盐 10g 的冷开水中,5 分钟后取出,放进微波炉转 3 分钟,再用粉碎机捣烂,与炒熟的山药粉混合拌匀,每次 30g,开水送服。经常食用,有助于强身健体,调节代谢。

按语:饮食原则。①限制高嘌呤食物,如肝脏、肾、胰、脑等动物脏器以及浓肉汤、鸡汤、肉浸膏、沙丁鱼、鱼子等。或采用去嘌呤措施,对含嘌呤高的食品,食用时先加水煮炖,弃汤食之或反复煮炖弃汤食之。植物性食物中,全谷、干豆、菜花、菠菜等也含一定量嘌呤,也要适当限制。②限制总热能。一般情况下痛风患者均较胖,故应限制总热能摄入,控制肥胖。③限制脂肪摄入,因为脂肪能阻止肾脏对尿酸的排泄。④限制蛋白质,以每日每千克体重 1g 蛋白质为宜,病情重时可限制在 0.8g 以内,且以植物蛋白为主,而牛奶、鸡蛋因无细胞核、嘌呤含量低,可随意选用。⑤大量提供 B 族维生素及维生素 C 等,使组织中沉积的尿酸盐溶解。⑥多吃一些碱性食品,如蔬菜、水果、矿泉水等,因为碱性环境中尿酸盐易溶解,在酸性条件下易结晶。⑦禁用能使神经系统兴奋的食物,如浓茶、咖啡、辛辣刺激性食物及酒等。⑧尽量多饮水,每日摄入量可在 3000ml 以上,以促进尿酸盐排出。

三十五、坐骨神经痛

【处方1】　民间偏方

组成:小公鸡1只　木瓜100g

功效:壮腰通络。

主治:坐骨神经痛。

用法:共炖熟,食肉喝汤,一日2次。

【处方2】　民间验方

组成:伸筋草50g　鸡血藤15g　猪蹄1只

功效:活血通络。

主治:坐骨神经痛。

用法:共炖熟,食肉喝汤,一日1剂,分2次服。

【处方3】　民间验方

组成:白芍60g　黄芪60g　甘草20g　猪蹄1只

功效:滋阳益气壮腰。

主治:腰腿痛,坐骨神经痛。

用法:上药共炖熟,一日分2次,食猪蹄喝汤。

【处方4】　民间偏方

组成:瘦猪肉100g　辣椒根90g

功效:散寒祛湿止痛。

主治:寒湿偏盛型坐骨神经痛。

用法:加水共煮,调味后服食,每日1次,连服7~10日。

【处方5】　民间验方

组成:川杜仲10g　川续断10g　鸡蛋2个

功效:补肾壮腰。

主治:肝肾亏虚型坐骨神经痛。

用法:加水共煮,蛋熟后去壳再煮,饮汤食蛋。

【处方6】　民间验方

组成:鸡血藤250g　川牛膝100g　桑寄生100g　老母鸡1只(去毛及内脏)

功效:养血活血通络。

主治:坐骨神经痛。

用法:共炖,食肉喝汤,一日1剂。

三十六、脱发、白发

【处方1】　首乌肝汤

组成:首乌50g　猪肝250g

功效:养肝乌发,养血生发。

主治:适用于少年秃头、白发。

用法:先将首乌煎汤取汁,再将猪肝切片,盐、酒、姜等调料放入,一起炖煮后食用。

【处方2】 芝麻桑椹子煮鸡蛋

组成:黑芝麻 50g 桑椹子 100g 鸡蛋 5 枚

功效:补肝生发,养血乌发。

主治:适用于肝肾精血亏损所致的秃发和白发。

用法:鸡蛋煮熟后剥去壳,再加芝麻、桑椹子同煮,随后喝汤吃鸡蛋。

【处方3】 女人补血杂粮花雕煮阿胶

原料:阿胶 125g 花雕酒 250g 枸杞 60~70g 黑芝麻 60~70g 核桃仁 60~70g 红枣 100g 红糖 50~60g 陈皮 10~15g

做法:①首先,取出阿胶,用花雕酒浸没,并常搅动防止粘底,泡大约 24~30 个小时。②将枸杞洗干净,稍稍晾干。再把黑芝麻淘洗干净,热锅炒熟,舂碎后备用。③将核桃仁舂成碎末。再把红枣去核,切成碎末,待用。陈皮,洗净,切碎末,待用。④将准备好的材料混合红糖一起搅拌均匀,加入适量的,用大火煮开后,以小火煲 20 分钟。⑤晾凉后,装入密封容器,放入冰箱保存。

功效:补气生血、填精补血、祛瘀生新。

主治:女性肝血不足白发、雀斑。

用法:早晚各服用一次,一次一大勺。这一共是两周的量。

三十七、咽喉痰核

【处方】 民间偏方鸡蛋半夏酒

组成:鸡蛋 1 枚 半夏 2g 酒 10ml

功效:燥湿化痰,消痞散结。

主治:咽喉痰核,喉头结节及声音嘶哑。

制法:先将生鸡蛋打一小孔,分别倒出蛋清、蛋黄,把 10ml 酒稀释至 30ml,倒满蛋壳的三分之一,再放半夏 2g。另以细铁丝制成刀环状,把鸡蛋壳置于其中,然后加火煮3~4分钟,取出半夏;然后加入该鸡蛋清的一半,加火煮二、三沸,备用。

用法:病人将上汁一口一口喝,就像漱口一样,慢慢地湿润咽喉。

按语:鸡蛋半夏酒对咽喉部结核特效,对喉头结节及声音嘶哑皆有良效,教师、播音员、演员经常使用可以保护嗓音;对咽喉癌有治疗作用,亦可帮助喉癌术后的声音恢复。

三十八、病后体虚

【处方1】 黄精炖肉

组成:黄精 30g 瘦猪肉 150g

功效:补气养血,滋阴补元。

主治:适用于病后或手术后所致的体虚乏力、头晕目花、形体消瘦、创口愈合不良。

用法:黄精、瘦猪肉,再加适量的酒、盐、葱、姜等调料一起隔水炖熟后食用。

【处方2】 甲鱼炖白鸽

组成:甲鱼 1 只(250~500g) 白鸽 1 只

功效:益肾补元,滋阴补血。

主治:适用于病后体虚、腰膝酸软、面色萎黄、筋骨不利。

用法:甲鱼去内脏、洗净,白鸽去毛及内脏、洗净,再加适量酒、姜、盐等调料一起隔水炖煮后食用。

【处方3】 三七蒸鸡

组成:三七30g 母鸡1只

功效:大补气血,活血强壮。

主治:适用于病后或手术后元气亏损、产后血虚,气血不利、面色苍白、心悸气短、肢节酸软以及贫血。

用法:母鸡去毛及内脏、洗净,加三七,再加酒、姜、葱、盐等调料一起蒸煮后食用。

【处方4】 黄芪羊肉汤

组成:黄芪50g 羊肉500g

功效:温阳补气,健脾补肾。

主治:适用于病后体虚、畏寒肢冷、四肢无力、腰酸足软。

用法:羊肉洗净,加黄芪,再加胡椒、酒、葱、姜等调料一起烧煮后食用。

【处方5】 虫草炖鸭

组成:冬虫夏草15g 老雄鸭1只

功效:益肾补元,补血强壮。

主治:适用于病后或产后体质虚弱,四肢无力、腰膝酸软。

用法:老雄鸭去毛及内脏、洗净,加冬虫夏草,再加酒、姜、葱、盐等一起炖煮后食用。

【处方6】 海参炖肉

组成:水发海参100g 瘦猪肉100g

功效:益肾补元,补血强壮。

主治:适用于病后或产后体质虚弱、四肢无力、腰膝酸软。

用法:瘦猪肉剁成肉糜,加水发海参,再加适量酒、姜、葱、盐等调料一起隔水炖煮后食用。

【处方7】 八珍鸡汤

组成：母鸡1只 党参6g 茯苓6g 白术6g 甘草5g 当归6g 熟地6g 白芍5g 川芎5g

功效:大补气血。

主治:适用于病后、产后或手术后气血两虚,神疲乏力、头晕耳鸣、腰膝酸软。

用法:母鸡去毛及内脏、洗净,上8味药纱布包裹塞入鸭肚,再加酒、姜、葱、盐等调料一起隔水炖煮,熟后食用。

【处方8】 当归兔肉汤

组成:当归50g 兔肉500g

功效:补养精血,强壮活血。

主治:适用于病后或产后精血不足、头晕眼花、腰膝酸软。

用法:兔肉洗净、切块,加当归,再加适量的酒、葱、姜、盐等调料一起煮汤食用。

【处方9】 人参黑鱼汤

组成:人参 15g　黑鱼 1 条(约 500g)

功效:补气养血,强壮复元。

主治:适用于病后或手术后元气虚弱、复元不佳、气短乏力、四肢萎软。

用法:黑鱼去内脏、洗净,加人参,再加适量的酒、葱、姜、盐等调料一起煮汤后食用。

按语:黑鱼又称乌鳢、乌鱼、蛇皮鱼、食人鱼、火头、财鱼等。《神农本草经》列为上品,李时珍说:"鳢首有七星,形长体圆,头尾相等,细鳞、色黑,有斑花纹,颇类蝮蛇,形状可憎,南人珍食之。"黑鱼性寒、味甘,归脾、胃经。具有补脾利水,去瘀生新,清热等功效,主治水肿、湿痹、脚气、痔疮、疥癣等病证。

三十九、肥胖症

【处方1】 食疗方一

原料:鲫鱼 1 条(重约 200g),赤小豆 60g,紫皮大蒜 1 头,葱白 1 段。

制作:将鲫鱼去鳞及内脏,加葱、姜、料酒同赤小豆、大蒜一起文火炖熟,食鱼喝汤。

【处方2】 山楂 15g,荷叶 12g,煎水代茶饮。

【处方3】 食疗方二

原料:黑芝麻 60g,桑椹 60g,白糖 10g,大米 50g。

制作:将黑芝麻、桑椹、大米洗净后,一同放入砂盘中捣碎,再放入砂锅内加清水 3 碗,煮成糊状后,加入白糖即可食用。每日服 2 次。

【处方4】 食疗方三

原料:大蒜榨汁,单味饮服,或加奶油适量。

制作:调匀后一起服下,也可用大蒜油制成胶丸,饭后服用,每次 3 粒,每日 3 次,1 个月为 1 疗程。

【处方5】 取绿豆 21 粒,胡椒 4 粒,同研末,用开水 1 次调服。

【处方6】 蘑菇含有腺嘌呤类物质,经常食用,有降血脂作用。

【处方7】 焦山楂 15g,荷叶 8g,生大黄 5g,生黄芪 15g,生姜 2 片,生甘草 3g。将以上各味同煎汤,代茶随饮,或每日 3 次。

【处方8】 豆浆汁 500ml,粳米 50g,砂糖或细盐少许。将上味同入砂锅内,煮至粥稠,表面有粥油为度。每日早晚餐温热食。

【处方9】 粳米 100g,玉米粉 50g。先将粳米入锅内,加水 500~800ml,煮至米开花后,调入玉米粉,使成稀糊状,再稍煮片刻即可。每日 3 餐均可食。

【处方10】 山楂、银花、菊花各 25g,同放茶杯内,冲入开水,加盖焖片刻即可饮用。代茶频饮或每日 3 次。

四十、保健强身、延年益寿

【处方1】 人参鹿肉汤

组成:人参 6g　黄芪 6g　熟地 6g　肉苁蓉 6g　鹿肉 250g　生姜 3g

功效:大补元阳,温肾补精。

主治:适用于肾阳虚亏、老年体虚、畏寒乏力、腰膝酸软、阳痿早泄。

用法:先将以上5味中药煎汤,去渣取汁,再加入经洗净、切块加工后的鹿肉及适量的葱、酒、盐等调料和水,以文火煨炖2~3小时,待鹿肉熟烂后即成。

【处方2】 黄芪汽锅鸡

组成:黄芪20g 虫草母鸡(或童子鸡、乌鸡)500g 生姜3g

功效:大补元气,健脾补肺,养血填精。

主治:适用于元气亏损、精血不足、产后或病后体虚、神疲乏力、头晕目花。

用法:先将母鸡洗净、切块处理后,加入黄芪、生姜,再加适量的盐、酒、葱等调料一起放入汽锅中,蒸后食用。

【处方3】 当归生姜羊肉汤

组成:当归50g(用纱布包) 生姜10g 羊肉500g

功效:温阳补血,益肾调经。

主治:适用于肾阳虚亏、精血不足、畏寒酸软、月经不调等。

用法:先将羊肉洗净、切成小块,加适量的酒、葱、盐、生姜及当归,用文火焖煮至羊肉烂熟,去药渣后食用。

【处方4】 银莲汤

组成:水发银耳15g 鲜莲子50g

功效:滋阴生津,养心补肺。

主治:适用于心肺两虚、阴津亏损、老年体虚所致的心悸咳嗽、口渴烦热、失眠多梦。

用法:水发银耳、鲜莲子,再加适量的鲜汤、精盐一起煮汤食用。

【处方5】 竹笋双菇汤

组成:水发竹笋50g 水发冬菇40g 蘑菇40g

功效:补气养血,强壮身体。

主治:适用于气血两虚、头晕目花、神疲乏力以及患有高血压病、冠心病、慢性支气管炎、癌症的老年体弱者。

用法:水发竹笋、水发冬菇、蘑菇,再加适量的精盐、鲜汤、麻油一起煮汤食用。

【处方6】 麦冬甲鱼汤

组成:麦冬30g 人参10g 甲鱼1只

功效:滋阴益气,填精补血,益肾养心。

主治:适用于阴虚精亏、心肾两虚、老年体虚所致的神疲乏力、头晕目花、腰膝酸软、五心烦热、心悸怔忡。

用法:甲鱼去内脏、洗净,加麦冬、人参,再加入适量的姜、盐、酒、葱等调料一起蒸煮后食用。

按语:鳖俗称甲鱼、水鱼、团鱼和王八等。甲鱼肉性平、味甘,归肝经。含有蛋白质、脂肪、铁、钙、动物胶、角质白及多种维生素等营养成分。具有滋阴凉血、补益调中、补肾健骨、散结消痞等作用;可防治身虚体弱、肝脾肿大、肺结核等病证。

【处方7】 抗疲劳延缓衰老方

组成:黄芪10g 黄精6g 何首乌5g 枸杞10g 西洋参3g 大枣3枚 葡萄干6粒

功效:调理气血,健脾补肾。

主治:提高人体免疫功能,促进新陈代谢,有抗疲劳延缓衰老的作用。

用法:煎服或代茶饮,可长期应用。

【处方8】 眼干涩疲劳小方子

组成:菊花6朵 决明子10g 夏枯草6g 生地6g 铁观音 冰糖适量

主治:肝虚出现视力模糊、夜盲或迎风流泪,肝火旺而目赤。

功效:清肝明目,降火清神。

用法:煎服或代茶饮,可长期服用。

【处方9】 养生验方

组成:枸杞子6~10g 西洋参3~5g 黄芪10~15g 黄精10~12g

用法:每天四味混为一剂,放入紫砂陶瓷杯中,用刚烧开的水泡茶喝。首次5~10分钟即可。一天一剂,直至味淡后将四味药吃掉。

按语:国医大师李济人养生方。

【处方10】 三款补气药膳(一)——一品莲肉糕

原料:莲肉125g 粳米125g 茯苓60g 砂糖适量

作用:补中、健脾、除湿。

适用人群:用于脾胃虚弱,消化不良、便溏泄泻。

制作:将莲肉、粳米炒香熟,与茯苓共磨为细粉,调和砂糖,蒸糕。空腹食之。

【处方11】 三款补气药膳(二)——洋参冬瓜盅

原料:冬瓜1只(约2.5~3.5kg) 西洋参10g 熟火腿25g 鲜虾仁50g 精肉100g 冬笋30g 鲜冬菇30g 发好干贝20g 鸡清汤1000ml 青菜心15g

作用:补气养阴,清退虚热、生津止渴。

适用人群:适用于水肿、胀满、淋病、痰鸣、喘咳、心肝肾病、年老体虚暑热烦闷,实为夏令盛暑清补之美味。

制作:①冬瓜洗净,在1/3处横切开(2/3为盅体,1/3为盅座),挖去籽瓢,盅体盅座外皮雕刻图案,盅座上放盅体,置于大平盘上;②洋参洗净切片,火腿、精肉、冬笋、冬菇切成1.5cm的方丁;青菜心洗净从中间切开,开水焯;③虾仁用湿淀粉、盐拌匀,在六成热油中滑熟捞出;干贝上屉蒸熟透,上述备料倒入冬瓜盅内;④汤锅内放鸡清汤、酱油、盐、绍酒,烧开后打去浮沫,放味精后倒入冬瓜盅内,上屉旺火蒸20分钟取出即成。

【处方12】 三款补气药膳(三)——黄芪煲鸡

原料:黄芪50g 大红枣30g 炙甘草10g 乌骨鸡1只(约500g) 食盐

作用:补气养血,升阳健中。

适用人群:适于内伤劳倦、气衰血虚、泄泻崩漏、脱肛、子宫脱垂、肾下垂。

制作:将黄芪、甘草切片,大枣洗净,鸡去毛和内脏,一齐放入砂锅,加水适量,武火煮沸后打去浮沫,放盐和料酒,小火煨至鸡肉熟烂即成。

按语:凡能补益脾气、肺气,并能消除或改善气虚证为主要功能的药膳,谓之补气药膳,上面介绍了三款药膳。人体的气,是由肾中精气(先天)与水谷精气(后天)而成,不断运动,充沛全身,是人体进行正常生理活动的动力。如气的生成不足或气血消耗太过,就会发生气虚而发病。补益药膳主要是针对气虚证。气虚证是指面色㿠白、气短声低、倦怠无力、动则气促、虚汗自出、食欲不振、大便溏薄、舌苔淡白、脉弱,或脱肛、子宫脱垂等脾肺气虚的症状,故补益药膳是以补益脾肺之气为主,故多用甘温益气,健脾消导,行气去湿药物和食物相配伍。

【处方13】　补肾壮阳药膳秘方一

组成:冬虫夏草 15g　老雄鸭 1 只

制作:将冬虫夏草放于处理干净的鸭腹内,再加水炖熟,经调味后便可食用。

适用人群:具有治疗肾虚阳痿、遗精、腰膝酸痛、久咳虚喘、病后体虚等功效。

【处方14】　补肾壮阳药膳秘方二

组成:杜仲末 10g　猪腰 1 枚

制作:先将措腰洗净切,再拌入杜仲末,后以荷叶包裹,煨熟后食用。

适用人群:主治肾虚腰痛、阳痿、遗精、高血压、胎动不安等疾病。

【处方15】　补肾壮阳药膳秘方三

组成:枸杞叶 20g　羊肉 60g　羊肾 1 只　粳米 100g　葱白 2 根

制作:先将羊肾剖开,洗净切碎,后煮枸杞叶取汁,再用枸杞叶汁同羊肾、羊肉、粳米、葱白煮成粥,加盐调味即可,每天早、晚食用。

适用人群:肾虚阳痿、腰膝冷痛、头晕耳鸣、视物昏花、听力减退、夜尿频多等症状。

按语:肾气亏损需要进补,以上三个中药秘方补肾效果非常好,坚持服用,那么一定会见到良好的效果。

【处方16】　乌豆桂圆饮

组成:乌豆 50g　桂圆肉 15g　红枣 50g

制法:将乌豆、红枣洗净,乌豆、红枣、桂圆肉一起放入砂锅中,再加三碗清水,文火煎制,待清水熬至三分之二时,去掉汤面浮渣即可饮用。

适用人群:女性补肾养颜。

【处方17】　调经去斑养颜汤

组成:熟地 6g　制首乌 9g　当归 3g　炒白芍 3g　阿胶 6g　龙眼肉 3 颗　羊腔骨 1 节。

制作:推荐煲汤喝。少放盐少放调料。一周 2~3 次。

适用人群:女性调经去斑养颜,月经结束后的第一周期间服用。这个时间段重点是滋阴养血。

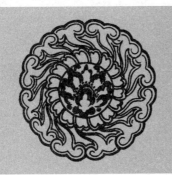

第五篇

甘肃村医
中医小技术

中医杂谈

一、带状疱疹

1. 麝香研粉加凡士林外涂患处,神灯烤。
2. 梅花针刺破患处,艾灸。

二、糖尿病方

1. 黄芪 50~200g,乌梅 20~50g,水煎服,每日 1 剂。(黄芪健脾利水,可减肥,托毒生肌,可长伤口,可固表,防治汗多表虚。)
2. 苦荞面 1kg,放在锅里隔水蒸(干蒸)30 分钟,晾干装瓶备用。午、晚饭前各 30g,开水冲面糊糊喝。配合适量运动,限肉和稀饭,禁酒。

三、颈椎病

1. 适度牵引颈椎。
2. 粗盐加热装布袋颈部热敷。
3. 双手握紧拳头小指侧相对互相敲打后溪穴。
4. 活动颈椎,活动肩关节。
5. 桂附地黄丸,独活寄生丸各吃一半量。

四、腰椎间盘突出症

1. 粗盐炒热装布袋热敷患处,一天 3 次。
2. 仰卧腰下垫一个小枕头每次半小时。
3. 生黄土,生白术按 1:3 的比例,共炒黄研粉,加水加蜂蜜,煮成药膏装罐备用。取少量药膏外敷患处,包扎。一天换一次,急性敷一周见效,慢性或增生需一个月。
4. 桂附地黄丸,独活寄生丸交替吃。
5. 按摩双侧委中穴。

五、降血脂减肥食疗外治方

1. 菊粉即洋姜粉(菊芋粉)2~4 小勺,冲水喝,每天 1 次,副作用是轻度腹胀腹泻。
2. 或苦荞面隔水蒸(干蒸)30 分钟,晾干备用,午晚饭前 3~4 小勺冲面糊糊喝。
3. 适量运动。
4. 蜡疗减肥降血脂。
5. 防风通圣丸有一定减肥降血脂作用。

六、高血压食疗

大田(非大棚)种的芹菜 100g,煮 2 碗水,煮 15 分钟,当茶饮。(注意血压不降低不要快速减药)高血压外治:吴茱萸适量,研粉,加醋拌匀,外敷脚底涌泉穴,包扎,每天晚上敷早晨去掉。

七、栀子鸡蛋清膏

生栀子研粉,取 2~3 小勺栀子粉,加鸡蛋清拌匀外敷患处,包扎,一天换一次,3~5 天。治疗急性乳腺炎,乳痈,腮腺炎,颌下脓肿,牙痛引起的脸肿大,痈疮,褥疮感染,糖尿病足感染,风热型关节炎,急性淋巴结炎,丹毒等。

八、湿疹外治方

1. 黄柏,苍术各 10g,煮水外涂患处后撒滑石粉。
2. 肛门湿疹或瘙痒:蒜瓣子、茄子干、花椒各适量,煮水外洗患处。

九、痔疮

把针烧红点烫一下上唇系带上的肉疙瘩或白点。一次即可。督脉上连龈交穴(上唇),下连长强穴(肛门)。

十、慢性咽炎

金银花 20g,桔梗 15g,陈皮 10g,青果 15g,甘草 10g,1000ml 水煮 45 分钟,加蜂蜜分次内服,每日 1 剂,连服 5~6 天,小孩减量。

十一、落枕

在左右手掌背面, 第二和第三掌骨间隙下 1/3 处各有一落枕点 (百度搜落枕穴位置),在此取点后,用大拇指直立切压,顺着掌骨间隙上下移动按压,2~3 分钟后,每天多次,可配合针灸阳凌泉穴。

十二、黄土白术膏

生黄土,生白术按 1:3 的比例,共炒黄研粉,加水加蜂蜜,煮成药膏装罐备用。取少量药膏外敷患处,包扎。一天换一次。治疗急性腰椎间盘突出,糖尿病足皮肉溃烂,骨质增生(坚持一月),骨癌止痛,脾胃虚弱(贴脐)。

十三、鼻炎、过敏性鼻炎辅助治疗

猫胎盘焙干研粉,涂鼻孔后,其余水冲服。或苍耳子 40g,用麻油或香油炸焦,取药油,每天 3 次涂鼻孔。或墙上绿苔搓一搓塞鼻孔。鼻窦炎:苍耳子 10g,细辛 6g,辛夷 15g,甘草 10g,水煎服。

十四、咳嗽辅助治疗

1. 向日葵茎芯 150g,水煎服,适合于咳嗽痰喘者。
2. 百合 20g,水煎服。或大蒜头 30g,与冰糖 15g,加水 120ml,隔水蒸熟,睡前服,适合于久咳不愈。

3. 白萝卜 500g,捣汁,加白糖,睡前开水冲服,适合于痰咳。

4. 白萝卜 250g(切碎),杏仁 10g,干姜 15g,梨一个(切碎),煮水喝,适合于久咳不愈。

十五、消化不良

1. 鸡内金 30g,炒干研细,水冲服,每次 3g,每日 2 次。

2. 山楂 120g,水煎服。

3. 生萝卜榨汁适量,煮熟,内服。

4. 麦芽 20g,水煎服。

5. 按摩足三里穴,三阴交穴、中脘穴各100 下。

6. 胃部热敷。小孩可以捏脊。

7. 馍烤焦吃。

十六、脚气、脚汗、脚癣

1. 韭菜煮水洗脚。

2. 或烟叶泡水 7 天后备用。每天给洗脚水里倒一勺泡脚。

3. 或洗脚时倒点醋。

4. 或桐树花煮水泡脚。

5. 或黄柏、苍术各 10g,煮水泡脚。

十七、手术后伤口不长或感染

1. 猪蹄子煮6 小时后去油加黄芪 60g 再煮 30 分钟每天适量吃喝。(或带皮牛羊蹄筋)。此法对肺心病水肿也有一定作用。加刺五加 30g 减少癌症化疗副作用。

2. 蜂蜜放在锅里蒸 20 分钟消毒后外敷患处每天换 1 次。

3. 栀子炒干,研粉,加鸡蛋清拌匀外敷。

十八、前列腺炎、前列腺肥大辅助治疗

1. 粗盐 500g,茴香艾叶花椒装布袋放入微波炉盒在微波炉打 3 分钟(或将盐炒热),夹在裆部热敷每天 3 次。

2. 生鸡蛋打一小口放入 7 粒白胡椒蒸熟每天吃一个。

3. 少许麝香粉放肚齐,盖上白胡椒粉,胶布固定,4~7 天换一次。

4. 做提肛运动。防止久坐不动。

十九、腹泻

1. 大蒜在微波炉打 1 分钟在火上烤焦吃。小孩可用微波炉打熟烤焦的蒜打成泥喂。

2. 料姜石粉,炒后每天 1~2 小勺,水冲服。对腹泻、肠炎、慢性结肠炎都有一定作用。

3. 少量花椒煮水喝或 2 粒含在口里。花椒不可多,会闭气。

4. 生甘草粉贴肚脐。按摩足三里、三阴交穴

二十、胃病食疗

晚上煮一碗白萝卜汤吃喝,早上喝一小碗生姜汤(煮 5 分钟),喝姜汤前喝一碗清一点的白面糊糊,坚持一个月,不喝酒,每天按摩足三里穴、三阴交穴各 100 下,用盐袋加热热敷胃部,每天 2 次。

二十一、烫伤

药物组成:地榆 21g,大黄 10g,刘寄奴 10g,苦楝皮 10g。将以上四味药共研成(或打成)极细粉末,用香油调敷,一天 3 次,一般 3~7 天。按:烫伤立止痛,愈后不留疤痕。

二十二、灰指甲,甲沟炎

1. 鸡胆套患指(趾)绑住。

2. 大蒜捣泥外敷患处包扎。

二十三、口腔溃疡

1. 核桃壳(木质部分)7~8 个研粉,煮水 40 分钟,反复漱口。

2. 蜂蜜 25g,绿茶 1g,五倍子 10g。将五倍子加水 400ml,煮沸 10 分钟,加入绿茶和蜂蜜,5 分钟后分两次徐徐饮下,连续 3 天。

3. 蜂蜜 30g,硼砂 3g,将其拌匀,涂敷患处;每日 3 次,连服 3~5 天。

4. 制人中白研粉,棉签涂患处。

5. 吴茱萸研粉加醋贴涌泉穴,一天换一次。以上方法选用 1~2 种。

二十四、更年期综合征

1. 甘草粉 10g,小麦 50g,大枣 10 枚,酸枣仁 30g 煮稀饭喝。

2. 蚕豆煮 6 小时,连汁分小袋冻冰箱,每天一两吃喝。

3. 黄花菜 10g 煮水喝。

4. 按摩太冲穴、三阴交穴、足三里穴各 100 下,一天 2 次。对植物神经功能紊乱有效。

二十五、牙痛

上牙疼针灸内庭穴、足三里穴和合谷穴;下牙疼针灸合谷穴。栀子 10g,煮水漱口并适量口服。或牛蒡解肌丸(实火),玉女煎(虚火)服用。

二十六、便秘

1. 肉桂,丁香,各等分,共研粉加醋拌匀贴肚脐或服苁蓉通便液治老年便秘。

2. 气虚者服用六君丸或香砂六君丸。

3. 肾虚肠燥者用济川煎。

4. 菊粉即洋姜粉 2~4 小勺冲水喝,一天一次。

5. 吃韭菜包子饺子。

6. 按摩大肠经,肺经。

二十七、皮肤慢性溃疡

猪油,蛋黄按 2:1 比例,鸡蛋煮熟取黄,猪油炼化去渣,按比例配制,在瓷皿里烤化拌匀,取适量外涂患处。黄芪(30g)猪蹄汤吃肉喝汤。

二十八、牙齿松动外治

1. 五倍子、干地龙各 15g,研粉备用。先把生姜切片擦松动的牙龈,再取少量药粉敷上。5 日内禁止咬硬物。

2. 每次叩齿 36 下,一天 4 次。

3. 每次按摩上下牙龈各 9 下至微微能吸出血吐掉,一天 2 次。

二十九、孩子发烧食疗方（2~3 岁）

大米 50g,淡豆豉 30g,煮八成熟,加葱白三节,薄荷 10g,煮至熟,分多次喝汁,一天 1 剂,连用三天。

三十、骨折促愈方

乳香、没药、血竭、自然铜各 50g,木通、杜仲、羌活、生川乌、生草乌各 30g,瓜蒌、透骨草、鸡血藤各 20g,红花 100g,共研粉。取 2 个月小鸡带毛榨肉酱,与黄酒及药粉拌匀外敷患处,每天换药。(山西梁全龙骨折后长骨头方)

三十一、滴虫性阴道炎

椿树根皮、蛇床子各 25g,蒲公英 20g,枳实 12g,水煎去渣,坐浴,每次 30 分钟。(《中国中医药报》)

三十二、治老年性阴道炎方

生地、熟地、山萸肉、薏苡仁各 15g,山药、枸杞子、茯苓、泽泻各 12g,当归、知母各 9g,甘草5g 水煎分服。外洗方:淫羊藿、蛇床子、地肤子、何首乌、当归、百部、蝉蜕各 15g,赤芍、黄柏、龙胆草、金银花各 10g,水煎取液,坐浴,每次 20 分钟,每日 2 次。7 日为 1 个疗程。一般用药1~3 个疗程可愈。(郭旭光)

三十三、细菌性阴道炎

脾湿下注:党参 10g,白术 10g,茯苓 20g,白扁豆 30g,薏苡仁 30g,败酱草 30g;肝经湿热:龙胆草 10g,黄芩 10g,柴胡 10g,栀子 10g,车前子 10g,泽泻 10g,木通 10g,当归 10g,生地 15g,淡竹叶 10g,生甘草 6g,水煎服。

三十四、脑梗、心梗方

三七 30g,丹参 75g,川芎 60g,银杏叶 18g,合欢皮 45g,赤芍 30g,红景天 30g,共研粉,每次 3g,一天 3 次,30 天为 1 疗程。严重者去医院救治。

三十五、料姜石妙用

1. 料姜石 10g,陈皮、防风、白术、茯苓、白芍、黄连、山药、砂仁、薏苡仁、肉桂、甘草各 1g,共研粉,内服一次 10g,一天 2 次,服 15 天,治慢性结肠炎。

2. 料姜石 10g,黄连、木香、芍药、甘草各 1g,共研粉,口服一次 7g,一天 2 次,治痢疾,腹泻,呕吐。

3. 料姜石,蒲公英按 5:1 的比例研粉加鸡蛋清拌匀外敷治乳腺炎。

4. 料姜石研粉,用于装修后吸附污染。

三十六、下奶方

当归 8g,穿山甲 8g,漏芦 8g,麦冬 8g,白芍 8g,柴胡 8g,川芎 8g,青皮 8g,薄荷 5g,王不留行 15g,瓜蒌 15g,皂刺 15g,用猪蹄子(药名新阿胶)煮的汤煎服。

三十七、乳腺增生方

山慈姑、淫羊藿、丹参各 10g,当归、青皮、五味子、柴胡各 15g,茯苓 30g,白术 20g,艾叶、王不留行各 5g。水煎服,药渣煮水热敷患处。

三十八、鼻息肉

1. 内服方,苍耳子、石膏各 30g,川芎、防风、白芷、细辛各 20g,荆芥、辛夷、羌活、苏叶、牙皂各 10g,共研粉备用。每次取 10g 冲服,每日 3 次,21 天为 1 疗程。

2. 外用方,乌梅肉炭、硼砂各 9g,冰片 1g,共研粉,涂擦患处。或用香油调涂,每日 1 次,至愈为止。

三十九、带状疱疹后遗症

全虫 40g,柴胡 40g,细辛 25g,赤芍 20g,白芍 20g,威灵仙 35g,桂枝 25g,共研粉,内服每次 8g,每天 3 次。

四十、干眼症（角结膜干燥症）

1. 百合红枣粥:百合 10g,山药 15g,薏苡仁 20g,红枣 10 个去核,共煮粥食用。百合滋阴降火、山药滋肾润肺、薏苡仁利湿健脾、清热排脓、红枣含维生素 A 和 C。

2. 桑叶煮水,用纱布蘸药水热敷眼睛,每次 5 分钟,一天 2 次。

四十一、肾结石食疗方

猪蹄子(药典叫新阿胶)250g,葱(带须)500g,加盐和调料煮熟(带葱,肉)吃喝。

四十二、肾炎食疗方

三伏天大西瓜一个,切一个口取出部分瓜瓤,放入赤小豆 120g,鲫鱼(去内脏)一条,白术 20g,茯苓 20g。盖上瓜皮。黄土泥包住西瓜,用柴火烧熟,吃里面的内容。(刘东汉)

四十三、老年尿频、夜尿多

芡实 10g,金樱子 10g,山茱萸 20g,水煎服。

四十四、胆结石

柴胡 15g,香附 15g,枳壳 12g,厚朴 12g,半夏 10g,金钱草 30g,茵陈 15g,鸡内金 15g,白芍 20g,郁金 12g,大黄 12g(后下)。 水煎服,每日 2 次。

四十五、多发性肠息肉

处方及用法:丹参 30g,生地榆、凌霄花、半枝莲各 15g,桃仁、赤芍、炮山甲、皂刺、三棱、丹皮、槐米、山慈姑、牛膝各 12g。水煎服,每日 1 剂,30 日为 1 个疗程(加入 10g 料姜石粉效果更好)。

服药治疗期间患者饮食宜清淡,忌食辛热、膏粱厚味之品,多食富含纤维素的食物,保持大便通畅;积极治疗肠道的慢性炎症,饮食、服药避免对肠道黏膜的过度刺激。经常复查,防止癌变。

四十六、胆囊息肉偏方

当归 15g,赤芍 10g,桃仁 15g,五灵脂 10g(包煎),白花蛇舌草 30g,煅蛤壳 30g,炙鳖甲 20g,醋浸炒香附 15g,莪术 10g,金钱草 30g,凌霄花 10g。每日 1 剂,水煎,早晚分服,10天为 1 个疗程,2 个疗程后 B 超复查观察疗效。6 个疗程无效者停服。

胁痛伴有寒热错杂者加柴胡、黄芩;脂肪肝者加生山楂、莱菔子;慢性乙型肝炎谷丙转氨酶增高者加茵陈、垂盆草、虎杖;气虚加黄芪 30g,阴虚加生地黄 15g、牡丹皮 10g。

四十七、小儿积滞、腹胀、便秘

枳实 12g,厚朴、莱菔子、茯苓、蒲公英、山药各 10g,木香 9g,鸡内金 15g,砂仁 6g,焦三仙各 15g,生大黄 3g。将上药共研细末装瓶备用。半岁以内用 1g,1 岁以内用 1.5g,2 岁以内用 2.5g,3 岁以内用 3.5g,4~6 岁以内用 6g,7~9 岁以内用 8g,10 岁以上用 10g。一日 2 次,水煮后冲服加适量冰糖。适应证:小儿积滞,腹胀、便秘、消化不良等症状。服药期间忌生冷、辛辣油腻、荤腥之品。

四十八、小孩流口水食疗

泥鳅 500g,焙干,研粉,每次一小勺,一天 2 次。吃完为止。(庆阳中医单验方)

四十九、小儿痱子

1. 绿豆研粉,加滑石粉,按 2:1 比例拌匀外涂患处,一天 3~4 次。

2. 黄瓜切片贴患处。

五十、小儿遗尿验方

1. 炙麻黄、五味子、山药、益智仁各 10g。先用适量清水浸泡 30 分钟,再煎煮 30 分钟,每剂煎两次,将两次煎出的药液混合,每日一剂分两次温服。

2. 蜂房焙干研末,每次服 3~5g,加白糖少许,开水冲服,每日两次,对肾阳不足之遗尿者效果好。

第六篇

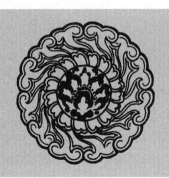

微博讲座

中医杂谈

一、夏季如何保养皮肤

——主讲人：刘东汉

春防风，夏防晒，长夏防暑及蚊虫，秋防燥，冬防冻，这是四季保养的关键。夏季气候炎热，日照时间长，紫外线较强，南方多雨，暑湿过重，北方较干燥，诸多因素都会导致我们的肌肤发生多种问题，如：日光性皮炎、接触性皮炎、各种蚊虫叮咬后过敏性皮炎、湿疹等。

夏季紫外线强，必须要注意防晒，如果不慎晒伤，可以引起日光性皮炎，这也是夏季最常见到的一种肌肤问题。下面就与大家一同认识什么是日光性皮炎及如何防治日光性皮炎。西医诊断为日光性皮炎，属于中医"日晒疮"范畴。明代申斗恒《外科玄启·日晒疮》："三伏夏天，勤苦之人，劳于工作，不惜身命，受酷日曝晒，先疼后破而成疮者，非血气所生也。"日晒疮是指皮肤受到中波紫外线过度照射后，局部发生急性光毒性反应造成的红斑损害。其临床特点是发生于夏季，妇女儿童皮肤嫩弱者及室外工作人员，高原居民，及突然参加短期室外劳动或在野外游泳时进行较久的日光浴后容易诱发本病。

西医病因：主要是皮肤接受超过耐受量的中波紫外线(UV290~320nm)引起的光毒反应，其反应程度常与光线的强度、照射时间和范围环境因素等有关。光毒反应可以引起皮肤毛细血管通透性增高，局部产生炎症反应，表现为：受暴晒皮肤上发生弥漫性红斑，鲜红色，境界清楚，较重时可以伴有水肿，并可形成水疱，一般先有局部灼热感，继之皮肤牵引灼痛，一般在 2~3 天内可以消失，也有在红斑基础上出现脱屑样改变，极少数者表现严重出现全身症状如：发热、多汗、心动过速，甚至中暑、休克等。

中医病机是：盛夏酷暑，日光暴晒，阳热毒邪，侵入体表，蕴郁肌肤，焦肌伤肤。如何防治日晒疮：防治关键是避免或减少日光暴晒，可以外出涂抹防晒霜、打遮阳伞、戴遮阳帽，尽量减少外出时间，避免在露天游泳，特别是中午 10 点到下午 2 点，应尽量避免外出。中医防治措施：外治法：黄柏研为细末，加橄榄油或香油，调成糊状，外涂于患处，或外擦炉甘石洗剂，此法可以起到清热凉血，解毒止痒，消肿止痛之效，有明显减轻局部红肿热痛的作用。内治法：针对出现发热、水疱、红肿热痛诸症明显者，可服自拟升麻二黄汤，处方如下：升麻 10g，黄芩 10g，黄柏 10g，滑石粉 30g，生甘草 30g（备注：剂量为成人量），水煎内服，每日 1 剂，一日 2 次，饭后服。自拟方具有清热解毒，升散表热，燥湿消肿之效。食疗防治日光性皮炎：外用法：鲜蒲公英榨汁后，涂于患处，具有消炎镇痛之效。或取冬瓜皮榨汁，外涂患处也行。食疗方：冬瓜带皮 60g，猪皮 60g，生草 30g，豆腐 30g，加水煲汤即可，定期服用，可以养颜滋阴，解毒。上面提到的冬瓜皮榨汁，这是个实用简单的办法，还可以涂于痱子处，夏季小孩出汗多，易发痱子，发红作痒，此法可以清热解暑、消渴止痒。

（刘东汉，男，1937—2014，主任医师，教授，甘肃省名中医）

二、《黄帝内经》与养生保健

—— 主讲人：裴正学

(一)《黄帝内经》的养生观

1. 人以"天地之气"生

《黄帝内经》"余闻上古之人，春秋皆度百岁，而动作不衰；今时之人，年半百而动作皆衰者，时世异耶？人将失之耶？岐伯对曰：上古之人，其知道者，法于阴阳，和以时数，食饮有节，起居有常，不妄作劳，故能形与神俱，而尽终其天年，度百岁乃去。今时之人不然也，以酒为浆，以妄为常，醉以入房，以欲竭其精，以耗散其真……故半百而衰也。"这里所说的"以酒为浆，以妄为常，醉以入房，以欲竭其精，以耗散其真"就是时人不法阴阳、不和时数，与天地之气相悖，忽视养生之道，从而不能活到自己应该活到的岁数。而上古之人能做到知天数、和阴阳，食饮有节，起居有常，不妄作劳，故能尽终其天年。人们要适应天地之气变化的规律，才能健康长寿。正如明代大医学家张景岳所说："春应肝而养生，夏应心而养长，长夏应脾而养化，秋应肺而养收，冬应肾而养藏"，这说明不仅整个人体需与天地之气相和，即是五脏的生理活动，亦必须适应四时的变化，才能与外界环境保持协调平衡。这种说教被后人称之为"天人合一说"。

2. "气"是生命存在的根源

《黄帝内经》"夫谓圣人之教下也，虚邪贼风避之有时，恬淡虚无，真气从之，精神内守，病安从来"；又谓"正气存内，邪不可干"、"邪之所凑，其气必虚"。上述"真气"、"正气"、"阳气"、"精神"是保证人体健康长寿的主要因素。这里的"气"即前述之"真气"、"正气"、"阳气"、"精气"、"元气"之类。《庄子·知北游》里说："人之生，气之聚也，聚则为生，散则为死……故曰通天下一气耳"；东汉哲学家王充亦云："天地合气，万物自生"；《论衡·辨崇》"生命力之强弱、寿命之长夭，就在于正气之兴衰存亡；一切生命的现象，均本源于气机之升降出入"。属于"正气"又有所不同，侧重于先天禀赋的气是"精气"。"精气"与生俱来，是禀受于先天，为生命之起源物质，故《黄帝内经》中说："故生之来，谓之精"，"两神相搏，合而成形，常先身生是谓精"。"精"既是先天之气，此气则是生命之基础，此与通常正气似乎又有所不同。

3. "阴阳调和"是生命旺盛之保证

《黄帝内经》"阴阳者天地之道也，万物之纲纪，变化之父母，神明之府也"，"夫自古通天者，生之本，本于阴阳"，"阴平阳秘，精神乃治"，"阴阳离绝，精气乃散"。又说"阴气者，静则神藏，躁则消亡"；"阳气者若天与日，失其所则折寿而不彰"。阴气是五脏六腑所藏之精气，阴气内藏的关键在"静"。"阳气"则像天空的太阳，温煦着五脏六腑的生长收藏。只有阴阳调和才是生命旺盛的保证。机体内的正气，还必须与外界进行不停地交换运动，不断地自我更新，方能保证生命机能的正常运行，这种正常运行为正气存在所必须。运行不息，正气才能充盈全身。《黄帝内经》"气之不得无行也，如水之流，如日月之行不休"。《医学入门》"元气流行者寿，元气滞者夭"。指出了正气在人体运行不息，由此维持着人体的生命活动,促进健康长寿;若正气行郁滞,则多病而夭亡。须知正气之运行不息,只有在阴阳调和的前提下才趋向可能。

(二)内经养生观的科学性

近代实验研究认为人类和自然界的一切能量都来源于太阳。恩格斯说:"我们的地球本身也只是由于有太阳热才得以生存下去……如果没有太阳所放射到我们这里的排斥运动,地球上的一切运动都一定会停止。"人类生活所必需的食物,大多来源于植物,植物依靠光合作用,其能量都来自太阳。所以没有太阳,就没有地球上的生命。不仅如此,万物生长还要依赖于地球,因为这是生物活动的基地。地球必须散热降温,吸引空气;使大量的水蒸气,降为雨水,才有可能造成生命活动的条件。人体必须与周围环境进行代谢,才能获得自身所必需的生命元素,即碳(C)、氢(H)、氧(O)、氮(N)。从广义角度来审视太阳和地球,二者正是中医学术领域内的阴阳两方面。现代科学认为,细胞是生命的基本单位,而核糖核酸则既是细胞的物质基础,又是细胞赖以生存和发育的能量源泉。所谓核糖核酸者,皆蛋白质之类也。鉴于此,恩格斯说:"生命是蛋白质的存在方式"。核糖核酸在体内之一系列变化,形成了细胞内复杂多变的代谢过程。从而造就了丰富多彩的生命活动,而这些复杂多变的代谢过程的每一个环节,必须有为数众多的各种生物活化因子的参与。来自国内外的大量实验数据证明,以《内经》理论为基础的扶正固本法,及其大量扶正固本方药,对上述各个代谢环节均有改善和调节作用;对各种生物活化因子的作用尚能因势利导,形成对人体健康、防病有利的双向调节。扶正固本就是扶助正气,这充分说明"气"对人体的重要性,由此证明了《内经》"气"是生命存在的根源这一观点的正确性。《内经》所说的阴阳代表着事物存在的两个不同方面,任何事物都具有这样两个相互联系、相互制约而截然不同的两个属性,例如宇宙中的太阳和月亮、大陆和海洋、水和火、干和湿、晴天和阴天……对人体来说,有男人和女人、有肥胖和消瘦、有兴奋和抑郁、有脏和腑、有发热和怕冷……从微观来讲,有交感神经和副交感神经、有 CAMP 和 CGMP、有肾上腺素和乙酰胆碱……这些现象和物质充分反映了《内经》所说的阴阳两个方面,可见阴阳既涵盖了自然现象,也涵盖了人体的生理和病理。就人体来说,列举的上述物质相互之间的平衡维持着人体的正常功能,某种物质的增加或减少都可引起生理功能的紊乱,从而使人体处于疾病状态,甚至于发展到死亡,内经所说的阴阳调和则变为阴阳失和,"阴平阳秘,精神乃治","阴阳离绝,精气乃散"。

(三)结语

《黄帝内经》所处的时代是一个以农业和手工业为经济基础的古代社会,在当时的生产力条件下对自然现象、生理现象、病理现象的认识,只能通过对外部现象进行逻辑推理的方法,寻找规律,得出结论。这些推理和结论虽然缺乏实验研究的基础,然而它具有长期实践体验的内核,因此,在理论上属于朴素唯物观,在实践上具有普遍的指导效应。正因为如此,数千年来成为人民大众养生保健的主导思想,为中华民族的繁衍昌盛做出了不可磨灭的贡献。其理论正在一个一个地被现代实验研究去破解,破解的结果是《内经》理论与现代医学的认识完全一致。自从网络信息发达以来,现代医学越来越明确的发现,《内经》养生理论是现代实验研究取之不尽、用之不竭的土壤源泉。中国医学家因此而成就卓著;国外医学家也纷纷跻身于这一研究领域。愿《黄帝内经》的养生理论在中、西医学家的共同努力下,不断发扬光大,造福人民。

(裴正学,男,1938—,主任医师,教授,博士生导师,

著名中西医结合专家,国家级名中医,甘肃省名中医)

三、谈谈中老年保健

——主讲人:裴正学

人就像机器,机器用得久了就会破损,时时维修保养,就能延长使用时间,为社会增加效益。人到中年以后,也就像用旧了的机器一样,需要不断地养护、检修,才能继续工作,延年益寿。目前常见的中老年病有糖尿病、高血压、冠心病、脑血管意外、癌症等。以下四个方面:良好的心态、适当的运动、清淡的饮食、顺应自然地生活方式,不仅对普通中老年人的健康长寿有十分重要的意义,对上述几种常见的中老年病的防治也具有重要的意义。

(一)良好的心态

《素问·上古天真论》说"恬淡虚无,真气从之,精神内守,病安从来?"就是说一个好的心态,就能产生充沛的正气,内在的精神因素很健康,疾病又怎么会产生呢?中医特别强调人体正气的重要性,《素问·遗篇刺法论》说"正气存内,邪不可干。"《素问·热病论篇》说"邪之所凑,其气必虚。"《素问·阴阳应象大论》说"阳气者,若天与日,失其所则折寿而不彰。"这里的真气、正气、阳气,所指的就是人体自身的抗病能力,用现代医学的观点来说就是免疫系统。一个好的心态就能使人体的正气加强,也就是使他的免疫功能加强。现代免疫学认为在人体各脏器、各组织、各细胞之间,活跃着无数的生物活化因子,良好的心态,便能激活这些活化因子,从而使自身的防病系统得到加强,从而达到祛除疾病或减轻疾病的目的。这些生物活化因子相互之间也需要协调,使其有条不紊的工作,这就是中医的"阴平阳秘"。《素问·阴阳应象大论》说:"阴阳者,天地之道也,万物之纲纪,变化之父母,生杀之本始,神明之府也,治病必求于本。"中医有许多调和阴阳的方法,心态的调节便是调节阴阳的一个重要方法,中医把这视为防治疾病的根本大法。

(二)适当运动

适当运动可以减轻体重。现代医学认为,肥胖是代谢综合征的摇篮,腰围超过88cm的中老年人,代谢综合征的发病率达60%~80%。体重指数超过24就要引起注意。

1. 经常规律性的体育锻炼:经常性的体育锻炼是保持健康的重要方法,尤其对中老年人的延年益寿更为重要,三国著名医家华佗说"流水不腐,户枢不蠹",经常锻炼能使人体的新陈代谢正常进行,避免过剩的营养堆积,减少肥胖。跑一跑,跳一跳,走一走,唱一唱,喊一喊,都是锻炼,都对人体有利。关键要定期活动,持之以恒。坚持的时间越长,对身体好处就越大,上述活动可以安排在早晨就叫早练,安排在晚上叫晚练,安排在中午就叫午练。适当的劳动对身体也有好处,帮忙干些家务,房前屋后种些蔬菜、水果,农村的朋友到城市转转,城市的朋友到农村的朋友那里转转,都是锻炼。离退休的同志,死

板的待在家里这是长寿的大忌。国外一些发达国家的中上层人事,基本上都能坚持一项体育活动,网球、高尔夫球、乒乓球……他们的身体大都很好,寿命也都在80岁以上。

2. 太极拳:三国著名医家华佗发明了五禽戏,由唐代著名医生许宣平进行了改良,命名为太极神功,明代的张三丰将其发展为现今的太极拳。著名的抗倭军事家戚继光将太极拳列为戚家军操练的基本课程,从而使军队百战百胜,倭寇望风披靡,到了清代河南省温县陈家沟陈王庭先生将戚家军练军的太极拳进行了再改造,便成了现代的太极拳,该拳动中有静,气血二至,其目的就是促进人体正气的旺盛,从而达到强身健体、祛病延年的目的,成为流行国内外的强身健体大法。

3. 气功:是自我调息、调心、调身,从而达到阴阳调和,正气存内。所谓调心,就是自觉控制意识活动,这是气功的中心环节。其基本要求,就是要做到"清心寡欲",排除杂念,达到"入静"状态。所谓调息就是自觉控制呼吸,把注意力集中于脐下一寸半的"气海穴"行腹式呼吸,吸气时膈肌下降,腹压增加,使小腹外鼓,好像气经肺吸入丹田;呼气时小腹回缩,好像气从小腹经肺而出。这种气贯丹田法也就是调息。通过调息,促进了调心的作用,从而达到调身的目的。

4. 书法练习:书法必须做到直立、悬腕、心到、眼到、手到。这一基本要求,赋予了书法的强身健体作用。它融气功、太极于一炉,是中老年延寿益年的最佳选择。此外,老年人练书法,尚可消除孤独寂寞、陶冶情操。挥毫泼墨之时,加上自拟之短文、小诗,意趣跃然纸上,情之所至,真有发人魂魄之功效。《黄帝内经》说:"恬淡虚无,真气从之,精神内守,病安从来?"老年人如专注于埋头练书法,客观上达到了"恬淡虚无"的境界,病由何来?历代书家的高寿是众所周知的事实,远的不说,现代三位大书家舒同、启功、赵朴初都活了90岁以上,这绝非偶然。

(三)饮食

灵长目的猴子和猿都是非肉食动物,我们的祖先也应该是非肉食类,随着生产力的发展,人类的生活条件逐步改善,人才逐步有了肉食的习惯,现代人食品丰富,生活美好,这固然是好事,但大吃大喝终归不适合人类脏器的需要,《黄帝内经》说"夫尊荣人,骨弱肌肤盛"、"膏粱厚味足生大疔",可见古人已经洞察到饮食过剩的弊端,这和现代医学的观点不谋而合,糖尿病、高血压、冠心病、脑血管意外无一不是营养过剩,内脂质堆积所产生的后果。只有清淡饮食(素食)既不伤胃,又可预防上述疾病的产生,由于城市人生活较农村人好,所以七八十岁精神矍铄,四肢硬邦的老人,目前在城市已经很少看到了。笔者在门诊医疗中,经常接触到四面八方的患者,生活条件越好的人,糖尿病、心血管病的发病就越多。我们的祖先为什么比现代人长寿,孙思邈活了一百多岁仍然精神矍铄,传说程咬金活了二百多岁仍然武功盖世,现在有这样的人吗?古代有许多隐者,独自一人生活在深山老林中,吃野菜、野果和简单的面食,都可以高寿而终。其实中老年的饮食每天主食300g,蛋白质60g,脂肪(植物油)50g,再加上一些绿色食品和水果之类,就足够了。这个食谱能放出热量2000kCal以上,既能保持中老年精力充沛,又可避免营养过剩,血脂堆积,自由基增加,从而可达到预防中老年病的目的。脂肪应强调植物油,它属不饱和脂肪酸,动物油则属于饱和脂肪酸,后者有利于血脂的沉积,不利于人体的健康。油炸食品虽然由植物油(不饱和脂肪酸)煎炸而成,但经过反复炸炼之后原来的不饱和脂肪酸则变成了反式脂肪酸。反式脂肪酸对人类的健康危害性更大,最容易在血管壁上沉积,较饱和脂肪酸有过之。深水鱼油、大豆卵磷脂、橄榄油等均属不饱和脂肪酸,为理想保健品。

(四)顺应自然

人在一定的生活环境中生存,中医有"天人相应"的学说,人只有顺应自然环境才能健康成长。起居有度,活动适时,才能使人体固有的生物钟正常运转。暴饮暴食、起居无度,都会破坏人体自身的生理规律,造成疾病。人的衣着应以四季气候变化为前提,以保暖、凉爽、舒服为目的。时下有些年轻人,重视风度而忽视温度,重视形式美,而不重视舒适感。奇装异服、紧身衣、紧身裤、超牛仔、超高跟,既不保暖又不舒服,影响人体的气血通和,缺乏保暖御寒意识,对人体的健康是不利的。饮食应以天然的绿色食品最富保健价值,现代人在食品中加入了各种各样的添加剂、调味品,在饲料中添加了催肥剂、促长剂。许多化学食品被宣布为"著名品牌",从而占领了社会消费的主要市场;纯天然的绿色食品往往被排斥在观念落后的边远地区。"苏丹红"、"瘦肉精"、"高钙奶"、"三聚氰胺"等一系列食品危机的不断出现,化肥菜、化学肉、洋快餐、化学彩色饭和人为延长保质期的食品已成为人类健康长寿的最大障碍。吸烟、饮酒对人体形成的危害已经被现代医学证实,吸烟的人心脑血管病、呼吸系疾患、癌症等的发病率均较正常人群明显增高。不但危害自己,还会祸害他人。吸烟者的家庭成员被称为"被动吸烟者",上述疾病的发病率仍较普通人群高出许多倍。酒对人体健康的危害也是显而易见的。中医认为"其形如水,其性是火,乃水热互结之产物",长期饮酒的人面目黑暗,舌苔燥黄,用中医观点来看已属病态,现代医学研究证明,长期饮酒的人糖尿病、心脑血管病、癌症亦高于正常人群。

(五)最常见的老年病

糖尿病、动脉硬化、高血压、冠心病、脑血管意外、慢阻肺、癌症等。

四、中西医结合防治肺癌

——主讲人:裴正学

肺癌在所有癌症中发病率最高,可以说肺癌是人类最大的杀手。肺癌的发病(40~60)/10万人,有些资料报告(40~80)/10万人,肺癌发病主要在男性,最新资料显示肺癌男性发病率约103/10万人,过去的资料报告是80/10万人,总而言之肺癌男性发病率为(80~100)/10万人;女性肺癌发病率少一些,约50/10万人,但是这几年来,女性的肺癌发病率有所上升。3年前统计的资料显示女性肺癌发病率为(20~30)/10万人,今年中国医学论坛报公布WHO关于肺癌的发病女性已经从原来的(20~30)/10万人增加到50/10万人,所以说女性肺癌的发病率急剧增加,已经引起了医学界的重视。现在专家们一致认为肺癌和其他癌症的发病病因一样,与遗传、基因、突变有关,而吸烟可以归结到临时性的刺激性的一个因素来看待。

下面就肺癌的临床诊断、分型、分期、手术、化疗、靶向治疗和肺癌的中医治疗方面作一简单介绍。

(一)肺癌的病理分型

肺癌从病理学上分为腺癌、鳞癌、小细胞癌、肺泡癌。肺泡癌占得很少,它只占全部肺癌的 1%左右。剩下的 99%就被鳞癌、腺癌、小细胞癌,各占 1/3。

(二)肺癌的临床表现

概括起来就是咳嗽、吐痰、咯血、胸痛。咳嗽:因为肺癌的原位癌,严格地来说是支气管肺癌,都长在支气管的内膜上,因此,咳嗽是它的刺激症候的第一个表现。吐痰:由于它引起了反应性的分泌物,还没有感染以前这种分泌物就以痰的形式出现,所以第二个症状就是吐痰。咯血(咳血):肺癌发病之初就浸润一些临近的血管和毛细血管,因而出现咯血。胸痛:肺癌最早容易侵犯胸膜,侵犯胸膜可产生疼痛,因为胸膜上有感觉神经。另外,肺癌还有一个很重要的、和一般感冒不同的症候就是"喘",为什么喘呢?因为肺癌在发病的时候肺门淋巴结受到侵犯,肺门淋巴结压迫支气管,从而引起哮喘,所以说咳嗽、吐痰、咯血、胸痛的同时,还有喘、气短,所以我们一发现一个上呼吸道的病人如果他在短期内除了咳嗽、吐痰、咯血、胸痛之外,如果有喘,70%~80%就是肺癌,这是多少年来的经验。

(三)肺癌的分期

肺癌一开始还没有出现肺门淋巴结转移的时候属于Ⅰ期;到出现肺门淋巴结转移以后为Ⅱ期;当出现纵隔淋巴结转移的时候为Ⅲ期;当出现了远端器官转移,譬如说锁骨上、脑、肝等,那就变成了Ⅳ期。现在的 TNM 临床分期法,T 代表原位癌,N 代表区域淋巴结转移,M 代表远端器官转移。原位癌 T1、T2,要是 N0M0,那就是Ⅰ期;如果有肺门淋巴结地转移,那变成Ⅱ期,N 就变成 N1;如果有纵隔淋巴结转移,N 就变成 N2、N3,那就是Ⅲ期;如果有锁骨上淋巴结转移、脑组织转移或者有骨转移,M 就变成 M1,那就是Ⅳ期。现在给大家再重复一下:肺门淋巴结转移就是Ⅱ期,纵隔淋巴结转移就是Ⅲ期,远端器官转移就是Ⅳ期,没有出现肺门淋巴结转移就是Ⅰ期。Ⅰ期、Ⅱ期、Ⅲ期都适合手术,唯独Ⅳ期不适合手术,远端器官转移不适合手术。但是Ⅰ期手术,化、放疗可做可不做,因为它仅仅是一个原位癌,但是Ⅱ期和Ⅲ期必须要有放疗、化疗相配合。Ⅰ期原位癌的放化疗问题现在还在争论,最近美国癌症网络中心(NCCN)发布的指南说:Ⅰ期肺癌仍然需要术前和术后的化疗。

(四)肺癌的诊断

自从影像学诊断工具发展以来,肺癌的诊断变的容易很多。首先是 X 光,X 线胸片是诊断肺癌的基本条件。就是在 CT、MRI 发展的今天也仍然不能拚除 X 胸片。肺癌在X胸片上表现出下列几个特点:第一,密度比较高的阴影;第二,这个阴影有分叶;第三,周边有毛刺和放射冠。毛刺和放射冠有的发展为"鼠尾型",有的发展为"兔耳型"。这几个特点同样反应在 CT 上, CT 比胸片优越的是 CT 是断层,所以我们看到三个层面如果有大的相同而过渡形式的阴影,说明有占位效应,可认为是占位病变。在 MRI 上一般的癌症是混合信号,不管在 CT 还是在MRI 癌症永远是混合信号,不高不低,所以在 MRI 上要辨认肺癌,就要找混合信号的占位病变。CT 要比 MRI 看得清晰,但是 MRI 在纵隔淋巴结的转移方面比 CT 好,B 超不能看肺。

(五)肺癌的手术治疗

最早在 1933 年，美国圣路易大学华盛顿医院作了世界第一例全肺切除术，1948 年美国麻省总医院作了世界第一例肺叶切除术，该院又于 1993 年利用胸腔镜作了世界第一例微创肺叶切除术。从此以后大家一致认为微创肺叶切除术要比非微创手术好，单纯的肺叶切除术要比全肺切除术好，微创手术的损伤越来越少，病人越来越容易恢复。我们国家现在全国所有的省份对于肺癌的切除，都采用的是肺叶切除术，全肺切除术只有在特殊情况下才使用。但是胸腔镜下微创肺叶切除术在不发达的省份还没有开展。我们医院(甘肃省肿瘤医院)已经买来了胸腔镜，准备开展此项手术。在胸腔镜下开展的肺叶切除术的损失比非微创手术少，微创肺叶切除术要比非微创手术好。

(六)肺癌的化疗

在 20 世纪肺癌的联合化疗方案比较混乱，张三选一个，李四选一个，自从循证医学在全世界开展以来，美国人首先对化疗药物联合化疗进行了多中心、大样本、随机双盲的回顾性调查，结果筛选出来了这些化疗方案：NP 方案、GP 方案，还有 TP 方案。这三个化疗方案现在被全世界作为治疗肺癌的首选化疗方案。NP 方案就是用长春瑞滨和顺铂，GP 方案就是吉西他滨和顺铂，TP 方案就是多西他赛和顺铂。顺铂的用法有两种，分次用法和一次用法。分次用法就是 30mg d1~3；一次用法就是 120mg d1。长春瑞滨(NVB)、吉西他滨(GEM)一周用一次，多西他赛(TXT)3 周用一次。

(七)肺癌的靶向治疗

化疗药物是细胞毒类的药物，它对肿瘤细胞杀害的同时，对正常组织也有很大的损伤，所以化疗药物的副作用很强，主要表现为恶心、呕吐、脱发、血象下降等。针对化疗毒副作用的问题人们研发了靶向治疗。首先是 1978 年美国学者 SuDen 在兔子的角膜上接种了胃癌细胞株，发现角膜上细胞株的周围长了很多血管，血管都爬到细胞株上去了，他就由此得出结论，肿瘤的生长需要有血流的供应，他经过了七八年的研究，最后发现原来血清中有一种血管内皮生长因子(VEGF)，VEGF 的活性提高以后肿瘤才开始生长。后来又有其他学者在肿瘤生长的部位发现一种表皮生长因子受体 (EGFR)，EGFR 激活以后表皮细胞就增生了。一个是促进瘤体生长，一个是提供血液供应。根据以上理论后来人们研究出了 VEGF 和 EGFR 的抑制剂。VEGF 的抑制剂譬如索拉菲尼、贝伐单抗；EGFR 的抑制剂就是易瑞沙，主要用于肺癌的靶向治疗。到目前为止，它对于肺癌的非小细胞(鳞癌、腺癌、肺泡癌)都有确切的疗效。它的通常的剂量是 150mg，po，qd。最近出的一种剂型是 50mg，50mg，po，qd。可以服用 3~5 月或者半年，对于肺癌有比较好的疗效。它的特点就是靶向，不伤害正常细胞，缺点是全身的过敏反应，形成全身皮肤瘙痒和皮肤病，另外还可以引起血管血栓，现在这种副作用正在克服之中。

(八)肺癌的介入治疗和射频消融

介入治疗(TACE)，就是通过血管注入栓塞剂，当然提前要进行血管造影。对于肺部原位癌的介入，专家教授不主张，我也不主张，但也有人在做。TACE 最主要是对纵隔淋巴结的介入治疗。纵隔淋巴结肿大压迫交感神经产生霍纳氏综合征，患者表现一个眼睛大一个眼睛小；它压迫气管引起气短、咳嗽，压迫食管引起吞咽困难；压迫上腔静脉后出现上腔静脉综合征；压迫喉返神经引起声音嘶哑。所以纵隔淋巴结肿大对肺癌患者来说是一个很大的威胁,对纵隔淋巴结的治疗就需要介入治疗。另外射频、X刀和γ刀也可以用于治疗肺癌,我们知道可见光线有红、橙、黄、绿、青、蓝、紫,从红到紫,波长越来越短,波长短振幅就大,振幅大穿透力就强。红颜色的外面是红外线,红外线是看不见的,红外线的外面就是微波,微波不能叫刀,只能叫射频,就叫微波射频,也叫射频消融。紫颜色的外面是紫外线,紫外线的外面是X射线,X射线外面是γ射线,这一个比一个波长短,波长越短振幅越大,振幅越大穿透力就越强,所以X射线可以称作"X刀",γ射线就可以称作"γ刀",它穿透性强,对纵隔淋巴结很有效,小型的淋巴结可以用X刀、γ刀。微波就不行,不能称作"刀",只能叫作"射频消融",用来消皮肤上面的小瘊子,另外房颤的患者它可以把它阻断。所以说纵隔淋巴结的处理是肺癌一个非常重要的问题,美国的NCCN规定一个医院要做开胸手术、肺癌的微创手术,必须具备以下五个条件:第一胸腔镜检查,没有胸腔镜就不能进行开胸手术,因为开胸手术的第二站淋巴结就是胸腔淋巴结(纵隔淋巴结);第二正电子发射体层摄影(PET-CT);第三气管内超镜;第四支气管镜;第五肺功能检查。

(九)中医对肺癌的治疗

中医古籍中没有"肺癌"的记载,属"息贲"、"肺痈"、"肺痿"、"虚损"等范畴。古人在治疗本病方面留下了非常好的方子。这些年来我应用这些方子在肺癌的治疗方面取得了西医所不能起到的作用。第一个方面:急则治其标。"太阳中风,脉浮紧,发热恶寒身疼痛,不汗出而烦躁者,大青龙汤主之。"大青龙汤是治疗肺癌急性发烧、咳嗽的一个很重要的方子。另外"发汗后不可更行桂枝汤,汗出而喘,身无大热者,麻杏甘石汤主之"。麻杏甘石汤是古人给我们留下的对症治疗肺癌的另一张方子。另外在《痰饮篇》中留下了很多对症加减的方子。譬如:"水饮有四,有痰饮,有悬饮,有支饮,有溢饮。""水走肠间,历历有声谓之痰饮;水饮流行,游于四肢,当汗出而不汗出者,谓之溢饮;水走胁下,咳唾引痛,谓之悬饮;水走膈上,咳逆倚息不得卧者,谓之支饮。""夫短气,有微饮,当从小便去,苓桂术甘汤主之。""心下有痰饮,胸胁支满而气喘者,苓桂术甘汤主之。""水饮流行,当汗出而不汗出者,大青龙汤主之,小青龙汤亦主之。""咳逆倚息不得卧者,葶苈大枣泻肺汤主之。""脉沉而弦,悬饮内痛,病悬饮者,十枣汤主之。"以上这些方剂都可用在肺癌的加减治疗方面。另外胸痹心痛这一章的方子,仍然是非常有效的治疗肺癌的对症疗法。"胸痹之为病,喘息咳唾,胸背痛,短气,寸口脉沉而迟,关上小紧数,瓜蒌薤白白酒汤主之。"古人说的喘息、咳唾、胸背痛,是肺癌的症状,喘息是肺癌之初,肺门淋巴结已经转移以后压迫气管,产生喘息,和一般感冒不同。"胸痹不得卧,心痛彻背者,瓜蒌薤白半夏汤主之。""心中痞气,气结在胸,胸满,胁下逆抢心,枳实薤白桂枝汤主之;人参汤亦主之。"枳实薤白桂枝汤也是一个对症治疗肺癌的非常好的方子。"胸痹缓急者,薏苡附子散主之。"胸痹缓急者,指有一阵好,有一阵不好。"胸中痞,诸逆心悬痛,桂枝生姜枳实汤主之。""胸中气塞,短气,茯苓杏仁甘草汤主之,橘枳姜汤亦主之。""胸痛彻背,背痛彻胸者,乌头赤石脂丸主之。"这些方子也可以用来治疗胸痹。我的经验是如果加上活血化瘀的药物,赤芍、川芎、红花、降香、丹参,那就是治疗冠心病的好方子,如果加上泻白散、杏苏散、三子养亲汤、金水六君煎这些方子,就可以用在治疗肺癌。而且在肺癌的对症治疗方面是现代医学无法比拟的。以上是治标。我们再看看治本。因为中医认为"积之成者正气之虚也,正气虚而后积成。"这是《外科正宗》陈志明讲的一句话。"积之成者正气之虚也",积就是癥瘕积聚,那是因为正气虚而后形成了这个疙瘩,所以对肺癌治疗中要取得远期疗效就一定要扶正固本。我在 35 年前,用六味地黄汤加生脉散,加四个参,治疗一例白血病获得意外的治愈。1973 年在苏州全国血液病会议上我报告了这例病例后,当时全国血液病学会的主席陈月书非常欣赏,把这一例病人接到苏州,陈月书亲自做了骨穿,把原来的骨髓片拿来比较,确实治好了。这例病人的治愈,充分说明祖国医学的理论,用扶正固本的方法来治疗肿瘤疗效确切,后来我用这个方子随证加减,在肿瘤医院治了很多的癌症病人,治愈的有胃癌、肝癌、血液病、多发性骨髓瘤、骨髓增生异常综合征等,后来我又将此方试用到对于放化疗的副作用的治疗方面来。这个方子的加减对于放化疗的副作用尤其具有很好的疗效。这个方子在苏州血液病会议上命名为"兰州方",在全国各地医院应用,在西安唐都医院,他们把我的十六字方针——西医诊断、中医辨证、中药为主、西药为辅,列为他们医院中西医结合科的建科原则,全国还有很多医院按照我的这个方法来治病。前一阵有一个省内的农业学专家患了胰腺癌,我照样使用扶正固本的方法让他多活了 9 个月,刘维忠厅长也特别感兴趣,多次在会议上讲这个病人。总而言之,中医治疗肺癌有急则治其标的方法,也有缓者治其本的方法,也有配合放化疗的方法,因此中医在肺癌的治疗方面大有可为。我个人认为,一个中医必须要懂西医,不懂西医,就是盲人骑瞎马,怎么去治疗肺癌呢?知道肺癌是什么问题呢?光凭三个指头一个枕头行吗?所以我提出的"西医诊断,中医辨证,中药为主,西药为辅"的十六字方针,在这一原则的指导下,治疗肺癌大有可为。

五、针刀与风湿病

——主讲人:王海东

(一)针刀的基本理论

其一,关于闭合性手术的理论即微观解剖学、立体解剖学、动态解剖学、体表定位学、闭合性手术器械——小针刀,四步进针刀规程,8 种闭合性手术方法和 11 种闭合性手术入路;

其二,是关于经络学说实质的理论。经络是包括神经反射系统、电生理传导系统和体液调节系统的综合效应所组成的统一系统,统称为人体信息反馈系统,经络就是这一反馈系统中的特殊通道和路线;

其三,是关于慢性软组织损伤病因病理学的理论。即慢性软组织损伤的根本的第一位病理机制是人体动态平衡失调的新学说;

其四,是关于骨质增生(骨刺)的根本病因是人体力平衡失调的新学说。

(二)针刀治疗的适应证

适应于类风湿性关节炎的病人,尤其是缓解疼痛,改善功能状态有较好疗效!如腕关节、手指关节、膝关节、肘关节、肩关节的疼痛和功能障碍。针刀通过减张减压、松解粘连达到减轻疼痛,改善功能障碍目的。因此,针刀医学使风湿病的治疗水平得到极大的提高,是风湿病患者的福音。

(三)针刀治疗风湿性疾病的优势

针刀治疗风湿病的作用之一是改善关节功能:针刀松解颈部可缓解该病所致颈部活动障碍,头晕、肢麻;针刀松解腰臀部可缓解该病所致腰臀部活动障碍,下肢疼痛。

针刀治疗风湿病的作用之二是缓解疼痛:针刀松解治疗该类疾病,通过关节囊、关节腔减压,松解局部肌肉、肌腱和韧带,解除局部高压状态,促进渗出液的吸收,可达到立即止痛的效果。另外对于神经卡压所致的头痛、背痛、腰腿痛等疾病针刀通过松解、剥离的方法,将卡压物松解,达到理想的治疗效果。

针刀治疗风湿病的作用之三是切开囊肿引流,促进囊肿吸收:风湿性疾病由于持续的病变刺激,引起腱鞘分泌的滑液不能正常吸收,筋膜分泌的体液不能正常排放,最容易形成囊肿,采用针刀将囊壁切开,囊内的渗出液就会流出,这不仅促进囊肿的消失,同时由于囊肿形成继发的各种临床症状也会减轻。

(王海东,男,主任医师,硕士生导师,甘肃省名中医,甘肃省中医院风湿骨病科主任)

六、风湿病的预防

——主讲人:王海东

中医主张"治未病",积极预防、注意调摄、未雨绸缪有其重要的意义。如果能在未病时顺应自然,防范风寒、潮湿,保持精神愉快,坚持锻炼身体,调配适当营养,就能使发病率降低;有病后早诊断,早治疗,可使治愈率提高;合理的调摄,有利于风湿病患者的康复,从而提高生活质量。

顺应自然、防范风寒湿。风湿病成因是风、寒、湿、热等邪气杂至。无病时应顺应自然,顺应四时阴阳消长变化,防范风寒湿热,身体虚弱时更应注意。春季是万物萌发之际,也是多风、多变的季节,乃风湿性疾病的好发季节。要依时而防止受风、受寒、淋雨、受潮,关节处要注意保暖。夏季虽然炎热,但不要贪凉受露,暴饮冷饮等。高温天气,风湿病患者痛不欲生,不吹空调电扇难耐高温,吹了则关节疼痛难忍。炎热之际,切不可睡于风口或露宿达旦,因入睡后,人之卫阳静潜,毛孔开放,风寒易乘虚而入;不宜卧于席地以防凉气入于经脉,影响筋骨。入秋风湿病发病率明显增高。秋季气候干燥,但秋风送爽,天气转凉,要防止受风寒侵袭。初秋有一段炎热时间,但早晚较凉,应顺应秋凉,让人体适应天气渐凉的变化,不宜过快增添衣服,但以适宜为准则,不可过凉。中秋之后,早晚温差大,要根据天气增减衣服,尤其是产后妇女和老年患者,阴冷地方尽量少去。冬季是风湿病最容易发生、复发和加重的季节,在我国北方尤其如此。注意防寒保暖是最重要的,应随时增添衣服以防风寒,并尽量不接触冷水,以免不断刺激而诱发加重风湿病。冬季尤其要避免汗后受风,内衣汗湿后应及时换洗

预防原则:一是未病先防。①保养正气。正气存内,邪不可干"。通过顾护正气,可主动积极地抵御外邪的侵袭。"未病而先治,所以明摄生之理"。可通过体育锻炼、顺应四时、调理饮食、调适劳逸、调畅情志等多种方法以保养正气,抵御疾病发生。二是既病防

变。①救其萌芽 早期诊治,既易于愈病,又可使正气少受损伤,防微杜渐,方可使疾病消灭在萌芽状态。邪之中人也,洒淅动形,正气之中人也微,先见于色,不知其身,若有若无,若亡若存,有形无形,莫知其情。是故上工取气,乃救其萌芽;下工守其成,因败其形。②阻止传变:风湿性疾病有一定的发展趋势和传变规律。临床上应该依其规律,采取措施以阻止传变。③预防伤残: 伤残是在疾病作用下给人体结构或功能留下的永久性损害。风湿性疾病可导致关节挛缩畸形、功能障碍等,治疗过程中应事先予以考虑,采取措施,避免留下伤残,影响病人的肢体体功能。

温馨提示:秋冬季节,一些病人会"特意"服用药酒,以祛散寒邪。若患者伴有寒湿时,可饮用一些;伴有湿热之象者则不宜饮酒。由于一部分病人需要长期服用止痛药,而止痛药对胃肠道都有刺激,饮酒可以加重胃肠的刺激,加重止痛药的副作用。对于平素饮酒且喜酒者,可在医生指导下配制适合自己体质及病情的酒。

身体健壮者尚耐风寒,而年老体弱或劳累过度者易被风寒所侵,必须谨慎。以水为事者最易受湿。经常同水打交道的人,应在工作完毕之后,立即用干毛巾擦干身体,换上干燥衣服。劳动后大汗淋漓,亦不可入凉水中洗澡或入水游泳,因汗孔未闭,易使寒湿之气骤入。

七、痛风性关节炎中医防治

——主讲人:王福林

(一)概述

痛风性关节炎是由于嘌呤代谢紊乱所致的风湿病。临床上以高尿酸血症伴痛风性急性关节炎反复发作、痛风石沉积、痛风性慢性关节炎和关节畸形、肾小球和肾小管等实质性病变和尿酸结石形成为特点。

痛风的病理改变是单尿酸钠结晶沉积,伴周围组织炎性反应。在急性期,尿酸沉积于关节组织内,尿酸钠盐被白细胞吞噬,引起细胞死亡而释入溶酶体酶类,导致急性关节炎症。在慢性期,尿酸盐沿软骨面,滑囊周围,筋膜表面及皮下结缔组织等处沉积形成痛风石,导致慢性炎症。

中医学中也有"痛风"之名,是金元时代《东垣十书》、《丹溪心法》等将痹证中的痛痹,或痛痹与行痹并列称之为痛风,或白虎历节风。本篇讨论的痛风,根据其临床表现,以急、慢性关节炎为主要表现时,当属于中医学中的"痹证"、"痛风"、"白虎历节风"的范畴。

(二)中医病因病机

1. 病因。①内因:先天禀赋不足、正气亏虚。禀赋不足,阴阳失衡,主要累及于脾,使之运化失调,尤其是对厚味、酒食运化不及,致痰浊内生,凝滞于关节,或化源不足,气血无以充养关节经脉;正气亏虚,一则筋骨经脉失养,二则无力抵御外邪。致经脉痹阻,气血运行不畅发病。②外因:感受风寒湿热之邪。由于居处潮湿,劳作环境湿冷,或水中作业,或冒雨涉水,或气候剧变,冷热交错等原因,致风寒、湿热之邪乘虚侵入经脉,留着于筋骨、关节之间,痹阻不通,发为本病。此外,风寒湿邪所致痹证久痹不愈,郁久化热,可转化为风湿热痹证。③诱因:主要是在正虚邪侵,或邪滞经脉之时,复加过度劳累,七情所伤,内耗正气;或饮食不节、酗酒厚味,损伤脾胃,内生痰浊愈甚;或外伤,或手术,或关节损伤等,均可加重经脉痹阻,气血运行不畅而诱发本病。

2. 病机。是先天不足,正气亏虚,经脉失养;或湿浊排泄缓少,留滞经脉;或脾运失司,痰浊凝滞关节;或感受外邪,邪痹经脉,气血运行不畅。致关节、筋骨、肌肉疼痛、肿胀、红热、麻木、重着、屈伸不利而形成本病。其病位初期表现在肢体、关节之经脉,继则侵蚀筋骨,内损脏腑。

(三)临床表现

1. 无症状期:患者仅有高尿酸血症,而无临床症状。

2. 急性关节炎期:起病急骤,多在夜间突发,初期为单关节炎症,以第一跖趾及踇趾关节为多见,其次为踝、手、腕、膝、肘及足部其他关节。病情反复发作,可发展为多关节炎。受累关节红肿热痛,活动受限,大关节受累时常有渗液。

3. 慢性关节炎期:由急性期发展而来,尿酸钠在关节内沉着逐渐增多,发作逐渐频繁,间歇期缩短,受累关节增多,疼痛加剧,炎症不能完全消退,出现慢性症状。①痛风石:外耳的耳轮、对耳轮、跖趾、指间和掌指关节等处的痛风石易被发现。②关节畸形僵硬。③肾脏病变。

(四)实验室、X线检查

1. 血尿酸测定:急性发作期血尿酸增高。急性期血常规白细胞增高、血沉增快。

2. 急性发作期关节腔穿刺:取滑囊液进行旋光显微镜检查,可见白细胞内有双折光现象的针形尿酸盐结晶。

3. X线检查:可发现骨软骨缘邻近关节的骨质,有圆形或不整齐的穿凿样透亮缺损区。

(五)诊断标准

美国风湿病协会1977年。具备以下2项中任何1项,即可确定诊断。

1. 关节液中存在特异性的尿酸盐结晶。

2. 用化学方法或偏振光显微镜证实痛风石中含尿酸盐结晶。

3. 以下12项中符合6项以上,即可确定诊断。②急性关节炎发作>1次。②炎症反应在1天内达高峰。③单关节炎发作。④可见关节发红。⑤第一跖趾关节疼痛或肿胀。⑥单侧第一跖趾关节受累。⑦单侧跗骨关节受累。⑧可疑痛风石。⑨高尿酸血症。⑩不对称关节内肿胀(X线证实)。⑪无骨侵蚀的骨皮质下囊肿(X线证实)。⑫关节炎发作时关节液微生物培养阴性。

(六)辨证论治

1. 风湿热痹证。

症状:关节红肿热痛,发病急骤,病及一个或多个关节,多兼有发热、恶风、口渴、烦闷不安或头痛汗出,小便短黄,舌红,苔黄,脉弦滑数。

治法:清热通络,祛风除湿。

方药:白虎加桂枝汤。

处方:生石膏 20g,知母 10g,粳米 15g,桂枝 9g,甘草 6g。加减:可选加利尿除湿之品,如猪苓、泽泻、车前子、滑石之类;选加健脾化浊之药,如薏苡仁、土茯苓、金钱草;热盛者,加忍冬藤、黄柏;阴津耗伤,加生地、玄参;下肢痛甚,加牛膝、木瓜、独活。

2. 风寒湿痹证。

症状:关节肿痛,屈伸不利,或见皮下结节或通风石。风邪偏盛则关节游走不定;寒邪偏盛则关节冷痛剧烈,痛有定处;湿邪偏盛者,肢体关节重着疼痛,肌肤麻木不仁。舌苔薄白或白腻,脉弦紧或濡缓。

治法:祛风散寒,除湿通络。

方药:薏苡仁汤加减。

处方:薏苡仁 30g,羌活 15g,独活 15g,防风 12g,苍术 12g,当归 15g,桂枝 10g,麻黄 6~9g,制川乌 6g,生姜 6g,甘草 6g。加减:风邪偏盛,加海风藤、秦艽;寒邪偏盛,加制附子、细辛;湿邪偏盛,加防己、草薢;皮下结节及痛风石可选加天南星、炮山甲。

3. 痰瘀痹阻证。

症状:关节疼痛反复发作,日久不愈,时轻时重,或呈刺痛,固定不移,关节肿大,甚至强直畸形,屈伸不利,皮下结节,或面色紫黯,舌淡胖,苔白腻,脉弦或沉涩。

治法:活血化瘀,化痰通络。

方药:桃红饮合二陈汤。

处方:桃仁 10g,红花 10g,当归 15g,川芎 10g,威灵仙 12g,陈皮 10g,半夏 10g,茯苓 15g,甘草 6g。加减:皮下结节,可选加天南星、白芥子;关节疼痛较甚,可选加乳香、没药、土鳖虫;关节肿甚,选加防己、土茯苓、滑石之类;久病体虚,加党参、黄芪之类。

4. 气血不足,肝肾亏虚证。

症状:关节疼痛,反复发作,日久不愈,时轻时重或游走不定,甚或关节变形,屈伸不利,腰膝酸软或足跟疼痛,神疲乏力,心悸气短,面色少华,舌淡,苔白,脉沉细弦,无力。

治法:补益气血,调补肝肾,祛风胜湿,活络止痛。

方药:独活寄生汤。

处方:独活 20g,桑寄生 20g,党参 20g,茯苓 15g,当归 15g,白芍 15g,熟地 20g,川芎 10g,杜仲 20g,牛膝 20g,肉桂 6g,细辛 5g,防风 12g,秦艽 12g,甘草 6g。加减:冷痛较甚,可选加制附子、干姜;关节重着,肌肤麻木者选加苍术、薏苡仁、鸡血藤。

（七）针灸疗法

常用穴位:①肩痛取肩髃、肩贞、肩井、压痛点;②肘痛取合谷、手三里、曲池、尺泽;③腕痛取阳池、外关、合谷、太冲;④膝痛取膝眼、阳陵泉、曲泉;⑤踝痛取中封、昆仑、解溪、丘墟、委中、绝骨;⑥足第 1 跖痛取太冲、太白、三阴交。⑦踇趾痛取太白、大都、太冲、三阴交。操作:风寒湿痹证宜针灸并施,风湿热痹证宜针不宜灸,久痹正虚以灸为宜。

耳针疗法:关节相应部位、神门、肝、肾、皮质下。操作:每次选 3~5 穴,行强刺激,留针 30 分钟,或用耳穴压丸法。

（八）饮食调摄

1. 限制嘌呤摄入量:正常嘌呤摄取量为 600~1000mg/d,病人应长期控制嘌呤摄入。急性期应选用低嘌呤饮食,摄入在 150mg/日之内,故需选含嘌呤低的食物,禁用含嘌呤高食物,如动物内脏、沙丁鱼、凤尾鱼、鲭鱼、小虾、扁豆、黄豆、浓肉汤,及菌藻类等。

2. 限制热能:痛风与肥胖、糖尿病、高血压及高脂血症等关系密切。痛风患者多伴有肥胖、高血压和糖尿病等。故应降低体重、限制热能,体重最好能低于理想体重10%~15%;切忌减重过快,应循序而进;减重过快促进脂肪分解,易诱发痛风症急性发作。

3. 蛋白质和脂肪:适量供给,标准体重时蛋白质可按0.8~1.0g,全天在40~65g,以植物蛋白为主。动物蛋白可选用牛奶、鸡蛋;尽量不用肉类、禽类等,如一定用,可将瘦肉、禽肉等,经煮沸弃汤后食用。脂肪可减少尿酸正常排泄,应适当限制,控制在50g/d左右。

4. 维生素和矿物质供给:充足B族维生素和维生素C。多给蔬菜、水果等碱性食物。蔬菜1000g/d,水果4~5次;在碱性时能提高尿酸盐溶解度,有利于尿酸排出。蔬菜、水果富含维生素C,能促进组织内尿酸盐溶解。痛风病人易患高血压、高脂血症,应限制钠盐,每天2~5g。

5. 水分:多喝水,食用含水分多的水果和食品,液体量维持在2000ml/d以上,最好能达到3000ml,以保证尿量,促进尿酸的排出;肾功能不全时水分宜适量。

6. 禁用刺激性食品:禁用强烈香料及调味品,如酒和辛辣调味品。过去曾禁用咖啡、茶叶和可可,因分别含有咖啡因、茶碱和可可碱。但咖啡因、茶叶碱和可可碱在体内代谢中并不产生尿酸盐,也不在痛风石里沉积,故可适量选用。

(九)调摄护理

1. 调摄

(1)急性期及早使用药物治疗,及时控制炎症,迅速终止急性发作。

(2)血尿酸增高时,应使用排尿酸或抑制尿素合成的药物,使血尿酸浓度恢复正常,以防止本病发作。

(3)节制饮食,防止过胖,避免进食高嘌呤食物,如肝、肾、心、脑、鱼卵、沙丁鱼、豆类、发酵的食物等。戒烟,避免过度劳累、紧张、受寒、关节损伤,避免使用各种抑制尿素排泄的药物。每日多饮水,使饮水量不少于2000ml,有利尿酸排出,以防止本病发生。

(4)防止和治疗尿酸钠盐结晶在关节、肾脏或其他部位沉积引起的并发症。防止尿酸结石形成。

(5)防止或治疗能使痛风恶化的疾病,如高甘油三酯血症、高血压病、肥胖等。

2. 护理

(1)急性发作期应根据病情轻重,定时测T、R、P、BP等,定期检查血尿酸、血常规、尿常规、肝肾功能、心电图等。

(2)急性发作时应卧床休息,抬高患肢,以减轻疼痛,一般休息至关节痛缓解72小时后始可恢复活动。

(3)注意保暖、避寒、多饮水,忌食肥脂厚味、辛辣、酒浆、高嘌呤食物。

(4)关节疼痛较甚者,可将每日煎服的中药渣加水再煎,以熏洗患部,或配中药研末调膏外敷,或配合针灸、理疗等外治疗法。

(5)若并发心血管、肾脏等疾病,应及时辨病施护。

(十)名医经验

1. 顾伯华教授:将痛风分为初起,后期两个阶段进行治疗。

(1)初起:治以祛风清热利湿。处方:荆芥、蚕沙、丹皮、苍术、防己、萆薢、泽泻、臭梧桐、车前子、忍冬藤、酒洗地龙、山慈姑。

(2)后期:治以和营祛瘀,利湿通络。处方:当归、赤芍、桃仁、红花、威灵仙、桂枝、防己、木瓜、野赤豆、丝瓜络、臭梧桐、血竭末。

2. 吴信受教授:将按照痛风急性期,慢性期进行治疗。

(1)急性期:治以清热利湿,散风活络。方用清热利湿汤加减:防己、防风、威灵仙、白术、泽泻、忍冬藤、连翘、萆薢、茯苓、丹皮、黄柏。

(2)慢性期:治以温补脾肾,养血和营。方用右归丸、参苓白术散合方加减:党参、茯苓、白术、当归、补骨脂、杜仲、桑寄生、阿胶、熟地、牛膝、桂枝。

(十一)单方验方

1. 民间偏方

组成:骨碎补60g 狗肉适量。

功效:散寒通络。

主治:风寒湿痹型痛风。

用法:炖服。

2. 经验方

组成:鸡血藤30g、薏苡仁30g、当归15g、赤芍15g、苍术15g、滑石15g、黄柏12g、牛膝15g、木瓜15g、萆薢15g、知母9g、青黛9g。

功效:清热活血,通络止痛。

主治:痛风性关节炎。

用法:水煎服,日1剂。

3. 经验方:

组成:土茯苓30g、萆薢20g、威灵仙30g、生薏苡仁30g、泽泻10g、泽兰10g、桃仁10g、当归15g、车前子12g(包煎)。

功效:泄浊化瘀。

主治:痛风关节肿胀疼痛。

用法:水煎服。

(十二)典型案例

患者陈某,男,35岁,农民。

初诊主诉:右足踇趾肿痛灼热,伴踝部肿痛热约1年,加重1周。患者于1年前因居住冷凉潮湿,又恣食酒肉,渐感右足第一跖趾关节肿胀疼痛,继之局部肿痛灼热,并右踝关节肿痛热不适,呈间歇性发作,昼轻夜重,发作时疼痛难忍,足不能履地,行走困难。曾在当地医院就诊,经检查诊断为"痛风性关节炎",给予口服"秋水仙碱"等药,其肿痛有所缓解,但病情时轻时重,近1周突发加剧。舌质红,苔黄腻,脉滑数。实验室检查:C反应蛋白偏高,血尿酸450μmol/L。

西医诊断:痛风性关节炎。中医辨证:痹证,属湿热阻络证。

治则:清热解毒,祛湿通络,活血止痛。

方药:选用《武威汉代医简》"治鲁氏青行解解腹方(麻黄、大黄、厚朴、石膏、苦参、乌喙、附子）。"及"瘀方"（当归、川芎、丹皮、漏芦、桂枝、蜀椒、虻虫等7味药组成）"，根据原方加减化裁如下。

处方：苍术10g，黄柏9g，酒大黄9g，苦参9g，川牛膝10g，厚朴9g，当归15g，川芎9g，丹皮10g，漏芦10g，土茯苓30g，萆薢30g，全蝎5g，桂枝6g，蜀椒3g，甘草6g。水煎服，一日1剂。医嘱：治疗期间禁酒，禁食富含嘌呤的食物，如海鲜及动物内脏；禁用浓茶、咖啡、辛辣刺激性食物，多饮水，多排尿，注意休息，抬高患肢。

二诊：服上药10剂后，患者右足踇趾关节及踝部肿痛热明显减轻，能慢步行走。继如上治疗，密切观察病情变化。

三诊：又服上药7剂后，患者症状消失。嘱继服中药10剂，口服别嘌醇100mg，一日2次，定期复查。3月后复查：患者病情痊愈，右下肢功能活动正常。实验室检查：C反应蛋白正常，血尿酸降至151μmol/L。

按：痛风性关节炎属"痹证"范畴，病因多为风、寒、湿、热，但亦与血瘀有关。按一般风、寒、湿、热治疗，奏效缓慢，必须活血化瘀，通络止痛，方可收到较捷之效。由于患者因多进酒肉厚腻之味，易化生湿热；又居住潮湿，感受外湿积渐日久，郁而化热；湿热之邪阻滞气机，使气血不畅而瘀血内生，故湿热瘀是导致本病的重要因素。湿热瘀为有形之邪，阻遏经隧，气血不得流通，故患足踇趾关节红肿灼热，疼痛剧烈，功能活动受限。方中苍术、黄柏、牛膝名"三妙丸"，有清热燥湿之功，又牛膝补益肝肾，引药下行；苦参清热燥湿，厚朴行气燥湿；酒大黄活血通络，丹皮清热凉血，活血散瘀；漏芦苦寒，清热解毒，土茯苓利湿祛风，能治"筋骨挛痛"，现代研究提示，土茯苓有促进尿酸排泄作用，配萆薢长于利湿化浊，舒筋通络，增强清化湿浊之力；当归、川芎活血通经止痛；全蝎既能解毒散结，又能通络止痛；少佐桂枝与蜀椒温热之品，一则佐制黄柏之苦寒，二则病重邪甚，可能拒药，旨在温通血脉，引药直达病所。诸药合用，共奏清热解毒，祛湿通络，活血止痛之功，故能取得满意疗效。平时应限制摄入酒肉厚腻之味，慎起居，注意肢体保暖，以防复发。

（王福林，男，甘肃省名中医，甘肃省第二人民医院风湿骨病科主任）

八、产后痹辨证治疗

——主讲人：王福林

（一）概述

在中医古籍中，对妇人产后所患痹证，多以"产后身痛"、"产后关节痛"、"产后痛风"、"产后中风"、"产后筋脉拘急"、"产后鸡爪风"等相称，而没有"产后痹"的病名。

产后所患之痹，与一般痹病不同。本病以正虚为主。为突出本病的发病特点，在中国中医药内科学会痹病专业委员会主任委员路志正主任医师的倡议下，将产褥期和产后百日内所患的痹病，定名为"产后痹"。

产后痹的范围较广，凡西医学的风湿性疾病发于产褥期或产后百日内者，均可参考产后痹治疗和调护。近年来,随着对痹病的重视与相关工作的深入开展,对本病进行系统的临床观察和研究,有利于产后痹的防治,对保障妇女的健康有着十分重要而深远的意义。

(二)病因病机

产后痹是育龄妇女在产褥期或产后百日内,由于机体虚弱,气血不足,血虚生风;或湿寒之邪、痰浊瘀血互结,阻滞经络,复感外邪,内外相引所致。发病原因虽繁,归纳起来,可为外因与内因两类。

外因:产后居住潮湿之地,或分娩在春、秋、冬之季,室内过冷或过暖,感受风、寒、湿、热之邪,邪气痹阻经络而发病。

内因:①劳倦内伤,气血不足:产后失血过多,或难产,或分娩时间过长,精力损耗过度。②脾肾两虚:先天不足,形体失充;后天失调,机体失养,则脏腑功能薄弱。③肝肾阴虚:肾主水,肝肾同源。若肝肾阴虚,肝无以藏筋脉无所主。④湿邪阻滞:素体丰腴,脾湿内盛,或贪凉饮冷太过,伤及脾肾之阳。⑤热邪壅结:外感火热之邪,或本为阳盛之体;或血中伏火;过食油腻肥厚,热从内生。⑥瘀血阻滞:产后恶露不下,或下之不尽致瘀。

(三)诊断

1. 发病在产褥期,或产后百日内。

2. 有产后体虚感受外邪史。

3. 主要临床表现:肢体关节、肌肉疼痛不适、重着肿胀、酸楚麻木,筋脉拘挛,屈伸不利,甚或关节僵硬、变形。并伴有汗出畏风,或局部红肿发热、面色无华、体倦乏力、腰膝酸软等症。

(四)鉴别诊断

1. 产后痹应与"痿证"鉴别。"痿"是痿而不用。《素问·痿论》中对此论述较详,并有"脉痿"、"筋痿"、"肉痿"、"骨痿"、"风痿"之别。本病以手足酸软无力或足指麻木、小便赤涩、脉沉濡而数、患肢萎缩消瘦为特征,以肢体痿软无力而关节不痛为鉴别要点。

2. 产后痹与"痉证"鉴别。痉由产后气血大伤,甚者伤津亡血,筋脉失养,致血虚过极而虚风内生而致。肝风内动则现四肢抽搐、项背强直,或口噤不语、角弓反张等证。本病没有肢体关节疼痛之证。

(五)辨证论治

产后痹因有产后伤气耗血、气血不足、肝肾亏虚之特点。治疗之时,除辨证运用祛风、散寒、除湿、清热等祛邪治痹之法外,还须注意扶正。

应重视益气养血、补益肝肾之法。审其虚实,或先标后本,或标本同治。并遵循补益勿过壅滞、风药勿过辛散、祛湿勿过刚燥、清热勿过寒凉、用血肉有情之品勿过滋腻等原则。

1. 风邪偏胜证

证候:肢体、关节、筋脉疼痛,痛处游走不定。舌淡嫩苔白,脉浮细而缓。治法:补血活血,通经活络,疏风止痛。方药:血风汤加减。处方:当归18g,川芎9g,熟地20g,白芍10g,炒白术15g,茯苓15g,秦艽10g,羌活15g,桑枝10g,防风10g。随证加减:上肢疼痛者,加威灵仙、姜黄；气短易汗出着，去羌活，加生黄芪、桂枝；下肢重者，去桑枝、羌活，加独活、防己、车前草；膝关节疼痛者，去秦艽、羌活，加松节、地龙、伸筋草、海桐皮。

2. 寒邪偏胜证

证候：周身关节疼痛，屈伸不利，或冷痛如掣，或者痛如刀割，遇冷加重，得热则缓。舌质淡苔白，脉细弱而弦，或浮细而紧。治法：益气补血，温经散寒，强腰壮肾，活血止痛。方药：温经蠲痹汤（路志正经验方）。处方：生黄芪30g，当归18g，桂枝9g，白芍12g，炒白术15g，茯苓15g，制附片（先煎）9g，防风9g，老鹳草12g，桑寄生12g，红花9g，甘草6g。加减：风邪偏盛者，加络石藤；膝关节疼痛者，加松节；上肢疼痛者，加威灵仙、姜黄；下肢沉重者，加车前草、防己。

3. 湿邪偏胜证

证候：肢体关节肿痛、重着、酸楚、隐痛，屈伸不利，肌肤麻木，肢倦乏力，下肢尤著。舌质淡，苔白滑或白厚腻，脉濡而缓。治法：健脾祛湿，养血活血，散风通络。方药：胜湿蠲痹汤（路志正经验方）。处方：羌活15g，独活15g，苍术12g，半夏9g，当归15g，川芎9g，赤芍12g，茯苓15g，泽泻9g，防风12g，防己10g，青风藤12g。加减：头沉重，加蔓荆子；胃脘痞满，不思饮食者，加砂仁、佛手；身痒者，加地肤子。

4. 湿热痹阻证

证候：关节或肌肉局部灼热、红肿、疼痛，以下肢多见，肢体沉重、酸软无力。并口渴不欲饮，烦闷不安，或见发热，形体消瘦，胸闷脘痞，溲黄，舌质红，苔黄腻，脉濡而数。

(1)热重于湿治法：清热利湿，宣痹止痛。方药：宣痹汤加减。处方：生薏苡仁30g，蚕沙9g，防己9g，杏仁9g，滑石20g，连翘9g，茵陈9g，苍术12g，半夏9g，赤小豆9g，车前草12g，甘草6g。随证加减：关节疼痛甚者，加忍冬藤、木通、生地；周身关节酸楚者，加桑枝、豨莶草；筋脉拘急者，加赤白芍、地龙、伸筋草；下肢沉重者，加泽泻、木瓜。

(2)湿重于热：治法：燥湿清热，宣痹止痛。方药：当归拈痛汤加减。处方：苍术12g，白术15g，防风10g，防己10g，半夏9g，当归15g，茵陈12g，苦参9g，生薏苡仁25g，猪苓9g，泽泻9g，青风藤12g，甘草6g。

(3)湿热并重：治法：清化湿热，宣痹止痛。方药：清化蠲痹汤（路志正经验方）。处方：藿香12g，佩兰10g，苍术10g，厚朴10g，炙枇杷叶9g，杏仁9g，前胡9g，海风藤12g，黄芩9g，忍冬藤12g，金钱草12g，芦根9g，甘草6g。

5. 气血两虚证

证候：关节肌肉酸痛无力，肢体酸楚、麻木，时轻时重，甚则筋脉挛急，肌肉瞤动。并有头晕气短、心悸、自汗等，舌质淡，苔白，脉细弱。治法：益气养血，活血通络。方药：黄芪桂枝五物汤加味。处方：生黄芪30g，炒白术15g，桂枝9g，白芍9g，当归18g，川芎9g，秦艽9g，豨莶草12g，地龙9g，生姜6g，大枣3枚。加减：关节疼重者，加海桐皮、丹参；周身关节筋脉拘急、麻木者，加伸筋草、木瓜；易汗出者，加煅牡蛎（先煎）。

6. 阴虚内热证

证候：症见肢体关节烦疼，屈伸不利，筋脉拘急，昼轻夜重，或活动时加重，甚则关节红肿微热而痛，入暮尤著为辨证要点。伴腰膝酸软，头晕耳鸣，形体消瘦，五心烦热，午后低热，盗汗，口干纳少，双目干涩，虚烦不寐，大便干结，小便短赤。舌质红苔少，脉细数。治法：滋阴清热，活血通络。方药：养阴蠲痹汤（路志正经验方）。处方：生地20g，山药15g，山萸肉15g，枸杞子15g，茯苓15g，丹参15g，赤白芍各12g，路路通9g，露蜂房6g，鸡血藤15g，豨莶草10g，甘草6g。随证加减：若口干喜饮者，加麦冬、玉竹；关节热痛者，加忍冬藤、黄柏；烦躁盗汗者，加浮小麦、煅牡蛎；耳鸣甚者，加珍珠母。

（六）适宜技术治疗

按摩疗法：在循经按摩中，以太阳膀胱经为主，依经脉自上而下的循行方向及病发部位推、揉、搓、按。在疼痛明显的部位，手法可稍重，用力要均匀，让指力、掌力达到患部一定深度，方有治疗作用。

（七）典型医案

案1　吴××，女，26岁，干部，1983年12月15日初诊。3周前欢喜得子。半月后出现：周身关节酸楚疼痛，以膝关节、踝、手关节和肩背为甚。手关节肿胀，肢体麻木，足跟痛，畏寒肢冷，腰痛，左腹部疼痛（剖腹产，侧切），纳少，不思饮食，并头晕、恶心不吐，乳汁量少，便溏溲黄。面色晦暗，舌质胖淡，苔白厚，脉浮而紧。患者素体脾肾两虚，湿寒内盛。逢产后气血损伤，腠理疏松，风寒内侵，与体内寒湿相引而发，且有寒湿化热之兆。治以健脾益气、温经通脉、散风祛湿，佐以清利湿热。处方：生黄芪15g，炒白术10g，防风10g，防己10g，桂枝6g，赤芍12g，白芍12g，清半夏10g，威灵仙10g，忍冬藤15g，香附10g，姜黄10g，海桐皮15g，豨莶草15g。水煎服，6剂。

二诊：服药后头晕、恶心、便溏尿黄已解，胃纳好转，手肿胀亦减轻，唯周身关节疼痛、肢体麻木、足跟疼痛如故，行走时脚痛如针刺。舌质淡，苔白，脉沉滑。治以健脾益气，补血活血，温经散寒。处方：生黄芪15g，当归10g，白芍12g，川芎9g，熟地12g，鸡血藤12g，桂枝6g，炒白术12g，佛手9g，防风己各10g，威灵仙10g。水煎服，6剂。

三诊：前方连服12剂，关节疼痛得缓。但感腰痛腹胀，小便量少。舌质淡苔白，脉沉滑。仍以前法治疗，加入益肾壮腰之品。处方：生黄芪15g，炒苍术10g，赤白芍各10g，海桐皮10g，当归12g，防风己各10g，大腹皮10g，川断12g，桑寄生15g。水煎服，6剂。后以健脾补肾、益气养血、温经散寒、和络止痛为治，3个月始告痊愈。经随访三四载，一直上班工作，其病未再复发。

案2　魏某，女，27岁。2012年11月27日初诊。产后双肩困痛、上肢麻木困痛约1年。患者于1年前因产后体虚，感受外邪致双肩酸困疼痛，双上肢关节疼痛酸楚、麻木不适，时轻时重，甚则筋脉挛急，肌肉瞤动。并伴有头晕气短、心悸、自汗等症。近来因天气阴冷变化、体虚感冒后症状加剧。舌淡苔白，脉沉细无力。西医诊断：产后关节痛；中医诊断：产后痹，证属气血两虚，经脉失养。治以益气养血，活血通络。拟方芪桂四藤汤加减。处方：炙黄芪30g，桂枝9g，青风藤15g，鸡血藤15g，海风藤12g，络石藤12g，当归18g，枸杞子15g，白芍12g，羌活15g，独活15g，威灵仙15g，姜黄12g，秦艽12g，丹参15g，甘草6g。7剂，水煎服，每日1剂，分2次服。服上药7剂后，患者肩部酸困疼痛、上肢疼痛麻木及头晕气短、心悸明显缓解，但仍畏风自汗。继上方黄芪加至60g，加五味子10g，煅牡蛎20g，15剂，水煎服，每日1剂，分2次服。三诊：服上药，患者自感症状消失，嘱继服上方10剂，以巩固疗效。

按语：患者因产时耗气伤血，气血虚弱易感受风寒湿邪乘虚而入，使经络痹阻，筋脉关节失其温煦、濡润,则两肩及上肢关节疼痛酸楚、麻木不适,甚则筋脉挛急。气血不能上荣于头,则头晕气短;血不养心则心悸;卫气不固则自汗。故以芪桂四藤汤为主加减。方中黄芪、当归益气补血;桂枝温经散寒;青风藤祛风除湿,通络止痛;鸡血藤补血通络,濡养筋脉;海风藤、络石藤祛风湿,通经络;羌活、威灵仙祛风湿,利关节,治肢节疼痛;独活祛风胜湿,蠲痹止痛;当归、丹参、鸡血藤补血活血疗痹;枸杞子补血治肢麻;姜黄为治疗肩臂上肢痛之要药,可引药达肩;秦艽祛风湿,舒筋络;白芍、甘草缓急止痛。诸药共奏益气养血,活血通络,蠲痹止痛之功。

(八)调摄护理

中医历来主张治未病,重视养生,要防治疾病就需顺应气候变化,调和情志,饮食起居有常。

1. 及时心理治疗,注意精神情志的调节。要做好患者的心理治疗,增强与疾病做斗争的信心。要及时治疗,坚持正规治疗,保持身心愉快。

2. 适当锻炼,量力而行。能行走者可散步活动肢体,使精神舒畅;行走困难者可室内活动,并安心静养,使气血运行调畅,增强体质,提高机体的免疫机能。

3. 劳逸适度,饮食起居有常。忌贪凉饮冷,随季节气温的改变,随时增减衣服,切勿汗出当风;饮食既要富有营养,又忌过于油腻之品。

4. 洗脸、洗澡、洗手要用温水。避免用冷水洗涤,减少对身体的不良影响。

5. 室内通风,不要直吹患者,且温度要适宜。夏季最好不采用空调等消暑方法,以自然通风为宜。

(九)食疗药膳

1. 民间偏方

组成:黄芪 50g、当归 10g、嫩母鸡半只、绍酒 15ml、味精 1.5g、胡椒粉 1.5g、食盐 1.5g、葱姜适量。

功效:益气补血,散风祛湿。

主治:产后气血虚痹。用法:将鸡除内脏及爪洗净,再用开水焯去血水,捞在凉水中冲洗干净,沥净水分。当归、葱、姜洗净,姜切成大片,葱剖开切成长段。将当归、黄芪装入鸡腹内,腹部向上放于盘或大碗内,摆上葱、姜,注入清汤,加入盐、绍酒、胡椒粉,放在笼屉内蒸熟。去葱、姜,加入味精,调好味即成。

2. 民间验方

组成:羊肉 500g、制附片 9g(包布)、生姜 12g、葱 12g、胡椒 1.5g、食盐 2.5g。

功效:温经壮阳,散寒止痛。

主治:产后寒痹及阳虚痹。用法:羊肉洗净入沸水内,加姜、葱各 6g,焯至断红色,捞出切成约 2.5cm 方块,入清水中浸去血水。将附片装入纱布袋内扎口,姜洗净拍破,葱缠成团待用。将砂锅内注入清水,置于火上,入葱、姜、胡椒、羊肉,附片入汤中,用武火煮沸约 30 分钟后,改用文火炖烂,去附片即成。

九、"三高症"的中医养生与食疗防治

——主讲人:王福林

(一)概述

"三高症"是指高血压、高血糖(糖尿病)和高脂血症。它们是现代社会所派生出来的"富贵病",可能单独存在,也可能相互关联。如:糖尿病人很容易同时患上高血压或高脂血症,而高血脂又是动脉硬化形成和发展的主要因素,动脉硬化患者血管弹性差加剧血压升高。所以,出现这三种疾患中的任何一种,后期都易形成"三高症"。高血压病是当代最常见的疾病之一,早期高血压病人可表现头痛、头晕、耳鸣、心悸、眼花、注意力不集中、记忆力减退、手脚麻木、疲乏无力、易烦躁等症状,这些症状多为高级神经功能失调所致,其轻重与血压增高程度可不一致。最常见的高血糖症是糖尿病,"三多一少"是糖尿病最常见的临床表现,即为多饮、多食、多尿和体重减轻。高血脂是指血中胆固醇或甘油三酯过高或高密度脂蛋白胆固醇过低,现代医学称之为血脂异常。

(二)"三高症"的中医养生

中医养生如何防治三高症?我们都知道,三高症严重危害着人们的身心健康,特别是对于老年人群。由于疾病的发生发展是有很多原因的,有遗传、心理压力、医疗条件、饮食、生活方式、工作压力等,那么从中医的角度如何养生预防三高症呢,简述如下:

中医养生理论有着自己独特的优势,是近年来大家普遍关注的热点。中医理论认为:春夏养阳,秋冬养阴。这是什么意思呢?春季万物复苏,草长莺飞,阳气开始升发,到了夏季,阳气最为充盛,秋天来临后,阳气逐渐消退,阴气渐渐旺盛,冬季是阴气最旺盛的季节。人体也是这样,所以,夏季要充分保护我们体内的阳气,以备冬季抵御寒冷的侵袭。这就要求我们在生活、饮食上要注意以下几点:

1. 选择水果:中医认为,水果可分为寒凉、温热、甘平三类。夏季水果多属寒凉性,如苹果、香蕉和各种瓜类等,实热体质人群可以适量多吃此类水果,但也不能过量。虚寒体质人群最好在午餐后或者晚饭前少量食用,而杏、荔枝、桂圆等温热性水果则可以适量多吃。菠萝、葡萄、杧果等介于寒热之间,各种体质人群都可以食用。如糖尿病患者一般属于阴虚内热型体质,可以适量吃一些低糖型水果,比如西瓜、苹果、草莓等,尽量避免葡萄、香蕉、荔枝、甘蔗等高糖型水果。但是,糖尿病人吃水果必须先满足两个前提:第一,餐后血糖要低于 11.1mmol/L(200mg/dl);第二,糖化血红蛋白(HbAlc)要小于 7%。另外,水果食量每天不宜过多,比如一块西瓜,200g 苹果或梨,300g 草莓、猕猴桃或者柚子等,同时可以相应减少主食量。除了要适度进食一些清解暑热的食物和保护自身的阳气外,日常生活中对盐、脂肪、糖的摄入也要适量,同时我们也要进行适度的体育运动,保证充足的睡眠,改掉不良的生活习惯。

2. 多饮茶:研究也早已证实,饮茶能有效地降低血脂,血压,及血液中的胆固醇,进而防止心脑血管疾病的发生。因为茶叶中的茶多酚,尤其是儿茶素有很强的降脂和保护毛细血管的作用。①绿茶:主要功效,降压、降胆固醇、抑制癌细胞,预防高血压,高血脂,

甚至肿瘤。②普洱茶：主要功效,降脂、降压、降血糖,可预防动脉硬化、冠心病。③药茶：主要功效,以茶叶为主,添加中药,可防治多种疾病,强身益寿。

3. 睡药枕：药枕通过枕芯中的药物,慢慢对人体发挥作用,最直接的作用可以改善睡眠,持之以恒,还能够起到预防高血压等慢性病的作用。

(1)决明二花枕：材料：白菊花和玫瑰花各 250g、石决明 300g。制作：先将白菊花和玫瑰花分别晒干,粉碎成粗末与打坏的石决明混匀,用纱布包裹好缝上,做成薄型枕芯,置于普通枕头上面。功效：具有行气活血的功效,可以预防心血管疾病。

按语：此枕能有效缓解因高血压诱发的头晕头痛、耳鸣心烦、失眠等症状。

(2)明矾降压枕：材料：明矾 500g。制作：将明矾打坏如米粒大小,用纱布包裹缝好,做成薄枕芯,放在普通枕头上。功效：清热、祛痰,可以预防高血压。

(3)霍蒲决明枕：材料：藿香 800g、石菖蒲 500g、决明子 1000g。制作：先将藿香与石菖蒲晒干,粉碎成粗末,再与晒干的决明子混合均匀,用纱布包裹缝好,放入枕芯,制成药枕。功效：健脾利湿、清热平肝、明目降压。

按语：①药枕的布料最好选用松、柔、薄、透气性能比较好的棉布或者纱布,有利于药物的挥发;②药枕的底部可以加垫一块塑料布,以防药物会弄脏了床单;③药枕可以根据各人喜好做成各种外形,但不要做得太高。

4. 可食少盐低脂低糖食物：食盐是日常生活中不可缺少的调味料,也是人体钠和氯离子的主要来源,对维持人体生命活动有重要作用,但食之过量会对人体造成伤害。高盐饮食能够导致高血压的发生,这已经是大家公认的,因此,在高血压病人的饮食调护中低盐是一个重要方面。《中国居民膳食指南》中推荐每天食盐摄入量不超过 6g(相当于一小啤酒瓶盖)。过量摄取胆固醇是导致血脂升高的一个直接原因,高脂肪、高胆固醇膳食,包括用过多的烹调油,都是导致血脂升高的危险因素。很多人炒菜爱多用油,认为油多菜的味道鲜美,可是《中国居民膳食指南》中推荐量仅为 25~30g,也就是一小勺。因此,烹调时多采用蒸、煮、炖等少用油的方式,减少油炸食品的摄入。

5. 适度的体育运动：适度运动能够帮助我们消耗身体内过多的脂肪,增强体质,减少疾病的发生,尤其是有氧运动(低强度、长时间的运动,基本上都是有氧运动,比如,走路、慢跑、长距离慢速游泳、骑自行车、跳舞等)。有氧运动能够有效地锻炼心、肺等器官,改善心血管和肺的功能,从而有效预防心血管疾病的发生。

6. 保证足够的休息：夏季白昼时间较长,一天下来会觉得非常疲惫,这是因为阳气的过度耗散,如果午间能小憩一下,会使你的工作、生活效率得到很大提高。我们每日对睡眠的正常需要量是 8 小时左右,少于或多于 8 小时的睡眠都是不健康的。

7. 戒烟戒酒：吸烟对心、肺都有危害,尤其已有"三高"的病人危害更大,统计数据表明,吸烟者发生心血管死亡或致残的概率要比不吸烟者高 4 倍,而已存在"三高"的情况下这个概率还要大幅度上升。关于饮酒,仅有少量观察性研究认为其对心血管病有好处,但酒对消化系统,尤其是肝脏有损害作用,长期饮酒使肝硬化发生率明显升高。

8. 不要过食生冷食物：过食生冷食物容易困阻脾阳,伤及肠胃,亦能阻碍阳气的外达。困阻脾阳就会出现倦怠乏力、四肢发凉等症状,伤及胃肠会出现胃痛,进食凉物后加重,腹痛、腹泻等症状。

(三)"三高症"的中医食疗

"医食同源,药食同根"是说食物和药物一样,都有防治疾病的作用。药膳是用中华烹调方法将美食和药物完美的结合,食借药力,循经入脏,增强调补功效;食助药味,治病护体,服药而不伤胃气。对于最为常见的高血压、高血糖、高血脂的"三高"人群而言,食疗不失为"美味与健康"的最佳选择,在享受美味佳肴的同时,增加了机体防治疾病的功能。

1. 推荐药茶

(1)决明子茶:饮用方法:决明子30g与绿茶2g同时放入杯中,用沸水冲泡,加盖闷15分钟。一日1剂,每次可冲泡3~5次。主要功效:清肝明目、降脂通便,可预防高血压、高脂血症。决明子如先用小火炒至微黄,但不要炒焦,效果会更好。

(2)白菊花茶:饮用方法:白菊花10g放入杯中,用沸水冲泡,加盖闷10分钟。一日1剂,每次冲泡3~5次。主要功效:散风清热、清肝明目和解毒消炎,久服可防治高血压、高血脂。

(3)罗汉果茶饮:饮用方法:罗汉果15g切成片,择量放入杯中,用沸水冲泡,加盖闷15分钟。一日2剂,每次可连续冲泡3~5次。主要功效:清肺止咳、长期服用可以降低血糖和血压。

(4)乌梅止渴茶:饮用方法:将50g乌梅用沸水冲泡10分钟,或者用乌梅加水煎汤服用。可当茶随时服用。主要功效:生津止渴、安胃敛肺,经常服用可以降低血糖。

(5)莲子心茶:用莲子心12g,开水冲泡后代茶饮用,每日早晚各饮1次。其味甚苦,却有极好的降压调脂之效。

(6)首乌茶:取首乌20~30g,加水煎煮30分钟待温凉后当茶饮用,每天1剂。首乌有降血脂,减少血栓形成的功效。痰饮较甚舌苔厚腻者不宜用。

(7)苦丁桑叶茶:组成:苦丁茶、菊花、桑叶、钩藤各适量,开水冲泡饮服。可防治阴虚阳亢证高血压。

(8)菊楂决明饮:组成:菊花,生山楂片,草决明子各适量。开水冲泡饮服。可防治阴虚阳亢证高血压。

(9)降脂益寿茶:组成:荷叶、山楂、丹参、菊花、绿茶各适量,开水冲泡饮服。可防治高血压、高血脂,延年益寿。

(10)消脂减肥茶:组成:生首乌30g、生山楂15g、草决明15g、冬瓜皮20g、乌龙茶3g。制法:先将首乌等四味共煎,去渣,以其汤液冲泡乌龙茶,代茶饮用,每日1剂。连续饮用两月为1疗程,一般服用3~5疗程。功效:此方有降脂、活血、降压、利水等功用。

2. 食疗药膳

(1)高血压病食疗方

①阴虚阳亢证

葛根粥:葛根、粳米、花生米,加适量水,用武火烧沸后,转用文火煮1小时,分次食用。

菊花粥:菊花摘去蒂,上笼蒸后,取出晒干或阴干,然后磨成细末,备用。粳米淘净放入锅内,加清水适量,用武火烧沸后,转用文火煮至半成熟,再加菊花细末,继续用文火煮至米烂成粥。每日两次,晚餐食用。

②气血两虚证

当归炖猪蹄:将猪蹄洗净切成大块,在开水中煮两分钟,去其腥味,捞出。然后再在锅内加水烧开放入猪蹄,加入当归及调料适量,用旺火烧开,改用文火煮至猪蹄熟烂。

归芪蒸鸡:炙黄芪,当归,嫩母鸡1只。将黄芪、当归装入纱布袋,口扎紧。将鸡放入沸水锅内余透、捞出,用凉水冲洗干净。将药袋装入鸡腹,置于蒸盆内,加入葱、姜、盐、黄酒、陈皮、胡椒粉及适量清水,上笼隔水蒸约1小时,食时弃去药袋,调味即成,佐餐食用。

③痰瘀互结证

马兰头伴海带:马兰头洗净,用沸水烫至色泽泛青,取出后沥水,切成丝备用。海带用温水浸泡12小时洗净,用沸水烫10分钟,取出切成丝,与马兰头同伴,加盐、味精、糖、麻油拌和均匀,佐餐用。

绿豆海带粥:绿豆、海带、大米适量。将海带切碎与其他2味同煮成粥,可当晚餐食用。

④肾精不足证

桑椹粥:桑椹、粳米各适量,煮成粥,可早晚2次分服。

首乌豆枣香粥:何首乌、加水煎浓汁,去渣后加粳米、黑豆,黑芝麻,大枣3~5枚、冰糖适量,同煮为粥,服用不拘时。

⑤肾阳亏虚证

复元汤:淮山药、核桃仁、瘦羊肉、羊脊骨、粳米、葱白各适量,先羊脊骨半小时,加羊肉煮开,撇去浮沫,再加生姜、花椒、料酒、胡椒、八角、食盐即可。

杜仲羊肾汤:杜仲,五味子,羊肾,姜、葱、盐、料酒适量。杜仲、五味子洗净包好,加水煮约1小时后加入羊肾片(已去筋膜),加姜等调料再煮30分钟,去药包调味即成。

⑥痰浊内蕴证

杏仁米粥:原料:薏米30g、大米50g、杏仁9g。预备:薏米和大米淘洗干净,杏仁去皮尖。操作:将薏米、大米一同放入锅中,加入适量的清水,先用旺火煮;水煮沸后,改用小火慢;煮至半熟,加入杏仁,继续小火煮;粥熟后,加入少许冰糖调和即可。功效:健脾利湿、化痰、降压 应用:每日2次,早晚温热服用。对痰浊内蕴型高血压尤为适宜。

按:杏仁本身略苦,可先将去了皮尖的杏仁放入水中浸泡,去除杏仁部分苦味。

⑦肝阳上亢证

天麻菊花粥:原料及用法:天麻10g,菊花6g,大米100g,白糖15g。天麻用二泔水(第二次淘米水)适量,浸泡两昼夜。菊花去杂质、洗净,大米淘洗干净。将大米、菊花、天麻同放锅中,加清水800ml,武火煮沸后转用文火煮50分钟左右,加入白糖搅匀即成。功效:此药膳平肝熄风、定惊潜阳。适应证:肝阳上亢型高血压患者夏季食用。

(2)糖尿病食疗方

①上消型糖尿病食疗方:上消型糖尿病由于肺热津伤所致,主要症状是饮水多、小便多、口渴、口干、舌燥、舌边尖红、苔黄、脉数等症。

百合粥:配方:百合12g,大米150g,葛根10g。功效:补肺清热,止渴。制作:把百合洗净,撕成瓣状;葛根切片;大米淘洗干净,去泥沙。葛根放入锅内,加水500ml,煎煮30分钟,除去葛根,放入大米、百合,武火烧沸,再用文火煮 30 分钟即成。食法:每日 1 次,每次食粥 50g,分 3 次吃完。

②中消型糖尿病食疗方:中消型糖尿病由于胃燥阴伤而出现多食易饥、面黄枯瘦、大便秘结、舌苔黄燥、脉象滑数等症。

山药猪肚粥:配方:山药 20g,猪肚 1000g,大米 50g。功效:补脾胃,止烦渴。制作:把猪肚用紫苏碎、陈皮碎、杭菊碎、葱碎、薄荷碎、食盐等反复搓揉,洗净腥味,切成 3cm 长、2cm 宽的块;大米淘洗干净;山药切片。把山药、猪肚、大米同放入电饭煲内,加水 800ml,煲熟即成。食法:每日 1 次,早餐食用,每次吃猪肚 30~50g。

③下消型糖尿病食疗方:下消型糖尿病,主要是肾阴虚。主要症状为口渴多饮,小便频数、量多,尿如脂膏,头晕,目糊,腰膝酸软,口干,舌红,脉沉细而数。

山药枸杞粥:配方:枸杞子 10g,山药 10g,大米 50g。功效:补肾益精。制作:把枸杞子、山药洗净,山药切薄片;大米洗净。把大米放入锅内,放入山药、枸杞子,加水 500ml。把锅置武火上烧沸,再用文火煮 35~40 分钟即成。食法:每日 1 次,早餐食用,每次吃粥 50g。

④上中消型糖尿病食疗方:上中消型糖尿病,患者不但有肺热津伤表现,而且也出现胃燥阴伤症。其症状为口渴多饮、咽干、舌燥、小便多、舌苔黄燥、多食善饥、消瘦、大便干结等。

山药玉竹黄瓜汤:配方:山药 15g,玉竹 12g,黄瓜 100g。功效:补脾胃,润肺热。制作:把黄瓜洗净,去瓤,切成 3cm 长的块;玉竹洗净,成 4cm 长的段;山药洗净,切薄片。把黄瓜、山药、玉竹放在炖锅内,加水 600ml,置武火烧沸,再用文火煮 35 分钟即成。食法:每日 1 次,单食。

⑤上下消型糖尿病食疗方:上下消型糖尿病,即是有肺热伤津,又兼肾虚、精亏的糖尿病证型。其主要症状不但口渴多饮,而且多尿,小便频数、量多,尿如脂膏,头晕,腰膝酸软,口干,舌红等。

黄芪蒸乌鸡:配方:黄芪 10g,乌鸡 1 只,大枣 7 枚,莲子 10g,绍酒 10g,葱 10g,姜 5g,盐 5g。功效:升提中气,生津止渴。

制作:把黄芪润透切片;乌鸡宰杀后,去毛、内脏和爪;姜拍松,葱切段;大枣去核;莲子去心。把乌鸡放在蒸盆内,鸡身上抹上盐、绍酒,把莲子、黄芪、大枣、姜、葱放入鸡腹内,加入上汤 500ml。把乌鸡上蒸笼,武火大气蒸 1 小时即成。食法:每日 2 次,每次食乌鸡 30~50g,随意喝汤。

⑥三消型糖尿病食疗方:三消型糖尿病,具有上、中、下三消之特征,既出现肺热津伤、胃燥阴伤,又有肾虚精亏之症状,同时也有阳气虚衰、阴阳两虚的表现。其主要症状为多饮、多尿、多食、消瘦、乏力。严重者每日尿量可达 10000ml,小便混浊如膏,头晕,面色黧黑,耳轮焦干,腰膝酸软,阳痿滑精,舌淡,脉细无力,可伴有呕吐、腹痛、口腔内有苹果味。本病严重患者,容易伴发肺结核、高血压、动脉硬化、白内障、皮肤疮疖等。

首乌芝麻粥:配方:何首乌 10g,黑芝麻 10g,大米 100g。功效:补益肾精,降糖降脂。三消型糖尿病兼高脂血症患者食用。制作:把大米淘洗干净;黑芝麻洗净,去沙;何首乌润透,切片。把大米放入锅内,何首乌、黑芝麻也同放锅内,加水 600ml。把锅置武火上烧沸,再用文火煮 45 分钟即成。食法:每日 1 次,早餐食用。

(3)降糖食疗方

肾阴亏虚、阴阳两虚食疗方:杞菜炒虾仁:原料:枸杞子 30g,虾仁 50g,韭菜 150g。预备:先将虾仁和枸杞洗干净,韭菜洗干净切段;枸杞子用温开水浸泡 5 分钟,沥去水分。制作:在砂锅里倒入少量植物油,置于旺火上烧至六成热;放入葱花和姜末煸炒出香味时,快速放入虾仁,用急火熘炒;加入料酒、韭菜段和枸杞子翻炒;快熟时,撒入精盐和味精,炒匀即可。功效:补益肝肾、滋养气血、降低血糖.。应用:佐餐当菜,随意服食,吃韭菜、虾仁,嚼食枸杞子。适用与肾阴亏虚、阴阳两虚导致的血糖过高者。

按语:处理韭菜时,应该先拣除杂叶,再用流水冲洗,最后切成段。这样才能尽量减少营养成分的流失。

(4)降脂食疗方

①山楂鲤鱼汤。原料:鲤鱼 500g,山楂片 25g,鸡蛋 1 只,面粉 150g。预备:鲤鱼去鳃、鳞以及内脏,洗净切片;操作:面粉与清水混合,加入适量白糖,打入鸡蛋搅成糊;把鱼块在糊中浸透,取出沾上干面粉;将鱼块放入爆过姜片的油中炸 3 分钟,捞起;山楂加入少量水,上火煮透,加入生面粉少量,制成芡汁水;倒入炸好的鱼块,继续煮 15 分钟后,加入葱段、味精即可。功效:改善供血、降低血脂 应用:佐餐当汤,随意服食,吃鲫鱼,喝汤。适用于血脂偏高但未出现并发症者。

②双耳炒豆腐。原料:木耳 15g,银耳 15g,优质鲜豆腐 300~500g,香菜少许;预备:将木耳和银耳用清水泡发,洗净,去杂质;将豆腐洗净,切成 2cm 见方小块;香菜洗净切碎。制作:将木耳和银耳在油锅中稍稍爆炒一下;在油锅中放入切好的豆腐,与豆腐乳一起煎炒;加入木耳、银耳、鲜汤、香菜、胡椒粉、盐及味精适量,煮透即可。

功效:健脾除湿、通便降脂应用:佐餐当菜,随意服用。适用于各种类型的高脂血症。

按语:饮食要四低一高一平衡。既:低糖、低盐、低脂肪(包括色拉油)、低胆固醇、高膳食纤维、平衡蛋白质。而且要多吃粗粮,即杂粮和季节性蔬菜(反季节的要少吃),平时要多运动,一定要注重随时监测、随时控制。

③山药薏仁粥。原料:薏苡仁 35g,山药 30g,大枣、莲米各 20g,大米 150g,冰糖适量。做法:大枣去核,薏苡仁、莲米、大米淘洗干净。山药去皮洗净,切片。将诸药与大米同放锅中,加清水适量煮至粥熟后,加冰糖调味服食。功效:健脾补肺,祛腻降脂。适用于高血脂患者食用。

以上是关于"三高症"的中医养生与食疗防治相关介绍,对于"三高症",一定要及时发现并尽早进行有效的防治。希望"三高症"的中医食疗与防治讲座对大家有所帮助。由于水平有限,在讲座中可能存在一些不足之处,谬误与不妥在所难免,敬请各位同道不吝指正。

十、感冒的预防与治疗

——主讲人:马鸿斌

感冒是感触风邪或时行病毒,以鼻塞、流涕、喷嚏、头痛、恶寒、发热、全身不适等为主要临床表现的一种外感病。感冒虽然是"小病",感冒轻者食疗即可治愈,重者则会影响正常的工作和学习,还会出现并发症,如鼻窦炎、扁桃体炎、支气管炎、肺炎、肾炎、心肌炎等,甚至危及生命。因此,如何正确预防和治疗感冒就非常重要。古人认为感冒的发生多于饮食起居失调,正气先虚,外邪乘虚而入。若能饮食有节,起居有常,正气不虚则可有效预防感冒。那么,我们先从衣食住行谈如何预防感冒。

衣:冬令之时,气候寒冷,室内外温差大,如果在室内穿着过于厚则容易出汗,汗孔张开,突然外出,最易受外邪侵袭。因此,要随温度的变化增减衣服,不能贪图一时的凉快和暖和,快速增减衣服。同时要注意头、背、脚的保暖。

食:冬季天气寒冷,阳气而潜藏于地下,人体顺应天时阳气收敛而卫外功能减弱。因此,饮食不可过贪寒凉耗伤阳气之品如西瓜、绿茶、螃蟹等。应选用富含蛋白质、维生素和易于消化的食物。如牛肉、羊肉、鸡肉等温热性食物,还可进食鲤鱼、鲢鱼、带鱼、虾、韭菜、大蒜、胡萝卜、深绿色蔬菜等食物。

住:冬季人们习惯把房子的门窗关得紧紧的,如此会造成室内二氧化碳浓度过高,若再加上汗水的分解产物,消化道排出的不良气体等,将使室内空气受到严重污染。因此应适当打开窗户通风,保持室内空气流通、新鲜。今冬气候干燥,可适当保持室内空气湿润。尽量少去人口密集的公共场所。

行:冬天天之阳气潜藏于地下,自然界阳气少,阴气多;人体亦然。人体阳气有卫外固表的作用,必须等到太阳升起时锻炼,才能以天之阳补人之阳气,达到固表之功。

冬季清晨常有雾,据测定,雾滴中各种酸、碱、盐、胺、酚、尘埃、病原微生物等有害物质的比例,比雨滴高出几十倍。雾天锻炼,随着运动量的增加,呼吸加深、加快,会更多地吸入有害物质,诱发或加重诸多病证。故不宜起得太早作晨练。天气晴好时可到室外散步、打太极拳、做保健操。

其他预防方法:

干洗脸:每天早晚各做一次,先双手对搓将手搓热,趁热干洗脸,上下左右反复有顺序地搓 72 下;然后再干洗鼻,用中指从鼻梁上往下鼻尖挤一下,再沿着鼻梁返回,做 36 次,手搓不必太用劲。

每晚按摩双侧足三里穴,用热水泡脚。室内食醋熏蒸:每立方米空间用食醋 5~10ml,加水 1~2 倍,加热熏蒸 2 小时,每日或隔日 1 次,作空气消毒。

坚持每天按摩迎香穴,适当服用防治方药如贯众汤(贯众、紫苏、荆芥各 10g,甘草5g)。一旦得了感冒,就必须治疗。切忌动不动输液,滥用抗生素;或不辨证滥服苦寒之品。由于每个人体质、所患旧疾不同,故不可胶固一法一方。应在中医师指导下,辨证论治,分清属于风寒、风热、表寒里热、时行感冒还是体虚感冒分别论治。

下面我谈谈外感发热的快速治疗:

刮痧疗法:取背部两太阳经,病人取俯卧位或坐位,暴露全背,用水牛角刮痧板刮痧。

刺络拔罐法:局部皮肤常规消毒后用三棱针点刺大椎、双侧少商、双侧关冲穴,其中大椎穴双侧肺俞穴在点刺后施拔罐 5~10 分钟,使出血 2~5ml,少商、关冲穴在点刺后,使出血 1~2ml。或配合针刺:曲池、合谷、列缺。注意严格消毒。

葱白生姜饮:以连须葱白 3 根、生姜 6g,加红糖 30g,水煎热服,一日 1 剂,用于风寒感冒。野菊花 15g、大青叶 10g、鱼腥草 30g、淡竹叶 10g,水煎服,一日 1 剂。葛根 30g、大青叶 15g、芦根 30g,共煎,一日 1 剂,分 2~3 次温服,均可用于风热感冒。

再给大家推荐几个中成药:风寒症可选用九味羌活丸、通宣理肺丸;风热症可选用银翘解毒片(丸),羚翘解毒片,桑菊感冒冲剂,双黄连颗粒。气虚感冒:中成药可选用参苏丸。

(马鸿斌,男,主任医师,甘肃省名中医,甘肃中医药大学附属医院肾病科主任)

十一、 咳嗽的预防与治疗

——主讲人:马鸿斌

咳嗽是指肺失宣降,肺气上逆作声,咯吐痰液而言,为肺系疾病的主要证候之一。临床上许多疾病都可以导致咳嗽,如感冒、急慢性支气管炎,部分支气管扩张,慢性咽炎、肺结核、肺癌等。

导致咳嗽的原因:①外感风寒、风热、燥热等病邪。②由于饮食不节制,如过度摄入肥甘厚味;或情志失调,大怒大悲;或房事不节;导致肺肾肝等脏腑功能失调而引起咳嗽。

咳嗽的辨证治疗:要分清外感还是内伤,不可不问青红皂白,一见咳嗽就盲目服用止咳药。应在中医师指导下分以下情况治疗。

咳嗽反复不愈,日久就会导致慢性支气管炎、慢性阻塞性肺气肿、肺源性心脏病,甚至危及生命。

表寒里热:热为寒遏,咳嗽音哑,气急似喘,痰黏稠,口渴,心烦,或有身热,舌质红,苔黄,脉数。麻杏甘石汤加减。麻黄 5~10g,生石膏 15~30g,桑白皮 15g,黄芩 10g,杏仁 10g,甘草 10g。

外感咳嗽:风寒证:咳嗽声重,气急,咽痒,咯痰稀薄色白,鼻塞,流清涕,头痛,肢体酸楚,或见恶寒发热,无汗等表证。舌苔薄白,脉浮或浮紧。三拗汤、止嗽散加减。麻黄 3~10g,杏仁 10g,桔梗 10g,白前 10g,甘草 10g,陈皮 10g,前胡 10g。

风寒咳嗽:通宣理肺丸、小青龙合剂、桂龙咳喘宁胶囊。表寒里热:橘红丸、清金化痰丸、急支糖浆。风热咳嗽:川贝枇杷糖浆、川贝止咳露、竹沥水口服液。风燥咳嗽:蜜炼川贝枇杷膏、强力枇杷露。阴虚咳嗽:养阴清肺膏、养阴清肺丸。

肝火犯肺证:上气咳逆阵作,咳时面赤,咽干口苦,常感痰滞咽喉而咯之难出,量少质粘,胸胁胀痛,咳时引痛。症状随情绪波动增减。舌红或舌边红,舌苔薄黄少津,脉弦数。黛蛤散合泻白散加减。桑白皮、地骨皮、黄芩、山栀、丹皮各 10g,海蛤壳 15g,粳米 15g,甘草 10g,竹茹 10g。

痰热郁肺证:咳嗽气息粗促,或喉中有痰声,痰多质黏厚或稠黄,咯吐不爽,或有热腥味,或吐血痰,胸胁胀满,咳时引痛。舌质红,苔薄黄腻,脉滑数。清金化痰汤:黄芩 10g,山栀 10g,知母 10g,桑白皮 15g,杏仁、贝母、瓜蒌、海蛤壳、竹沥、射干各 10g。

肺阴亏耗证:干咳,咳声短促,或痰中带血丝,或声音逐渐嘶哑,口干咽燥,或午后潮热,颧红,盗汗,口干,日渐消瘦,神疲。舌质红、少苔,脉细数。沙参麦冬汤加减。南沙参

10g,麦冬 10g,花粉 10g,玉竹 10g,百合 10g,甘草 10g,桑白皮 15g,地骨皮 10g。

风燥伤肺证:干咳,连声作呛,喉痒,咽喉干痛,唇鼻干燥,无痰或痰少,不易咯出,或痰中带血丝。或伴鼻塞、头痛、微寒、身热,舌质红干而少津,苔薄白或薄黄,脉浮数。桑杏汤加减。桑叶 10g,薄荷 5g,豆豉 10g,杏仁 10g,南沙参 10g,天花粉 10g。

风热犯肺:咳嗽频剧,气粗或咳声嘶哑,喉燥咽痛,咯痰不爽,痰黏稠或黄,咳时汗出,鼻流黄涕,口渴,头痛,身楚,或恶风,身热,舌苔薄黄,脉浮数或浮滑。桑菊饮加减。桑叶 10g,菊花 10g,薄荷 5g,连翘 15g,前胡 10g,牛蒡子 10g,杏仁 10g,桔梗 10g,甘草 10g。

内伤咳嗽痰湿蕴肺证:咳嗽反复发作,咳声重浊,痰多,因痰而嗽,痰出咳平,痰黏腻或稠厚成块,色白或带灰色,每于早晨或食后则咳甚痰多,进甘甜油腻食物加重,胸闷,脘痞,呕恶,食少,体倦,大便时溏,舌苔白腻,脉象濡滑。

二陈平胃散合三子养亲汤加减。法半夏 10g,陈皮 10g,茯苓 15g,苍术 10g,杏仁 10g,紫菀 15g,款冬花 10g,苏子 10g,白芥子 10g。

预防调护:

(1)预防感冒。注意气候变化,防寒保暖,平素易于感冒者,配合防感冒保健操,面部迎香穴按摩,夜间足三里艾熏。也可采用捏脊、干洗脸等方法。

(2)慢性久咳肺气虚弱者,适当参加体育锻炼,以增强体质,提高抗病能力。但在雾霾天气应减少室外活动,外出时应戴口罩。

最后强调一点,没有一种医学是万能的,没有一个医生是万能的,健康掌握在每一个人手中,希望大家从预防做起,益寿延年!

十二、消化性溃疡中西医诊疗与调护

——主讲人:陈 伟

消化性溃疡是春季常见病,主要指发生在胃、十二指肠的慢性溃疡,其形成与胃酸/胃蛋白酶的作用有关,黏膜缺损深达黏膜肌层。属中医"胃脘痛"范畴,与痞满、嘈杂、吞酸等伴随。诊疗原则是明确诊断,中西结合辨证施治。

消化性溃疡症状:上腹部疼痛、烧心、反酸、嗳气、甚至恶心、呕吐,疼痛有周期性、规律性。十二指肠溃疡:疼痛是饥饿性,进食—舒服—疼痛—再进食—再舒服。胃溃疡:进食—疼痛—舒服—再进食—再疼痛。消化性溃疡的诊断主要靠胃镜检查。

消化性溃疡的病因:消化性溃疡的病因很多,有胃酸、胃黏膜屏障减弱、幽门螺杆菌等,还有很大因素是起居饮食,如心情(中医讲肝气郁结)、咖啡、酒、一些药物如非甾体类消炎药等。老年消化性溃疡表现为无规律的中上腹痛、呕血和(或)黑粪、消瘦,很少发生节律性痛,夜间痛及反酸。常以黑便为首发症状,易并发大出血,常常难以控制。老年性溃疡容易是复合性和多发性。儿童期消化性溃疡也常常没有典型的成年人的消化性溃疡的疼痛特点,常常出现黑便才发现胃和十二指肠都有溃疡称复合性溃疡。占溃疡病患者的 5%左右。一般是先有十二指肠溃疡,也有胃溃疡的发生先于十二指肠溃疡,但比例很小,复合性溃疡男性多于女性,临床表现多以胃溃疡特点为主,此病出血的发生率较高,幽门梗阻概率比单纯胃溃疡高,但恶变率比单纯的胃溃疡低。

消化性溃疡的并发症:有出血(黑便,甚至柏油样便)、穿孔(剧烈腹痛,但现在对于全程治疗基本不会出现穿孔了)、幽门梗阻(出现早食暮吐)、癌变。胃溃疡癌变至今仍是个争论的问题。

(一)中医辨证施治

1. 肝胃不和证:情绪的变化使症状加重。症见:胃脘胀满,攻撑作痛,痛连胁肋,嗳气频作,舌红苔薄白,脉弦。治以疏肝理气,和胃止痛。方用柴胡疏肝散加减。中成药可用胃苏冲剂,逍遥丸。

2. 肝胃郁热证:症见胃脘灼痛,痛势急迫,心烦易怒,泛酸嘈杂,口干口苦,舌红苔黄,脉弦数。治法:疏肝理气,泄热和胃。方药:化肝煎加减。青皮、陈皮、佛手、绿梅花、白芍、栀子、丹皮、黄连、吴茱萸。

3. 脾胃虚寒证:症见:胃脘隐痛,喜温喜按,绵绵不断,遇凉甚痛,空腹痛甚,得食痛减,泛吐清水,大便溏稀,舌淡苔白,脉细数。治法:温中健脾,和胃止痛。方药:黄芪建中汤和良附丸。中成药可用温胃苏。中成药记住也必须是在辨证为前提下用。

4. 胃阴亏虚证:症见:胃脘隐痛或灼痛,午后尤甚或嘈杂,口燥咽干。纳少便干结,舌红苔少或剥脱或干而少津,脉细数。治法:养阴益胃。方药:一贯煎加减。中成药:养胃冲剂(中成药也必须是在辨证为前提下用)。

5. 瘀血停滞证:症见痛有定处,痛而据按,食后痛甚,或吐血色红或紫暗、黑便。舌质紫暗,脉涩或沉弦。治法:活血化瘀,通络止痛。方药:失笑散和丹参饮。

(二)消化性溃疡的调护

1. 养成良好的饮食习惯,定时用餐,忌暴饮暴食。避免吃生冷、坚硬、粗糙、烟熏、油炸及辛辣刺激性食物,要细嚼慢咽,戒烟酒,有统计,每天吸烟 10 支,20%~30%有胃炎;吸烟 20 支以上 40%有胃炎。每天饮白酒 100~150ml,胃炎发病率可达 60%,饮酒成瘾者约有 80%的人患有胃炎。

2. 尽可能避免服用对胃有刺激性的药物,如阿司匹林、消炎痛、去痛片、安乃近、保太松还有英太青、芬必得还有激素等。

3. 有幽门螺杆菌感染,应在医生指导下用进行正规抗幽门螺杆菌治疗。

4. 锻炼身体,增强体质,每天晨起前训练腹式呼吸改善胃肠功能。有溃疡的博友应加强营养,吃富含蛋白质易于消化食物,如瘦肉、鱼虾、奶蛋、豆制品、绿叶蔬菜等,但要避免食用粗纤维食物如笋,芹菜等。

5. 保持心情舒畅。精神因素对消化系统功能影响很大,忧郁沉闷,悲观失望,终日不乐,则饮食不思、茶饭不想;情绪稳定,豁达开朗,心理健康,心情愉快则胃口大开。因此,保持乐观情绪对健康十分重要。

6. 消除不良生活习惯。烟、酒、咖啡和腌制及粗纤维的食物都会影响到溃疡的愈合。工作紧张,高度集中,以及熬夜失眠等都会降低溃疡的愈合。溃疡活动期酒和粗纤维食物会导致溃疡面的出血。因此建立良好的起居生活方式可以提高消化性溃疡的愈合率,减少并发症的发生和溃疡的复发。

(三)消化性溃疡调护之食疗

1. 二姜汤,适用胃寒者。干姜 6g、高良姜 6g、粳米 60g,煮粥。

2. 佛手橘皮粥,适用气滞者。陈皮 10g、佛手 10g、生姜 5g、粳米 60g,煮粥。也可用陈皮、佛手、绿梅花适量泡水喝。

3. 桃仁粥,适合血瘀者。桃仁 15g 打碎如泥,粳米 60g,煮粥。

4. 天花粉粥,适用阴虚者。天花粉 15g(鲜品 30g)、粳米 60g,煮粥。也可用枸杞子、麦冬、绿梅花适量泡茶喝。

5. 参芪粥,适用于脾胃气虚者。党参 10g、黄芪 10g、红枣 7 枚、粳米 60g,煮粥。此外气滞宜食萝卜香菜;虚寒宜食南瓜扁豆栗子等,阴虚宜荸荠、百合、藕汁、梨等。

(陈伟,男,浙江省衢州市中医院内科主任)

十三、小儿感冒要注意哪些事

——主讲人:李玉霞

干咳,咳声短促,或痰中带血丝,低热,口干,且午后脸颊发红者,多为阴虚咳嗽。可服用养阴清肺丸等中成药,饮食上则着重滋阴,可服用百合粳米粥、黄芩生地粥等。

咳嗽日久不愈,咳声无力,痰液清稀,面白多汗的多为气虚所致,可服用四君子合剂,平时要多喝黄芪粥、猪肺薏仁粥等。当然,如果咳嗽较重,应尽早到医院治疗,以免贻误病情。

小儿咳嗽易忽视的诱因:

除了甲醛、过敏源,还有不少原因也会引起孩子咳嗽,而且可能都是家长平时不太会想到的原因。

一是因为孩子吃得太多。中医认为脾常不足,容易被饮食所伤。孩子吃得过多,超过了胃肠的承受能力,影响胃的消化,胃肠不能把这些饮食转化精微,而有一部分转化成痰浊,引发咳嗽。

二是因为孩子穿得太多。孩子本身就是一个纯阳之体,内热重,所以他穿的衣服一定不能比大人多,多了热火就上升。孩子有了内热以后,有些家长不太了解药性,反而给他一些温肺的药,加重了火,引起肺气往上走,火不能下降,所以就咳嗽了。

三是因为孩子吸入异物。约有 50%的儿童异物吸入时无目击者,20%的儿童异物吸入后 1 周以上才就诊。因此对于每一个原因不明的持续咳嗽儿童都要排除异物吸入的可能,如异物未能及时清除,可导致永久性的气道损害。异物吸入的儿童开始一般表现为刺激性干咳,如出现肺部感染,咳嗽转为有痰。

四是因为孩子患有先天性气道疾病。气管软化症是最常见的主要表现为咳嗽的先天性气道疾病,通常为犬吠样干咳,这是因为当孩子的胸腔正压达到足够引起咳嗽的压力时,气管出现塌陷。气管的塌陷本身可刺激气道的黏膜导致咳嗽,并且由于分泌物滞留在塌陷部分气道的远端,使病人产生更多的咳嗽。

五是因为孩子发生了胃—食管反流。在婴儿期,反流现象十分常见,通常不伴有咳嗽。健康儿童发生反流的现象并不常见,国内有学者报道,持续咳嗽4周以上的儿童中,因原发性胃—食管反流导致的咳嗽仅占2%。因此,对于大多数儿童咳嗽者,无须常规进行胃–食管反流的检查和治疗。

(李玉霞,女,硕士研究生,甘肃中医药大学附属医院儿科副主任)

十四、孩子为什么咳嗽

——主讲人:李玉霞

小儿咳嗽是一种症状,为一种保护性反射动作,通过咳嗽把呼吸道中的"垃圾"清理出来,咳嗽同时往往伴有咯痰,痰就是"垃圾"。这么说来,咳嗽是好事,就不要止咳治疗了,不是的。当呼吸道中没有"垃圾",只是有充血、水肿,或由于长期咳嗽刺激,使咳嗽中枢持久处于高度兴奋状态,这时的咳嗽就不是具有保护作用的反射动作了,就应该积极止咳治疗,即使是保护性的,如果咳嗽剧烈,影响睡眠和进食,也要治疗,止咳治疗也包括祛痰、化痰、减轻呼吸道黏膜水肿等。

(一)引起咳嗽的疾病

按解剖部位,呼吸道从上至下依次为:额窦炎、鼻窦炎、鼻炎、咽炎、喉炎、气管炎、支气管炎、毛细支气管炎、肺炎。按疾病谱分:有百日咳,百日咳综合征、感冒、流感、上感、过敏性咳嗽、支气管哮喘、心性咳嗽;还可按咳嗽类型分为外周性咳嗽、中枢性咳嗽。要针对这些疾病加以治疗,咳嗽治疗是辅佐治疗,不能把止咳治疗的砝码重重加在止咳药上。

额窦炎、鼻窦炎、鼻炎、咽炎都是比较难治的疾病,属于耳鼻科范畴,而小儿看病大都在小儿内科门诊,容易误诊,家长要想到看一下耳鼻科医生,及时祛除引起咳嗽的病因,即使是气管炎,肺炎引起的咳嗽,也不一定都有活动感染,对经久咳嗽,不要长期使用抗生素,也没必要长期使用抗病毒药物。没有细菌、病毒感染,还长期使用抗生素只能增加药物的副作用,白细胞下降,菌群失调,胃功能受损,小儿食欲下降,是利少弊多,是不可取的。这时的治疗,应该把重点放在对呼吸道黏膜的保护,修复,功能的恢复上,如服用维生素AD胶丸,有利于内膜的修复。

多喝水,室内空气湿度适宜,使纤毛运动功能改善,痰液变稀薄,有利于排出,空气新鲜,减少室内灰尘,减少理化因素刺激,帮助呼吸道内膜功能的恢复。

(二)止咳祛痰药的选择

小儿一般不适合使用中枢性镇咳药,如可待因、咳必清、咳美芬等,小儿咳嗽适合选用兼有祛痰,化痰作用的止咳药,糖浆优于片剂,糖浆服用后附着在咽部黏膜上,减弱了对黏膜的刺激作用,本身就可达镇咳目的,服用时不要用水稀释,也不要用水送服。

(三)按摩疗法治疗小儿咳嗽

对于风热咳嗽,并同时伴有咽痛、扁桃体发炎的宝宝可以采用脚底按摩的方法。先上下来回搓宝宝的脚心,每只脚搓30下。然后每个脚趾都上下按摩20~40下。重点按摩脚面大脚趾根部两侧的部位,只要扁桃体发炎时,这个部位就会很疼,每只脚按摩 5 分钟。按摩后,宝宝咽喉肿痛的症状会明显减轻。按摩后要及时给宝宝多喝温开水,也可以喝淡淡的盐开水。每天坚持给宝宝按摩两次,再配合食疗,宝宝的病会很快愈合。拍背婴幼儿不会吐痰,即使痰液已经咳出也只会将痰液吞下胃。父母在宝宝咳嗽时,抱起患儿,用手掌轻轻拍宝宝的背部,上下左右都拍到。如果一拍到某一部位时宝宝就咳嗽,说明宝宝的痰液就积在此处,应重点拍。多数是肩胛下的部位,也就是肺底部容易积痰。只要有痰的刺激,宝宝就会咳嗽,一旦有痰液排出,咳嗽就能暂时缓解。所以,拍背能起到宽胸理气,促进痰液排出的作用。拍背最好在宝宝刚睡醒或临睡前进行。

(四)预防小儿咳嗽的 4 原则

1. 防咳先防感。防止咳嗽预防感冒非常关键,所以孩子平时要注意锻炼身体,提高御"邪"能力,避免外感,以防加重病情。

2. 生活要调理。对孩子要加强生活调理,饮食适宜,保证睡眠,居室环境要安静,空气要清新。

3. 少去公共场所。尽量不带孩子到公共场所,少与咳嗽患者接触。

4. 食用梨和萝卜。平时适当食用梨和萝卜,对咳嗽有一定的预防之效。

十五、"猝死"的急救与早期预防

——主讲人:陈　灏

大家常听到"猝死"这一词,简单说就是"突然的、出人意料的死亡,死得有点不明不白"。对于"猝死"这个话题,广义上包括中青年猝死综合征和婴儿猝死综合征,下面我们将按照分类、原因、抢救、预防这样的顺序来进行讲述。

从专业来说,1979 年国际心脏病学会、美国心脏学会以及 1970 年世界卫生组织定义的猝死为:急性症状发生后即刻或者在发病后 6 小时内死亡者为猝死,目前多数学者倾向于将猝死的时间限定在发病 1 小时内。

对于猝死,有些可以找到明确的原因,而有些难以找到明确原因,大致可归为以下类型:①心血管疾病猝死 40%~50%;②呼吸系统疾病猝死 16%~22%;③神经系统疾病猝死,15%~18%;④消化生殖系统疾病猝死,13%~20%;⑤其他疾病猝死(过敏及猝死综合征等),5%~8%。

对于心源性的猝死,原因包括:急性心肌梗死最为多见,少见有梗阻型肥厚性心肌病,主动脉夹层或动脉瘤破裂、低血钾或高血钾、心肌病及主动脉瓣狭窄、肺循环栓塞、二尖瓣脱垂综合征、长 Q-T 综合征热、Brugada 综合征等。

青壮年猝死综合征(sudden manhood deathsyndrome,SMDS)是一种多见于青壮年,至今原因不明的猝死。其特点为,①死者绝大多数为 20~49 岁的男性青壮年;②平素看起来健康;③死亡多在睡眠或安静休息时突然发生;④完整的尸检和辅检查不出足以说明死因的器质性疾病,也无中毒或暴力死亡原因。

青壮年猝死综合征主要流行于东南亚地区,如泰国、中国、日本、菲律宾等地区多见,猝死者平素身体看似健康,多发于睡眠中,病因不明,就连尸检都难以找到原因。对于青壮年猝死综合征,我国对这一现象的研究还不够深入,从现有的研究资料,我们也可以看出一些端倪:①我国青壮年猝死综合征发病率约 1/10 万人,而泰国竟高达 38/10 万人。②年龄分布以 26~40 岁为最高峰,几乎都为男性,男女比例高达 13.8:1。③籍贯以北纬 30° 以南多见。④职业特点:低收入多见,建筑工人最多见。⑤在我国,绝大多数没有明显家族史。接下来我们谈谈救治。不管是什么猝死,及时、就地抢救都是最关键最重要的。抢救的方法就是心肺复苏的方法,这个每个家庭、每个成年人都应该掌握。

心肺复苏的步骤:(1)迅速判断意识:呼唤患者、拍双肩,患者无反应,确认患者意识丧失。其次可以快速检查患者动脉有无搏动。对于动脉搏动检查,主要是颈动脉和股动脉,大家平时就可以试试在什么位置扪到最明显。(2)心肺复苏第二步:立即把病人平放在较硬的地面或硬板上,然后进行心脏按压,或在按压前用拳头以较大的力量锤击心前区(左侧乳头区域)(锤击两三次即可)。心脏按压:①部位:暴露按压部位,在胸骨中、下 1/3 交界处(成人男性可快速定位于两乳头连线中点的胸骨处);②按压频率至少 100 次/分;③按压深度 5cm 以上,每次按压后胸廓完全弹回,保证按压与抬起时间基本相等。心脏按压姿势:双手叠加,十指相扣,以下方一手掌根部接触按压部位,双臂位于患者胸骨的正上方,双肘关节伸直;以髋关节为支点,身体重量垂直下压,压力均匀,不可冲击式按压,抬起时手掌根不能离开按压位置;按压时观察患者面部反应。现在可以只进行心脏按压,而不进行人工呼吸,如果有条件进行人工呼吸,可以每按压 30 次,吹气 2 次。在急救的同时,呼救,让人前来帮忙,帮助呼叫 120 等。在没做完 5 轮 30 次按压,2 次人工呼吸后,检查病人反应和动脉搏动,如有动脉搏动或意识恢复,可暂停,如果病人再次意识丧失,需要再次启动复苏。如果急救专业人员赶来,应立即交与专业人员复苏。

(陈灏,男,重庆市中山医院心血管外科副主任医师)

十六、关爱乳房,远离疾病

——主讲人:陈文艳

我们知道乳腺癌在全球范围内已成为严重威胁女性健康的重要疾病。在西方发达国家,每 8~9 名妇女中就有 1 人在其一生中将罹患乳腺癌。随着我国国民经济的发展和人民生活水平的提高,我国乳腺癌的发病率也呈逐年上升趋势,以大中城市尤为突出。来自北京市肿瘤防治研究办公室发布的数据显示:36 年来,乳腺癌始终稳坐女性癌症的头把交椅,即便是到了 2010 年,也依然保持 6.8% 的增长速度。面对如此严峻的形势,普及乳房保健知识,宣扬关爱乳房,远离疾病的科普就显得越发重要了。先来聊聊乳房,乳房的基本生物功能就是泌乳,养育后代,是人类的生命之泉。同时乳房又作为第二性征成为女性的性感带,可以激发性爱。丰满挺拔而又富有弹性的乳房是女性魅力及自信之所在。

然而,越美好越意味着容易被摧残,乳房容易遭受病魔的蹂躏和侵袭。生活中,该如何呵护我们的乳房呢？乳房是雌激素的靶器官，但长期暴露在雌激素的环境里，乳房很容易受伤。对于乳房的保健，为了朗朗上口，方便记忆，我给大家总结成了三字歌：调情志、重养生、常运动、多恩爱、尊传统、去体检。且听我细细道来。

(一)调情志

现代人生活节奏快、工作压力大，情绪焦虑、紧张、不安、易怒等强烈的情绪反应引起女性体内内分泌功能紊乱造成雌激素偏高，而致乳腺疾病。面对工作与生活中的压力，要适时为自己的心理"松绑"。开怀大笑、对人倾诉等都是减压的好办法。平时多到户外接触阳光，回归大自然有益身心健康。

(二)重养生

饮食不规律、熬夜通宵、烟酒无度、盲目爱美、体型肥胖等不良的饮食生活习惯加重乳房负担，增加乳房疾病的风险，甚至带来乳腺癌的隐患。

饮食方面，大量食用油炸食品，油脂摄入过多也会增加乳腺癌发病概率，有相关调查证明，以西餐为主的女性患有乳腺癌比以豆类和蔬菜为主的女性高60%。解放军309医院营养科前主任，营养专家张晔建议在家中自制豆浆，既安全放心又可以根据体质适当添加五谷、蔬菜等食材，享受美味豆浆的同时抵抗乳腺疾病，有效提高"乳房健康指数"，每天自制800~1200ml豆浆，就可以达到《中国居民膳食指南》推荐的每日30~50g大豆的标准。

减少熬夜。尽量保持在晚11点左右睡觉，尤其是不适宜在夜间加班，不仅增加了熬夜的时间，还增加了生理心理的压力，对乳房的健康非常不利。无论有多忙，每天保持6~7个小时的睡眠尤为重要。

过量饮酒、大量吸烟也是导致乳房疾病的不良生活习惯，饮酒的妇女更容易罹患乳腺癌，喝越多越危险。

错误的爱美方式有经常用含激素的化妆品化妆、长期穿紧身美体内衣、盲目挤乳沟而不正确佩戴胸罩等都会对乳房带来伤害。美国专家对5000余名成年女性的调查也证实，白天戴文胸超过12小时，与不戴文胸者相比，患乳腺癌的危险要高，而晚上也戴文胸者，危险亦高。爱美更要爱健康。重养生：您是否肥胖呢？参考体重指数(体质指数)BMI：①公式：体重(kg)÷身高(m)^2。②中国标准：18.5~23.9≥24.0属超重，>=28.0属肥胖)。而避免肥胖，保持健康的体重可以减少停经后患乳腺癌风险。

建议女性采取措施保持健康合理体重。原来减肥并不仅仅只是为了美。

(三)常运动

有一个例子很有说服力，女性群体中，得乳腺癌的比率很低的，一个是长跑运动员或田径运动员，还有一个是舞蹈演员，她们的乳腺癌发病率很低，就是因为她们锻炼。常运动对乳房是有保护作用的。哪种锻炼形式对于女性的健康最有利呢？我们认为最好的方式是游泳。还可以做瑜伽、慢走、慢跑。

(四)尊传统

该嫁的年龄就要嫁，该生的年龄就得生，孩子生下来就是母乳喂养中，这些都是传统。现代生活中出现的高龄未婚、婚而不育的丁克们都是乳腺疾病的高发人群。婚育对乳腺疾病的影响，可在早期研究中看到，英国早期流行病学家发现修女比一般女性更容易患乳癌。

(五)去体检

预防乳腺癌不能光靠自检:随着乳腺癌防治知识的宣传,大多数白领女性已知道通过自检、观察乳房有无异样来较早发现乳腺癌,但事实上自我检查并非能百分之百"察觉"乳房肿瘤。由于乳腺癌无特殊的前期征兆,甚至无不适症状,直至中期才可触及持续缓慢增大的无痛性肿块。单纯靠临床触诊,即便是有经验的专科医生都有可能漏诊,而一般的白领女性不具备乳房触诊的技巧,更有可能耽误疾病的诊断。

因此,如果要将乳腺癌阻挡在肿块还未形成的疾病"零期"外,最好的做法是每年到正规医院做一次乳腺专项检查,包括医生体检、乳腺钼靶,或者超声检查。

(陈文艳,女,南昌大学附医院肿瘤科副主任医师)

十七、春季如何养生

——主讲人:李思栋

《千金要方》主张春时衣着宜"下厚上薄",《老老恒言》亦云:"春冻半泮,下体宁过于暖,上体无妨略减,所以养阳之生气"。这可是春季着衣的一个技巧。捂要会捂才是捂。今天围绕春季的气候特点及其养生要点谈点个人的认识和体会。

《黄帝内经·四气调神大论篇第二》:"春三月,此谓发陈,天地俱生,万物以荣,夜卧早起,广步于庭,被发缓形,以使志生,生而勿杀,予而勿夺,赏而勿罚,此春气之应,养生之道也。逆之则伤肝,夏为寒变,奉长者少。"《黄帝内经》是我国传统文化中有关养生文化的源头,是国医养生的根本宗旨所在。《黄帝内经》中短短几句话,已将春季养生的要点,全部括尽了。春季三月,从农历说,有立春、雨水、惊蛰、春分、清明、谷雨六个节气。时间跨度上说, 从阳历每年的 2 月初开始到 4 月 20 日左右为止, 农历为正月初五到三月二十一,历时约 77 天。冬去春来,冬寒之后春暖发生,季节更替的过程中,阴极阳生。这个时候,对于人体而言,同于此理。人体就如这季节的变化一般,在冬天过后考试复苏了,形成了一种向上向外蓬发的力量,身体开始从半休眠的身体状态开始变得活跃起来。春季三个月,可以说是一个吐故纳新、承上启下的时节,这个时节中的气候变化特点为,天地自然发生之气都已经萌生,可谓是生机勃勃。从冬末到春再接夏,春季又是一个过渡的季节,气温寒热变化非常大。

春季养生需要注意的有以下几个方面:即精神养生、衣着起居、饮食调养、防病保健等方面,同时还收集了一些缓解"春困"的方法一并介绍给大家,最后与大家再聊聊有关"春生"与"养生"的理解。

1. 精神养生方面。要力戒暴怒,更忌情怀忧郁,做到心胸开阔,乐观向上,保持心境恬愉的好心态。同时要充分利用、珍惜春季大自然"发陈"之时,借阳气上升,万物萌生,人体新陈代谢旺盛之机,通过适当地调摄,使春阳之气得以宣达,代谢机能得以正常运行。

2. 衣着方面。春季气候变化较大,天气乍寒乍暖,由于人体腠理开始变得疏松,对寒邪的抵抗能力有所减弱,所以,初春时节特别是生活在北方地区的人不宜顿去棉服,年老体弱者换装尤宜审慎,不可骤减。

3. 起居方面。春天人体气血亦如自然界一样,需舒展畅达,这就要求我们夜卧早起,免冠披发,松缓衣带,舒展形体,多参加室外活动,克服倦懒思眠状态,使自己的精神情志与大自然相适应,力求身心和谐,精力充沛。

4. 饮食调养方面。要考虑春季阳气初生,宜食辛甘发散之品,不宜食酸收之味。有目的地选择一些柔肝养肝、疏肝理气的草药和食品,草药如枸杞、郁金、丹参、元胡等,食品选择辛温发散的大枣、豆豉、葱、香菜、花生等灵活地进行配方选膳。春季气候转暖,然而又风多物燥,常会出现皮肤、口舌干燥,嘴唇干裂等现象,故应多吃新鲜蔬菜、多汁水果以补充人体水分。由于春季为万物生发之始,阳气发越之季,应少食油腻之物,以免助阳外泄,否则肝木生发太过,则克伤脾土。可选择韭菜、香椿、百合、豌豆苗、茼蒿、荠菜、春笋、山药、藕、芋头、萝卜、甘蔗等。

5. 春季防病保健。特别是初春,天气由寒转暖,各种致病的细菌、病毒随之生长繁殖。温热毒邪开始活动,各种流感、流脑、麻疹、猩红热、肺炎也多有发生和流行。为避免春季疾病的发生,首先要注意消灭传染源;其次要常开窗,使室内空气流通,保持空气清新;第三要加强锻炼,提高机体的防御能力。此外,还注意口鼻保健,阻断温邪上受首先犯肺之路。

6. 关于缓解"春困"的技术技巧。①饭后、睡前散散步;②午睡一刻钟;③按摩头皮;④按摩内关、神门、三阴交穴位;⑤足底按摩。

俗话说:黄华黄,疯子忙。情绪亢奋的人春季容易诱发痼疾。好心情,多静养,非常有利于身心的。

7. 关于"春生"与"养生"的理解。春季养生要顺应春天阳气生发,万物始生的特点,注意保护阳气,着眼于一个"生"字。顺"生"即是关键所在。《黄帝内经》说要"生而勿杀,予而勿夺,赏而勿罚"。这句话有非常重要的养生意义,并且常被人所忽略或者误解。如在对待自己身体方面,要像对待新生事物一样,多行辅助以利生长,以防伤害处于新生阶段的生理机能。又如人的基本作息应该是天黑入夜即睡,日出即起,以合时令变化。生活行为上,早晨起来后,当紧束头发、宽衣松带,使自己的身体得到很好的舒展。这些方面,作为现代人尤其缺乏并违背了。尤其是在对待其他的人和事上,更要忌杀生,不仅不可杀生,应多行布施、给予和帮助,少行收敛和掠夺,多行赏赐,少做责罚之事。

这主要是为了使人们在春天能顺应阳气升发、万物初生的天性,取阳光普育自然万物的理喻,好使生存于自然中的人们内心意志和情趣得到舒展,心胸更加开阔,心情更加豁达乐观,如此即是合天地之德,从而能够达到一种内外和顺的状态,这就是顺应春季时令的养生道理。比如说,在春天踏青的时候,人们非常容易折枝摘花,把玩不已。岂止,这正是杀生之举。春少一朵花、一枝树叶,夏天就少一片阴凉,秋冬就少无数的果实啊。"生"的另外一个意义就是"动",所以民间人们就有春季踏青的习惯,通过散步、赏花、郊游等户外活动,人们可以充分吸收大自然中富有的负离子空气,对人体骨骼的生长发育能起到直接的营养供给。春季养生顺应非常重要,如果不能做到顺应而反逆行动,就会使肝脏系统受到损伤,从而直接导致进入夏季之后生长之气不足,进而引发身体许多寒性疾病的变化。如春季多风,对于人们的健康来说,一年初始的春风就是一把双刃剑,既可以通过空气的流通促进人体气机散发,让人们体会到一种清新明快的感受。"风者,百病之始也。"风性多变化,气温的高低变化不均衡,忽高忽低。在人体而言,气血趋于体表,并且波动性大,而当风速冷热变化太剧烈的时候,最容易形成气血回流内脏的剧变,许多在整个冬季都没有发生的疾病,就会在春天这个变化的节气中发生了。面对春天的明丽,人们还当冷静对待,切不可为了一时的潇洒而得到一个事与愿违的结果,做出许多伤害自己和他人身体的行为来。最后,我还要说明一点,人的体质固然不同,但人的体质却不是固定不变的,即使在同一环境中,只要我们本着一个积极的生活态度,采取积极的养生措施,是一定可以纠正体质上的偏颇,达到延年益寿的目的。春天可以引发人们许多的想象,最易陶冶情操,激励人们的心智。从古至今,多有诗人歌颂春天的到来。如家喻户晓的孟浩然佳句"春眠不觉晓,处处闻啼鸟",还有白居易的"人间四月芳菲尽"等。

在春天的三月六节气中,我们尽可以享受"好雨知时节"的喜悦,但却不可忘记"夜来风雨声,花落知多少"对人们健康的轻柔提醒,更不可忘却还有"二月春风似剪刀"。春天这把剪刀,不仅仅会剪出迷人的柳条和树叶,也会裁剪人们的健康。

春天之肝木何以与脾土相关?以五行的特性来说明人体五脏的生理功能。肝属木,木性可曲可直,条顺畅达,有生发的特性,故肝喜条达而恶抑郁,有疏泄的功能。脾(胃)属土,土性敦厚,有生化万物的特性,脾又有消化水谷,运送精微,营养五脏、六腑、四肢百骸之功效,为气血生化之源。

五脏在生理上相互联系,在病理上相互影响。在五行相生相克关系传变中,木旺乘土,即肝木过旺克伐脾土,也就是说由于肝木疏泄太过,则脾胃因之而气虚,若肝气郁结太甚,则脾胃因之而气滞,两者皆肝木克脾土也。《难经》称为"逆传"即肝病传脾。

所以,春季养生中既要注意春季阳气生发的特点,扶助阳气,又要避免伤及脾胃。中医学称脾胃为"水谷之海",有益气化生营血之功。

脾胃是生命之本,健康之本,历代医家、养生家都很重视脾胃的护养。现代医学实验证明,调理脾胃能有效地提高机体免疫功能,防老抗衰。

调养脾胃的具体方法,前面已经提到了一部分,主要可根据自身情况有选择地进行饮食调节、药物调养和起居劳逸调摄饮食调节。由于春季为万物生发之始,阳气发越之季,应少食油腻之物,以免助阳外泄,否则肝木生发太过,则克伤脾土。

顺应自然,保护生机遵循自然变化的规律,使生命过程的节奏,随着时间、空间和四时气候的改变而进行调整,使其达到健运脾胃,调养后天,延年益寿的目的。

后 记

——忆初次相逢时

裴正学

中医的发展需要大家共同携手努力向前推进，中医杂谈通过微博这个平台为我们弘扬祖国医学，继承发扬中医提供了很好的平台，它让更多的人了解认识中医，希望在 2014 年我们中医的老、中、青三代能共同携手，再创佳绩。

王福林

金秋十月，丹桂飘香，感谢微博，相遇有缘。在"中医杂谈"微博交流中，与彭家大小姐相逢相识相知。通过微博交流平台，使我们相约在每周的"中医杂谈"微信群，共同关注支持培训讲座、案例研讨，并解疑释惑、交流互动。祝愿"中医杂谈"栏目越办越好，真正成为大家临床工作的良师益友，让我们一起携手努力，共同推进中医药事业！

陈光艳

通过中医杂谈认识了好多中医大家、老师及朋友，真的学到了很多中医知识，希望 2014 年中医杂谈越办越好，也为大家分享更多有用的中医知识，中医瑰宝值得大家共同努力去弘扬。

李 卫

中医杂谈在小小值日生张逸轩、张晓龙、张若楠、魏奇、刘倍吟、中附院儿科、陈光艳的耕耘下，日日分享小常识，让我们行外人觉得，中医原是如此的鲜活，与值日生们的相遇结识，也是一件美好的事情，感谢有你。

李思东

响应省卫生厅的号召，圆自己的一个梦想，让更多的朋友都能知道，中医还行。中医不仅仅是能治病，更能治未病，这就是我们的祖先留给我们的无价财富，务必要在我们这一代人手中传承发扬的。通过彭家大小姐中医杂谈相约同事，同绘愿景。

李玮农

刚开始在微博时收听了彭家大小姐、刘维忠、马鸿斌、王世彪、楼新江等老师，他们的医学科普博文很精彩，对病人热情负责，自己也在学习中得到他们的启发和鼓励。中医杂谈是一个学习交友很好的平台，在这里结识了很多朋友。

衢州土郎中

不曾记得初遇是何时，却清晰印记刘维忠兴中医微博推中医杂谈。从而不分地域之中医医者，中医病友，中医爱好，在此聚。论经典，说临证，解疑惑。听装正学中医合璧说，学刘东汉中医在急诊中发挥优势，读刘维忠推介临床验方，看各位同道临证感悟，胜读书十年，感谢中医杂谈。

逍遥津

我自幼受益于中医，了解了中医文化后爱上了中医。10 月份有 #方舟子李长青聊中医问题 #，我对不懂中医的人谈了一己之见。我见不得不懂中医的人糟蹋传承了近三千年、国人受益了三千多年的中医，但光反驳并不能宣传中医，有幸在这个平台结识了您，感谢您为弘扬中医文化所做的努力。

李　卫

相逢是一件很神奇的事，回想初见那一刻，那种怦然心动还在心底流动，任思绪回归去年，因 @彭家大小姐走进 @中医杂谈，那一刻，我们刘晗、小鸟、刘章读、误差、张晓龙、张逸轩、翟茵、林其锋、丁进亮相聚"中医杂谈"，心是忐忑又是欣喜。

周永娟

一次偶然，走进中医杂谈，在这个大家庭里，有太多良师益友，助我成长。希望新的一年，"中医杂谈"越办越好，也诚邀更多朋友加入我们，共同关注中医杂谈，探讨中医养生，推广中医文化。

张若楠

在微博中，与彭家大小姐相遇相识相知，在她的感召下，来到了中医杂谈和大家结缘，每一个分享，每一期讲座，我和我的新伙伴们在这里共同学习以及推广中医文化知识，回顾 2013，快乐多多，新的一年，我们一起携手并进！

张逸轩

#忆初次相逢时#感谢微博，让我与彭家大小姐相遇相识相知，在她的推荐下结识了中医杂谈，每一个提醒，每一个验方，每一期讲座，我们一起在这里学习实用的中医知识，还结识了很多好朋友，2014 年，中医杂谈与我们在一起。

张科社

辛逢中医微博于 2010 年孟夏，适逢学习，结识了好多中医爱国人士，谈吐举止间看到了祖国中医的希望正扎根于甘肃，生长于甘肃，我虽身处偏远山区，学识浅薄，但在这中医杂谈群里汲取了好多有识之士的精萃，犹如久旱沾霖，自悔不及。看到祖国中医前途在望，我作为中医之海的一滴水，重担在肩。中医杂谈的诞生真乃我们甘肃之幸，祖国之幸也。

苏秀玲

#忆初次相逢时#@苏子有幸结缘于中医杂谈，是我人生的一大收获。这个平台里的中医人，不论是身怀绝技、救人无数的中医泰斗，还是在各个岗位的普通的中医工作者，或者最基层的村医，都自发的组织在一起，传道授业解惑，相互学习交流，共同提高，他们勤求古训而又与时俱进，追崇古风而又潮流时尚，在这里你会被中医人的无私、热情、积极向上弘扬中医文化的情怀所感染，不知不觉你的内心会充满爱与积极的人生态度。

老 哲

我和中医杂谈不期而遇——今年夏天，老同学吴军局长，介绍我进中医杂谈—永昌风湿病论坛群。进去一看，群里既有众多基层中医工作者，也有中医界的首长专家名医。从此以后我就成为中医杂谈群忠实的微友。 通过群里的学习和与专家群友的互动，我深感自己中医知识的浮浅，虽人到中年，但仍激发了我学习的热情，系统的中医理论再学习，和实用技术的临床应用，提高了疗效。群主彭小芳又帮助我建立了武威特色医疗群，我和我的群友们又走上了新的学习之路。感谢中医杂谈，感谢群主和各位群友。

孙玉平

初逢 # 中医杂谈 #，乙未秋、因缘和合，入"甘南乡村医生群"交流学习，因少有文采，得总群赏识，入中医杂谈诸群互动交流，识 @ 甘肃老刘、@ 彭家大小姐、@ 心如止水、@ 展文国、@ 王红明、@ 平凡等杏林精英，某不胜感激。观我甘南，中医发展萎靡，中医人才匮乏，七县一市诸微信群形同虚设，令人不禁感慨，于是经多方支持，自发建【中医杂谈甘南中藏医群】邀杏林同道近半千数人，每日一方、适宜技术、论谈讲座、不为别事，只为苍生健康，国医复兴！

孙玉平

【藏头七律·致中医杂谈】
中华国粹传流处，医学正宗继承地。
杂中取精求其华，谈吐声中荟群英。
杏花春雨烂漫时，林海雪原冰封日。
之中更多奥妙味，花开医门谱新曲！
"中医杂谈杏林之花"
甘南中藏医群主孙玉平乙未冬于洮西

韩 忠

初逢＃中医杂谈＃，从中医杂谈微博到微信历时五载，有幸结识马鸿斌、王福林、展文国等老师，亲聆教诲，受益良多，甘肃卫生厅长力推国粹，彭家小芳建此平台聚同仁交流学习中华医学，杏林春暖，华夏芬芳，群内百家争鸣，学中医用中医高潮迭起，我虽年近半百，因酷爱中医，虽自幼学习然略知一二，今时逢国医再兴之时遂不敢懈怠，再习医理，虽为烛火之光然日有所获，昼疗民疾，夜览群内老师同仁仁术，信心满满，虽建中医杂谈酒泉一嘉峪关群，搭平台倡国粹，聚贤才以求学仁术，我虽才疏学浅，但怀赤诚之心，愿与各位老师同仁共勉励！

邵宏伟

忆初次相逢时

本人幸识群主若楠和彭家大小姐，融入《中医杂谈》之大家庭倍感欣慰，感叹兴趣至极，言表内心之情：

吾人有缘入杂谈，学士浅薄疑惑多。
初逢如饥遇甘露，幸识同仁一家亲。
大爱分享增疗效，共同进取增友谊。
取长补短互学习，百花齐放共争鸣。
识高知低不指责，弘扬岐黄医术道。
传承中医普众生，挖掘民间绝活技。
吸纳现代精髓理，甘肃人民福化多。
农民厅长惠农策，践行中医绿色疗。
一心为患同仁心，安居乐业保健康。

展文国

初逢中医杂谈是在 2014 年初冬，省院陈光艳和彭家大小姐相约到我诊所商议开设地县微信群，由我负责建立张掖市、县微信群。之后在中医杂谈编辑部负责审核来稿，自己也发表了数篇验案分享和名中医经验，得到了微信群老师的赏识，深感责任重大，学问浅薄不能担当此重任。唯有下决心苦读经典，跟名师学习方能提高临床水平。在此期间编写了《中医杂谈》国医养生一章的内容，期望这本书早日能与读者见面。

冯雪峰

#中医杂谈感悟#在微博中，偶遇@甘肃老刘、@彭家大小姐等草根博主，从"工欲善其事，必先利其器"，中医的学习方法与路径，是一个需要首先探讨的问题。带着好奇与学习的目的来到了@中医杂谈和大家相遇相知相识，从不足140字的微博到现在的60多个微信群，几千人的微信群友，从专家教授到民间中医，从省、市、县领导到基层群众，构建了爱好中医，学习中医的良好氛围。推动了甘肃中医事业的发展，尤其是带动了对中医事业热爱支持的人，普及了中医健康教育，逐步起到了中医中的主要思想是：未病先防和既病防变。从"中医杂谈"微课堂、中医适宜技术的推广，逐步搭建了一个中医学习及普及中医文化的平台，中医文化博大精深，想要学好中医真的不容易。钻研古籍，学习前人的用药思想，积累临床经验。中医知识博大精深，值得我去用一生的时间去钻研、去体会、去感悟，我立志做一名好中医，培养崇高的医德，磨砺自己的技术，为了当地群众的健康事业努力奋斗！

张若楠

#忆初次相逢时#在微博中，与@彭家大小姐相遇相识相知，在她的感召下，来到了@中医杂谈和大家结缘了，从而不分地域的与各地中医医者、中医病友、中医爱好者在此相聚。论经典，说临证，解疑惑。使大家意识到中医不仅仅是能治病，更能治未病，这就是我们的祖先留给我们的无价财富。微博上的每一个提醒，每一个验方，每一次分享，每一期讲座，我们一起在这里学习实用的中医知识，还结识了很多好朋友。我和我的新伙伴们微奇、张晓龙、张逸轩、周永娟、王璞子在这里共同学习以及推广中医文化知识。认识到中医的发展需要大家共同携手努力向前推进，中医杂谈通过微博为我们弘扬祖国医学、继承发扬中医提供很好的平台，她让更多的人了解认识中医。从微博140个字开始到今天已经六个年头了，去年微信群已经覆盖全省各市州县，吸纳了很多名老专家，京津冀联手，等等。免费无偿提供对基层乡村医生的微培训，大家说受益了，随时随地打开手机就有知识学习。这为中医事业探出了一条新思路，相信我们一定会把她做得更好！